L'ALIMENTATION

ET LES RÉGIMES

CHEZ L'HOMME SAIN ET CHEZ LES MALADES

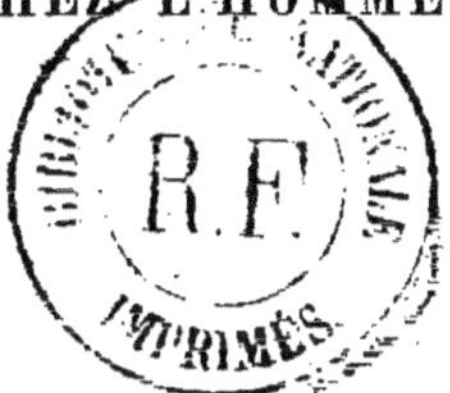

PAR

ARMAND GAUTIER

MEMBRE DE L'INSTITUT ET DE L'ACADÉMIE DE MÉDECINE
PROFESSEUR A LA FACULTÉ DE MÉDECINE DE PARIS

━━◆◆◆━━

PARIS

MASSON ET Cie, ÉDITEURS

LIBRAIRES DE L'ACADÉMIE DE MÉDECINE

120, BOULEVARD SAINT-GERMAIN

1904

L'ALIMENTATION

ET LES RÉGIMES

CHEZ L'HOMME SAIN ET CHEZ LES MALADES

DU MÊME AUTEUR

A LA MÊME LIBRAIRIE

Chimie appliquée à la physiologie, à la pathologie, à l'hygiène, avec les analyses et les méthodes de recherches les plus nouvelles. 2 vol. in-8 de 1200 pages avec figures dans le texte. . . . . **18 fr.**

Cours de chimie minérale et organique. *Deuxième édition*, revue et mise au courant des travaux les plus récents. 2 volumes grand in-8 avec figures dans le texte.

Tome I. **Chimie minérale.** Paris. 1895. 1 vol. gr. in-8 avec 244 figures. . . **16 fr.**

Tome II. **Chimie organique.** Paris, 1896. 1 vol. gr. in-8 avec 72 figures . . **16 fr.**

Leçons de Chimie biologique normale et pathologique. *Deuxième édition*, publiée avec la collaboration de M. Arthus, professeur de physiologie à l'Université de Fribourg. Paris, 1897. 1 vol. in-8° avec 110 figures . . . . **18 fr.**

La Chimie de la cellule vivante. *Deuxième édition.* 1 vol. petit in-8°, de l'*Encyclopédie des Aide-Mémoire*; 2 fr. 50; cartonné. . . . . **3 fr.**

Emplois thérapeutiques de l'acide cacodylique et de ses dérivés. 1 brochure in-8°. . . . . **1 fr. 50**

La médication par l'arsenic latent. 1 broch. in-8°. . . . . **1 fr. 50**

Cent vingt exercices de chimie pratique, décrits d'après les textes originaux et les notes de laboratoire et choisis pour former les chimistes, avec la collaboration de J. Albahary, doct. phil. des laboratoires de *E. Fischer* et *A. Gautier*. 1 vol. in-16 avec fig. dans le texte, cartonné toile. . . . . **3 fr.**

965-03. — Coulommiers. Imp. Paul BRODARD. — 12-03.

L'ALIMENTATION

ET LES RÉGIMES

CHEZ L'HOMME SAIN ET CHEZ LES MALADES

PAR

ARMAND GAUTIER

MEMBRE DE L'INSTITUT ET DE L'ACADÉMIE DE MÉDECINE
PROFESSEUR A LA FACULTÉ DE MÉDECINE DE PARIS

PARIS

MASSON ET Cie, ÉDITEURS

LIBRAIRES DE L'ACADÉMIE DE MÉDECINE

120, BOULEVARD SAINT-GERMAIN

1904

INTRODUCTION

En réparant sans cesse les organes l'alimentation en modifie peu à peu la substance et le fonctionnement. Rien ne saurait donc être plus important que de s'alimenter régulièrement; rien n'est cependant plus difficile ni plus méconnu; et sur l'une des conditions essentielles dont dépend la santé individuelle, la prospérité de la famille, l'amélioration des constitutions et des races, on vit de traditions et de sentiments dès qu'il s'agit de l'espèce humaine. On sait nourrir rationnellement un bœuf, une vache, un cheval, un mouton et leur faire produire le maximum de viande, de lait, de travail ou de laine; on sait moins bien nourrir un homme. Suivant les époques, les peuples, les idées régnantes, l'alimentation a varié; elle varie beaucoup encore, et le problème si grave et si complexe de la réparation journalière des instruments de la vie, sans apports inutiles ni déficits, se résout encore empiriquement ou d'après des thèses préconçues : les uns croyant voir dans la chair musculaire la principale source de la vigueur physique et de l'énergie volontaire, la veulent surabondante; d'autres affirment que nous mangeons déjà trop de viande, qu'elle charge le foie et le sang de toxines et de déchets azotés, et qu'elle doit être, au contraire, beaucoup réduite; d'autres prônent le régime végétarien, il suffit à tous nos besoins et nous expose le moins possible à la maladie. Beaucoup de médecins interdisent aujourd'hui les liqueurs fermentées, le vin, la bière, qu'ils déclarent tout au moins inutiles, sinon toxiques; d'autres y voient des excitants et même des aliments précieux. Tel prescrit les mets épicés et salés, et tel autre les proscrit. Hier il était recommandé de boire le moins possible en mangeant; aujourd'hui il faut laver le sang par les boissons aqueuses abondantes qui emportent toutes les toxines et tous les résidus.

Cependant l'alimentation fait son œuvre : irrationnelle, elle laisse tous les jours un déficit, ou bien elle apporte, au contraire, un excès fâcheux de graisse, de chairs, de sels minéraux, etc., et de ce régime inconsidéré, les effets s'accumulant au sein des plasmas nutritifs peu à peu modifiés, les cellules et les organes subissent une lente déchéance, la santé s'affaiblit, la constitution morbide s'accentue, la sénilité s'établit, la maladie survient.

Il importe donc beaucoup que l'homme sache se nourrir normalement et garder sa jeunesse et sa santé quand il en est encore temps. Il faut aussi que le médecin lui applique le régime alimentaire le plus efficace s'il tombe malade. Ce sont les règles qui répondent à ces besoins fondamentaux que j'essaye d'exposer dans cet Ouvrage.

Il est divisé en trois parties :

Dans la *Première*, je développe les principes généraux de l'alimentation normale chez l'homme sain;

Dans la *Seconde*, je fais connaître la nature et les applications de chacune des substances alimentaires;

Dans la *Troisième*, j'étudie la variation des régimes suivant les individus, les races, les climats, les âges, chez l'homme en santé ou chez les malades.

Les lois de la diététique alimentaire ont une triple origine : la *tradition* lorsqu'elle a résisté au temps et aux théories; la *connaissance physiologique* du fonctionnement normal des organes; la *statistique chimique* de leur composition et de leurs dépenses. Ces trois ordres de considérations doivent s'appuyer et s'expliquer l'une l'autre, et seules sont valables, pour établir les règles de l'alimentation, celles qui découlent simultanément de ces trois sources de nos connaissances et qui les satisfont.

Je me suis efforcé de conformer mes conclusions à ces principes.

A mesure que j'ai réfléchi au sujet que je traite dans cet Ouvrage je suis resté plus convaincu qu'un long empirisme a peu à peu introduit dans nos usages alimentaires de fâcheuses habitudes. Il m'a paru que les divers états diathésiques qu'on est convenu d'attribuer vaguement à des tempéraments délicats, à des constitutions vicieuses, tiennent le plus souvent à des modes défectueux de se nourrir, individuels ou héréditaires. L'arthritisme, la goutte, les états migraineux ou névralgiques, la neurasthénie, les dyspepsies, les gastralgies, les entérites, le rachitisme, l'artériosclérose, certaines maladies de la peau, les dégénérescences physiques et intellectuelles qu'amène l'alcoolisme, et d'une façon indirecte beaucoup d'affections du cœur, du foie et des reins, enfin quelques-unes des formes du diabète lui-même, se rattachent immédiatement ou médiatement à des habitudes d'alimentation exagérée ou irrationnelle, et peuvent se modifier ou disparaître avec elles.

A un autre point de vue, je pense qu'il était bon que les problèmes nombreux et délicats qui se rattachent à l'étude de l'alimentation, soit des valides, soit des malades, fussent examinés par un biologiste, à la lumière si pénétrante et si précise que nos connaissances chimiques modernes projettent sur ces importantes questions.

TABLE DES MATIÈRES

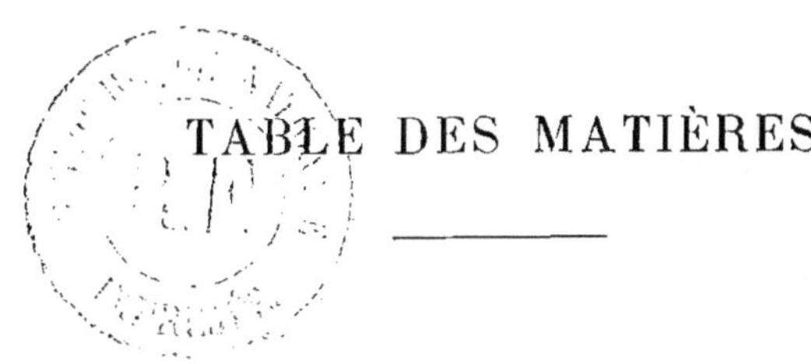

PREMIÈRE PARTIE

PRINCIPES

STATISTIQUE DE L'ALIMENTATION HUMAINE

SECONDE PARTIE

LES ALIMENTS

L'ALIMENTATION

ET

LES RÉGIMES

CHEZ L'HOMME SAIN ET CHEZ LES MALADES

PREMIÈRE PARTIE

PRINCIPES GÉNÉRAUX
STATISTIQUE DE L'ALIMENTATION HUMAINE

I

L'ALIMENTATION. — SON ROLE. — MÉCANISME DE L'ASSIMILATION
LES RÉGIMES.

L'*alimentation* a pour rôle de maintenir l'état normal des organes et d'entretenir leur fonctionnement régulier.

La vie ne se poursuit que grâce à des échanges et des dépenses continues qui créent les besoins alimentaires corrélatifs.

Un homme adulte en plein fonctionnement normal détruit chaque jour, calculée à l'état frais, environ 500 gr. de sa chair musculaire ou des composés albumineux analogues qui forment son sang et ses tissus. Il brûle une partie de ses graisses, et fournit par leur combustion, et par celle des hydrates de carbone (amidons, sucres, glycogène), que mettent à sa disposition les aliments ou que fournissent ses organes, une quantité d'énergie qui, calculée en chaleur, s'élève chez l'adulte à 2 800 calories environ par 24 heures. Il perd en outre tous les jours de l'eau : 1 300 à 1 350 cc. par les urines, 600 cc. par la peau, 450 par les poumons ; en même temps il exhale une quantité d'acide carbonique[1] contenant 610 gr. en moyenne d'oxygène et 255 gr. de carbone. Il rejette 280 gr. à peu près de ce dernier élément par ses excrétions. Il perd par ses fèces ou par l'ensemble de ses urines 22 à 23 gr. de sels minéraux divers, formés pour plus de moitié de sel marin qu'accompagnent des phosphates et sulfates alcalins et terreux. L'alimentation journalière doit fournir à toutes ces dépenses.

Les aliments sont donc les matériaux solides, liquides ou gazeux, aptes, lorsqu'ils sont introduits dans l'économie, à réparer ses pertes et assurer son fonctionnement. La viande des animaux, leur graisse, le gluten et l'amidon des céréales, le sucre ordinaire, l'eau, le sel marin, l'oxygène de l'air lui-même, sont des aliments parce qu'ils ont la propriété d'entretenir nos fonctions et d'empêcher la déchéance organique. Au contraire, la chair et les œufs de certains poissons et reptiles, les matières albuminoïdes de quelques légumineuses et de beaucoup de champignons, certaines gommes et les sucres qui leur correspondent, les sels des métaux lourds, l'azote de l'air, l'ozone, etc., ne sont pas des aliments parce que, malgré leur analogie de constitution et d'origine avec les précédentes, ces substances sont impropres à l'entretien de la vie ou à la reconstitution des organes.

C'est qu'en effet, quelle que soit sa composition et sa forme actuelle, un principe n'est alimentaire que s'il peut être mis, en traversant le tube digestif ou en arrivant à nos organes, sous une forme telle que ceux-ci puissent l'utiliser soit comme matière de construction, soit comme moyen d'action.

Sur ce point il convient de donner quelques éclaircissements.

Voici des cellules de levûre, levûre de bière ou *mucor racemosus* de la pellicule du raisin ; ensemencées à l'abri de l'air dans du moût sucré, ou même dans une solution de sucre de canne à laquelle on ajoute une petite quantité de phosphates de potasse et d'ammoniaque avec des traces de sulfate de magnésie

1. En moyenne 470 litres.

et de chaux, ces petits organismes se nourrissent, se multiplient, et de leur fonctionnement résulte, avec émission de chaleur, une production de matières complexes de nouvelle formation contenues dans les cellules qui se sont ainsi reproduites.

En 100 grammes, calculée à l'état sec de levûre ainsi formée grâce à l'active nutrition et à la reproduction des cellules mères, on trouve [1] :

Matières albuminoïdes azotées.........	38 gr.
Graisse	2,8
Matières cellulosiques..................	5,47
Matières amylacées et glycogène........	44,00
Leucine, xanthine, adenine, etc........	3,00
Acides organiques divers..............	1,00
Matières minérales...................	5,50

D'où proviennent toutes ces matières organiques nouvelles? Ces albumines, ces graisses, les celluloses, la matière amylacée, etc., *n'existaient pas dans la liqueur sucrée primitive où s'est nourrie et s'est reproduite la levûre*. Il faut donc que ces principes se soient fixés dans les cellules en voie d'accroissement ou de reproduction, non en vertu d'une sorte d'intussusception, de sélection, grâce à laquelle la levûre enlèverait à la liqueur où elle vit les matériaux préformés qui lui conviennent, mais bien en raison de cette aptitude mystérieuse propre à tout organisme vivant, qui lui permet de modifier, dédoubler, associer les substances que lui présente le plasma nutritif qui le baigne pour construire avec elles les matériaux spécifiques indispensables à son fonctionnement et à la reconstitution de ses protoplasmas. La cellule de levûre ne choisit donc pas dans le milieu nutritif où elle vit les substances mêmes dont elle a besoin; elle les fabrique sur place au moyen des principes qu'elle forme avec des matériaux plus complexes, ou dont elle associe les parties pour reproduire les substances spécifiques dont elle est construite. Tel est le phénomène de l'assimilation.

Essayons de l'analyser d'aussi près que possible dans le cas, relativement simple, que nous avons intentionnellement choisi.

Mise au contact de la liqueur sucrée, la cellule de levûre de bière s'est emparée, dès le début, de tout l'azote de sels ammoniacaux, du soufre des sulfates, du phosphore des phosphates. Tous

---

1. Claudon et Morin, *Comptes rendus*, t. CV, p. 1109.

ces sels ont à peu près disparu. Au sucre préexistant de la liqueur elle a emprunté son carbone aussi bien que l'oxygène qui lui est nécessaire, car elle vit dans un milieu privé d'air. De l'ensemble de ces éléments (mais sans que nous puissions, dans l'état actuel de nos connaissances, indiquer la suite des états intermédiaires), elle a formé les substances albuminoïdes, les nucléoprotéides, la cellulose, le glycogène, etc., que nous trouvons dans les cellules filles.

La nutrition des cellules de levûre, loin d'être un acte de simple intussusception, ou de dépôt dans les protoplasmas de matières préexistant dans la liqueur primitive, comme lorsqu'un cristal, par exemple, grossit dans son eau mère, a donc été en réalité un acte extrêmement complexe. Le petit organisme a disséqué les matériaux chimiques qu'on lui offre; il en a extrait les radicaux, ou parties de molécules, qui lui conviennent, et les a associés entre eux sous forme de principes nouveaux, ceux-là mêmes que le fonctionnement vital avait fait disparaître. De ces matériaux ainsi formés par elle, la cellule se nourrit jusqu'au point où, arrivée à son summum de développement, elle utilise ses aliments à reproduire des cellules nouvelles aptes à recommencer le même œuvre.

Se nourrir, c'est donc en réalité, produire aux dépens de l'aliment, quel qu'il soit, une série d'actes de dislocations, de simplifications, et d'associations nouvelles, d'où résulte la reproduction des principes spécifiques mêmes qu'avait détruits le mouvement vital.

A cette construction de matériaux organiques complexes en partant de principes très simples, la cellule de levûre ajoute un acte plus extraordinaire encore. Pour produire avec des substances chimiquement inertes, sels ammoniacaux, phosphates, sulfates, etc., saturés d'oxygène, les principes albumineux, les graisses, l'amidon, le glycogène, la cellulose, etc., autant de matières combustibles chargées de puissance chimique dont la cellule construit ses organes, il fallait à cet organisme une source où elle puisât l'énergie potentielle contenue dans ses produits de nouvelle formation. La vie peut bien façonner la matière; mais elle ne saurait ni la créer, ni même la douer d'énergie. Dans le cas qui nous occupe, la cellule de levûre trouve la source de cette énergie qui lui est indispensable pour former ses matériaux combustibles, dans la destruction du sucre alimentaire transformé par elle, en majeure partie, en acide carbonique et alcool, système nouveau contenant moins de puissance chimique que le sucre dont il provient. La différence s'est en partie fixée sur les substances organiques des cellules de nouvelle formation, en partie perdue au sein de la liqueur qui s'échauffe en fermentant.

Le sucre a donc bien été un aliment de la cellule puisqu'il lui a permis de fonctionner, mais un aliment indirect qu'elle n'a ni assimilé, ni fixé d'une façon sensible dans ses protoplasmas. Il a été l'instrument, la source passagère, apte à fournir à la levûre la puissance dont elle avait besoin pour créer de nouveaux corps chimiques à haut potentiel, en particulier les substances protéiques propres par leurs simples dédoublements hydrolytiques à livrer à la cellule, qui les détruit en fonctionnant, une partie de l'énergie qu'elle avait emmagasinée d'avance dans ces corps.

On voit donc bien ici que l'aliment n'est pas seulement toute matière dont les matériaux en s'assimilant peuvent entrer dans la constitution des organes vivants, mais aussi toute substance apte à leur permettre de fonctionner, celle-ci ne fut-elle à aucun moment assimilée en nature.

Si au lieu de faire vivre la cellule de levûre dans une solution de sucre additionné de sels divers, nous l'eussions plongée dans du moût de raisin sucré, après avoir consommé *dès le début* les 0 gr. 15 à 0 gr. 30 de sels ammoniacaux que ce moût contenait par litre, à l'état naturel, la levûre, manquant alors d'azote ammoniacal, se fût emparée de celui qu'elle eût trouvé dans les albuminoïdes et autres substances azotées du jus de raisin. On voit ici la cellule de levûre, placée dans ses conditions d'existence naturelle, construire ses protoplasmas avec les substances azotées les plus simples (azotates, sels ammoniacaux) avant de toucher aux albuminoïdes du moût qui se rapprochent cependant bien plus par leur constitution des principes qui forment les protoplasmas de la cellule de ferment. C'est que les substances protéiques du moût ne sont pas identiques à celles de la levûre ; et celle-ci, pour identifier ces corps albuminoïdes étrangers avec ceux qui lui sont propres, et les fixer dans les tissus nouveaux qu'elle forme, est obligée à un travail d'assimilation, qui semble plus difficile et plus coûteux à ce petit organisme que lorsqu'il fabrique ces mêmes substances albumineuses spécifiques de toute pièce en partant des sels ammoniacaux, des sulfates minéraux et du sucre.

Chose remarquable, au lieu de vivre en l'absence complète d'air, la cellule de levûre peut fonctionner aussi en respirant et absorbant abondamment l'oxygène. Dans ce nouveau mode de fonctionnement, tout en continuant à s'alimenter de sucre, elle transforme ce principe non plus en alcool et acide carbonique, mais comme le ferait l'animal lui-même, en eau et acide carbonique. Cette seconde forme d'utilisation de son principal aliment, non plus par dédoublement, mais par oxydation, procure à la cellule de levûre une quantité d'énergie chimique bien plus grande que la première. Dans ce second cas, la cellule, grâce à cet excès d'énergie, peut se développer rapidement; elle assimile avec activité les matières ambiantes, bourgeonne non plus en maigres chapelets de cellules filles, mais en paquets rameux turgescents, et, pour la même quantité de sucre dépensé, elle fabrique un poids quinze à vingt fois plus grand de cellules nouvelles.

Nous nous rapprochons ici singulièrement du mode de nutrition et de fonctionnement des animaux. Ils n'ont pas, comme les levûres, l'aptitude de vivre au besoin sans air, ni surtout de transformer en substances alibiles des matières minérales, telles que les sels ammoniacaux, les sulfates, les phosphates, etc., tombés dans l'indifférence chimique; mais, comme la cellule de levûre vivant à l'air, les animaux respirent et fonctionnent en vertu de l'énergie qu'ils retirent surtout de la combustion de leurs aliments. Ceux-ci sont, dans ce cas, plus complexes que pour la cellule de levûre. Ils doivent contenir nécessairement, outre des sucres et des corps ternaires analogues, des principes albumineux préformés, que l'animal paraît impropre à produire de toute pièce[1]. Mais ces albuminoïdes alimentaires ne sont jamais ceux-là mêmes qui constituent les organes des êtres qui s'en nourrissent; il faut que chaque espèce animale, que chacun des organes dans une même espèce, façonnent les principes alimentaires, protéiques ou autres, qu'ils reçoivent et les identi-

---

1. Exception faite, peut-être, pour les produits du dédoublement des protéoses par l'érepsine intestinale.

fient aux principes dont ils sont composés. Il faut en un mot qu'ils les *assimilent* dans le sens textuel que je viens d'expliquer, et c'est là une première source de dépense d'énergie.

Ce n'est pas la principale. Vivre, c'est fonctionner ; chez l'animal à sang chaud, c'est aussi fournir incessamment de la chaleur et du travail mécanique. On verra que, comme la cellule de levûre vivant dans l'air, l'animal ne peut suffire à cette dépense d'énergie que grâce à la combustion des matériaux ternaires (sucre et graisses) de son alimentation. Et comme ses organes s'usent en travaillant, il faut aussi perpétuellement les restaurer par des apports nouveaux de matériaux protéiques que l'animal doit d'abord couler, pour ainsi dire, dans le moule de son organisation propre avant de pouvoir les utiliser à reconstruire ses protoplasmas.

Tel est, d'une façon générale, le phénomène de la nutrition et de l'assimilation, et les sources auxquelles le fonctionnement vital emprunte l'énergie qu'il dépense.

L'homme adulte en plein état de santé récupère journellement par son alimentation ce qu'il perd par son fonctionnement. Les deux termes doivent normalement s'équilibrer. Mais si, par une cause interne ou externe, la déséquilibration se produit ; si l'individu vient à perdre plus qu'il ne gagne, ou à accumuler plus qu'il ne perd ; si la nutrition est anormale, telles ou telles cellules se chargeant d'albumines, de graisses, de matières azotées incomplètement usées ou oxydées ; si les filtres éliminateurs des matériaux impropres à la vie ne fonctionnent qu'imparfaitement ; si l'alimentation ne fournit plus les quantités d'azote, de fer, de phosphore, de potasse, de chaux, de magnésie, d'iode, d'arsenic, etc., nécessaires ; si les oxydations ne sont pas suffisamment assurées faute d'oxydases ; si les autres ferments de l'économie sont en trop grande ou en trop faible proportion ou rendus inertes par des ferments pathogènes d'action opposée, etc., la prédisposition, le tempérament ou diathèse morbide, la maladie aiguë ou chronique s'établit, quelquefois brusquement, plus souvent petit à petit. Les *régimes* sont les modes d'alimentation destinés, dans ces cas, à nourrir l'individu prédisposé ou malade, et à concourir, au besoin, avec la médicamentation proprement dite, au rétablissement de l'état normal des organes et des fonctions.

II

Dans tous les pays et à toute époque, l'homme a retiré des trois règnes, végétal, animal et minéral, la nourriture qui lui est indispensable. Sans doute, dans les climats extrêmes, le Lapon ou le Groënlandais se nourrit-il presque exclusivement de chair et de graisse de poisson ou de cétacé, le nègre de racines et de fruits ; mais les uns comme les autres n'en recherchent pas moins avec avidité le peu de nourriture végétale ou animale que leur fournissent les maigres herbages des régions polaires, ou le gibier et les rares animaux domestiques qui peuvent vivre dans la zone torride. L'homme civilisé de nos pays, pauvre ou riche, compose sa nourriture de viande, de lait, de pain, de légumes, d'eau, et des sels divers que lui apportent ses aliments ou qu'il y ajoute.

En variant ainsi sa nourriture, et l'empruntant à la fois aux animaux, aux plantes et aux minéraux, il obéit, comme on va le voir, à un instinct qui le guide plus sûrement que sa raison.

De tous les mécanismes matériels, vivants ou non, celui de l'animal est le plus complexe : il entre normalement dans sa constitution 17 à 18 corps simples : l'hydrogène, l'oxygène, le soufre, le fluor, le chlore, le brome, l'iode, l'azote, le phosphore, l'arsenic, le carbone, le silicium, le potassium, le sodium, le calcium, le magnésium, le fer et peut-être le cuivre, le manganèse, l'aluminium et le bore. Tous ces éléments (et ceux que nous méconnaissons encore sans doute), associés de façon très complexe, sont comme les pièces, les rouages, des principes sans lesquels la vie de certains organes, et, par conséquent, la vie générale de l'individu, restent irréalisables. Il est bien improbable, sinon impossible, qu'une unique matière alimentaire, fût-ce le lait, la viande ou le pain, et même qu'un seul règne exclusivement, celui des animaux ou des plantes, puisse fournir tous ces éléments à la fois, du moins en quantités relatives acceptables et sous un poids suffisant.

Les animaux carnivores, il est vrai, peuvent se nourrir indéfiniment de viandes et se passer des végétaux, grâce à l'aptitude qu'ils ont de transformer en ammoniaque une quantité notable de leurs aliments azotés et d'alcaliniser ainsi leur sang. Mais l'homme ne possède cette faculté qu'à un bien faible degré.

L'herbivore ou le végétarien peuvent, assurément, vivre uniquement d'herbes ou de légumes, mais c'est en accumulant une masse de nourriture telle qu'une portion notable reste inutilisée et rejetée après avoir fourni les principes nécessaires en quantité suffisante grâce à la surabondance des autres.

N'ayant ni les aptitudes du carnivore, ni les capacités digestives de l'herbivore, l'homme, dans tous les temps et chez tous les peuples, a donc eu recours, pour se nourrir, à un régime mixte à la fois végétal, animal et minéral, si l'on tient compte du sel marin et de l'eau. L'aliment le plus naturel, peut-être, pour notre espèce après le lait, le pain, même additionné d'eau et de sel marin, ne lui suffit pas indéfiniment, comme l'a démontré l'expérience de l'anglais Stark dont il fut victime.

D'une manière générale on conçoit que se détruisant par leur fonctionnement, nos organes aient besoin, avant tout, de tirer de la nourriture les matériaux mêmes dont ils sont construits ou ceux qui s'en rapprochent le plus par leur constitution.

A l'état normal, nos organes sont formés de cellules composées d'une membrane albuminoïde remplie d'un protoplasma de même nature enveloppant un noyau richement phosphoré.

Ces substances albumineuses, qui associées à l'eau et à quelques sels composent chez le jeune animal la presque totalité du poids des tissus, forment la grande famille des *matières albuminoïdes ou protéiques*, principes les plus complexes de l'économie animale ou végétale. Ils sont dits albuminoïdes, parce que la matière principale du blanc d'œuf ou *albumen*, en est le prototype. Tous contiennent le carbone, associé à l'hydrogène, à l'oxygène, à l'azote et au soufre ; quelquefois au phosphore, à l'iode ou au fer. Ces corps albuminoïdes sont le plus généralement amorphes, indialysables, de texture intime asymétrique, car ils agissent tous sur la lumière polarisée. Indifférents au point de vue chimique, ils peuvent jouer à la fois le rôle de bases ou d'acides très faibles. Ils sont tous aptes à s'hydrolyser (c'est-à-dire à se dédoubler en s'hydratant) sous l'influence des acides étendus d'eau, des bases, des ferments, etc., qui les simplifient grâce à ce premier degré d'hydratation en les transformant en une série d'amides complexes, telles que la leucine, l'oxamide, l'urée, la tyrosine, etc., que nous retrouvons dans la plupart de nos humeurs.

Avec ces substances protéiques fondamentales qui composent les parties essentielles de nos cellules, se trouvent généralement des graisses résultant de l'union des acides gras isologues (acides stéarique, margarique, oléique) à un alcool commun, la glycérine. A côté des graisses on peut trouver des hydrates de carbone de la nature de l'amidon et des sucres tels que le glycogène $(C^6H^{10}O^5)^n$, sorte d'amidon animal, la glycose, $C^6H^{12}O^6$, l'inosite, $C^6H^{12}O^6$, etc.

Les substances albuminoïdes ne sont pas libres dans la cellule. Elles sont unies à l'eau et à des sels divers, principalement à des phosphates de potasse, de magnésie et de chaux. Les éléments cellulaires de chaque tissu baignent eux-mêmes dans un liquide ou plasma intersticiel, d'origine lymphatique ou sanguine, qui reçoit par exosmose les produits résultant du fonctionnement des organes (ferments ou matériaux destinés à être excrétés), et qui apporte en même temps les principes nutritifs d'origine alimentaire.

De ces derniers principes, les uns, le plus petit nombre, sont emmagasinés tels qu'ils existaient dans les aliments, les autres doivent être modifiés, dans leur composition et leur structure, avant d'être utilisés, ainsi que je l'ai déjà exposé (p. 5 et 6). Il importe donc, pour la meilleure économie des forces dont dispose l'être vivant, que l'alimentation lui fournisse ces substances nutritives sous la forme la plus rapprochée de celle qui permettra leur assimilation définitive. De là, encore, l'avantage de l'alimentation variée que nous a fait adopter une longue expérience guidée par l'instinct.

La nécessité de fournir à chaque organe de multiples matériaux spécifiques variant avec chacun d'eux, explique l'inanité des tentatives faites pour nourrir artificiellement les animaux avec des mélanges en apparence raisonnables, de principes alimentaires trop particulièrement simplifiés, ou même avec des aliments naturels complets, tels que la viande ou le pain, pris exclusivement.

Il faut donc se tenir en garde contre toute alimentation théorique, fût-elle parfaitement rationelle en apparence, et si l'on veut s'alimenter normalement, il est avant tout nécessaire d'examiner comment se nourrissent les populations aisées et prospères, sauf à déterminer les abus qu'un long usage a pu introduire dans les habitudes générales, abus dont le critérium est une dégénérescence physique ou un affaiblissement des aptitudes de l'esprit ou de la volonté. Nous établirons plus loin qu'il est, en effet, plus exact et plus sûr (sinon plus scientifique en apparence) de prendre comme type d'alimentation normale celle des populations vivant sous un climat et dans des conditions moyennes de santé et de travail, que de fonder les règles du régime sur l'étude de quelques cas particuliers, individuels, qui peuvent constituer des exceptions de tempérament, d'habitudes ou de races et où intervient toujours, pour une grande part, le choix arbitraire fait par l'expérimentateur, l'indécision qu'apporte le petit nombre de sujets qu'on peut ainsi mettre à l'étude, enfin les conditions et l'analyse très compliquées de ce délicat problème.

Me plaçant à ce point de vue et pour le climat tempéré que nous habitons, j'ai donc pensé que rien ne serait plus démonstratif que l'exemple de l'alimentation de l'ensemble des habitants d'une grande agglomération comme Paris. Les 2 800 000 individus (Parisiens ou étrangers) compris dans son enceinte murée reçoivent annuellement une quantité énorme d'aliments les plus divers, quantité que j'ai contrôlée par les registres des entrées de l'octroi complétés par la statistique des légumes frais et secs, non inscrits aux livres de Ville, mais que j'ai déterminée d'après la consommation d'un certain nombre de familles moyennes. Il m'est donc facile d'établir non seulement le mode d'alimentation de Paris, mais la consommation qu'il fait de chacune des principales denrées alimentaires.

En divisant le poids de chacune d'elles par le nombre de

jours de l'année et d'habitants (ou par le nombre d'habitants *calculé en adultes* si l'on introduit la considération du nombre et du poids des adultes par rapport aux femmes et aux enfants)[1], on arrive au tableau suivant :

Alimentation moyenne, par jour, d'un habitant de Paris.

(D'après les documents officiels, période 1880-1888).

Pain, pâtes, pâtisseries	43o gr.
Viande, gibier, poisson, volaille, abats [2]	2G6
Lait	15o
Œufs	3o
Fruits frais	9o
Légumes frais herbacés	2oo
Légumes secs	4o
Pommes de terre, riz, autres aliments féculents	1oo
Fromages	12
Sucre	4o
Beurre et huile	28
Vin, bière, etc. (eau-de-vie calculée en vin à 1o° centés.).	G5o
Total en poids	2 o36 gr.

Ces nombres se rapportant à un habitant moyen de Paris, y compris les enfants et les femmes. Les quantités, par tête et par jour, de pain, de viande, de légumes et de vin, seraient un peu plus élevées si elles étaient calculées pour les adultes seuls. Mais il faut remarquer que l'adulte consommant davantage, non seulement parce qu'il a un poids plus élevé que la moyenne, mais en raison de son travail, les chiffres que je donne ici représentent donc provisoirement assez bien la consommation moyenne d'un habitant de Paris, adulte et au repos, ou ne faisant qu'un travail très modéré. Nous montrerons plus loin que ces chiffres répondent en effet, exactement à la mesure des besoins de l'adulte au repos calculés d'après ses excrétions et ses besoins de calorique, et nous en tirerons les conséquences.

1. J'ai fait l'étude détaillée de l'alimentation de Paris, en 1887 et 1888, à la demande du ministère de la Guerre, en vue des règles à déterminer pour l'approvisionnement des camps retranchés. M. Ch. Richet l'a refaite, depuis en la corrigeant pour appliquer ces calculs uniquement aux adultes. Ses résultats diffèrent donc un peu des miens. Mais je montrerai plus loin que seuls mes nombres répondent bien à la réalité, c'est-à-dire à l'alimentation de l'adulte moyen vivant au repos, c'est-à-dire à la ration normale d'entretien.

2. Dont 210 gr. environ de viande proprement dite avec ses os. Calculés en viande sans os, ces 266 gr. de viande et dérivés répondent à 200 gr. de viande fraiche.

Pour le moment bornons-nous à constater qu'à Paris, les aliments consommés (l'eau de boisson non comprise) pèsent 2 kg. environ par 24 heures et que, dans cette alimentation moyenne, pour 100 parties d'aliments, ou boissons alimentaires on trouve :

Aliments d'origine animale.............................. 23,3
— — végétale....................... 76,7

Sur les 23,3 p. 100 de matières d'origine animale, la viande et ses congénères sont compris pour 13,5.

Dans les 76,7 p. 100 d'aliments ou boissons alimentaires d'origine végétale de l'alimentation parisienne, le pain et ses analogues interviennent pour 21,2; les légumes secs, pommes de terre et fécules pour 10; les légumes frais et les fruits pour 13; les boissons alimentaires alcooliques pour 32,5. Les fruits et légumes frais sont représentés pour un cinquième environ par des choux, un cinquième par des carottes, navets, raves, etc.; le reste par l'oseille, les épinards, salades diverses, oignons, céleris, asperges, champignons, pois, haricots verts, etc., de l'alimentation journalière. On voit tous les renseignements de détails que nous procure l'étude de l'alimentation de cette grande association humaine, et aussi combien le régime végétal fournit de variétés d'aliments apportant chacun avec eux les éléments les plus divers empruntés au sol qui les a nourris.

Nous ajoutons enfin à nos mets de tous les jours 7 à 8 gr. à peu près de sel marin.

Ce n'est pas tout. Les aliments introduisent dans nos organes une quantité d'eau insuffisante à compenser nos pertes; d'où le sentiment de la soif. L'eau que nous fournit la ration précédente est calculée dans le tableau suivant :

Par jour.	Quantités d'aliments à l'état frais.	Quantités à l'état sec.	Eau correspondante.
Viande, lait, œufs, fromage...........	492 gr.	123 gr.	369 gr.
Pain et congénères....................	490	319	171
Fruits, légumes, pommes de terre, etc.	430	53	377
Vin, cidre ou bière (calculée environ à 10° centés. pour le vin)...........	825	65	760
Eau totale des aliments, environ.....................			1 677 gr.

Excrétant journellement par les reins, la peau et les poumons environ 2 450 gr. d'eau, l'adulte aura donc besoin de la différence (soit 2 450 — 1 677), ou à peu près 775 cc. d'eau pour sa boisson journalière.

Tel est le bilan de la ration alimentaire normale d'une population moyenne où le nombre de ceux qui vivent d'épargne et disposent à peine du nécessaire compense à peu près le superflu de ceux qui se permettent une alimentation de luxe : population active, intelligente, d'ouvriers, de bourgeois, de femmes et d'enfants, où le travail des uns, sans être exagéré, contrebalance le repos des autres ; agglomération immense, vivant dans un climat tempéré, ayant un contingent relatif considérable d'étrangers venus de tous les points de notre pays et du monde civilisé[1]; représentant, en un mot, une bonne moyenne comme type d'alimentation des peuples modernes, énergiques et travailleurs. Nous considérerons, par conséquent, les chiffres précédents comme une base assez solide de discussion, *établie en dehors de toute prévention ou considération théorique*, sauf à vérifier ensuite ces nombres en les comparant aux résultats donnés par d'autres méthodes.

On montrera plus loin qu'en effet une telle alimentation, ainsi déduite du pur empirisme, répond très exactement aux expériences de laboratoire les plus précises et aux besoins théoriques les mieux étudiés.

Sans doute, comme nous le verrons, même dans nos climats et dans notre pays, sur les côtes de Bretagne, dans le Limousin et l'Auvergne, aux bords de la Méditerranée, il est des populations qui, tout en fournissant une quantité suffisante de travail, se contentent d'une ration journalière bien inférieure à celle de Paris. Du pain de sarrazin, du beurre et, en temps d'abondance, quelque peu de poisson et de porc, suffit chaque jour à une famille de pêcheurs bretons. Nos paysans du Midi, les durs travailleurs que nous envoie la Catalogne espagnole surtout, se contentent de pain, de sel, d'huile et d'ail, avec de la viande une à deux fois par semaine. Il suffit à l'Hindou et à l'Arabe de quelques poignées de riz ou de dattes pour passer la journée sans souffrir de la faim. Mais à des populations aussi mal nourries, il ne faut pas demander une grande activité intellectuelle,

1. Environ le 8ᵉ de la population totale.

un travail pénible et continu, une énergie indéfiniment soutenue, surtout une résistance aux causes de dépérissement d'où résulte pour ces pauvres gens une vieillesse précoce. Tout en fournissant un travail modéré, ces populations insuffisamment alimentées s'alanguissent dans une sorte de passivité et de rêve; elles s'épuisent vite. Avec ces régimes insuffisants, l'homme s'use rapidement et disparaît à un âge moyen, où l'ouvrier mieux nourri des grandes villes, malgré les habitudes souvent vicieuses qu'amène et permet l'excès de la civilisation, a généralement devant lui encore plusieurs années à vivre.

Nous essayerons plus loin de déterminer exactement les besoins alimentaires des diverses populations ouvrières, besoins variables avec le climat, le mode d'existence, les habitudes, la race, etc., ainsi que le rendement en travail utile suivant le mode d'alimentation.

III

PROPORTIONS RELATIVES DES PRINCIPES ORGANIQUES FONDAMENTAUX DE L'ALIMENTATION ORDINAIRE. NÉCESSITÉ DE LEUR ASSOCIATION RATIONNELLE.

Ainsi que nous l'avons dit, les tissus des animaux sont essentiellement composés d'eau et de matières *albuminoïdes* ou *protéiques* unies à quelques sels et à des substances accessoires. Les tissus et plasmas contiennent à l'état frais les quantités centésimales suivantes de ces matériaux albumineux calculés secs :

	Albuminoïdes.	Eau.
Globules rouges du sang	20,6	"
Muscles	20,7	72,0
Foie	12,9	73,0
Cerveau	11,6	77,0
Plasma sanguin	8,3	"
Lymphe	3,4	"
Etc.		

Les graisses, et quelques hydrates de carbone de la nature des sucres et de l'amidon, corps fournis directement par l'alimentation ou, pour une partie, dérivés d'un premier degré de dédoublement des albuminoïdes protoplasmiques, accompagnent souvent ces dernières substances dans la cellule et s'accumulent dans quelques tissus. En même temps qu'elles, on y trouve, dérivant du fonctionnement des protoplasmas, de l'urée, des amides divers, des corps extractifs azotés complexes, des sulfates et phosphates, de l'acide carbonique, de l'eau, etc., autant de produits de déchets emportés par la circulation et destinés à être rejetés par le rein, la peau, le poumon ou l'intestin.

Dans quelles mesures et proportions les principes albumineux propres à reconstruire les protoplasmas, d'une part, et de l'autre les corps ternaires de réserve, savoir les sucres et graisses, principale source de l'énergie dont dispose l'animal, dans quelle proportion ces divers principes doivent-ils être fournis par l'alimentation journalière? Il est impossible, théoriquement, de le calculer sans grande incertitude, car, ainsi que nous l'établirons, il faut, pour réparer sans à-coups l'usure des protoplasmas et fournir aux dépenses de substances azotées, non le strict nécessaire répondant aux pertes de l'économie, mais le superflu; et les réserves des corps azotés et ternaires déjà assimilés influent d'ailleurs grandement sur les proportions sous lesquelles ces diverses substances doivent se trouver associées dans l'alimentation. Il est donc plus logique de résoudre la question par l'observation des faits, soit qu'on prenne comme exemple un petit nombre d'individus fonctionnant en pleine santé et dans des conditions bien définies d'âge, de poids, de constitution, etc., et qu'on généralise ensuite ces observations; soit qu'on parte, comme je l'ai fait (et pour les raisons que j'ai exposées au précédent chapitre) de l'alimentation d'une grande agglomération humaine vivant librement dans des conditions normales, et que l'on calcule le taux des principes albuminoïdes et ternaires existant dans la ration moyenne générale, sauf à comparer ou contrôler ensuite les résultats ainsi empiriquement obtenus, avec les dépenses qu'occasionne le fonctionnement de quelqués sujets types vivant en état de santé parfaite et dans des conditions facilement analysables. C'est cette méthode de la moyenne générale empirique à laquelle nous avons cru préférable de recourir pour les raisons déjà exposées (p. 11). Connaissant, jusque dans ses détails, la quantité et la nature des aliments consommés par l'immense agglomération de la Ville de Paris au cours d'une année entière, et me reportant aux tableaux de la composition moyenne des aliments que je donnerai plus loin, il m'a été facile de calculer, par jour et par tête, la quantité de chacun des principes nutritifs fondamentaux (corps albuminoïdes, graisses, hydrates de carbone, sels), contenus dans la ration moyenne quotidienne ainsi déterminée. J'ai fait ce calcul pour les habitants de Paris. En voici les résultats :

**Tableau de la teneur en principes nutritifs fondamentaux
de l'alimentation journalière moyenne d'un habitant de Paris.**

NATURE DES ALIMENTS	POIDS PAR JOUR A L'ÉTAT NATUREL	*Principes calculés à l'état sec*		
		ALBUMINOÏDES	GRAISSES	HYDRATE DE CARBONE
Pain, pâtes, farines, etc.......	435^{gr}	36^{gr},90	4^{gr},3	206^{gr}
Viande et congénères [1].......	266	36 ,0	22	1 ,0
Lait..................	150	8 ,2	7	6
OEufs.................	30	3 »	2 ,5	0 ,4
Fruits frais.............	90	0 ,6	0 ,1	9
Légumes frais [2].............	200	8 ,5	6 ,1	22
Légumes secs.............	40	9	0 ,8	20
Pommes de terre..........	100	1 ,3	0 ,2	18
Fromage	12	3 ,5	3	»
Sucre...............	40	»	»	38
Beurre, etc.............	28	»	26	»
Vin à 10° (Alcool calculé en sucre).................	650^{cc}	»	»	104 [3]
Totaux :		107 ,0	68	424
Rapports pour 100 d'albuminoïdes........		100	63,5	396

1. En réalité, 266 gr. de viande à l'état brut, c'est-à-dire avec ses os, etc., reviennent comme partie réellement assimilable à 200 gr. environ, pour lesquels nous calculons ici le poids des principes constitutifs.

2. Appréciés en tenant exactement compte du poids des carottes, navets, choux, salades vertes, betteraves, poireaux, céleri, etc., entrés dans diverses maisons moyennes de l'agglomération parisienne durant plusieurs semaines, en été et en hiver.

3. Je montrerai plus loin que l'alcool des liqueurs fermentées se brûle dans l'économie en donnant les 4 cinquièmes environ de la quantité de chaleur ou d'énergie qui correspondrait à la quantité de sucre dont il dérive. C'est donc en sucre que j'ai calculé l'alcool et c'est le poids de sucre que je l'ai fait figurer dans ce tableau ou les suivants.

En passant, on remarquera, pour en tirer plus loin les conséquences, que sur 107 gr. d'albuminoïdes, 50 gr. 4, ou près de la moitié, sont d'origine animale.

Aux constatations qualitatives et quantitatives si détaillées et si précises que résume ce tableau, on pourrait objecter que l'alimentation parisienne, quoique calculée sur un grand nombre d'individus à la fois et pour toute l'année, peut ne pas représenter exactement l'*alimentation moyenne d'entretien des individus adultes vivant au repos*; qu'il n'est pas certain que le travail des uns soit compensé exactement par le repos des autres; que l'homme mangeant plus que la femme, cette compensation est encore douteuse de ce chef. Ces objections pourraient sembler valables, mais elles disparaissent entièrement si l'on rapproche les nombres ainsi calculés de ceux qui dérivent d'autres méthodes fort différentes.

La première, fort discutable du reste dans ses résultats, sinon dans son principe, consiste à faire varier l'alimentation chez un certain nombre de sujets choisis, jusqu'à ce qu'on atteigne un équilibre tel que l'azote et le carbone introduits par les aliments et rejetés par les excrétions s'équivalent à peu près chez les individus en expérience et à doser alors les quantités d'azote et de carbone retenues par l'économie. On peut en déduire, comme on le verra plus loin, les quantités d'albuminoïdes et de corps ternaires assimilées en un temps donné. Il semble évident que les principes alimentaires qui servent, dans ce cas, à maintenir constant l'état et le poids normal de ces sujets mesurent bien exactement leurs besoins précis. C'est la méthode suivie par Pettenkofer et Voit d'abord, puis par Ranke, Beneke, etc. Elle paraît théoriquement irréprochable. Mais remarquons, d'une part, que ces déterminations compliquées et multiples ne sauraient se faire que sur un très petit nombre de sujets à la fois et que l'on risque de tomber sur des cas particuliers (état gras ou maigre, taille, habitudes, idiosyncrasies, etc.); d'autre part (et c'est là une grave cause d'indétermination), il a été reconnu possible de faire varier dans une assez large mesure le taux des aliments azotés nécessaires suivant l'état et la nature des réserves antérieurement acquises par le sujet; et, tout en conservant l'équilibre azoté, on peut, sur un même individu, changer dans le régime les rapports entre les albuminoïdes et les corps ternaires introduits, un excès de ceux-ci exerçant sur les premiers une action d'épargne et réciproquement. Quoi qu'il en soit, par cette seconde méthode, la moyenne des diverses déterminations a donné pour la ration journalière moyenne de l'homme ne se livrant qu'à un travail très léger ou nul :

<pre>
Albumine.......................... 110 gr.
Graisses .... 56 gr.
Hydrates de carbone.............. 425 gr. [1]
</pre>

1. Le chiffre moyen donné par les auteurs allemands est 345 gr., mais pour rendre leurs calculs comparables aux miens, il faut tenir compte de l'alcool ingéré non compté par eux et qui pour 1 250 cc. de bière par jour à 4° (quantité moyenne) représente 40 gr. d'alcool répondant à 80 gr. de sucre.

Une troisième méthode, celle qu'a suivie Forster[1], consiste à étudier l'alimentation journalière libre de quelques individus spécialement choisis comme types moyens, vivant dans des conditions relativement simples, en état de santé parfaite, et ne variant pas de poids, puis à généraliser les observations ainsi faites. A cette méthode je ferai encore l'objection des exceptions possibles et des variations relativement très grandes auxquelles expose l'observation d'un trop petit nombre d'individus chez lesquels le poids, l'état de santé actuel et des réserves, l'origine, les habitudes, l'âge, etc., peuvent faire beaucoup varier les besoins

Quoi qu'il en soit, voici au point de vue des principes alimentaires fondamentaux de la ration journalière d'entretien, les nombres obtenus en procédant ainsi, par Forster, Hock, C. Voit, Beaunis, Atwater, etc.

	ALBUMINE	GRAISSES	HYDRATES DE CARBONE	AUTEURS
Jeune médecin..................	127^{gr}	89^{gr}	362^{gr}	Forster.
Id.	134	102	292	Id.
Homme de 25 ans..............	116	68	345	Id.
Bourgeois anglais................	130	95	325	Id.
Ouvrier anglais (travail très modéré).....................	132	90	450	Id.
Ouvrier anglais non occupé......	90	80	285	Id.
Ouvrier allemand (70 kg.) au repos.	137	72	352	C. Voit.
Médecin (48 ans)................	92	61	235	Beaunis.
Médecin anglais (25 ans).........	108	77	378	Hock.
Ouvrier au repos du Midi (France), 29 ans, 67 kg. (vin non compris).	80	50	378	A. Gautier.
Professeurs, savants des États-Unis (14 observations)...............	107	135	414	Atwater.
Médecins, professeurs, avocat (Allemagne), moyenne.........	110	102	269	Bencke. Ranke. Forster.
Médecin suédois pesant 60 kg. 7..	99 ,5	103	299	Siven.
Médecin danois (37 ans), 73 kg. 5..	135	140	250	Juergensen.
Médecin du poids de 62 kg. 5 (Allemagne)	90	79	285	Bencke.
Russie, régime familial..........	100	44 ,3	470	Smolensky.
Étudiants aisés de Padoue.......	104 -	50 ,4	351	Serafini et Zagato.
Moyenne.......	$111^{gr},2$	$84^{gr},5$	$337^{gr},6$	

1. *Zeitsch. f. Biolog.* Bd. IX, p. 381.

Si, comme dans notre calcul de la consommation moyenne de Paris, nous ajoutons à ces nombres l'alcool (non compté par les auteurs précédents) et que j'apprécie à 40 gr. par jour environ, quelle qu'en soit la forme (ce qui répond à 80 gr. de glycose), le chiffre moyen de 337 gr. 6 d'hydrates de carbone ainsi obtenu devient 417 gr. 6.

Malgré les grands écarts fournis par cette troisième méthode (écarts qui suffiraient à démontrer son insuffisance), on voit que la moyenne qu'elle fournit pour les poids normaux des principes albumineux, gras et hydrocarbonés de la ration journalière d'entretien de l'adulte au repos s'éloigne encore très peu de la nôtre [1].

En comparant maintenant les moyennes données par ces trois méthodes nous aurons :

	Alimentation calculée d'après consommation parisienne moyenne.	Alimentation d'après l'équilibre en azote et carbone.	Alimentation calculée d'après le libre choix de quelques sujets types en santé.
Albumine	107	110	111,2
Graisse	68	56	84,5
Hydrates de carbone	424	425	417,6

De ces trois moyennes, la première me paraît de beaucoup la plus sûre, celle qui a le plus de *poids* étant donné le nombre énorme d'individus sur lesquels elle repose. Toutefois, si nous tenons compte des deux autres, qui en diffèrent du reste assez peu, nous arrivons à cette conclusion définitive qu'*au repos*, l'adulte moyen, en santé, a besoin pour son alimentation journalière des principes organiques fondamentaux suivants :

	Par jour.	Calcul pour 100 d'albuminoïdes.
Albuminoïdes	109^{gr},3	100
Graisses	69 ,5	61
Hydrates de carbone	422 ,2	385

Tel est, en quantités absolues et relatives, d'après des calculs que l'on peut considérer comme très sensiblement conformes à la réalité, le poids des principes alimentaires organiques jour-

1. Sauf pour les hydrates de carbone; mais on remarquera une fois encore que, dans notre calcul (p. 18, *tableau*), nous avons ajouté au poids de ces hydrates de carbone pour la ration de 24 heures, soit 230 gr., celui de l'alcool de la ration journalière calculé en sucre correspondant, ce qui a porté notre poids moyen d'hydrates de carbone à 424 gr. — Ce calcul n'ayant pas été fait et l'alcool n'ayant pas été compté par les auteurs dont je résume les expériences au tableau de la p. 20, il en résulte une infériorité apparente du poids moyen des hydrates de carbone trouvé par eux par rapport à celui que j'ai calculé d'après l'alimentation de Paris.

nellement nécessaires à l'homme adulte moyen des races de l'Europe et de l'Amérique du Nord pour se maintenir en bon état de santé en ne fournissant toutefois qu'une quantité minimum ou nulle de travail. Il lui faut tous les jours environ 110 gr. d'albuminoïdes, 69 gr. de graisses et 422 gr. de sucre ou d'amidon dont une partie (le 5ᵉ environ) peut être remplacée par son demi-poids d'alcool, comme le démontre l'observation de Paris et comme nous l'établirons amplement plus loin [1].

On remarquera que ces trois sortes de principes ne se rencontrent dans ces proportions normales en aucun des aliments naturels pris séparément : ni la viande, ni le pain, ni le lait ne sauraient, à cet égard, nous satisfaire. Les principes alimentaires ci-dessus y sont, en effet, contenus dans les rapports suivants :

	Albuminoïdes.	Graisses.	Hydrates de carbone.
ALIMENTATION MOYENNE NORMALE.........	100	61	385
Chair musculaire....................	100	61	0,3
Pain.............................	100	12	550
Lait.............................	100	85	73
Lait et pain par parties égales........	100	48	312
Une partie de viande et trois p. de pain.	100	24	412

Ainsi ni le lait, ni le pain, ni un régime composé de lait et de pain ou de pain et de viande, en proportions quelconques, ne sauraient nous fournir les principes alimentaires fondamentaux dans les rapports normaux *déduits de l'observation des faits*. Mais comme il est notoire que l'on peut vivre à peu près indéfiniment de lait et de pain, ou même de pain et de viande, on peut se demander si les trois sortes de principes organiques nutritifs que l'on trouve dans toute alimentation complète et libre sont bien réellement indispensables, si leur association dans ces proportions n'est pas un peu fortuite, et si certains de ces principes ne pourraient se suppléer les uns les autres.

C'est là une question importante que nous traiterons plus loin à propos de l'isodynamie des aliments. Pour le moment nous nous bornerons à remarquer que dans trois pays à pratiques alimentaires assez différentes, la France, l'Allemagne,

1. Nous montrerons, à propos des boissons alcooliques, la possibilité théorique et quelquefois la nécessité, de ce remplacement partiel des hydrates de carbone par leur poids isodyname d'alcool. Pour le moment, nous nous bornons à tirer cette conclusion de l'observation des faits d'alimentation, et particulièrement de l'alimentation de Paris.

et l'Angleterre, on est arrivé, par des méthodes dissemblables, à des moyennes très concordantes et à des rapports presque identiques entre les quantités de principes alimentaires fondamentaux entrant dans la ration habituelle de l'homme en santé. Pour 100 parties d'albuminoïdes l'expérience a établi qu'il faut de 50 à 68 gr. de corps gras et de 366 à 386 gr. d'hydrates de carbone réels, ou en totalisant les composés ternaires, il faut de ceux-ci un peu plus de 4 fois le poids des albuminoïdes.

L'étude de la ration alimentaire du Parisien nous permet d'aller plus loin : dans cette ration, sur 107 gr. d'albuminoïdes, 51 gr., soit 47,6 p. 100, sont fournis par le règne animal et 56 gr., soit 52,4 p. 100, par le règne végétal. Dans la nourriture de quatre artisans vigoureux et bien portants, Uffelmann trouva que l'albumine animale était à la végétale dans le rapport de 1 à 2. Chez deux ouvriers aisés, C. Voit observa que 47,5 p. 100 d'albumine étaient fournis par la viande et 52,5 par le pain. On peut donc dire qu'en général les bonnes proportions relatives de viande, de pain et de légumes sont celles qui nous fournissent entre 40 à 50 p. 100 d'albuminoïdes par la nourriture animale et 60 à 50 p. 100 par la végétale. Tout régime qui introduit plus de 55 p. 100 de son azote sous forme animale est trop riche en viande et expose à l'arthritisme, à la goutte, à l'herpétisme, etc., ceux tout au moins qui ne corrigent pas cet excès d'aliments animaux par un travail mécanique suffisant.

Nous avons observé aussi (p. 12) à propos de l'alimentation moyenne de Paris, que les aliments d'origine animale forment, en poids, le quart environ de ceux d'origine végétale, boissons alimentaires comprises, et le tiers si l'on ne comprend pas dans ce calcul le vin et la bière. Dans cette alimentation qui a fait ses preuves, nous trouvons pour 100 parties :

Aliments d'origine animale..........................	23 parties.
— végétaux (pain, légumes verts et secs, etc.).	45
Vin (650 cc. par jour)	32
	100 parties.

Ces rapports seraient un peu différents si le vin était remplacé par une quantité de bière alimentairement équivalente.

Nous verrons plus loin comment les rapports normaux que nous venons expérimentalement d'établir peuvent être utilement modifiés et dans quels cas.

IV

MATÉRIAUX SALINS NÉCESSAIRES A L'ÉCONOMIE. PRINCIPES ALIMENTAIRES ACCESSOIRES, INUTILES OU NUISIBLES.

Matériaux salins nécessaires à l'économie.

Le chlorure de sodium, les phosphates de potasse, de soude, de chaux, de magnésie, la silice, les sulfates, les fluorures, les oxydes de fer, etc., se trouvent de façon constante dans le résidu laissé par l'incinération de la plupart de nos organes et de nos humeurs. Leurs éléments : chlore, fluor, phosphore, soufre, silicium, potassium, sodium, calcium, magnésium, fer, etc., unis entre eux et aux matières organiques des protoplasmas et des humeurs, constituent, pour ainsi dire, le squelette minéral des principes complexes qui entrent dans la constitution des cellules et qui y fonctionnent. Ils nous sont indispensables.

Volkmann, sur le cadavre d'un homme pesant 62 kg. 5, a trouvé pour le poids des cendres :

Pour le squelette	$2\,247^{gr},3$
Pour les parties molles	$468\ \ ,2$
Total	$2\,715^{gr},5$

Les composés minéraux forment donc un peu plus de 4,3 p. 100 du poids du corps humain et montent à environ 0,76 p. 100 dans les tissus mous. Les os et les cartilages contiennent les 5/6 de la totalité des sels minéraux du corps.

Évidemment, il est nécessaire que nous retrouvions dans nos différents aliments ces matières minérales en quantité suffisante et sous des formes assimilables, car l'économie s'en appauvrit sans cesse par ses excrétions diverses, en particulier par les urines.

Les matériaux salins existent d'ailleurs en quantités différentes dans les divers organes; le tableau suivant indique les proportions et la nature des substances minérales entrant dans la compositions de quelques-uns des principaux tissus et humeurs de l'économie.

Matières minérales contenues dans les principaux organes

(Pour 1000 parties fraîches).

	MUSCLES DES MAMMI-FÈRES	SUBSTANCE NERVEUSE	OS	GLANDE HÉPATIQUE	EN 1000 PARTIES DE SANG		LYMPHE GÉNÉRALE
					GLOBULES	PLASMA	
Matières minérales pour 1000 gr. de substance fraîche......	grammes 9 à 12	grammes 2 à 7	grammes 620 à 690	grammes 9 à 11	grammes 6,5 à 7,1		gr. 7,47
Contenant :							
Chlore.....	0,5 à 0,7	0,4	0,6 à 0,7	0,25 à 0,42	0,36 à 0,9	1,7 à 1,4	3,08
P^2O^5	3,4 à 5	0,85 à 1,4	196 à 247	5,02 à 4,27	0,69 à 0,65	0,71 à 2,2	0,18
SO^3	2,2	0,14	0,20	0,09 à 0,092	»	»	0,09
SiO^2.......	»	»	»	0,027 à 0,018	»	»	»
K^2O......	3 à 3,9	0,71 à 2,12	»	2,52 à 3,47	1,6 à 1,4	0,15 à 0,20	0,16
Na^2O......	0,4 à 0,7	0,75 à 1,3	»	1,45 à 1,13	0,24 à 0,65	1,66 à 1,9	3,07
CaO	0,9 à 0,18	0,03	270 à 500	0,36 à 0,03	0,19 à 0,25	0,06 à 0,08	⎰ 0,15
MgO.......	0,4	0,065 à 0,75	4 à 6	0,02 à 0,007	0,07	0,02 à 0,05	⎱
Fe^2O^3	0,03 à 0,02	0,04 à 0,12	»	0,27 à 0,17	0,77	0,006	»
CO^2	»	0,21 à 0,33	3,2 à 4,5	»	»	»	0,50

Ces éléments minéraux existent dans chacun de nos tissus, en partie sous les formes mêmes sous lesquelles ils s'éliminent par les urines, les fèces, la desquamation épidermique, etc., en partie, et surtout, à l'état de combinaisons organiques complexes, comme l'est le soufre dans les albuminoïdes, le phosphore dans les nucléines, les lécithines et l'acide tétraméthylénophosphorique, etc., ou comme le magnésium l'est dans la substance nerveuse et dans la chlorophylle, le fer dans l'hémoglobine du sang et dans l'hématogène de l'œuf.

Indispensables à ces principes spécifiques, ces éléments minéraux sont donc nécessaires à la vie de la cellule, et l'alimentation doit pouvoir nous les fournir sous des formes assimilables et en quantités suffisantes, au même titre que les principes organiques, albuminoïdes, gras ou amylacés.

J. Forster a d'ailleurs établi que les souris, les pigeons, les chiens, nourris avec de la viande en excès mais épuisée de ses sels par l'eau chaude, ajoutât-on à cette viande, ensemble ou séparément, l'amidon, le sucre, les graisses nécessaires, etc., ne vivent pas au delà de vingt à trente jours. Ainsi privés de matières minérales, ils se comportent à peu près comme s'ils étaient soumis à une diète absolue.

Nous éliminons en vingt-quatre heures par les urines, les sueurs et les fèces les quantités suivantes de matières minérales :

	URINES DES 24 HEURES	MATIÈRES FÉCALES DES 24 HEURES [1]	SUEUR DES 24 HEURES
	grammes	grammes	grammes
Eau........................	1200 à 1350	100 à 119	750 à 850
Matières salines totales	17,3 à 22	4,35 à 6	1,6 à 2,4
Ces matières salines comprennent :			
Chlore.......................	4,9 à 7,2	0,015 à 0,035	1,12
Anhydride phosphorique (P^2O^5).	1,6 à 3	0,76 à 0,82	Traces
— sulfurique (SO^3).....	1,4 à 2,26	0,060 à 0,17	0,005
— silicique (SiO^2).....	0,003 à 0,004	0,17 à 0,35	»
— carbonique (CO^2)....	»	0,05	»
Oxyde de potassium (K^2O).....	1,6 à 3,1	0,75 à 0,30	0,178
— de sodium (Na^2O).......	4,16 à 5,9	0,25 à 0,35	0,80
— de calcium (CaO)	0,25 à 0,36	0,65 à 0,70	Traces
— de magnésium (MgO) ...	0,56 »	»	Traces
Peroxyde de fer (Fe^2O^3)........	0,004 à 0,013 [2]	0,023 à 0,040 [3]	»
Poids moyen de matière minérale en 24 heures	19 gr. 6	4 gr. 3	2 gr. 0

De ces principes les uns sont éliminés tels qu'ils préexistaient dans les plasmas et les tissus; les autres, comme SO^3, P^2O^5, MgO, Fe^2O^3, et peut-être SiO^2, proviennent soit des dédoublements hydrolytiques des principes constitutifs, soit de l'oxydation du soufre, du phosphore, du silicium, du magnésium, du fer, etc., intimement unis à certains principes organiques. D'autres sont excrétés sous des formes complexes mal déterminées, par la chute des cheveux, des poils, de l'épiderme, par les matières extractives des urines, etc.

1. D'après Bischoff et Voit, et pour les fèces de chiens; mais les quantités de matières et d'eau ici calculées sont celles des fèces humains d'après Wehsarg.
2. D'après Magnier de la Source.
3. D'après Lapicque (*C. R. Soc. Biolog.*, 3 avril 1897).

C'est ainsi que, soit à l'état de sels minéraux proprement dits, soit sous forme de composés mixtes, nous perdons chaque jour de 24 à 30 gr. (26 gr. en moyenne) de substances minérales, composées pour moitié environ de chlorure de sodium, le reste étant représenté surtout par du phosphate et du sulfate de potasse, et par les sels correspondants de soude, de chaux et de magnésie en bien moindre proportion. A ces sels il faut ajouter quelques milligrammes de fer et de silice, et des centièmes ou millièmes de milligramme d'arsenic, de cuivre, de manganèse, d'iode, de brome, de bore, etc. Ces derniers éléments sont éliminés grâce surtout à la desquamation épithéliale ou par la chute des poils et des cheveux.

Notre ration alimentaire journalière doit donc être suffisante et assez variée, pour nous apporter l'ensemble complexe de ces aliments minéraux et sous des formes assimilables.

Il est évident qu'à l'état normal, elle nous les fournit, au moins pour la majeure partie, puisque la statistique précédente est fondée sur l'observation des excrétions de l'adulte en santé, tel que nous l'observons. En définitive, pour établir l'importance de la désassimilation minérale, nous n'avons donc fait que constater, à ce point de vue, les résultats qui dérivent de l'alimentation ordinaire, qui pourrait varier. Mais nous savons aujourd'hui que le fer fait partie *nécessaire* des globules de sang; l'iode, de la glande thyroïde; l'arsenic, des tissus ectodermiques; le brome de la peau et des cheveux, etc. Ces éléments sont donc indispensables et cette statistique démontre bien, à ce point de vue nouveau, la nécessité et le rôle de la variété des aliments. Elle explique l'instinct qui nous fait recourir à de multiples sources alimentaires pouvant nous apporter chacune quelques-uns de ces éléments spécifiques qui, tels que le magnésium, le manganèse, le fer, l'arsenic, l'iode, le brome, le silicium, etc., sont loin de se trouver partout répandus et sous des formes assimilables.

Nous nous étendrons plus loin dans un chapitre spécialement consacré à cet important sujet, sur la composition et l'origine des principes minéraux qui nous sont nécessaires; mais il semble d'ores et déjà instructif de constater quelle est la quantité de matières salines ordinaires que nous apporte l'alimentation moyenne, telle que nous l'avons établie (p. 18). Le tableau suivant présente les résultats du calcul que j'ai fait à ce sujet.

Matières minérales de la ration alimentaire moyenne.

Nature des aliments.	Poids par jour.	Matières minérales correspondantes.
Pain et pâtes	435^{gr}	3^{gr},15
Viandes	266	3 ,40
Lait	150	1 ,05
OEufs	30	0 ,03
Fruits frais	90	0 ,45
Légumes frais	200	4 ,15
Légumes secs	40	1 ,20
Pommes de terre	100	1 ,20
Fromage	12	0 ,80
Sucre	40	0 ,00
Beurre	28	0 ,00
Vin (caculé à 10° centésimaux)	650	1 ,65
Eau de boisson	1 litre	0 ,35
		17^{gr},43

A ces 17 gr. 43 de matières minérales apportées par les aliments proprement dits et par l'eau potable, il faut ajouter 7 à 8 gr. de sel marin que nous mélangeons journellement à nos mets, ce qui fait un poids total de 25 gr. de matières salines. Nous en excrétons en moyenne 27 gr. par les urines, les sueurs, l'épiderme, comme on l'a vu. La petite différence est due à ce qu'une partie du soufre et du phosphore organiques de nos aliments s'oxyde en traversant l'économie, d'où une légère augmentation de poids, ces deux éléments étant passés à l'état d'acide sulfurique et phosphorique dans nos excrétions alors qu'ils sont en partie perdus par l'incinération des aliments.

On remarquera dans la ration moyenne l'apport énorme de matières minérales originaires des aliments végétaux. Sur les 17 gr. de sels et substances salifiables introduits par les aliments (en dehors du sel marin ajouté), les végétaux nous en fournissent 11 gr. 8, soit plus des deux tiers. Étant donné la quantité très notable de phosphore et de soufre organiques qui nous vient de cette origine, et le rôle des bases alcalines et terreuses que nous fournissent aussi les plantes sous forme de sels organiques d'où les tissus et les plasmas tirent leur alcalinité, comme nous l'établirons, on voit le rôle important que jouent à ce point de vue, dans l'alimentation; les aliments d'origine végétale.

Ils nous apportent surtout la potasse, la magnésie et le phosphore, fort peu de chlore et de sodium; et pour la chaux, une quantité qui est à peine la dixième partie du poids des bases alcalines.

Nous reviendrons avec soin sur le rôle que jouent dans l'économie animale chacun de ces éléments. Il n'est question pour le moment que de statistique alimentaire générale.

Substances alimentaires accessoires. — Substances douteuses ou nuisibles.

Comme principes alimentaires fondamentaux, nous trouvons donc dans nos aliments, comme dans nos tissus, les matières albuminoïdes, les graisses, les hydrates de carbone ou congénères, l'eau et les sels dont on vient de parler. Mais il ne faudrait pas penser que tous les corps albuminoïdes, tous les principes gras, tous les sucres et autres hydrates de carbone, soient aptes à nous alimenter. Est alimentaire tout ce qui, pénétrant dans le tube digestif, peut être transformé en principes constitutifs identiques à ceux de nos tissus, ou tout ce qui est propre à être consommé en nous fournissant de l'énergie.

Beaucoup de substances albumineuses ne possèdent pas ces aptitudes, ou ne le possèdent que relativement et seulement vis-à-vis de certains tissus très spécialisés. Ainsi l'osséine de l'os, le chondromucoïde du cartilage, l'élastine, etc., quoique digestibles et solubifiables en partie dans l'intestin, paraissent très faiblement aptes à nourrir les protoplasmas vivants, au moins chez l'homme. C'est que ces substances existant presque exclusivement dans des tissus très particuliers, tissus osseux, cartilagineux, conjonctif, etc., à nutrition d'ailleurs assez lente, ne sont pas transformables dans l'économie en albumines ordinaires (serine, musculine, etc.), du moins non sans grande perte et difficulté. Une petite quantité de gélatine peut être absorbée et utilisée; mais, la majeure partie de cette substance, si on la consomme en abondance, est détruite et ne sert, à la façon de la graisse ou des matières amylacées, qu'à protéger les albuminoïdes des tissus ordinaires, de la chair musculaire, du sang, etc. La gélatine peut même empêcher la perte en graisse. Elle permet ainsi de faire fonctionner l'animal avec une ration moindre de substances albumineuses ou ternaires, mais elle ne saurait être entièrement substituée à celles-ci. Toutefois, tant qu'elle ne dépasse pas le 6e ou le 5e des albuminoïdes ingérés, on peut considérer la gélatine comme presque équivalente à l'albumine, du moins pour les jeunes animaux, ainsi que je l'ai établi.

D'autres albuminoïdes, telles que la mucine, la conjonctine, la kératine, la chitine, l'élastine, etc., ne paraissent pas assimilables par l'homme ; ce qui montre bien qu'il ne suffit pas qu'une substance, même *digestible* ou *solubifiable* dans l'intestin, comme l'élastine, puisse faire partie de nos tissus pour qu'elle soit nutritive.

Les nucléines qui forment surtout le noyau des cellules, et les paranucléines des protoplasmas, sont-elles assimilables? Elles s'hydrolysent au contact des sucs pancréatique ou intestinal, et l'on retrouve une partie de leur acide phosphorique dans les urines[1]. Il semble donc assez naturel de penser qu'elles doivent contribuer à la formation des corps albuminoïdes phosphorés de l'économie. Mais la preuve n'en est pas encore faite complètement. J'en dirai autant des lécithines et des jecorines ; cependant, leur présence dans le jaune d'œuf et dans les graisses paraît bien indiquer leur rôle alimentaire pour les jeunes cellules en voie de formation.

Les produits azotés de dédoublements des albuminoïdes animaux et végétaux, tels que les amides complexes, les lécithines, l'asparagine, les bases puriques, les matières extractives du bouillon, etc., paraissent, les unes indifférentes, les autres actives ; ces dernières non plus à la façon des aliments ordinaires mais comme de véritables excitateurs nerveux. Nous y reviendrons à propos des aliments nervins et des condiments.

Quelques matières de dédoublement, azotées ou non azotées, produites par certaines cellules, sont transportées sur tous les points par le sang et réagissent comme ferments activants, ou comme modificateurs des substances assimilables. D'autres, issues du dédoublement de corps complexes, ou d'une sorte de désassimilation de certains tissus spécifiques, vont servir à l'accomplissement de diverses fonctions : tel est le cas du glycogène et du glycose formés particulièrement dans le foie par dédoublement de ses albuminoïdes spécifiques, et qui, versé

---

1. Gumlich, *Zeitsch. f. Physiolog.*, Bd. XVIII, p. 508 ; — Popoff, *ibid.*, p. 533.

dans le sang, vont servir à la contraction musculaire et à l'entretien de la chaleur animale. Telles sont aussi les graisses produites dans la cellule et qui ont à peu près la même origine et le même sort.

Mais, en général, les matériaux habituels des excrétions, non seulement ne sont pas alimentaires, quelle que soit leur composition, mais ils entravent même les fonctions dès qu'ils s'accumulent dans les tissus : tels sont l'urée, les corps puriques (acide urique, allantoïne, sarcine, guanine, carnine, etc.), les leucomanies (choline, névrine, protamines, etc.); les acides amidés (glycocolle, leucine, taurine), l'indol, l'indogène, etc.

Parmi les substances organiques non azotées, les hydrates de carbone sont bien loin de pouvoir tous servir à l'alimentation humaine. Le ligneux que mange l'insecte xylophage; la cellulose qui nourrit l'herbivore, ne nous conviennent pas, ou du moins ne s'assimilent que très imparfaitement, et seulement certaines de leurs variétés. Kniriem a observé sur lui-même que l'homme n'absorbe, en moyenne, que 25 p. 100 de la cellulose de nouvelle formation des jeunes plantes (salade, légumes frais). Les mucilages, les gommes, ne semblent pas aptes, ou ne sont que très difficilement et partiellement propres à être utilisés. Il en est généralement ainsi de tous les sucres et hydrates de carbone, aldéhydiques ou acétoniques (ainsi que des alcools correspondants), qui ont dans leurs molécules un nombre d'atomes de carbone qui n'est pas un multiple de 3 : érythroses $C^4H^8O^4$, pentoses $C^5H^{10}O^5$, heptoses $C^7H^{14}O^7$, octoses, etc. (*E. Fischer.*)

Les corps dits *aromatiques* ou *cycliques* sont le plus souvent inassimilables; mais certains peuvent, en quelques cas, jouer un rôle d'excitateurs ou, tout au contraire, d'inhibiteurs des fonctions vitales. Tels sont les alcools aromatiques, les alcaloïdes naturels, les matières colorantes, végétales ou animales, les hydrocarbures, les essences proprement dites, etc.

Quant à l'alcool ordinaire, à l'alcool du vin et de la bière, nous verrons plus loin qu'il peut fournir à l'économie tout ou partie de l'énergie chimique qu'il contient à l'état latent, et que par conséquent il doit être considéré comme alimentaire, quoique ce soit là un aliment d'un ordre très spécial, à la fois producteur d'énergie et excitateur nerveux.

Végétales ou animales les graisses, formées par le mélange

de divers éthers de la glycérine (butyrine, margarine, stéarine, oléine, etc.) unie aux radicaux des acides gras, ou des acides analogues, sont toutes alimentaires. Il n'en est pas de même de divers corps, d'aspect gras, mais qui n'ont pas la glycérine pour base : tels les éthers du spermaceti, ceux de l'alcool cétylique de la cire de Chine ou de l'alcool mélissique de la cire d'abeille. Quoique combustibles et gras, ces corps et leurs dérivés ne sont pas assimilables.

A plus forte raison sont inassimilables les hydrocarbures proprement dits (oléfines, vaselines, etc.).

Nous verrons au contraire que les sels des acides gras et des acides congénères (acétates, butyrates, stéarates, oléates,... de potasse, chaux, etc.), les citrates, malates, tartrates, etc., et les acides gras eux-mêmes, substances que nous fournissent assez abondamment les légumes, les fruits et quelques produits animaux, etc., sont de véritables aliments. Ils s'oxydent, en effet, dans l'économie en nous fournissant de l'énergie calorifique, et de leur combustion dérivent de l'acide carbonique, de l'eau et des carbonates ou bicarbonates solubles qui vont alcaliniser les humeurs et assurer les oxydations et le fonctionnement général.

V

DIGESTIBILITÉ, COEFFICIENT D'UTILISATION DES ALIMENTS.
ASSIMILATION DES DIVERS PRINCIPES ALIMENTAIRES.

Dans les précédents chapitres nous avons établi, à la fois par la statistique et par le calcul, quelles sont les proportions et la nature des principaux matériaux organiques et minéraux que l'alimentation journalière fournit à l'homme. Mais pour connaître les quantités efficaces qui arrivent réellement jusqu'à nos organes, soit comme matériaux plastiques, soit comme sources utilisables d'énergie et de fonctionnement, il faut déterminer pour chaque aliment la quantité centésimale qui, en chaque cas, franchit les parois intestinales pour être déversée dans le sang.

DIGESTIBILITÉ DES PRINCIPES ALIMENTAIRES

En passant à travers le tube digestif, les matières alimentaires subissent l'action des ferments salivaires, stomacaux, intestinaux, et sont transformées, mais en partie seulement, en substances solubles nouvelles aptes à être résorbées par les parois de l'intestin et à pénétrer dans les lymphatiques et le sang. Ces substances sont, alors, non pas encore *assimilées*, mais *digérées*; il est évident que cette digestibilité est pour chaque aliment, ou principe alimentaire, inverse du temps qui a été nécessaire pour le transformer en matériaux aptes à traverser les parois intestinales.

La digestibilité est surtout intéressante à comparer entre principes de même espèce : amidons de différente nature et

d'origines diverses ; dextrines, sucres ; graisses et huiles animales
et végétales ; principes albumineux empruntés à diverses espèces
et à divers organes, ou ayant subi telles ou telles préparations,
comme viande crue, bouillie, rôtie, fumée, etc., par exemple.

Il faut aussi distinguer la digestibilité stomacale de la digestibilité intestinale, les ferments de ces deux organes agissant
différemment sur chaque principe alimentaire, et ce qui se passe
dans l'estomac ne pouvant en rien servir de mesure à ce qui
se produit dans l'intestin. Aussi ne parlerai-je ici que pour
mémoire des idées de Leube sur la digestibilité : examinant
d'heure en heure, grâce à la pompe gastrique, le contenu de
l'estomac, Leube classait les aliments suivant la rapidité d'après
laquelle chacun d'eux passait de l'estomac dans l'intestin. —
Le bouillon, les œufs à la coque, les biscuits formaient, pour
lui, le groupe le plus digestible. Les œufs en neige, les viandes
de poulet et de pigeon cuites à l'étuvée, la cervelle, le ris de
veau, les potages au tapioca, à la semoule, constituaient le
second groupe. La viande de bœuf crue râpée, le jambon haché,
le bifteck légèrement grillé, la purée de pommes de terre, le
pain rassis, le café au lait, constituaient le troisième. Le poulet,
le pigeon, le perdreau rôti, le rosbif froid, le veau rôti, les œufs
brouillés ou en omelettes, le poisson bouilli, le riz cuit à l'eau,
le macaroni, les épinards, les pommes cuites, les vins blancs ou
rouges étendus d'eau, formaient le quatrième groupe. Mais qui
ne sait que les divers aliments sont plus ou moins digestibles
suivant chaque estomac ; qu'il en est qui digèrent le lait plus
difficilement que la viande ; que la viande crue est généralement
beaucoup mieux supportée (pourvu qu'on l'avale sans dégoût
et sans la mâcher) que la viande bouillie, le poulet et surtout
le pigeon ; que le poisson bouilli est bien souvent digéré par
les convalescents qui ne peuvent supporter ni le bifteck, ni
les œufs, ni le macaroni? J'ai connu une dame qui, prise de
vomissements incoercibles pendant sa grossesse, et ayant été
délivrée avant terme, ne put rien digérer, après une diète forcée
qui durait depuis trois semaines, que des fraises et des écrevisses, le tout, il est vrai, en faible quantité. J'ai vu, durant le
siège de Paris, un jeune homme pris de vomissements, en
pleine et facile digestion de pâté de viande de cheval, parce
qu'un mauvais plaisant lui affirma tout à coup qu'il venait de se

nourrir de rat d'égout. La digestibilité des aliments, on le sait
depuis longtemps, mais surtout depuis les expériences de Pavlow,
est grandement influencée par les réflexes stomacaux, les habitudes, et même, comme on vient de le dire, par les états psychiques qui accompagnent leur digestion.

Ainsi s'expliquent les différences créées par l'atavisme et par
l'éducation. Les idiosyncrasies mises de côté, je pense que chez
l'homme en santé, les estomacs sont en moyenne à peu près les
mêmes en chaque pays; et qu'un Marseillais, un Parisien ou
un Flamand, s'ils eussent été chacun dépaysés ou habitués dès
l'enfance, auraient pu être amenés à digérer aisément les mets
du pays où on les eût transplantés. Cependant, donnez à un
Marseillais la bouillie au beurre ou le potage à la bière, à un
Flamand la soupe à l'ail, à un Parisien l'aïoli de Marseille ou
le poisson sec et cru de Dunkerque, et vous provoquerez chez
les uns et les autres le dégoût ou l'indigestion.

Les souvenirs et les idées qui escortent tels ou tels modes
d'alimentation influent tellement sur leur acceptation par l'estomac et sur leur digestibilité que ces états psychiques peuvent,
en certains cas, changer entièrement et pour longtemps les aptitudes digestives de l'individu. J'ai été témoin des faits suivants :
Un jeune enfant de sept ans ayant été forcé de manger, dans un
moment où il était mal disposé, de la salade qu'il aimait cependant, en eut une indigestion; durant plus de dix années, il
resta dans l'impossibilité absolue de digérer cet aliment qu'il
mangeait fort bien auparavant. Une petite fille ayant à l'âge de
cinq ans reçu de l'ipéca dans son café, prit un tel dégoût de
ce dernier que son odeur seule provoquait chez elle des nausées
et qu'elle ne put se résoudre à absorber la moindre quantité
d'une boisson qu'elle recherchait avant cet événement.

Ces réserves faites, il est nécessaire que le médecin soit ren-
seigné sur le temps moyen que, dans les circonstances ordinaires, exige la digestion stomacale de telle et telle matière
alimentaire, l'estomac ne devant recevoir, en général, de nouveaux aliments qu'après s'être débarrassé du repas précédent.
A cet égard les observations suivantes, dues à Penzoldt, présentent un intérêt pratique :

Temps moyen nécessaire à l'estomac pour renvoyer à l'intestin les diverses matières alimentaires qu'il digère.

A. *Eaux et boissons alimentaires.*

	Quantités en grammes.	Temps en heures.
Eau pure ou gazeuse..	100 à 200	1 à 2
— — ..	300 à 500	2 à 3
Infusion de thé faible.	200	1 à 2
Café...................	200	1 à 2
Café à la crème......	200	2 à 3
Cacao pur...........	200	1 à 2
Cacao au lait...... ..	200	1 à 2
Bière	200	1 à 2
—	300 à 500	2 à 3
Vin léger...........	200^{cc}	1 à 2
— ordinaire.......	200^{cc}	2 à 3
— Malaga.........	200^{cc}	2 à 3
Bouillon de viande...	200^{cc}	1 à 2

B. *Viande de mammifères ou d'oiseaux.*

	grammes.	heures.
Bifteck cuit, chaud ou froid, ou râpé.....	100	3 à 4
Rôti de bœuf.........	250	4 à 5
Filet de bœuf rôti...	100	3 à 4
Viande de bœuf crue.	250	3 à 4
La même bouillie (maigre).........	250	3 à 4
Jambon cru..........	160	3 à 4
Jambon cuit........	160	3 à 4
Rôti de veau, chaud ou froid, maigre...	100	3 à 4
Viande fumée........	100	4 à 5
Langue de bœuf fumée.	250	4 à 5
Saucisson de bœuf cru.	100	2 à 3
Lièvre rôti..........	250	4 à 5
Oie rôtie moyennement grasse	250	4 à 5
Canard rôti.........	250	4 à 5
Perdreau rôti.......	230	3 à 4
Pigeon bouilli.......	230	3 à 4
Pigeon rôti......... ..	195	3 à 4
Poulet bouilli ou rôti.	250	3 à 4

C. *Autres mets originaires des animaux.*

Ris de veau.........	250	2 à 3
Pied de veau bouilli..	250	3 à 4
Cervelle de veau.....	250	2 à 3
Lait bouilli.........	100 à 200	1 à 2
Lait bouilli.........	300 à 500	2 à 3
Œufs à la coque.....	100	1 à 2
Œufs durs ou en omelette..............	100	2 à 3
Bouillon de viande..	200	1 à 2

D. *Poissons et mets analogues.*

	Quantités en grammes.	Temps en heures.
Carpe bouillie........	200	2 à 3
Brochet bouilli.......	200	2 à 3
Aiglefin bouilli.......	200	2 à 3
Morue fraîche bouillie.	200	2 à 3
Lamproie au vinaigre.	200	3 à 4
Saumon du Rhin bouilli	200	3 à 4
Harengs salés ou fumés................	200	4 à 5
Caviar salé..........	72	3 à 4
Huîtres crues........	72	2 à 3

E. *Légumes cuits.*

Pommes de terre étuvées mangées au sel.	150	2 à 3
Pommes de terre en purée.............	150	2 à 3
Pommes de terre avec légumes...	150	3 à 4
Choux-fleurs bouillis.	150	2 à 3
Choux-fleurs cuits en salade.............	150	2 à 3
Asperges cuites......	150	2 à 3
Riz cuit à l'*eau*......	150	3 à 4
Chou-rave cuit.......	150	3 à 4
Carottes bouillies....	150	3 à 4
Épinards bouillis.....	150	3 à 4
Haricots verts........	150	4 à 5
Pois en purée........	200	4 à 5
Lentilles en purée...	150	4 à 5
Pois verts cuits à l'eau.	150	4 à 5

F. *Légumes crus.*

Salade de concombre.	150	3 à 4
Radis crus..........	150	3 à 4

G. *Pains et biscuits.*

Pain blanc, frais ou rassis, sec ou avec thé	70	2 à 3
Le même, *id.*, *id*.....	150	3 à 4
Pain de seigle.......	150	3 à 4
Biscuits Albert.......	50	2 à 3
— —	150	3 à 4

H. *Fruits.*

Pommes	150	3 à 4
Cerises crues........	150	2 à 3
Compote de cerises...	150	2 à 3
Cacao (tasse de)......	200^{cc}	1 à 2

Toutes réserves faites sur les observations précédentes, nous voyons que les aliments qui passent le plus rapidement de l'estomac dans l'intestin sont les boissons alimentaires (café au lait, chocolat léger, vin, bouillon de viande et de légumes, etc.); viennent ensuite le lait bouilli ou non, les œufs à la coque, les fruits cuits, les biscuits, les cervelles et ris de veau, le poisson bouilli. Ensuite, se placent le riz, les légumes herbacés, et presque au même rang, la viande crue ou cuite et la volaille. Les viandes grasses, le gibier, le poisson salé, et quelques légumes de digestion difficile, enfin les poissons très gras sont les moins digestibles. C'est bien là ce que l'observation habituelle nous avait appris déjà.

Les formes sous lesquelles on présente les aliments influent grandement sur l'appétence et la digestibilité des divers mets. C'est le rôle des préparations culinaires, de l'emploi des épices, des liqueurs fermentées. Nous y reviendrons. En général la forme qui permet la digestion la plus rapide est celle qui, pour le même aliment, le présente à l'estomac le plus divisé possible. Les émulsions, lait, cacao, etc., sont dans ce cas. La façon même dont une substance alimentaire est déglutie peut influer grandement sur sa digestibilité. Donnez à un sujet, du reste habitué à la viande crue, cette matière alimentaire sous forme de pulpe à prendre à la cuiller, au début du repas, vous provoquerez rapidement chez lui la satiété et l'inappétence pour les aliments qui suivront. Faites au contraire manger d'abord ces mêmes aliments, et donnez après, à la fin du repas, cette même quantité de viande crue, pulpée, en grosses boules de 20 à 30 gr., qu'on *déglutit sans les mâcher*, et vous ne provoquerez dans ce cas ni dégoût ni satiété. Le sujet parviendra à digérer parfaitement ce qui, pris autrement ou en sens inverse, aurait longtemps chargé son estomac.

Pour avoir quitté cet organe et avoir pénétré dans l'intestin, les aliments ne sont pas pour cela complètement digérés; mais la digestion intestinale échappe à notre observation directe. On s'est donc déterminé à mesurer la digestibilité pour chaque aliment par l'inverse du temps nécessaire à sa digestion stomacale. On admet qu'elle dure de 5 à 6 h. pour un repas normal et qu'un intervalle de 6 à 7 h. suffit entre deux repas. Encore ce temps varie-t-il beaucoup : il se raccourcit singulièrement dans les climats froids, avec l'exercice ou le travail chez l'homme adulte, et surtout chez l'enfant qui digère plus rapidement.

Coefficients d'utilisation des aliments. — Il importe beaucoup de déterminer, pour chaque aliment, le quantum qui, dans les conditions ordinaires, est utilisé et résorbé dans l'intestin, et la proportion qui reste indigérée pour être rejetée au dehors. D'après les expériences de Rübner [1], on admet que 5,5 p. 100 des matières organiques d'une alimentation mixte moyenne sont excrétées comme fèces. Pour une alimentation normale composée de 110 gr. d'albuminoïdes, 67 gr. de graisses et 372 gr. d'hydrates de carbone, ce coefficient, pour le poids total de 599 gr. de matières alimentaires (l'eau déduite), donnerait 31 gr. de résidu fécal organique, calculé sec. Or nous rejetons chaque jour, d'après Wehsarg, 140 gr., en moyenne, d'excréments. Ce poids répond à 35 gr. de résidu sec, contenant 5 gr. 3 de sels insolubles divers, ce qui porte à 28 gr. 7 le résidu organique des fèces. Encore entre-t-il dans ce résidu une certaine proportion de cellulose et autres matières organiques indigestibles. Il semble donc bien que le coefficient d'inutilisation de Rübner (5,5 p. 100) soit un peu élevé; il ne doit pas sensiblement dépasser 4,5 à 5 p. 100 pour une bonne alimentation et une digestion normale [2].

Quoi qu'il en soit, ce coefficient étant établi pour une ration bien définie, pour déterminer le quantum d'utilisation de chaque sorte de matière alimentaire, Rübner réduit cette ration dans une proportion connue et remplace ce déficit par les aliments dont il veut étudier l'utilisation. En défalquant du poids des excréments celui qui revient à la proportion conservée de la ration primitive, on a, par différence, le poids d'excréments provenant de l'addition de l'aliment que l'on veut étudier, et par conséquent le poids centésimal qui en a été utilisé. Quant à l'utilisation de chacun des principes albuminoïdes, gras ou amylacés, composant

---

1. Entre deux séries d'aliments à examiner, Rübner, pour bien déterminer les matières fécales correspondant à chaque série, donnait plusieurs jours de suite du lait qui décolore ces matières et permet de reconnaître et séparer ainsi les excréments répondant aux divers essais consécutifs. Il vaut encore mieux, comme l'a fait Cramer, faire prendre au patient un peu de noir de fumée ou de noir animal, qui sépare visiblement chaque série excrémentitielle.

2. L'homme en inanition excrète encore près de 2 gr. à 2 gr. 5 par jour, *calculés à l'état sec*, de fèces contenant de 0,1 à 0,3 d'azote. Il en résulte que, le calcul relatif à la nourriture réellement utilisée ne déduisant pas cet azote qui est sécrété à l'état de mucosités intestinales, donne des nombres trop bas.

l'aliment à l'étude, elle résulte : 1° du dosage de l'azote excrémentitiel, qui permet de calculer proportionnellement les albuminoïdes résiduaires, et 2° de celui des graisses ou des hydrates de carbone dont se sont enrichis les fèces sous l'influence de la modification introduite dans la ration normale. Tout ce qui ne se retrouve pas dans les matières excrémentitielles a été absorbé.

En procédant ainsi, Rübner, Prausnitz, E. Meyer, Woroschiloff, von Noorden, Magnus Levy, Uffelmann, Atwater, etc., sont arrivés aux résultats que je résume dans les tableaux suivants[1] :

A. *Digestibilité et calories correspondant aux divers principes alimentaires fondamentaux suivant leurs origines, d'après Atwater.*

Classe d'aliments.	PROTÉIDES			GRAISSES			HYDRATES DE CARBONE		
	Proportion p. 100 dans l'alimentation moyenne	Coefficient de digestibilité.	Calories dégagées par 1 gr. du principe.	Proportion p. 100 dans l'alimentation moyenne	Coefficient de digestibilité.	Calories dégagées par 1 gr. du principe.	Proportion p. 100 dans l'alimentation moyenne	Coefficient de digestibilité.	Calories dégagées par 1 gr. du principe.
Viandes et poissons..........	43	97	4.25	56	95	9,0	»	»	»
Œufs..........	6	97	4.35	4	95	9,0	»	»	»
Laitage........	12	97	4,25	32	95	8,8	5	98	3,80
Nourriture animale de l'alimentation moyenne........	61	97	4,25	92	95	8.95	5	98	3,80
Céréales........	31	85	3,70				51	98	4,10
Légumes ou grains........	2	78	3,20				1	97	4,05
Sucres..........	»	»	»	8	90	8,35	21	98	3,85
Amidons.......	»	»	»				»	98	4.10
Légumes herbacés..........	5	83	2,90				13	95	4,00
Fruits..........	1	85	3,15				5	90	3,60
Nourriture végétale de l'alimentation moyenne	39	85	3,55	8	90	8,35	95	97	4,00
Moyenne générale de l'alimentation mixte...	100	92	4,00	100	95	8,90	100	97	4,00

1. Voir, au sujet de ces recherches, Rübner, *Zeitsch. f. Biolog.*, Bd. XV, p. 115, t. XVI, p. 119. — Ranke, *Die Ernährung des Menschen* (1877), p. 31. — Prausnitz, *Zeitsch. f. Biolog.*, Bd. XXV, p. 533; Bd. XXVI, p. 231; Bd. XXX, p. 354. — Züntz et Magnus Levy, *Pflüger's Arch.*, Bd. XLIX, p. 438; Bd. LIII, p. 544. — Uffelmann. *Pflüger's Arch.*, Bd. XXIX, p. 339, etc. — Atwater, *Nutrition investigations*, Annual Report. Bd. S., 30 june 1901, p. 470.

B. Tableau de l'utilisation intestinale suivant les matières alimentaires et les régimes. (*Expériences antérieures à celles d'Atwater.*)

RÉGIME	Poids des substances alimentaires à l'état frais.	Poids des substances alimentaires calculées à l'état sec.	Poids des matières fécales à l'état frais.	Poids des matières fécales à l'état sec.	Pour 100 de la substance sèche rejeté par les fèces.	PROPORTION UTILISÉE POUR 100 PARTIES				
						de matière sèche	d'albumines.	de graisses.	d'hydrates de carbone.	de sels.
	gr.	gr.	gr.	gr.	gr.					
Pain blanc............	1237	779	109	28,9	3,7	96,3	79	»	99	93
Pain de seigle........	1360	773	815	115,8	15,0	85,0	68 à 78	»	89	64
Macaroni............	695	626	98	27,0	4,3	95,7	83	94	99	76
Riz.................	638	660	195	27,2	4,1	95,9	80	93	99	85
Lait.................	2438	315	96	24,8	8,8	92,2	89 à 99	96 à 97	100	63
OEufs entiers........	948	247	64	13,0	5,2	94,8	97	95	»	82
Viande cuite.........	1172	307	53	17,2	5,6	94,2	97	95	»	82
Pommes de terre....	3078	819	645	93,8	9,4	90,6	78	»	93	»
Pommes de terre en purée (avec beurre).	»	»	»	»	»	95,0	80	»	96	»
Choux frisés bouillis.	3831	494	1670	73,8	14,9	85,1	»	»	»	»
Carottes.............	5133	412	1092	85,0	20,7	79,3	»	»	96	»
Petits pois en purée..	»	»	»	»	»	91,0	83	»	»	68
Graisses.............	»	545	299	46,5	8,5	91,5	»	»	»	»

ALIMENTATION COMPLEXE.

RÉGIME	Poids des substances alimentaires à l'état frais.	Poids des substances alimentaires calculées à l'état sec.	Poids des matières fécales à l'état frais.	Poids des matières fécales à l'état sec.	Pour 100 de la substance sèche rejeté par les fèces.	de matière sèche	d'albumines.	de graisses.	d'hydrates de carbone.	de sels.
		gr.	gr.	gr.	gr.					
Alimentation mixte normale..........	»	615	131	34,0	5,5	94,5	.86,6	94,4	97	85,4
{ Lait................ / { Fromage...........	2 291 / 200	420	98	27,3	6,0	94	96	97	100	74
1 litre de lait, 300 gr. viande, 175 gr. pain blanc, 60 gr. beurre.	1 540	»	»	»	»	»	94	95	99	»
Viande, pois, biscuits, fromage, riz, beurre, bière...............	4 500	805	»	»	»	91,0	83	85	96	72
Viande, gruau, pommes de terre, pain, beurre frais, fromage.	4 330	787	»	»	»	87,0	78	77	91	59
Potage, macaroni, légumes, pommes de terre, pain blanc, viande (8 exp^ces *Manfredi*).	»	»	»	»	»	93,2	81,4	87,6	95,9	»
Pain de seigle, viande salée, lait, beurre, fromage, pommes de terre, bière (*Johansen*).	»	»	»	»	»	92,4	90,6	94,5	94,7	71,5

RÉGIME (suite)	Poids des substances alimentaires à l'état frais.	Poids des substances alimentaires calculées à l'état sec.	Poids des matières fécales à l'état frais.	Poids des matières fécales à l'état sec.	Pour 100 de la substance sèche rejeté par les fèces.	PROPORTION UTILISÉE POUR 100 PARTIES				
						de matière sèche utilisée.	d'albumines.	de graisses.	d'hydrates de carbone.	de sels.
Régime des étudiants italiens : pain, viande, poisson, œufs, pommes de terre, riz, pois, vin (*Serafini* et *Zagato*).	»	»	»	»	»	93,6	89.3	92,3	76,3	78,7
Pain blanc, viande hachée, œufs, beurre, sucre, bouillon, thé (*Khlopine*)	»	»	»	»	»	97,2	93,3	95,6	99	»
Pumpernikel (pain de seigle avec son), fruits, beurre (Végétarisme ; *Viet* et *Constantinidi*).	»	»	»	»	»	90,0	59	70	91	»
Pain noir au son, pommes, dattes, gruau d'avoine, riz, sucre, noix (Végétarisme ; *Rumpf* et *Schumm*)..........	»	»	»	»	»	»	66,1	76,5	»	»
Alimentation mixte des Européens (*Eijkman*)	»	»	»	»	»	94,3	88.6	94,4	97	85,4

Ces recherches, et d'autres que je ne saurais rapporter ici en détail, ont montré que le pain blanc est l'aliment qui, pris exclusivement, est le mieux utilisé. Il s'absorbe dans une proportion de 96,3 p. 100. D'après Rübner, le régime mixte *pain et lait*, par parties égales, l'est dans la proportion de 93,8 ; le régime *pain et œufs* dans celle de 95,6 ; le régime *pain* (2 parties), *viande* (1 partie), qui forme une alimentation moyenne répondant bien aux besoins de l'économie en principes albuminoïdes et ternaires, a donné comme utilisation alimentaire moyenne le nombre de 94,4 p. 100.

Les régimes complets *lait, viande, pain, beurre*; ou *viande, pain, riz, fromage, beurre, bière*; ou *viande, pommes de terre, gruau, pois, beurre, fromage,* qui répondent à peu près aux régimes habituels de l'ouvrier, donnent une utilisation totale variant de 95 p. 100 (premier cas) à 87 p. 100 (dernier cas).

On doit rappeler encore une fois qu'à cause des sécrétions intestinales qui font compter comme azote inassimilé l'azote rejeté avec le mucus intestinal, ces nombres, et particulièrement ceux qui se rapportent aux albuminoïdes, sont des minimums.

Si les éléments végétaux prédominent dans l'alimentation, l'utilisation diminue : 14 à 18 p. 100 de la matière alimentaire utilisable se retrouvent alors dans les fèces. Ils sont accompagnés de la partie ligneuse et cellulosique, abondante dans ces cas, et presque inutilisable.

Les végétaux herbacés laissent donc de forts résidus excrémentitiels, parce que leur cellulose n'est pas, ou n'est que très difficilement digérée dans l'intestin humain ; parce qu'ils apportent aussi des substances amylacées ou mucilagineuses, souvent difficiles à transformer en sucres ; enfin, parce que leurs matières albuminoïdes n'ont pas le temps de subir, du moins chez l'homme, au cours d'un trajet intestinal trop court, les transformations complètes qui précèdent leur assimilation.

Aussi ces mêmes recherches de Rübner et celles d'Atwater démontrent-elles que le quantum d'utilisation de quantités égales d'albuminoïdes, de graisses ou d'amidons empruntés à diverses origines est loin de s'équivaloir. L'intestin les utilise chacune très différemment, et dans notre espèce, les matières d'origine animale le sont beaucoup mieux que celles que nous fournissent les plantes. Voici, sous forme de tableau, la démonstration de cette importante proposition en ce qui a trait aux matières protéïques :

Origine de la matière protéïque.	Poids de matière protéïque introduite et calculée sèche.	Poids p. 100 de substance protéïque restée dans les excréments.	Poids p. 100 de substance protéïque utilisée.
Viande de bœuf (Globuline de)....	305^{gr}	2,5	97,5
Viande de poisson (Globuline de).	100	2,7	97,3
Lait (Caséine de).................	459	8,3	91,7
Pain blanc (Gluten de)............	248	21,1	78,9
Pain avec son (Gluten de)........	59	42,3	58,7
Lentilles (Légumine de)..........	100	40,0	60,0
Purée de pois (Légumine de).....	100	27,8	72,2
Haricots (Légumine de)..........	100	30,2	69,8
Riz (Gluten de).................	100	25,0	75,0
Pommes de terre (Légumine de)..	100	32,0	78,0
Chou (Légumine de).............	100	18,5	81,5

De tous les aliments protéiques, c'est donc la viande et le poisson qui nous fournissent les albuminoïdes sous la forme la plus utilisable ; 97,5 à 97,3 p. 100 de ces aliments traversent l'intestin et arrivent au sang. Au contraire, sur 100 de caséine fournie par le lait, 92 seulement sont absorbés. Si nous empruntons les albuminoïdes au pain, pour 100 de gluten calculé sec, 78,9 traversent l'intestin et passent dans le chyle ; il n'en passe que 80 à 60 p. 100 si nous empruntons les protéides aux légumes proprement dits.

L'expérience journalière confirme entièrement ces recherches de laboratoire. On sait que les légumes *nourrissent moins bien que la viande*; mais l'on voit ici de plus, et de façon précise, qu'ils nourrissent moins bien à poids égal d'albuminoïdes.

Nous reviendrons plus loin sur les applications importantes dérivant de ces observations.

ASSIMILATION DES ALIMENTS

Quand les aliments ont été digérés, transformés dans l'intestin en produits résorbables, ils n'ont pas encore acquis la faculté de nous nourrir. En effet, les albuminoïdes des tissus diffèrent non seulement dans les diverses espèces animales, mais en chaque espèce de cellule d'un même animal. Il en est de même des graisses et des différents sucres : le glycose et le lévulose, provenant de la digestion intestinale du sucre de canne, arrivent l'un et l'autre aux lymphatiques, mais le lévulose disparaît ou se transforme au passage en glycose que seul on trouve dans le sang de la veine porte. Arrivé dans le foie, ce glycose lui-même est changé en glycogène, identique à celui de l'organe hépatique de l'animal et différent, comme je l'ai établi, en chaque espèce animale. C'est seulement après avoir subi ces multiples transformations qu'on peut dire que la saccharose primitive a été assimilée.

Il en est de même de la matière albuminoïde : végétale ou animale, lorsqu'elle a été changée dans l'intestin en peptones et même, partiellement, en acides amidés résorbables par les villosités intestinales, ces peptones et ces amides ne sont pas encore aptes à nourrir nos cellules. En traversant la membrane intestinale, elles sont modifiées par un ferment, l'érepsine, si bien qu'en pleine digestion, dans le sang des veines mésaraïques et de la veine porte, on ne trouve plus trace des peptones de l'intestin. Celles-ci ont été transformées dans les albuminoïdes propres à chaque espèce animale, très probablement grâce à une seconde digestion produite par les ferments des leucocytes contenus dans les ganglions lymphatiques. Ce n'est pas tout : dans le plasma sanguin, ainsi chargé de ces albuminoïdes nouveaux d'origine alimentaire et formés au passage de la paroi intestinale, on ne trouve encore ni musculine, ni caséine, ni mucine, ni osséine, ni chondromucoïde, ni élastine, ni nucléine, ni protagon, etc. ; en un mot aucun des produits spécifiques que nous retrouverons plus tard localisés dans les divers tissus. Ainsi, comme nous le disions dans notre premier chapitre (p. 4 et 6), le mécanisme par lequel chaque cellule se nourrit et s'accroît n'est pas une sorte d'attraction élective, de sélection que chaque sorte de tissu exercerait sur les matériaux d'assimilation pêle-mêle dissous dans le milieu nutritif hétérogène que représentent la lymphe ou le sang enrichis des sucs digestifs. En réalité, chaque espèce de cellules, celles du muscle, du tissu nerveux, du tissu conjonctif, des diverses glandes, de l'os, du cartilage, etc., fabrique des produits différents en puisant dans le sang des principes nutritifs *qui ne sont pas ceux dont elle est formée mais qui les produiront par leur assemblage.* L'adaptation définitive se fait dans chaque cellule spéciale par une série d'isomérisations, de dédoublements, d'hydrolyses, de synthèses, etc., provoquées chacune par des ferments spécifiques. Chaque cellule *assimile*, c'est-à-dire transforme en substances identiques aux siennes des substances différentes apportées par le sang. Ceci se produit aussi bien pour les principes protoplasmiques albuminoïdes que pour les substances ternaires : sucres, glycogènes, graisses, etc. Chaque espèce animale produit son glycogène hépatique, ses graisses spécifiques, mélanges variables de butyrine, margarine, valérine, caproïne, stéarine, oléine, etc. ; et souvent des graisses différentes se forment, chez le même animal, suivant les diverses régions et tissus où elles se déposent.

On conçoit donc que l'origine alimentaire des produits assimilables influe sur la rapidité de l'adaptation ou assimilation cellulaire définitive, et la rende plus ou moins difficile à réaliser. Les principes albumineux végétaux, on l'a dit tout à l'heure, s'assimilent plus difficilement et plus incomplètement que ceux d'origine animale, et il est, parmi les produits animaux, des matières albuminoïdes spécifiques qui sont inassimilables, ou difficilement assimilables, celles des os, des cartilages, du tissu élastique, ou celles qui composent certaines chairs, œufs ou laitances de poisson, par exemple.

Il ne faudrait donc pas croire que l'on puisse, sans désavantage, remplacer, poids pour poids, les albuminoïdes d'origine animale par ceux empruntés aux végétaux, ni les graisses par l'amidon ou le sucre. Fr. Hoffmann alimenta un homme pendant quelques jours avec 1000 gr. de pommes de terre, 207 gr. de lentilles et 40 gr. de pain. Cette ration contenait 66 gr. d'albuminoïdes, 18 gr. de graisse et 255 gr. d'hydrates de carbone. Dans ces conditions, le sujet en expérience perdait 24 p. 100 du poids de la ration calculée à l'état sec, et 47 p. 100 de l'azote total. A ce moment, on remplaça la ration ci-dessus par la suivante, principalement animale, et renfermant presque la même quantité d'azote et de carbone assimilables : Viande, 390 gr., graisse, 126 gr. et pain, 40 gr. Le sujet ne perdit dès lors plus que 17 p. 100 de l'azote ingéré, et fournit un travail supérieur à celui qu'il développait dans le premier cas, quoique, dans les deux régimes, le nombre de calories par jour fût très sensiblement le même.

L'adaptation des différentes substances alimentaires aux besoins de l'économie commence donc dans l'intestin, se continue dans ses parois et dans les ganglions lymphatiques du mésentère, se poursuit dans le foie et se termine en chaque cellule. Dans le tube digestif et ses annexes, il se fait donc une modification des substances alimentaires primitives, une demi-assimilation qu'on regarderait, bien à tort, comme une simple liquéfaction de l'aliment destinée à permettre son passage dans le sang. Si ce travail intestinal préliminaire n'est pas accompli, l'assimilation définitive ne peut se faire. De là l'impossibilité, comme nous le verrons plus loin, de nourrir les patients par injections sous-cutanées de peptones ou de savons à acides gras, etc., substances qui n'ont pas subi les transformations que leur impriment les ferments de l'intestin et des ganglions mésentériques. Les albumines solubles telles que le blanc d'œuf, les peptones, la gélatine, non modifiées par digestion intra-intestinale, lorsqu'on les injecte sous la peau, passent rapidement dans les urines. Ces substances restent inassimilables par cette voie directe et souvent même sont toxiques.

VI

Lorsqu'un animal adulte et bien portant ne varie ni d'état fonctionnel ni de poids, on peut dire que l'énergie virtuelle des aliments qu'il absorbe au cours d'une période donnée, de vingt-quatre heures par exemple, est totalement employée à compenser les dépenses en chaleur, travail, etc., occasionnées par le jeu de ses fonctions. Il est vrai que les combustions, hydrolyses, dédoublements, etc., qui lui fournissent l'énergie nécessaire se produisent surtout aux dépens des matériaux déjà assimilés et emmagasinés dans ses organes, mais ces matériaux étant remplacés aussitôt par les principes que fournit l'alimentation, on peut dire que dans un organisme en santé qui reste en équilibre de poids et de composition générale, toute l'énergie dépensée a pour origine et mesure celle qu'ont introduite les aliments dans la période considérée.

Les besoins alimentaires seront donc, chez l'homme adulte normal, proportionnels à la dépense d'énergie dont il est le siège, et tel est le principe d'une méthode nouvelle qui va nous donner à son tour la mesure de ces besoins, méthode toute différente de celles qui reposent sur la statistique de la consommation générale des grandes agglomérations humaines, ou sur l'observation méthodique et précise de quelques cas particuliers. Mais il faut avant tout essayer de déterminer d'abord quelle est la dépense d'énergie faite par l'être vivant.

Cette dépense, si l'animal fonctionne normalement et ne

varie pas de poids, consiste en pertes de chaleur, production de travail, et phénomènes d'ordre nerveux ou psychiques.

Nous mentionnons ces derniers puisqu'ils constituent une forme du fonctionnement vital, mais ils ne sauraient, en réalité, répondre à une dépense d'énergie matérielle sensible. Une impression frappe nos sens, elle parcourt le nerf spécial qui la porte aux cellules nerveuses où cette impression est reçue, transformée, enfin perçue ou non par les centres nerveux. Ainsi transmise et reçue, cette impression agit certainement sur les cellules nerveuses ganglionnaires ou centrales, mais elle ne peut avoir pour équivalent matériel que le travail que représente elle-même l'énergie impressionnante. Or il suffit de milliardièmes de gramme d'une matière odorante comme le musc, de la quantité de lumière à peine capable de modifier un millionième de milligramme de sels d'argent, de l'énergie inappréciable contenue dans les ondes sonores que nous envoie la parole, etc., pour mettre en jeu nos organes olfactifs, visuels ou auditifs. Les transformations subies sous l'action des agents extérieurs par les centres nerveux sont réelles, mais d'une grandeur inappréciable, équivalentes qu'elles sont à une quantité d'énergie presque insensible, comparable, comme grandeur, à celle qu'apporte la faible lumière qui impressionne en un millième de seconde un papier photographique très sensible. Il est vrai que l'acte nerveux ainsi provoqué peut secondairement mettre en jeu tels ou tels organes fonctionnels, exciter ou inhiber leur activité, leur circulation, la sécrétion de leurs ferments, etc., et produire ainsi des effets définitifs répondant à une dépense d'énergie supérieure à celle de la mise en train. Mais tous ces phénomènes nerveux intermédiaires, quels qu'ils puissent être, se traduisant par des travaux intérieurs se succédant et s'équivalant les uns les autres, disparaissent mathématiquement et absolument dans le calcul de la dépense définitive d'énergie, lorsque l'individu est revenu à son état matériel primitif.

Si, après la série de ces transformations passagères, l'individu n'a changé ni de constitution chimique ou physique, ni de poids (à la modification matérielle insensible près correspondant à l'impression), la dépense d'énergie relative au cycle d'opérations considéré se mesurera donc toujours par la perte de chaleur ou la production de travail extérieur du sujet en expérience.

Les états intermédiaires intérieurs ne jouent, en un mot, aucun rôle dans le calcul de la dépense de cette énergie.

Les phénomènes psychiques ou de conscience, qui, *après que les impressions se sont produites et traduites en sensations*, permettent de les conserver, de les comparer entre elles ou avec d'autres précédentes impressions, donnant ainsi naissance à nos déterminations volontaires ou à nos pensées, tous ces faits, sensibles ou non à notre conscience, n'équivalent à aucune dépense d'énergie parce que *sentir, comparer et vouloir n'est pas agir* et que seul l'acte matériel se traduisant par des modifications matérielles correspond à une dépense d'énergie [1].

Chez l'adulte en état de santé, les besoins alimentaires journaliers équivalent donc uniquement aux pertes extérieures de chaleur et au travail mécanique. Or, il est possible de calculer l'énergie relative à ces deux sortes de dépenses. D'après les observations directes de M. d'Arsonval faites avec son anémo-calorimètre, à la température de 18°, un homme de 74 kg. assis et habillé perdait, une heure après son déjeuner, 69 Cal. 6. MM. Bergonié et Ségalas, pour deux hommes de 72 kg. 750 et 70 kg. ont trouvé :

Température ambiante.	CALORIES PERDUES PAR HEURE	
	Homme de 72ᵏ,750	Homme de 70 kg.
12°,	69ᶜ,5	57ᶜ,78
14°,	68 ,5	79
15°,5	56 ,5	68 ,5

En prenant la moyenne de ces chiffres et les rapportant à 15° et à 66 kg., poids moyen de l'adulte, on trouve que la dépense de chaleur chez un homme habillé, au repos, et dans un climat tempéré, s'élève à environ 65 Calories par heure ou 1 560 Calories par 24 heures. Il faut à cette perte de chaleur ajouter : 1° celle qui devient latente par la transformation en vapeur de 1200 cc. d'eau rejetés par la respiration, la sueur et l'évaporation pulmonaire, soit $1,200 \times 582 = 689$ Calories [2];

---

1. D'après Atwater, un étudiant américain fut placé dans sa chambre calorimétrique (voir p. 260) 3 jours à faire de la gymnastique, les 3 jours suivants au repos complet, et les 3 suivants à faire des études physiques et mathématiques toujours avec même alimentation. A *10 calories près*, les quantités de chaleur, pour la même alimentation, furent identiques les jours de repos ou de travail physique ou intellectuel.

2. La quantité Q de chaleur nécessaire pour faire passer 1 kg. d'eau liquide à l'état de vapeur à la même température, a été trouvée par V. Régnauld de :
$$Q = (606,5 - 0,695t) \text{ Calories};$$ soit 581ᶜ,8 pour $t = 38°$.

2° celle de 80 Calories pour l'échauffement de l'air qui arrive froid et qui sort chaud des poumons; 3° environ 53 Calories pour porter de 14° à 38° la partie des aliments que nous ingérons froids, ainsi que l'eau de boisson de notre alimentation journalière; 4° à peu près 180 Calories (en calculant l'énergie mécanique en Calories) correspondant à la dépense du travail du cœur et des muscles de la respiration; 5° enfin, 320 Calories, répondant aux mouvements intérieurs et aux petits déplacements et travaux involontaires d'un homme au repos. En additionnant tous ces nombres nous aurons la dépense totale en Calories perdues directement ou répondant aux faibles dépenses en travail de l'homme moyen au repos. C'est ce calcul que nous résumons ici :

	Calories.
Rayonnement du corps d'un homme moyen vêtu.....	1 560
Chaleur latente due à l'évaporation de 1 200ᵍʳ d'eau, environ, par la peau et les poumons..............	599
Échauffement de l'air expiré.......................	80
Échauffement des aliments et de l'eau de boisson pris froids et portés à la température du corps.........	53
Travail du cœur et de la respiration................	180
Autres travaux intérieurs et petits travaux extérieurs insensibles	320
Total de la dépense (exprimée en Calories)...	2 792 Calories

Telle est la dépense journalière totale, exprimée en Calories, de l'adulte moyen vivant au repos sous nos climats tempérés. Avant de nous demander quelle serait la dépense du même homme vivant dans un climat froid, ou fournissant du travail mécanique, voyons ce que représente, toujours calculé en Calories, l'ensemble des matériaux de la ration moyenne de l'adulte empiriquement déterminée d'après l'observation de la consommation d'une grande agglomération humaine (voir p. 21).

Pour faire cet intéressant calcul, je remarquerai d'abord qu'en vertu du principe que je rappelais tout à l'heure, un individu en santé et de poids invariable, s'il reçoit un aliment et le fait passer à l'état de déjections solides, liquides ou gazeuses après s'en être nourri, bénéficiera d'une quantité constante d'énergie si les états initial, *corps et aliment*, et final, *corps et déjections*, sont les mêmes dans deux ou plusieurs cas considérés, *et quels qu'aient pu être, en chaque cas, la nature des états intermédiaires.* Qu'une certaine quantité de sucre, 10 gr. par exemple, soit brûlée au calorimètre lentement ou subitement, ou que, livrée à un animal quelconque, elle soit utilisée par lui pour s'en nourrir, si ce sucre est rejeté en entier par l'être vivant, comme au sortir du calorimètre, à l'état d'eau et d'acide carbonique, pourvu que l'animal reste matériellement ce qu'il était avant l'alimentation, ces 10 gr. de sucre en se transformant en eau et acide carbonique auront toujours dégagé une quantité de chaleur de 39 Cal. 6, identique à celle mesurée au calorimètre, et cela quels qu'aient été les états intermédiaires par lesquels l'animal et le sucre ont pu passer.

Dans le cas où, en traversant l'organisme, un aliment se transforme en résidus incomplètement oxydés et encore aptes à se brûler au rouge en présence d'un excès d'oxygène, la chaleur produite par cet aliment ainsi incomplètement détruit, par oxydation ou autrement, sera égale à celle qu'il donnerait si on le brûlait entièrement au calorimètre, diminuée de la chaleur de combustion totale de l'ensemble des produits résiduaires encore combustibles dans lesquels cet aliment s'est définitivement transformé. Par exemple, 10 gr. d'albumine se transforment presque totalement dans l'économie (en absorbant 17 gr. d'oxygène), en 4 gr. 11 d'eau, 16 gr. 5 d'acide carbonique et 2 gr. 8 d'urée : Quels qu'aient été les états intermédiaires et les organes où s'est passée cette transformation, ces 10 gr. d'albumine en se détruisant ainsi mettront à la disposition de l'animal 48 Cal. 57, c'est-à-dire la quantité de chaleur que produiraient ces 10 gr. d'albumine par leur combustion vive et totale au calorimètre diminuée du nombre de Calories répondant à la combustion des 2 gr. 8 d'urée, seul résidu encore combinable à l'oxygène de ces 10 gr. d'albumine absorbés et transformés dans les organes de l'animal.

Si, durant la période d'alimentation que l'on considère, l'animal a fourni un travail extérieur, la chaleur rayonnée par lui ou rendue latente durant cette période, est égale à la chaleur produite par les métamorphoses chimiques des principes immédiats de ses aliments, diminuée de la chaleur équivalente aux travaux extérieurs effectués par l'animal, soit 1 Calorie disparue par 425 kilogrammètres produits [1].

Il résulte de toutes ces considérations, ainsi que le remarque M. Berthelot, que « *l'entretien de la vie ne consomme aucune*

1. M. Berthelot, *Essai de mécanique chimique*, t. 1, p. 91.

énergie qui lui soit propre et que la nature des transformations intermédiaires par lesquelles passe l'animal ne joue aucun rôle dans le calcul de l'énergie nécessaire à son entretien, pourvu que les états initial et final de l'être vivant restent les mêmes ». (Voir le renvoi p. 55 fin.)

Ces préliminaires exposés, nous pouvons calculer maintenant la quantité d'énergie totale que la ration alimentaire moyenne plus haut expérimentalement déterminée (p. 21) met à notre disposition. Il suffit que nous connaissions à la fois la composition de ces aliments en principes assimilables et combustibles ; la nature des transformations finales de ces principes dans l'économie ; enfin la chaleur de combustion de chacun de ces principes et aussi de leurs résidus, s'il en est quelqu'un qui soit imparfaitement comburé. Nous connaissons déjà la quantité et la composition des principes nutritifs fondamentaux, albuminoïdes, graisses, hydrates de carbone, sels et eau, des aliments entrant dans la ration journalière. Pour calculer en calories, par 24 heures, l'énergie qui correspond à la consommation de ces principes, il nous suffira (en nous rappelant qu'à 5 à 10 pour 100 près les corps ternaires sont transformés en eau et acide carbonique, et les principes albuminoïdes, en eau, acide carbonique et urée) de multiplier le poids de chacune des matières assimilables qui composent la ration journalière par leurs coefficients calorifiques correspondants. Le nombre indiquant la quantité de chaleur que fournit l'unité de poids de chacun des principes ternaires, lorsqu'on le brûle au calorimètre, multiplié par le poids de ce principe dans la ration alimentaire du jour, donnera la quantité de Calories que représente sa destruction dans l'économie. S'il s'agit de matières albuminoïdes, on fera le même calcul, mais on retranchera du produit ainsi obtenu le nombre de Calories qui correspond à la combustion totale du poids d'urée répondant à ces albuminoïdes.

Avant de soumettre la ration journalière de l'adulte à ce calcul, nous donnerons dans les tableaux suivants les quantités de chaleur produites 1° par la combustion totale au calorimètre des principes alimentaires les plus importants, 2° par la combustion totale des albuminoïdes, diminuée de celle de l'urée correspondante, en un mot par la destruction de ces albuminoïdes telle qu'elle s'accomplit normalement dans l'économie.

A. *Calories produites par la combustion totale des divers principes alimentaires non azotés.*

NOMS DES SUBSTANCES	FORMULES	CHALEUR ET COMBUSTION EXPRIMÉE EN GRANDES CALORIES ET POUR 1^{gr} DE MATIÈRE	QUANTITÉ DE MATIÈRE DONNANT 1 CALORIE EN TRAVERSANT L'ORGANISME
Alcool vinique...............	C^2H^6O	7,061	$0^{gr},1417$
— butylique	$C^4H^{10}O$	8,55	»
— amylique............	$C^5H^{12}O$	9,96	»
Glycol.....................	$C^2H^6O^2$	4,564	»
Glycérine	$C^3H^8O^3$	4,317	0 ,2347
Mannite.	$C^6H^{14}O^6$	4,003	»
Glucose et ses isomères......	$C^6H^{12}O^6$	3,739	0 ,2674
Inosite	$C^6H^{12}O^6$	3,702	»
Arabinose	$C^5H^{10}O^5$	3,726	»
Amidon	$(C^6H^{10}O^5)^m$	4,227	0 ,2364
Inuline....................	$(C^6H^{10}O^5)^m$	4,184	0 ,2390
Dextrine	$(C^6H^{10}O^5)^p$	4,180	0 ,2429
Cellulose	$(C^6H^{10}O^5)^q$	4,209	0 ,2376
Saccharose et ses isomères..	$C^{12}H^{22}O^{11}$	3,962	0 ,2524
Lactose...................	$C^{12}H^{22}O^{11}$	3,777	0 ,2648
Acide acétique	$C^2H^4O^2$	3,505	0 ,2853
— butyrique...........	$C^4H^8O^2$	5,912	»
— valérique	$C^5H^{10}O^2$	6,608	»
— caproïque	$C^6H^{12}O^2$	7,164	0, 10795
— margarique..........	$C^{16}H^{32}O^2$	9,262	0 ,10601
— stéarique...........	$C^{18}H^{36}O^2$	9,433	0 ,10515
— oléique.............	$C^{18}H^{34}O^2$	9,510	»
— oxalique	$C^2H^2O^4$	0,667	»
— succinique	$C^4H^6O^4$	3,000	0 ,2731
— lactique.............	$C^3H^6O^3$	3,661	»
— citrique.............	$C^6H^6O^7$	2,500	0 ,4000
— malique.............	$C^4H^8O^3$	4,549	0 ,2198
— benzoïque...........	$C^7H^6O^2$	6,319	»
— quinique............	$C^7H^{12}O^6$	4,389	»
Trilaurine.................	$C^{57}H^{104}O^6$	8,945	0 ,10140
Trioléine..................		9,862	
Tristéarine................	$C^{57}H^{110}O^6$	9,840	0 ,10163
Graisse de porc............	»	9,380	0 ,1066
— de mouton.........	»	9,406	0 ,1063
Beurre....................	»	9,192	0 ,1088
Huile d'olive..............	»	9,328	0 ,1072

B. *Calories produites 1° par la combustion au calorimètre, 2° dans l'organisme, s'il y a production d'urée, des principales substances alimentaires azotées.*

NOMS DES SUBSTANCES	FORMULES	CHALEUR PRODUITE PAR LA COMBUSTION TOTALE AU CALORIMÈTRE DE 1ᵉʳ DE SUBSTANCE	CHALEUR PRODUITE DANS L'ORGANISME PAR TRANSFORMATION EN H^4O, CO^2 ET URÉE DE 1ᵉʳ DE SUBSTANCE
Oxamide	$C^2H^4Az^2O^2$	3,250	»
Alanine....................	$C^3H^7Az^2O^2$	4,370	3,562
Asparagine	$C^4H^8Az^2O^3$	3,395	2,306
Acide hippurique............	$C^9H^9AzO^3$	5,659	5,490
Urée.......................	CH^4Az^2O	2,690	0,00
Tyrosine	$C^9H^{11}AzO^3$	5,918	5,203
Taurine....................	$C^2H^7Az^5O^2$	2,503	0,000
Leucine....................	$C^6H^{13}AzO^2$	6,526	6,191
Acide urique...............	$C^5H^4Az^4O^3$	2,747	1,040

NOMS DES SUBSTANCES [1]	CHALEUR DE COMBUSTION TOTALE DE 1ᵉʳ DE SUBSTANCE AU CALORIMÈTRE	CHALEUR DE COMBUSTION DANS L'ÉCONOMIE, AVEC FORMATION D'URÉE	QUANTITÉ DE MATIÈRE DONNANT 1 CALORIE EN TRAVERSANT L'ANIMAL
Albumine d'œuf.........	5,687	4,857	0ᵍʳ,2059
Fibrine du sang.........	5,529	4,749	0 ,2104
Hémoglobine	5.914	4,964	0 ,2015
Caséine.................	5,629	4,820	0 ,2075
Osséine	5,414	4,546	0 ,2209
Colle de poisson.........	5,242	»	»
Vitelline................	5,784	4,954	0 ,2018
Gluten	5,994	5,245	0 ,1906
Chitine.................	4.655	4,235	0 ,2361
Jaune d'œuf sec.........	8,124	7,704	0 ,1298

1. Voici quelques autres chiffres, empruntés à Danilewsky, donnant la quantité de Calories, obtenues au calorimètre par la combustion totale de diverses matières comestibles, et par gramme de substance sèche.

Farine de froment...............	4,17	Riz....................	4,81
Viande de bœuf dégraissée.........	5,43	Pain de seigle............	4,47
— de grenouille..............	5,53	Lentilles................	4,89
Sang de bœuf....................	5,90	Maïs	5,19
Lait de vache	5,73	Cervelle	7,14
— de femme................	4,23	Avoine (entière)...........	5,10
Pommes de terre	4,84	Choux	4,12
Pain blanc.....................	4,35	Foin....................	4,35

Tous les nombres de Danilewsky sont seulement approximatifs.

Pour passer de ces nombres, par le calcul, à la quantité de Calories qui se forment réellement dans l'économie, il faut retrancher 0ᶜᵃˡ,0075 par chaque un *pour cent* d'albuminoïdes contenu dans l'aliment compté à l'état sec.

Il nous est possible maintenant de calculer, sous forme de Calories, l'énergie contenue dans la ration alimentaire des vingt-quatre heures telle qu'elle résulte de la moyenne des trois méthodes que nous avons exposées. Nous avons trouvé que la nourriture journalière de l'adulte au repos doit contenir, en moyenne, 109 gr. d'albuminoïdes, 69 gr. 5 de graisses et 422 d'hydrates de carbone (voir p. 21). Ces principes tels qu'ils sont détruits en traversant l'organisme donneront en Calories :

	Poids à l'état sec.	Calories produites dans l'organisme.
Albuminoïdes............	109^{gr}	$109^{gr} \times 4,8 = 523$
Graisses................	69 ,5	69 ,5 $\times$ 9,8 = 681
Hydrates de carbone.....	422	422 $\times$ 4,22 = 1 781
Total		2 985

Mais on a dit (p. 38) que Rübner a établi que dans l'alimentation moyenne normale, 5 à 5,5 p. 100 environ de la ration moyenne reste inutilisée et passe dans les fèces. C'est donc, de ce chef, une correction de 164 Calories qu'il faut retrancher du chiffre ci-dessus. La ration alimentaire moyenne nous fournit donc, par jour, 2 985 — 164 = 2 821 Calories environ. Or nous avons trouvé directement plus haut (p. 49), d'après le calcul des pertes énergétiques de l'adulte moyen, vêtu et au repos (pertes mesurées en Calories et pour nos climats tempérés) le chiffre de 2 792 Calories. On ne saurait avoir une confirmation plus satisfaisante des nombres que nous avions admis pour l'alimentation de l'adulte au repos, et tout particulièrement de la ration que nous avions adoptée provisoirement en nous fondant sur la statistique de l'alimentation moyenne de Paris [1].

Les nombres que j'ai calculés pour cette grande agglomération humaine (p. 18) se rapportent, il est vrai, à l'habitant

1. Pour les nombres relatifs à l'alimentation moyenne de Paris (voir p. 18), le calcul précédent donne en Calories (correction faite du coefficient d'utilisation de chaque principe alimentaire) :

		Calories.
Pour 107^{gr}	d'albuminoïdes..............	439
—	69 ,5 de graisses........................	597
—	42 ,4 d'hydrates de carbure..............	1738
Total		2774 Calories.

qui est presque identique au chiffre donné plus haut pour la perte de l'homme moyen, par 24 heures, en chaleur et énergie.

moyen y compris les femmes, les enfants, les vieillards, les bourgeois qui ne font qu'un exercice très modéré ainsi que les ouvriers qui travaillent, et l'on avait provisoirement admis que le faible poids et la moindre consommation des premiers compensent à peu près le travail et l'alimentation plus substantielle des derniers. Mais les nombres obtenus avant moi, et par d'autres méthodes concordent bien avec les miens. Ils montrent, en définitive, que pour les sujets *de poids moyen et vivant au repos*, la valeur calculée en énergie calorique de la ration alimentaire moyenne s'éloigne peu dans nos climats de 2 700 à 2 800 Calories. Voici quelques chiffres antérieurs aux miens :

	Calories de la ration journalière.	Auteurs.
Médecins, employés, etc.	2 631	Rübner.
Homme de 67 kg. ne travaillant que très peu..	2 843	*Id.*
Bourgeois anglais	2 641	Forster.
Ouvrier allemand au repos	2 859	Pettenkoffer et Voit.
Moyenne	2 743	

Cette moyenne semblerait, au premier abord, correspondre assez exactement avec celle que nous avons calculée plus haut. Mais elle doit subir deux corrections : 1° être augmentée de la chaleur de combustion du sucre donnant la même quantité de chaleur que l'alcool consommé (quantité qui n'a pas été comptée par les précédents auteurs et qui est égale à environ 250 Calories) ; 2° être diminuée de 5 p. 100 en raison des observations de Rübner sur la digestibilité moyenne des aliments, savoir 137 Calories environ. La différence, soit 113 Calories, ajoutée à la moyenne ci-dessus donne 2 856 Calories, nombre suffisamment concordant avec ceux que j'ai trouvés (2 821 et 2 774 Calories).

Renvoi relatif a la remarque du haut de la p. 51. — *L'entretien de la vie*, disions-nous p. 51, *ne consomme aucune énergie*. Comme preuve *expérimentale* de cette importante proposition, nous dirons qu'au cours des expériences si parfaites qu'Atwater a faites en Amérique grâce à sa chambre calorimétrique (v. p. 260) durant les 155 jours qu'y ont vécu les divers expérimentateurs, ils ont dégagé 500 000 calories environ, qui, à 50 calories près, représentent la quantité de chaleur qu'auraient dégagé l'ensemble des aliments fournis à ces expérimentateurs dans le même temps si ces aliments, au lieu d'avoir été consommés par eux, avaient été brûlés au calorimètre, déduction faite des calories correspondant aux produits d'excrétion correspondant à ces aliments.

VII

Nous avons établi par différentes méthodes quelle est la
ration alimentaire moyenne de l'homme civilisé vivant en santé
sous un climat tempéré et à l'état de repos, tout au moins de
repos relatif. Avant d'examiner comment doit varier cette
ration, suivant que le sujet vit dans un milieu à température
glaciale ou chaude; qu'il travaille au lieu de se reposer; qu'il
est enfant, adolescent ou vieillard, bien portant ou malade, etc.,
il convient de se demander si la ration journalière et le mode
d'alimentation résultant des habitudes, par exemple des usages
peu à peu adoptés par une grande population comme celle de
Londres ou de Paris, ne pourraient pas être utilement modifiés
et à quels caractères on pourrait reconnaître le bien fondé de ces
modifications, soit en nature d'aliments, soit en quantité.

Il me semble que, pour résoudre ce problème délicat, il est
deux principes incontestables qui doivent nous éclairer et nous
guider. Le premier c'est que la ration de chaque jour doit, dans
tous les cas, apporter à l'individu la quantité d'énergie indispensable à son fonctionnement; le second, c'est que tout changement dans le régime, en quantité ou qualité, doit avoir pour
garantie de son utilité, ou du moins de son innocuité, la conservation de l'état de santé et d'activité de l'individu ou des populations qui l'ont adopté. Occupons-nous d'abord des quantités
d'énergie apportées par chaque aliment.

Isodynamie des rations alimentaires. — La quantité d'énergie
mise à la disposition de l'animal par chaque aliment a pour

mesure, avons-nous dit, le nombre de Calories produites par la combustion totale des parties assimilées de ces aliments, diminuée de la chaleur de combustion des produits qui, tels que l'urée, dérivent de la désassimilation dans l'économie des principes alimentaires que l'on considère.

L'énergie alimentaire de la ration totale est donc facilement mesurée par la somme des énergies partielles de ces principes ainsi déterminées, et peut s'exprimer en Calories.

Nous avons vu (p. 54) que la ration journalière de l'Européen adulte, vivant en santé dans un climat modéré, répond à 2 800 Calories par 24 heures environ.

Quelles que soient leurs compositions relatives, deux rations alimentaires seront dites *isodynames*, si leur énergie totale répond au même nombre de Calories ainsi calculé (*Rübner*).

Les quantités de deux ou plusieurs principes alimentaires différents seront dites *isodynames*, ou isodynamiquement équivalentes, lorsque, de leur combustion ou modifications définitives, en traversant le corps de l'animal, il résultera une même énergie disponible. A ce point de vue, voici quelques nombres comparatifs :

	Graisse.	Amidon.	Glucose.	Gluten.	Fibrine.
1 gr. *d'albumine* donnant dans l'économie $4^{Cal},86$ est isodyname avec..................	$0^{gr},493$	$1^{gr},147$	$1^{gr},300$	$0^{gr},926$	$1^{gr},040$
1 gr. *de graisse* donnant dans l'économie $9^{Cal},8$ est isodyname avec..................	1	2 ,317	2 ,620	1 ,868	2 ,062
1 gr. *de saccharose* donnant dans l'économie $3^{Cal},96$ est isodyname avec..................	0 ,402	0 ,930	1 ,058	0 ,755	0 ,833
1 gr. *d'amidon* donnant dans l'économie $4^{Cal},23$ est isodyname avec.	0 ,430	1 »	1 ,131	0 ,806	0 ,890

Le tableau suivant indique les quantités isodynames des divers principes alimentaires entrant dans la nourriture des animaux. Les Calories dégagées par les albuminoïdes sont calculées d'après leur transformation (ainsi que cela se produit en majeure partie dans l'organisme) en urée, eau et acide carbonique. Dans la seconde colonne sont inscrits les équivalents isodynames rapportés à la trioléïne (matière qui donne le maximum de chaleur par sa combustion) prise comme unité.

Quantités isodynames des divers principes alimentaires utilisés par l'organisme.

	Quantités isodynames, répondant toutes à 100 Calories.	Quantités isodynames; (la chaleur de combustion de 1 gr. de trioléïne étant prise pour unité).
Ovalbumine	20^{gr},59	2^{gr},030
Caséine	20 ,75	2 ,045
Vitelline	20 ,18	1 ,990
Gluten	19 ,06	1 ,878
Glycérine	23 ,47	2 ,314
Glycose	26 ,74	2 ,637
Amidon	23 ,64	2 ,325
Dextrine	24 ,29	2 ,395
Saccharose	25 ,24	2 ,489
Acide acétique	28 ,53	2 ,813
— margarique	10 ,79	1 ,054
— stéarique	10 ,60	1 ,049
— oléïque	10 ,51	1 ,036
— citrique	40 ,00	3 ,944
— malique	21 ,98	2 ,167
Tristéarine	10 ,19	1 ,002
Trioléïne	10 ,14	1 ,000

Toutes les quantités de matières alimentaires (exprimées en grammes) indiquées dans la première colonne de ce tableau mettent théoriquement à la disposition de l'animal l'énergie correspondant à 100 Calories. Que 21 gr. 59 d'albumine d'œuf, ou 19 gr. 06 de gluten soient absorbés, s'ils sont entièrement transformés en traversant l'économie en urée, eau et acide carbonique, ils auront dégagé 100 Calories ou l'énergie correspondante. Il en sera de même de 26 gr. 74 de glycose, de 23 gr. 64 d'amidon, de 10 gr. 16 d'acide stéarique, de 12 gr. 98 de jaune d'œuf calculé à l'état sec. Il est évident d'ailleurs que si une partie de l'aliment traverse l'organisme sans être absorbée, brûlée ou transformée, il faudra, par le calcul, la déduire du résultat.

On appelle *régimes isodynames* ceux qui peuvent, quels que soient les principes dont ils sont formés, fournir théoriquement à l'organisme la même quantité de chaleur ou d'énergie. Ainsi les régimes suivants, quels que soient d'ailleurs les aliments

dont on les compose, sont théoriquement isodynames entre eux
comme fournissant tous un rendement de 3 000 Calories.

	Quantités.	Coefficient calorifique.	Calories correspondantes.	
Albumines...........	100	4,85	485	
Graisses	60	9,84	590	} = 3 000 Calories
Hydrates de carbone.	455	4,23	1 925	au total.
Albumines...........	100	4,85	485	
Graisses............	30	9,84	295	} = 3 000 Calories
Hydrates de carbone.	524	4,23	2 220	au total.
Albumines...........	50	4,85	242,5	
Graisses	60	9,84	590	} = 3 000 Calories
Hydrates de carbone.	513	4,23	2 167,5	au total.

Ces nombres de Calories ont été calculés en admettant à priori
que les principes alimentaires précédents soient entièrement
absorbés puis désassimilés sous forme d'eau et d'acide carbonique ou d'eau, d'acide carbonique, et d'urée, s'il s'agit d'albuminoïdes, en traversant l'organisme ; mais on a vu que Rübner, et
d'autres, ont établi qu'il n'en est pas complètement ainsi, qu'une
partie de chaque principe reste indigérée dans le tube intestinal
et qu'il faut *pratiquement* réduire dans les proportions suivantes
les coefficients calorifiques théoriques des divers principes alimentaires :

	Coefficient théorique.	Coefficient pratique.
Albuminoïdes...............................	4,85	4,2 [1]
Graisses	9.84	9,4 [2]
Hydrates de carbone........................	4,23	4,1

C'est en nous servant des coefficients pratiques de Rübner
que nous avons calculé plus haut que le régime moyen fournit
à l'homme adulte, vivant au repos relatif dans nos climats,
2 800 Calories environ par jour.

Mais les régimes isodynames seront-ils également efficaces,
quelle que soit leur composition ? Peut-on remplacer dans le
régime alimentaire une quantité notable d'albumine, par exemple,
par une quantité isodyname de graisse, de sucre ou d'amidon,
et réciproquement ?

Cette question présente un grand intérêt pratique et théorique ; *pratique*, parce que la valeur vénale des aliments albu-

1. 4,1 s'il s'agit d'albumine d'origine végétale, d'après Rübner.
2. 8,9 d'après Atwater.

minoïdes utilisés par l'homme et les animaux est généralement beaucoup plus élevée que celle des aliments gras ou amylacés, calculés à poids isodynames, et que le prix de revient des régimes alimentaires influe, pour une grande part, sur la composition, la quantité et par conséquent l'efficacité de ces régimes ; *théorique*, parce qu'il importe de savoir : 1° s'il est un minimum de matières albuminoïdes au-dessous duquel l'alimentation normale est impossible, et, dans le cas où il existe, à quelle nécessité physiologique répond ce minimum ; 2° au cas où la suppléance, au moins partielle, des principes protéiques serait possible, il faut déterminer dans quelle mesure les matières azotées, grasses, sucrées et amylacées peuvent se remplacer mutuellement.

On a déjà dit que l'animal ne peut créer de toutes pièces ses principes albumineux. Il détruit sans cesse ceux qui composent ses organes, et la sécrétion incessante de l'urée témoigne de leur désassimilation. Il faut donc fournir nécessairement à l'animal les albuminoïdes dont il ne saurait se passer et qu'il ne peut fabriquer avec les principes gras ou les hydrates de carbone, fussent-ils accompagnés des produits organiques azotés les plus rapprochés des corps albuminoïdes, tels que ceux que l'on obtient par le dédoublement hydrolytique de ces derniers ou tels que les amides plus ou moins complexes qui en dérivent : glutamine, asparagine, etc.[1].

Si les matières albuminoïdes (et nous verrons tout à l'heure quel est le minimum qui en est indispensable), si ces matières sont nécessaires, sont-elles suffisantes? Lorsqu'on alimente un animal avec une quantité surabondante de chair musculaire, par exemple, peut-on supprimer entièrement les substances ternaires non azotées, les sucres, amidons, graisses? C. Voit[2], C. Voit et Bischoff, Pettenkofer et Voit[3], puis Pflüger[4] ont essayé de nourrir des chiens uniquement avec de la viande maigre. Ils y ont réussi, et les animaux ont pu vivre souvent ainsi plusieurs mois et même fournir, durant cette période, un

---

1. Weiskie et Munk ont montré que l'asparagine possède une action d'épargne sur les albuminoïdes existants, mais qu'elle ne saurait les remplacer. M. Fiquet a établi, dans mon laboratoire, que les amides dérivés de l'hydrolyse très ménagée des albuminoïdes ne peuvent pas davantage les remplacer.

2. *Zeitsch. f. Biolog.*, Bd. V, p. 344 et 444; Bd. X, p. 223.

3. *Ibid.*, Bd. VII, p. 133.

4. Annales de Pflüger, Bd I, p. 98.

travail assez considérable. Mais tous ces expérimentateurs ont remarqué que, dans ce cas, la quantité de chair musculaire nécessaire à l'animal pour se nourrir en conservant son poids, est très considérable, une partie notable de l'aliment étant détruite et désassimilée pour reproduire la graisse qui tend à disparaître et le sucre que consomme sans cesse la contraction musculaire. Si l'on augmente encore la quantité de viande, celle-ci est rejetée en nature comme l'indiquent l'analyse des fèces et la non-absorption proportionnelle d'oxygène. C'est ce que démontrent les nombres suivants dus à C. Voit :

Enrichissement ou perte de l'économie soumise au régime exclusif de la viande dégraissée.

VIANDE DÉGRAISSÉE INGÉRÉE PAR JOUR	MATIÈRES ALBUMINOÏDES DÉTRUITES CALCULÉES D'APRÈS L'AZOTE ÉLIMINÉ	GAINS (+) OU PERTES (—) DE L'ÉCONOMIE EN MATIÈRES AZOTÉES	GAINS (+) OU PERTES (—) DE L'ÉCONOMIE EN CORPS GRAS	OXYGÈNE ABSORBÉ	OXYGÈNE NÉCESSAIRE POUR OXYDER LES MATIÈRES DISPARUES
0^{gr}	165^{gr}	— 165^{gr}	— 95^{gr}	330^{gr}	329^{gr}
500	599	— 99	— 47	341	332
1 000	1 079	— 79	— 19	453	398
1 500	1 500	0,0	+ 4	487	477
1 800	1 757	+ 43	+ 1	⎫	592
2 000	2 044	— 44	+ 58	⎬ 517	524
2 500	2 512	— 12	+ 27	⎭ (moyenne)	688

On voit que dans ces expériences on a pu maintenir un chien (de 35 kg.) en état d'*équilibre albuminoïde* ou azoté, en ne lui donnant que de la viande, mais il a fallu que celle-ci fût portée à la dose énorme de 1 500 gr. par jour, alors qu'avec un régime normal, il suffit de 530 gr. seulement de chair musculaire à un homme d'un poids deux fois plus élevé pour se maintenir en équilibre azoté. On voit aussi, par les nombres ci-dessus, qu'à partir de 1 500 à 1 800 gr., la chair musculaire dégraissée augmentant encore, l'animal, loin d'en profiter, perdait de l'azote albuminoïde tout en gagnant un peu de graisse.

Par un mécanisme qui nous échappe en partie, l'animal, qu'il en reçoive ou non, doit se faire une réserve de corps gras. Si donc celle-ci est déjà suffisante, la quantité d'albumine emmagasinée, pour un régime exclusif de viande maigre, augmentera relativement, ou, en d'autres termes, une quantité moindre d'albumine sera nécessaire à l'animal gras pour atteindre son équilibre azoté.

Mais, quel que soit l'état initial de l'organisme, l'alimentation en albuminoïdes exclusivement ne peut contribuer longtemps à compléter les réserves, soit protéiques, soit grasses de l'animal, et l'alimentation carnée devient bientôt répugnante et nuisible. Les choses se passent chez l'homme comme chez le chien. Expérimentant sur lui-même, J. Ranke, qui était gras et relativement pauvre en chair, put prendre durant deux jours 2 000 gr. de viande par 24 heures, mais dès le troisième jour, quoique bien présentée et appétissante, la chair musculaire provoqua chez lui des nausées, de la céphalalgie et il ne put en absorber que 1 280 gr. environ.

Toutes les substances albuminoïdes : fibrine, gélatine, poudre de viande dégraissée, etc., ont donné chez les animaux et chez l'homme les mêmes résultats.

Au contraire, à un régime purement carné vient-on à ajouter de la graisse, du sucre, de l'amidon, du pain, des légumes, non seulement tout dégoût disparaît, mais la quantité d'albuminoïdes nécessaire pour compenser les pertes de l'économie en azote diminue considérablement. En un mot, les substances ternaires préparent l'assimilation azotée et ralentissent la désassimilation des substances protéiques. C'est ce que démontrent les expériences suivantes de Voit, faites sur lui-même, et celles de Forster :

	Viande ingérée.	Matières amylacées.	Graisses.	Albuminoïdes désassimilés.
C. Voit :				
1 jour	2 000^{gr}	0	0	2 044
5 jours	2 000	250	0	1 793
5 jours suivants......	2 000	0	250	1 883
Forster :				
4 jours..............	500	0	300	436
3 jours suivants......	500	0	0	522

La graisse, le sucre, et beaucoup d'autres hydrates de carbone favorisent donc l'assimilation des substances protéiques ou entravent leur désassimilation, et réciproquement celles-ci, peuvent, jusqu'à un certain point, être substituées aux matières ternaires.

Nous avons dit que, même à l'état de repos absolu, l'animal détruit une partie de ses albuminoïdes, et comme il ne saurait reproduire ces substances de toutes pièces, il faut que l'alimen-

tation lui en fournisse incessamment. A l'état de repos et d'abstinence absolue, même lorsque celle-ci se prolonge, l'homme et
l'animal excrètent, par jour, une quantité d'urée qui est environ la
moitié de celle qu'ils rejetteraient s'ils s'alimentaient normalement. Il semblerait résulter de cette remarque que si, à l'état ordinaire, 110 gr. d'albumine conviennent à l'adulte, 55 à 60 gr. lui
suffiraient pour réparer ses tissus azotés s'il restait au repos absolu.
Mais il n'en est pas tout à fait ainsi, comme nous allons voir.

L'expérience a démontré que, quelles que soient les quantités
de matières ternaires (sucre, graisse, amidon) introduites par
l'alimentation, on n'arrive jamais à protéger l'animal contre la
désassimilation de ses tissus albuminoïdes. Les carnivores et
omnivores exclusivement nourris d'hydrates de carbone ou de
graisses dépérissent rapidement, presque aussi vite que s'ils
étaient soumis au régime de l'inanition complète (*Magendie*). Ils
consomment leurs tissus azotés, tout en faisant quelquefois une
légère provision de graisses, et meurent comme s'ils n'étaient
pas nourris. Mais dès qu'à ce régime exclusif on ajoute un peu
de viande, l'*excrétion de l'urée diminue*, ils augmentent de poids
et engraissent. Une faible quantité d'albumine semblerait donc
suffire à leurs besoins. Mais cette faible proportion ne saurait
être inférieure, ni même strictement égale, à celle qu'ils perdent
durant l'inanition absolue. Munk l'a démontré en donnant au
chien, par exemple, avec une alimentation suffisante en hydrates
de carbone et graisses, *juste* la quantité de viande nécessaire pour
réparer ses pertes journalières en azote. L'équilibre azoté se
maintient, il est vrai, mais au bout de quelques semaines,
l'animal est pris de troubles digestifs, il ne digère plus les
graisses alimentaires, il devient ictérique, il refuse la nourriture
et se laisse mourir. C'est que, dans ces régimes, l'excitant des
centres trophiques, la viande et ses extraits, est insuffisant.
D'ailleurs la variété manque et n'apporte plus, sans doute, tels
ou tels principes spécifiques en quantité suffisante ou sous des
formes qui conviennent au fonctionnement de certains organes.

Dans l'alimentation, les hydrates de carbone peuvent remplacer les graisses presque absolument, et, réciproquement, on
peut substituer celles-ci, à peu près complètement, aux hydrates
de carbone. Mais ces dernières substances protègent l'albumine
des tissus contre la désassimilation d'une façon bien plus puis-

sante qu'une même quantité de graisses, ainsi que le démontrent les nombres suivants :

Chair ingérée.	Substances ternaires ingérées.	Tissus albuminoïdes disparus.	Gains ou pertes de l'organisme en albuminoïdes.
500ᵍʳ	250ᵍʳ graisse.	558	— 58
500	300 amidon.	466	+ 34
800	250 hyd. de carbone.	745	+ 55
800	200 graisse.	773	+ 27
2 000	250 hyd. de carbone.	1 792	+ 208
2 000	250 graisse.	1 883	+ 117

Les hydrates de carbone s'opposent d'ailleurs non seulement à la désassimilation des albuminoïdes de l'économie, mais aussi à celle des graisses dont ils concourent même à augmenter le poids.

Ils ne sont cependant pas, semble-t-il, absolument nécessaires. Dans certains cas, et grâce à l'habitude ou à l'atavisme, l'homme peut se nourrir presque exclusivement de chairs grasses. Il en est ainsi des Esquimaux, des Groenlandais, des Ostiaks, des habitants des bords de la mer Rouge, des gardiens de troupeaux des pampas de l'Amérique, qui vivent presque uniquement des produits de leur pêche ou de leur chasse. La graisse des viandes qu'ils consomment, et la petite proportion de glycogène qui les accompagne, suffit à leur faire assimiler la substance protéique. On peut donc s'habituer à vivre de chairs grasses, mais on ne saurait méconnaître que l'homme, par ses dents, son appareil digestif, ses goûts, est omnivore et même frugivore, et que l'aptitude à vivre exclusivement de viandes est une exception créée par la nécessité.

De cette discussion nous conclurons que si, seules les matières albuminoïdes sont absolument indispensables dans l'alimentation, leur bonne assimilation et utilisation ne peuvent se réaliser qu'en présence des corps ternaires : graisses, sucres et substances amylacées. Grâce à leur association dans le rapport de 100 parties des premières pour 400 des secondes environ, l'animal maintient son poids et sa santé avec un minimum de dépense alimentaire, et, comme nous le verrons, en acquérant le maximum de résistance à la maladie et de rendement en travail mécanique.

Minimum d'albuminoïdes nécessaire dans la ration journalière. — On vient de voir que les substances albuminoïdes ne sauraient être suppléées dans la ration alimentaire, mais que suivant l'état actuel du sujet et la nature des corps ternaires qui entrent dans son régime, l'équilibre azoté peut se maintenir avec des quantités de matières protéiques très différentes. C'est ainsi que F. Hirschfeld, qui pesait 73 kg., put se mettre en équilibre azoté grâce à un régime qui ne contenait que 43 gr. 3 d'albumine par jour, mais à la condition de prendre, dans le même temps, 165 gr. de beurre et 350 gr. d'hydrates de carbone. De même, sur deux sujets pesant 64 et 65 kg., Klemperer put établir l'équilibre azoté avec une dépense de 30 gr. d'albumine seulement, mais en leur donnant à chacun, par jour, les quantités excessives de 262 gr. de graisse, 406 gr. d'hydrates de carbone et 199 gr. d'alcool.

Avec des régimes exceptionnels on peut donc faire varier beaucoup la quantité des matières protéiques suffisantes à maintenir l'équilibre azoté, et, par conséquent, pour déterminer le minimum d'albuminoïdes pratiquement indispensables dans les cas ordinaires, il semble qu'il vaut mieux, encore une fois, consulter les faits :

Durant le siège de Paris (1870-71) les quantités d'albuminoïdes ingérés par la population en grande partie privée de viande, de légumes et de pain, ont été certainement inférieures à la moitié des quantités habituelles. La ration officielle avait été fixée en effet à 30 gr. de viande de cheval et 120 gr. d'un pain de très mauvaise qualité, aliments auxquels chaque habitant pouvait, s'il avait quelques provisions, ajouter un peu de graisse, de riz, de conserves diverses, de vin, d'alcool, etc. Avec un rationnement aussi sévère, la santé générale de la partie saine de la population se maintint cependant bonne, malgré un hiver rigoureux et diverses épidémies.

Les bataillons de mobiles gardant les tranchées pendant les mois très froids de décembre 1870 et janvier 1871, formés de jeunes gens mal couverts, se livrant à des exercices et à des travaux souvent très pénibles, reçurent l'alimentation suivante que j'ai relevée sur les cahiers des officiers d'administration qui leur distribuaient les vivres et qui ont pu se rendre compte *de visu* des légers achats personnels d'aliments qu'ajoutaient à leur ration ces jeunes soldats. Voici le résultat de mon enquête à ce sujet; je la transcris ici sous forme de tableau :

Aliments consommés par les mobiles de la Seine durant l'hiver 1870-71.

Vivres par jour.	Poids des aliments frais.	Matières protéiques.	Hydrates de carbone.	Graisses.
Viande fraîche (ou 100ᵍʳ en conserve)...........................	175ᵍʳ	24ᵍʳ	4ᵛᵉ	16ᵍʳ
Riz (ou haricots assez rarement)	80	5 ,14	60	0 ,3
Pain de munition	250	20	} 191 ,9	2 ,85
Biscuit........................	250	22 ,5		
Graisse	20	"	"	20
Café délivré officiellement.....	30	} 3 ,3	12 ,50	"
— acheté par les hommes...	25			
Sucre délivré officiellement ...	20	"	} 39	"
— acheté par les hommes..	20	"		"
Vin.	125	"	} 75 ,4	"
Eau-de-vie....................	75 [1]			
Totaux................		75 ,44	382 ,8	39 ,15

Ainsi, quoique souffrant un peu de la faim, mais se portant généralement bien, ces jeunes gens ont pu résister à un hiver très froid avec 76 gr. environ d'albuminoïdes d'origine animale ou végétale dans leur alimentation journalière[2]. La totalité de leur ration correspondait à 2 050 calories utilisables[3].

D'après la composition des portions et demi-portions distribuées aux ouvriers dans les *restaurants populaires* de Berlin, Hirschfeld apprécie ainsi la nourriture moyenne de la population pauvre de l'Allemagne du Nord :

Par jour[4].	Poids moyen substances humides.	Poids moyen substances sèches.	Matières albuminoïdes.	Graisses.	Hydrates de carbone.
Repas principal (de midi à 2 heures : demi-portion)................	650ᵍʳ	150ᵍʳ	25ᵍʳ	15ᵍʳ	80ᵍʳ
Pain	600	390	4t	6	300
Graisse et beurre..............	80	"	"	72	"
Fromage.......................	50	"	14	3	"
Café du matin et soupe du soir...	"	"	8	4	60
Totaux..............			83ᵍʳ	100ᵍʳ	440ᵍʳ

1. Le vin et l'eau-de-vie sont calculés ici en hydrates de carbone correspondants.

2. Il faut ajouter, il est vrai, par jour 10 gr. environ d'albuminoïdes empruntés à leurs tissus et proportionnels à leur amaigrissement (environ 10 kg. en 5 mois), ce qui revient en tout à 86 gr. d'albuminoïdes par jour).

3. En admettant qu'ils aient maigri en moyenne de 10 kg. durant les cinq mois de siège, ils auraient emprunté par jour à leurs tissus environ 67 gr. de chair ou de graisse, ce qui augmenterait les calories disponibles par 24 h. de 210 Calories.

4. Appréciation fondée sur l'alimentation de l'ouvrier de Berlin dans les

Cette population, généralement bien portante, semble donc pouvoir suffire à ses dépenses journalières avec cette alimentation, où nous ne trouvons que 88 gr. d'albuminoïdes par jour. La ration ainsi composée donnerait 3 105 Calories utilisables [1].

D'autre part, il résulte des statistiques relevées par Payen que dans les couvents, les prisons, chez ceux qui mènent une vie sédentaire sans pouvoir, ou vouloir, augmenter une alimentation strictement suffisante, pourvu qu'ils ne se livrent pas à un travail fatigant, la santé se maintient bonne, souvent florissante, exempte d'une foule de désordres gastriques, inflammatoires ou nerveux, à la condition que l'on fournisse à l'organisme 12 gr. à 12 gr. 5 d'azote alimentaire par jour, chiffre qui correspondrait à 80 gr. d'albuminoïdes assimilables, qu'ils soient ou non empruntés à la viande ou aux légumes.

Si nous déterminons enfin les besoins de l'organisme d'après la désassimilation des principes azotés, nous voyons que l'homme au repos, soumis à l'inanition, désassimile aux dépens de ses tissus, soit à l'état d'urée, soit sous toute autre forme, environ 11,5 à 12 gr. d'azote correspondant à la destruction de 75 à 77 gr. d'albuminoïdes calculés secs.

Ainsi les quantités de 75 à 88 gr. d'albuminoïdes, en moyenne 81 gr., semblent être le minimum exigible ou nécessaire dans la ration alimentaire de l'homme de nos climats d'un poids moyen de 63 à 70 kg. pour l'entretenir en santé. En remarquant même que le nombre de 88 gr. s'applique déjà à l'ouvrier allemand d'un poids moyen assez élevé, nous voyons que dans nos pays, pour un adulte du poids de 66 kg., il suffit, s'il reste au repos, que sa ration lui fournisse un minimum de 75 à 81 gr. d'albuminoïdes assimilables, en moyenne 78 grammes.

restaurants populaires. Il y prend en général une demi-ration à laquelle il ajoute un peu de pain, de beurre et de fromage, plus le café le matin et la soupe le soir. La *demi-ration* du milieu du jour se compose de 500 gr. environ de haricots blancs, pommes de terre et viande de bœuf; ou 560 gr. pois, pommes de terre et viande de porc; ou 550 gr. poisson et pommes de terre; ou 600 gr. potage gras avec nouilles et bœuf bouilli.

1. En réalité la graisse et le beurre ont été arbitrairement portés par Hirschfeld au chiffre de 72 gr. en dehors des 28 gr. du repas de midi et des 4 gr. de la soupe du soir. — Je crois que ce chiffre de 72 gr. est trop fort, l'ouvrier allemand ne recevant pas, en général, 100 gr. de graisse dans sa ration journalière. — Pour 80 gr. de graisse et beurre au lieu de 100 gr., la ration de cet ouvrier répondrait seulement à 2 748 Calories, nombre qui correspond à l'alimentation parisienne moyenne. Mais Hirschfeld n'a pas tenu compte dans ce calcul de l'alcool et de la bière.

Mais nous savons aussi que 2 800 Calories sont chaque jour nécessaires à son entretien. Les 78 gr. d'albuminoïdes ne lui fournissant que 328 Calories (coefficient 4,2 de Rübner), il s'ensuit que 2 472 Calories environ devront être fournies par les graisses et les hydrates de carbone dans cette alimentation réduite au minimum d'albuminoïdes.

D'autre part, en tenant compte des besoins pratiques qui introduisent dans notre alimentation journalière au moins 50 gr. de corps gras, en se rappelant d'ailleurs que ceux-ci peuvent être facilement suppléés par les hydrates de carbone qui se transforment aisément en graisses dans l'économie, on voit que la ration alimentaire de l'adulte au repos relatif, n'absorbant que la proportion d'albuminoïdes *indispensable*, devra contenir au moins :

		Calories correspondantes.
Albuminoïdes	78	328
Graisses	50	465
Hydrates de carbone	488	2 007
Calories		2 800

Tel sera le régime réduit au minimum de principes azotés (et de corps gras) de l'adulte au repos relatif. S'il ne fait qu'un travail très restreint, il suffit à son entretien dans nos climats. C'est le régime pauvre; celui du prisonnier, du moine, de l'ouvrier qui chôme, du bourgeois sédentaire. Il peut suffire à l'entretien de la santé, il permet même une certaine activité mettant à notre disposition 2 800 Calories, alors que 2 000 à 2 200 suffiraient au repos absolu. Remarquons que c'est aussi le régime qui introduit dans l'économie le moins de déchets azotés. Il nous servira de type pour rationner le goutteux, l'arthritique, le malade dont le foie, les reins ou le cœur exigent qu'on réduise la fatigue de ces organes au minimum. Mais ce régime ne suffira ni à l'ouvrier qui produit un travail continu un peu intensif, ni à l'habitant des climats froids, ni au convalescent dont les réserves sont épuisées. En ne fournissant presque que le minimum indispensable, il laissera l'individu dans un état relativement précaire, incapable de bien résister aux à-coups de la fatigue et aux influences des agents perturbateurs et morbides.

VIII

RATION DE TRAVAIL COMPARÉE A CELLE D'ENTRETIEN.
RENDEMENT DE LA MACHINE HUMAINE EN TRAVAIL MÉCANIQUE.

Les rations alimentaires que nous avons calculées jusqu'ici sont celles de l'adulte au repos relatif, celles du *régime d'entretien*. S'il travaille, il faudra ajouter à son alimentation un supplément proportionnel à ce travail.

On admet qu'un bon ouvrier qui se livre à un exercice soutenu, sans être excessif, fournit en huit à neuf heures un *travail utilisable* de 75 000 à 80 000 kilogrammètres. Mais le travail utilisable dépend du mode d'exécution et d'emploi du *travail réel*, et c'est celui-ci qu'il convient de connaître s'il s'agit de calculer la dépense en aliments aptes à se transformer en force dynamique. Pour faire ce calcul, il faut que l'ouvrier soit placé dans des conditions où l'on puisse facilement tenir compte des travaux secondaires de frottements, déplacements, soulèvements du corps, etc., qui accompagnent toute action mécanique, et qui, ajoutés au travail utile, représentent la somme du travail réel fourni par l'ouvrier.

En cherchant à me placer le mieux possible dans ces conditions, voici les observations que j'ai faites à ce sujet.

Un bon ouvrier peut élever en neuf à dix heures de 140 à 150 hectolitres d'eau à 10 mètres de hauteur au moyen d'une bonne pompe aspirante et foulante. Ce travail, couramment exécuté et *pouvant se continuer durant plusieurs journées consécutives* par les ouvriers de nos chais et caves à vin, réduit à peu près au minimum les pertes d'énergie mécanique par frottements, mouvements inutiles, déplacements du corps, etc. En manœuvrant la manivelle de la pompe qui joue en plein liquide, l'ouvrier ne se déplace pas dans l'espace, mais à chaque coup de piston (8000 environ en neuf à dix heures), en même temps qu'il soulève la colonne du liquide, il élève et abaisse successivement le centre de gravité de la partie supérieure de son corps ; il doit vaincre les frottements de la pompe et de l'axe du volant, frottements du reste très réduits ; enfin son cœur et ses muscles respirateurs travaillent de leur côté avec une énergie d'une moitié au moins plus grande qu'à l'état de repos, en poussant le sang à travers les capillaires, et en équilibrant l'élasticité des vaisseaux et la pression atmosphérique. L'ensemble de tous ces travaux est calculé, en kilogrammètres, dans le tableau suivant :

Remplissage d'une cuve de 150 hectolitres en portant l'eau à 10 mètres de hauteur.......	150 000 kilogrammètres.
Élévation de la moitié du corps (30 kg.) à chaque coup de piston ; pour 8 000 coups..........	52 700 —
Travail pour vaincre les frottements de la pompe et du volant, environ...............	9 500 —
Excès de travail du cœur et de la respiration par rapport à l'ouvrier au repos [1]..........	38 250 —
Petites dépenses correspondant aux travaux supplémentaires des 24 heures après le travail..	5 000 —
Total de travail réel dépensé.........	255 450 kilogrammètres.

Frankland avait trouvé, de son côté, 270 000 kilogrammètres pour le *travail total* de la journée d'un bon ouvrier allant jusqu'à la fatigue, et j'ai calculé qu'un bon ascensionniste fait un *travail total* de 260 000 à 270 000 kilogrammètres en s'élevant en huit à dix heures à 2 500 mètres ; sur ces 260 000 kilogrammètres, 160 000 à 170 000 correspondent à l'élévation du corps.

On peut donc admettre qu'un bon ouvrier fournit dans la journée de huit à dix heures de 250 000 à 270 000 kilogrammètres, sur lesquels 25 à 65 p. 100 sont utilisables, suivant la nature de l'ouvrage fait et la machine mise en œuvre [2].

Pour produire ces 255 000 kilogrammètres dans leur journée de travail, nos ouvriers des chais du Midi de la France consom-

---

1. Faisant ici le décompte du supplément d'énergie dépensé par le travail de l'ouvrier, et à l'occasion de ce travail, nous ne comptons que l'excès de travail du cœur et des muscles thoraciques.

2. Mes ouvriers à la pompe rendaient 58 de travail utile sur 100 de travail total. Mon ascensionniste du poids de 70 kg. s'élevant en 8 heures de 2 200 m. d'altitude produisait 154 kilogrammètres de travail pour une dépense totale de 270 000 kilogrammètres, soit 56 de travail utile pour 100.

ment, en automne, un *supplément d'aliments* que j'ai trouvé par jour de :

Pain et analogue	500^{gr}
Graisse	24
Viande	200
Légumes frais	200
Vin	1 litre.

Ces aliments contiennent les principes fondamentaux nutritifs, albumines, graisses et amidons, dans les proportions suivantes :

		Albuminoïdes.	Graisses.	Hydrates de carbone.
Pain et analogues	500^{gr}	40^{gr}	4^{gr},2	190^{gr}
Viande	200	3,7	4	1
Graisse	24	»	21	»
Légumes frais	200	8 ,5	6 ,1	8 ,2
Vin à 10° [1]	1 000^{cc}	»	»	120
Totaux		85 ,5	35 ,5	319 ,2

Tel est, pour un ouvrier astreint à un travail mécaniquement ordonné et dont on peut calculer assez facilement le rendement, la ration supplémentaire qui correspond à ce travail. Si nous ajoutóns à cette dépense la ration alimentaire stricte de l'ouvrier au repos (voir p. 68), nous aurons :

	Ration stricte de repos.	Ration supplémentaire de travail.	Total de la ration.
Albuminoïdes	78^{gr}	85^{gr},5	163^{gr},5
Graisses	50	35 ,5	85 ,3
Hydrates de carbone	488	319	807

Nous calculerons tout à l'heure à combien de Calories correspond cette ration et quel est son coefficient de rendement en énergie mécanique. Mais auparavant il nous semble très intéressant de comparer la dépense totale de cet ouvrier astreint à un travail mécanique ordonné, continu et régulier, avec celle qu'occasionne le travail qu'on pourrait appeler *désordonné* de l'ouvrier agricole du même pays qui arrive probablement à fournir par jour le même effort total, si l'on en juge par sa

---

1. Nous établirons plus loin que le vin est un aliment réel, apte en majeure partie à fournir par combustion dans l'économie un peu plus des 4/5e de son énergie potentielle, et, dans notre calcul, nous transformons ici l'alcool de ce vin en glycose correspondant en admettant que les 4/5e de cet alcool nous fournissent leur énergie potentielle.

même fatigue, mais chez qui les occupations journalières sont très variées, souvent entrecoupées dans la même journée de repos et de travaux pénibles de toute nature.

Pour faire ce calcul, j'ai choisi deux familles d'ouvriers agricoles, vivant et travaillant très régulièrement, ne buvant pas de liqueurs alcooliques autres que le vin, pris lui-même très modérément comme on va le voir; l'une de ces familles était composée de 6 personnes, l'autre de 8 (dont 2 femmes et un enfant de sept ans, ces 3 personnes comptées pour deux adultes). Ces 13 personnes ont consommé exactement, en 5 003 journées, la nourriture que j'indique dans la première colonne du tableau suivant, et que je calcule aussi en principes alimentaires par tête et par jour :

Alimentation moyenne de l'ouvrier agricole du Midi de la France.

DÉTAIL DE L'ALIMENTATION	TOTAL EN 5 003 JOURNÉES	PAR JOUR ET PAR TÉTE	CONTENANT PAR JOUR :		
			Albumine.	Graisse.	Hydrates de carbone.
Pain [1]................	4 277 kg.	855^{gr}	77^{gr},0	7^{gr},6	360^{gr}
Viande	771	154	27	12	1 ,2
Graisse et huile........	304	61	»	55	»
Pommes de terre........	2 750	526	6 ,8	1 ,0	94 ,5
Légumes secs [2]........	890	178	37	3 ,4	95
Légumes verts..........	1 055	212	9 ,5	7 ,0	25
Vin (67 hectolitres à 9°) [3]......	6 700	1 330^{cc}	»	»	154
Sucre et café supplémentaires..	»	10	»	»	10
Totaux................	»		157^{gr},3	86^{gr},0	739 ,7

1. Dont 20 kilogrammes de pâtes d'Italie.
2. Principalement des haricots avec 1/4 environ de pois secs.
3. Le calcul du vin pour une journée donne 1 litre 33 qui, à 9°, répondent à 86 gr. d'alcool, correspondant à 196 gr. de sucre. Les 4/5 environ de cet alcool brûlant dans l'économie, le sucre correspondant est donc de 154 gr. par jour.

Cette ration ainsi établie diffère très peu de celle que nous avons calculée plus haut pour l'ouvrier astreint au travail régulier de la pompe dans nos chais. Nous avons :

Ration alimentaire par jour.	Ouvriers des chais.	Ouvriers agricoles.
Albuminoïdes assimilables...........	159^{gr}	157^{gr},3
Graisses........................	85	86 ,0
Hydrates de carbone................	807	739 ,7

Pour obtenir le maximum de travail des ouvriers français employés à la construction du chemin de fer de Rouen, Gasparin (*Traité d'agriculture*, t. V), raconte qu'on fut obligé de les mettre au régime des ouvriers anglais chargés des mêmes travaux; ils recevaient par jour 660 gr. de viande brute, 550 gr. de pain, 1000 gr. de pommes de terre, 50 g. de graisse et 2 litres de bière. Ce régime répond à la composition suivante calculée en principes fondamentaux assimilables :

	Par jour.	Albuminoïdes.	Graisses.	Hydrates de carbone.
Viande brute......	660^{gr}	98^{gr}	28^{gr}	3^{gr}
Pain..............	750	66 ,6	6 ,6	350
Pommes de terre...	1 000	14	1 ,5	201
Graisse et beurre..	50	"	48 ,	"
Bière (2 litres) [1]....		1	"	153
		179^{gr},6	84^{gr},1	707^{gr}

Voici, encore d'après les données de M. de Gasparin, la nourriture des ouvriers laboureurs du département du Nord et des ouvriers agricoles du canton de Vaud. Je les réduis l'un et l'autre à la ration des 24 heures, mais les nombres fournis par M. de Gasparin totalisant l'alimentation d'un certain nombre de fermes importantes, et pour toute l'année, correspondent à des moyennes très sûres :

Ouvriers laboureurs du département du Nord.

Détail de l'alimentation :	Par jour.	Albuminoïdes.	Graisses.	Hydrates de carbone.
Farine de seigle..........	880^{gr}	77^{gr},5	1^{gr},0	591^{gr}
— de blé..............	82	8 ,7	0 ,8	51 ,8
Orge	130	17 ,4	3 ,6	81 ,9
Pommes de terre.........	960	14	14	180
Pois et légumes secs......	55	10	0 ,7	28
Viande (de bœuf surtout)..	82	14 ,7	4 ,8	0 ,3
Lard...................	30	2 ,0	15	"
Beurre..................	55	"	53	"
Lait...................	450^{cc}	12	27	14
Bière...................	1 litre	0 ,5	"	73
Sel....................	33 gr.			
Total..............		156^{gr},8	119^{gr},9	1 020^{gr}

1. Calcul pour la bière : bière à 4° (moyenne) représentent 64 gr. d'alcool répondant à 128 gr. de glycose, dont les 4 cinquièmes, ou 103 gr., sont comptés comme répondant à l'alcool brûlé. Il faut ajouter pour 2 litres de bière 50 gr. de sucre ou de dextrines, et 1 gr. d'albumine.

Alimentation des ouvriers agricoles du canton de Vaud (d'après de Gasparin).

	Par jour.	Albuminoïdes.	Graisses.	Hydrates de carbone.
Pain...................	784gr	69gr	6gr,6	390gr,0
Pommes de terre........	1 000	18	15	250
Légumes verts..........	110	1	0 ,5	3
Lentilles et légumes secs.	35	7	0 ,3	19
Fruits secs.............	35	3	»	8
Viande.................	157	27	7 ,2	0 ,7
Fromage...............	79	26	20	»
Beurre.................	29	»	19	»
Lait...................	630cc	17 ,2	19	31
Vin	330	»	»	} 64
Cidre.................	275	»	»	
Café	»	»	»	
		168gr,2	87gr,7	765gr,7

Voici encore le détail de quelques rations ayant fait leur preuve, en temps de guerre ou de campagne, dans les armées de diverses nations :

Ration journalière du marin français en campagne.

Détail de la ration :	Poids par 24 h.	Albuminoïdes.	Graisses.	Hydrates de carbone.
Pain ou son équivalent en biscuit................	750gr	61gr,50	6gr	375gr,0
Viande fraîche, ou son équivalent en viande salée...	300	62	15 ,3	1 ,4
Fèves, pois, haricots (ou leur équivalent en riz, viande ou fromage)............	120	27 ,6	1 ,8	69
Beurre et huile d'olive....	21	0 ,1	17 ,5	»
Oseille ou choucroute.....	15	0 ,3	0 ,1	1
Sucre..................	25	»	»	25
Café (infusion de 20 gr.)...	»	»	»	»
Vinaigre, poivre, moutarde.	»	»	»	»
Vin (ou son équivalent)...	460	»	»	} 120
Eau-de-vie..............	60	»	»	
Sel	22	»	»	»
Total	1 773gr	155gr,5	40gr,7	591gr,4

Grande ration de guerre de soldat prussien (Soldat en temps de guerre et en campagne). Règlement du 4 juillet 1867.

Détail de la ration :	Poids par jour.	Albuminoïdes.	Graisses.	Hydrates de carbone.
Pain	750^{gr}	61^{gr},50	6^{gr}	375^{gr}
Viande	500	104 ,50	25 ,2	2 ,3
Riz, 160 gr. (ou orge, 120 gr., ou légumes secs, 320 gr., ou pommes de terre, 2 000 gr.).	160	17 ,3	2 ,5	247
Café brûlé	24	"	"	"
		183^{gr},3	33,^{gr}7	624^{gr},3

Ration de l'armée anglaise en Crimée.

Détail de la ration :	Par jour.	Albuminoïdes.	Graisses.	Hydrates de carbone.
Pain	680^{gr}	54^{gr},4	5^{gr},8	340^{gr}
Viande fraîche ou salée	483	96 ,6	24 ,5	2
Riz	56	3 ,2	0 ,6	44 ,8
Sucre	56	"	"	56
Café	28	"	"	"
Thé	7 ,8	"	"	"
Rhum	14	"	"	14
Jus de citron	28	"	"	"
Sel	14	"	"	"
Poivre	7	"	"	"
		154^{gr},2	30^{gr},9	456^{gr},8

Armée américaine. Temps de guerre (Hammond).

Détail de la ration :	Par jour.	Albuminoïdes.	Graisses.	Hydrates de carbone.
Pain ou farine	625^{gr}	53 ,0	5 ,5	313
Viande fraîche ou salée	566	114 ,8	28 ,8	2 ,6
Pommes de terre	443	5 ,8	0 ,7	88
Riz	47	3 ,1	0 ,45	37 ,6
Fèves	85	20 ,0	1 ,27	51 ,8
Café	47	"	"	"
Thé	7	"	"	"
Sucre	60	"	"	60
Vinaigre	42	"	"	"
Sel	21	"	"	"
Poivre	9	"	"	"
		196^{gr},7	36^{gr},7	553^{gr}

Nous réunissons toutes ces données dans le tableau suivant en ajoutant celles fournies par différents auteurs pour l'alimentation des ouvriers soumis à un travail fatigant de huit à douze heures par jour.

Rations pour un travail fatigant.

	ALBUMI-NOÏDES	GRAISSES	HYDRATES DE CARBONE	AUTEURS
Ouvriers français à la pompe (Midi de la France)......	159	85	798	A. Gautier
Ouvrier agricole du sud de la France...............	157	86	739.7	Id.
Ouvrier du chemin de fer Rouen	179	84	707	De Gasparin
Laboureur du département du Nord...............	157	119,9	1020	Id.
Ouvrier agricole (canton de Vaud).............	168	87,7	765,7	Id.
Forgeron anglais.........	176	71	666	Playfair
Soldat français en temps de guerre...............	182	40	651	(Règlements)
Marin français en campagne.	152	40,7	591	»
Ouvrier bûcheron allemand.	135	108	876	J. Liebig
Valet de ferme allemand de Laufzorn (moyenne)... .	143	108	788	Ranke
Travailleurs militaires (Chatou)	160	66	580	Smith et Playfair
Laboureur anglais........	184	71	570	Id.
Soldat prussien, grande ration de guerre........	183	33,7	624	(Règlements)
Armée anglaise en campagne...............	154	31	456,8	»
Armée américaine, temps de guerre...............	196,7	36,7	553	»
Moyennes.	167	71	692	
Rapports p. 100 d'albumine.	100	44	425	

Les nombres cités au tableau précédent sont presque tous des moyennes relatives à l'alimentation des ouvriers les plus divers comme pays, climats et habitudes ; de telle sorte que la moyenne générale qui résulte de l'ensemble de ces données traduit avec une grande approximation probable les nécessités alimentaires de l'ouvrier soumis à un travail fatigant, sans être excessif, et dans des conditions où les sujets en observation n'ont pu abuser d'un excès de vivres ni les gâcher.

Calculée en Calories, cette alimentation moyenne de travail correspond, par 24 heures, aux nombres suivants :

Pour les albuminoïdes............... $167 \times 4,2 =$ 691 Calories.
Pour les graisses........ .... $71 \times 9,3 =$ 666 —
Pour les hydrates de carbone........ $692 \times 4,1 = 2\,837$ —
$$\text{Total........} = 4\,194 \text{ Calories.}$$

Les ouvriers chargés d'un travail très rude (charpentiers, bûcherons, forgerons, carriers, mineurs, terrassiers, etc.), surtout s'ils vivent dans un climat très froid, ont besoin d'une nourriture plus substantielle encore. J'en donne ici quelques exemples empruntés surtout à Smolensky :

Rations pour un travail très fatigant.

PROFESSIONS :	POIDS DE LA NOURRITURE	CONTENANT PAR JOUR :			ÉNERGIE CALCULÉE EN CALORIES	AUTEURS
		Albumi-noïdes.	Graisses.	Hydrates de carbone.		
Ouvriers scieurs de bois à Astrakan....	1 587gr	210,6	92,6	867	5 283	Soudekow
Charpentiers d'Astrakan............	1 944	144,1	72,8	693	4 108	*Id.*
Carriers, terrassiers, tailleurs de pierre du port de Cronstadt.	2 712	220	95	931	5 602	Ivanov
Mineurs de Tomsk ..	2 163	265,5	60,3	985	5 828	Routovsky
Agriculteurs de Novogorod............	2 233	151,5	56,5	798	4 421	Griaznov
Menuisiers, charpentiers suédois (travail pénible).......	4 596	188,6	110,1	714,4	4 726	Siven
Bûcheron allemand.	»	135	208	876	6 079	J. Liebig
Briquetiers (italiens), environs de Munich..	1 178	167	117	675	4 540	Ranke
Agriculteurs autrichiens (gros travail).	1 493	181,9	93,3	967,7	5 581	Ohlmüller
Charretiers, carriers de Boston (travail très pénible).......	»	254	363	825	7 805	Atwater
Vélocipédistes durant un concours de course à New-York.	»	186,5	185,4	584,6	4 885	*Id.*
Moyennes...............		191,3	132,2	810,8	5 351	

La ration moyenne pour un travail fatigant répond donc à une disponibilité de 4 200 Calories environ; pour un travail exceptionnellement intense à 5 350 Calories.

D'après ces faits, on peut donc accepter pour l'adulte vivant dans nos climats, les données moyennes suivantes :

	Calories de la ration des 24 heures.
Repos relatif (Ration d'entretien)......................	2 700
Travail modéré...	3 200
Travail fatigant.......................................	4 200
Travail intense, très fatigant.........................	5 300

Si de la ration de l'ouvrier au travail, telle que nous l'avons établie, nous déduisons celle du même ouvrier au repos, nous aurons l'excédent de ration nécessitée par la production du travail mécanique :

	Albuminoïdes.	Graisses.	Hydrates de carbone.
Ouvrier au travail...............	167	71	692
Ouvrier au repos (p. 68)..........	78	50	488
Excès de principes alimentaires nécessités par le travail........	89	21	204

Nous avons vu plus haut comment, et sous quelles formes diverses, cet excès de principes assimilables pouvait être fourni par les aliments.

Mais tel qu'il est, cet excès moyen de principes assimilables que le travail oblige à consommer en plus, répond à un nombre de Calories facile à déterminer :

Pour 89 gr. d'albuminoïdes.....................	374 Calories
— 21 — de graisses.........................	195
— 204 — d'hydrates de carbone.............	836
Total............	1 405 Calories

1 407 Calories correspondent théoriquement à 597 125 kilogrammètres. Or nous avons dit qu'un très bon ouvrier fournit en travail mécanique, dans une journée de dix heures environ, de 240 000 à 280 000 kilogrammètres, en moyenne 260 000 kilogrammètres *de travail, utile ou non.* Il s'ensuit que 43,5 p. 100 de l'énergie *de la ration supplémentaire de travail* sont utilisés pour produire directement de la force motrice.

Ce rendement maximum de 280 000 kilogrammètres de travail par jour correspond à 659 Calories. L'ouvrier qui travaille en recevant avec ses aliments 3 200 à 4 200, en moyenne 3 700, il s'ensuit qu'il ne transforme en force mécanique que 17,8 p. 100 des calories alimentaires totales.

De ces données et considérations il résulte que l'énergie fournie par les aliments se partage en trois parts.

A l'état de repos relatif sur les 2 800 Calories virtuelles représentées par les aliments,

> 358 C., soit 13,0 p. 100 sont transformées en travaux inutilisables de toute sorte (travail du cœur, des muscles respiratoires, etc.), mouvements involontaires et faible travail extérieur perdu.
> 699 C., soit 25,4 p. 100 perdues par vaporisation de l'eau de la sueur et de l'expiration.
> 1 693 C.. soit 61,6 p. 100 sont rayonnées à l'état de chaleur par la peau à 37°.

Total. 2 750 Calories

A l'état de travail, sur les 4 200 Calories virtuelles de l'alimentation, si nous admettons que les quantités de sueur et d'eau expirée ont au moins doublé, nous aurons :

> 748 C., soit 17,8 p. 100 de l'énergie apparue sous forme de travail total.
> 1 269 C., soit 30,2 p. 100 perdue par vaporisation de la sueur et de l'eau expirée.
> 2 183 C., soit 52,0 p. 100 rayonnée par la peau sous forme de chaleur.

Total. 4 200 Calories

Ces derniers chiffres présentent toutefois une assez grande incertitude.

L'homme au travail disposant d'une plus grande somme d'énergie, produit plus de force mécanique ; il fait aussi passer sous forme de travail mécanique une proportion centésimale plus grande de l'énergie virtuelle des aliments consommés. On remarquera que cette meilleure utilisation de l'énergie totale disponible (17,8 p. 100 transformée en travail, au lieu de 13 p. 100) se fait surtout aux dépens de l'énergie rayonnée à l'état de chaleur qui, de 61,6 tombe à 52 p. 100 durant le travail, quoique en réalité la quantité absolue de chaleur perdue par rayonnement soit plus grande à l'état de travail que durant le repos.

Existe-t-il des aliments qui puissent augmenter ce rendement et faire qu'une partie plus grande encore de l'énergie perdue par évaporation ou par rayonnement se transforme en travail ? Il semble bien qu'il en soit ainsi, et que les principes alimentaires qui produisent par leur combustion une moindre quantité d'eau et par conséquent aussi une moindre évaporation cutanée et un moindre rayonnement, leur désassimilation étant accompagnée d'un échauffement plus faible, assurent un rendement en travail plus élevé. Les matières azotées en se transformant dans l'économie en urée, etc., donnent, pour un même nombre de calories produites, moins d'eau que les principes gras et hydrocarbonés, et sont plus favorables au travail. Elles semblent aussi, par leur nature chimique, plus aptes à aider le muscle à se régénérer rapidement pendant qu'il s'use : W. Edwards a constaté, au dynamomètre, qu'après un repas très riche en viande sa force s'était accrue bien plus qu'après un repas calorimétriquement équivalent, mais où les substances végétales avaient prévalu. De fait, les peuples qui mangent beaucoup de viande produisent beaucoup de travail et sont aptes à tous les exercices du sport, et l'on a remarqué pratiquement que les ouvriers, agriculteurs ou artisans, produisent plus de travail si dans leur ration habituelle on remplace une partie des aliments hydrocarbonés ou gras par des aliments azotés de valeur énergétique équivalente.

D'ailleurs il reste aujourd'hui établi que le travail musculaire augmente *sensiblement* la production de l'urée et, en général, la désassimilation des matières azotées extractives, quoique dans une mesure de beaucoup inférieure à celle qui répondrait au travail effectué s'il fût résulté de la destruction ou de la combustion de la quantité d'albumine disparue. On cite souvent les expériences de Pettenkoffer et Voit paraissant démontrer que, pour un *régime mixte*, l'élimination journalière de l'urée et l'albumine détruite n'augmentent pas sensiblement par le travail, alors qu'augmente considérablement la destruction des graisses :

En 24 heures.	Au repos.	Au travail.
Urée........	$37^{gr},2$-$36^{gr},3$	$36^{gr},3$
Albumine disparue.............. ...	137^{gr}	137
Graisse disparue..................	$3,5$	$3,23$

mais on fera remarquer que, dans ces expériences, l'individu en observation était surabondamment nourri et qu'il détruisait déjà, à *l'état de repos*, une quantité de principes azotés et gras plus que suffisante pour fournir à son travail ; la quantité abondante des matériaux ternaires en présence le protégeait contre l'excès de désassimilation de l'albumine.

Rien du reste ne saurait prévaloir contre cette observation que partout et instinctivement, l'ouvrier qui travaille mange, en 24 heures, s'il le peut, plus de viande que lorsqu'il chôme et que, par conséquent, désassimilant cette albumine, il doit aussi fournir un excès d'urée, sinon proportionnel, au moins parallèle.

La viande est donc l'aliment particulièrement apte à exciter et faciliter le travail, du moins pour l'ouvrier de nos races européennes.

L'expérience a montré qu'il n'est pas indifférent de fournir à celui qui fait un travail pénible, du bœuf, du poisson, ou bien du pain et des légumes, contenant mêmes quantités de principes albuminoïdes. En effet, nous l'avons vu, ces principes, lorsqu'ils sont d'origine végétale, ne sont assimilés que dans la proportion de 83 p. 100, alors que 96 p. 100 arrivent au sang s'ils viennent de la viande. De plus l'albumine des plantes ne peut être utilisée qu'après un travail d'assimilation plus difficile que lorsqu'il s'agit des albuminoïdes animaux.

Nous pourrions nous demander enfin s'il est des aliments qui, en dehors des albuminoïdes, favorisent ou excitent particulièrement l'action musculaire, ou qui, pour un même nombre de Calories disponibles par jour, permettent d'en transformer davantage en travail. Nous venons de voir qu'à l'état normal, et pour l'alimentation usuelle, c'est à peine si 18 p. 100 de l'énergie alimentaire sont transformés en énergie mécanique ; le reste s'échappe sous forme de chaleur rayonnée, perdue au contact, ou devenue latente par évaporation de la sueur ou par l'expiration pulmonaire. Existe-t-il des aliments excitateurs de nerfs spéciaux propres, par un mécanisme quelconque, à augmenter le rendement en travail de la machine animale ? C'est là une question fort intéressante que nous nous proposons d'étudier en son lieu avec détail et qui semble devoir être résolue par l'affirmative. (Voir *Condiments aromatiques et Boissons spiritueuses.*)

SECONDE PARTIE

LES ALIMENTS

IX

RICHESSE DES ALIMENTS USUELS EN PRINCIPES NUTRITIFS
FONDAMENTAUX. — CLASSIFICATION DES ALIMENTS

En nous basant surtout sur la statistique des faits d'alimentation observés sur une grande échelle, et les rapprochant des
pertes faites journellement par l'économie en principes azotés
et ternaires, aussi bien que de ses besoins en chaleur et de ses
dépenses en travail mécanique, nous sommes arrivé, par des
méthodes fort différentes, mais dont les conclusions concordent,
à déterminer le régime alimentaire normal de l'homme adulte
et à l'exprimer en poids, par 24 heures, de principes nutritifs
fondamentaux, dans les deux occurrences principales de l'homme
qui reste au repos ou de l'ouvrier qui se livre au travail mécanique. Nous verrons, plus loin, comment l'âge, le sexe, la race,
les exercices de l'esprit, les climats, le poids des individus, les
idiosyncrasies, et surtout les divers états pathologiques, peuvent
faire modifier ces régimes et la proportion des divers principes
nutritifs, albumineux ou ternaires qui les composent. Mais
pour calculer et réaliser ensuite chacun d'eux en partant des
matières alimentaires usuelles, il est indispensable d'établir au
préalable la composition et la nature des aliments qui peuvent
y concourir. Nous allons, dans cette *Seconde Partie*, faire

connaître l'origine, les propriétés, les caractères, la composition, les variations, les applications de chacun de nos aliments usuels.

Nous avons pensé qu'il serait pratique, pour l'usage courant et le calcul des régimes alimentaires, de donner tout de suite ici, en quelques pages faciles à consulter, la composition moyenne, en matériaux nutritifs fondamentaux et substances minérales, des principaux aliments usuels. C'est le but des tableaux suivants. Ils permettent de calculer en principes nutritifs fondamentaux, albuminoïdes, gras, sucrés ou amylacés, et minéraux, un régime alimentaire donné, quand on connaît les quantités de viande, de pain, graisses, légumes, fruits, vin, bière, etc., qui le composent.

Composition des principaux aliments usuels en principes nutritifs fondamentaux [1].

(Tous les nombres sont rapportés à 100 parties fraîches en poids).

Aliments.	Albuminoïdes.	Graisses.	Autres matières non azotées.	Sels.	Eau.	Observations.
A. Viandes des mammifères.						
Bœuf. Viande moyen[ne].	20,96	5,41	0,46	1,14	72,03	D'après J. Kœnig, 42 analyses (moy.)
Bœuf. Moyenne de viandes maigres...	20,71	1,74	»	1,18	76,37	J. Kœnig.
Bœuf. Moyenne de viandes grasses....	16,75	29,28	»	0,92	53,05	*Id.*
Bœuf aloyau.........	19,17	5,86	»	1,38	73,48	0.17 mat. extract.
— culotte........	20,4	1,97	0,4	1,9	74,7	0.97 mat. extract.
— filet (chair)....	17,94	15,55	»	0,78	65,11	0,62 mat. extract.
Bœuf bouilli (chair).	35,1	2,1	»	0,9	56,9	Balland.
— rôti (chair)....	22,9	5,19	0,5	1,0	70,00	*Id.*

1. Un grand nombre des données de ces tableaux, et particulièrement celles qui sont indiquées comme *moyennes*, sont tirées de l'important Ouvrage de J. Kœnig : *Chemische Zusammensetzung der menschlichen Nahrungs und Genussmittel*, Berlin, 1889. — D'autres sont empruntées à divers auteurs, en particulier aux travaux de M. Balland, pharmacien principal de l'armée, qui les a publiées successivement depuis 15 ans aux *Comptes rendus de l'Acad. des sciences* et au *Journal d'hygiène et de médecine légale*, Baillère, éditeur.

Aliments.	Albuminoïdes.	Graisses.	Autres matières non azotées.	Sels.	Eau.	Observations.
Vache. Viande grasse (Moyenne).........	19,86	7,70	0,41	1,07	70,96	Kœnig.
Vache. Viande maigre (Moyenne).........	20,54	1,78	0,01	1,32	76,35	Id.
Veau. Viande grasse (Moyenne).........	18,88	7,41	0,07	1,33	72,31	Ia.
Veau. Viande maigre (Moyenne).........	19,86	0,82	»	0,50	78,84	Id.
Mouton. Viande très grasse (Moyenne)..	16,62	28,61	0,54	0,93	53,31	Kœnig, Moser, Atwater.
Mouton moyen.......	17,11	5,77	»	1,33	75,99	Mène; Petersen.
— —	17,52	5,23	0,4	1,25	74,9	0,49 mat. extract. A. Gautier.
Porc. Viandes grasses (Moyenne).........	14,54	37,34	»	0,72	47,40	Kœnig et Hammerbacker.
Porc. Viandes maigres (Moyenne).........	20,25	6,81	»	1,10	72,57	Mène; Petersen.
Porc (jambon).......	15,98	34,62	»	0,69	48,71	»
— salé et fumé...	25,07	8,18	»	7,1	59,72	Mène.
Jambon fumé........	25,0	36,5	»	10,0	27,0	Mène.
Bœuf salé..........	21,8	11,5	»	11,7	55,0	»
Bœuf fumé et salé...	27,10	15,35	»	10,59	47,7	J. Kœnig.
Cheval (Chair moy.)..	21,71	2,55	0,46	1,01	74,27	D'après Kœnig.
Lièvre (cuisses)......	23,14	1,97	»	1,19	74,6	»
Chevreuil	19,77	1,92	1,42	1,13	75,76	Von Bibra.
Lapin	21,47	9,76	0,75	1,17	66.8	»

B. VIANDES D'OISEAUX.

Aliments.	Albuminoïdes.	Graisses.	Autres matières non azotées.	Sels.	Eau.	Observations.
Viande de poule grasse..............	18,49	9.34	1,10	0,91	70,06	D'après J. Kœnig.
Viande de poule maigre..............	19,72	1,42	1,27	1.37	76,22	Id.
Dindon (moyennement gras)....... .	24,70	8.50	»	1,20	65,60	Atwater.
Oie.................	15,91	45,59	»	0,49	38,02	J. Kœnig.
Perdrix ....., ...	25,26	1,43	»	1,39	71.96	Id.
Pigeon	22,14	1.00	0,76	1,00	75,10	Von Bibra.
Canard domestique .	»	»	»	»	»	»
Canard sauvage......	23,80	3,69	1,69	0,93	69.89	C. Krausch.
Grive............. ...	22,19	1.77	1,39	1,52	73,13	J. Kœnig.

C. VIANDES DE POISSONS ET DÉRIVÉS DE CES VIANDES.

Aliments.	Albuminoïdes.	Graisses.	Autres matières non azotées.	Sels.	Eau.	Observations.
Saumon (Moyenne)..	21,60	12,72	»	1,39	64,29	Atwater et Woods.
Anguille de rivière..	12,83	28,37	0.53	0,85	57,42	A. Almen.

Aliments.	Albumi-noïdes.	Graisses.	Autres matières non azotées.	Sels.	Eau.	Observations.
Hareng frais.........	14,55	9,03	»	1,78	74,67	Atwater et Woods.
Maquereau(Moyenne).	19,36	8,08	»	1,36	71,20	A. Almen.
Alose..	18,76	9,43	»	1,35	70,44	Atwater et Woods.
Aiglefin............	16,93	0,26	»	1,31	81,50	W.-O. Atwater.
Morue(*Gadus Morrhua* (Moyenne).........	16,23	0,33	»	1,36	72,25	Atwater et Woods.
Limande	18,71	1,93	»	1,01	78,35	*Id.*
Esturgeon..........	18,08	1,90	»	1,43	78,59	*Id.*
Sole..............	17,26	0,81	»	0,87	79,20	Balland.
Brochet	18,35	0,66	»	1,08	79,50	*Id.*
Carpe	15,71	4,77	»	0,54	78,90	*Id.*
Truite............	17,52	0,74	»	0,80	80,50	*Id.*
Raie..............	22,08	0,45	»	0,17	76,40	*Id.*
Morue séchée et salée.	81,54	0,74	»	1,56	16,16	Moyenne de nombreuses analyses.
Morue salée et fumée.	27,07	0,36	»	22,10	50,54	Moyenne —
Hareng salé........	18,90	16,89	1,57	16,41	46,23	Moyenne —
Hareng salé et fumé.	36,76	15,74	»	13,12	34,38	Atwater et Woods.
Caviar (Moyenne)....	30,79	15,66	1,67	8,09	43,89	

D. Parties accessoires des animaux : abats, sang, cervelle, etc. Dérivés de la viande.

	Albumi-noïdes.	Graisses.	Autres matières non azotées.	Sels.	Eau.	Observations.
Sang des animaux (En moyenne)......	6,42	0,18	»	0,83	80,82	D'après Kœnig.
Sang de bœuf........	7,09	0,22	»	0,87	79,61	Foggiale.
— de mouton	8,82	0,18	0,20	0,98	79,80	*Id.*
— de porc........	7,68	0,19	»	0,79	76,89	H. Nasse.
— de poulet......	5,31	0,20	»	0,87	79,34	*Id.*
Lard non salé........	0,41	98,53	»	traces	1,26	J. Kœnig.
Lard salé...........	9,12	75,75	»	traces	9,15	Méne.
Cervelle	»	»	»	»	76,0	»
Foie de veau........	17,66	2,39	»	1,68	72,80	Von Bibra.
Rognons de veau....	22,13	2,77	»	1,25	72,85	»
— de mouton.	16,56	3,33	0,21	1,30	78,6r	»
Tripes de porc......	23,00	11,32	»	0,84	63,84	J. Kœnig.
Langue de bœuf....	17,10	18,10	»	1,0	63,80	Atwater.
Poumons —	12,37	2,46	0,21	3,93	81,03	J. Kœnig.
Extrait de viande Liebig...............	30,86	»	3,20	22,39	15,26	A. Gautier.
Bouillon de viande...	0,75	»	0,14	0,41	91,0	A. Gautier (0,38 sels solubles).
Saindoux (*fondu*)....	0,26	99,04	»	traces	0,70	J. Kœnig.

E. Œufs et ses parties.

	Albumi-noïdes.	Graisses.	Autres matières non azotées.	Sels.	Eau.	Observations.
Œuf de poule complet.	12,55	12,11	0,53	1,12	73,67	Moyenne d'après Kœnig.
Blanc d'œuf de poule.	12,87	0,25	0,77	0,61	85,50	*Id.*
Jaune d'œuf de poule.	16,12	31,39	0,48	1,01	51,03	*Id.*

Aliments.	Albumi-noïdes.	Graisses.	Autres matières non azotées.	Sels.	Eau.	Observations.
F. Lait et ses dérivés.						
Lait de femme (Moy.).	2,29	3,78	6,21	0,31	87,41	Caséine, 1,03. Albumine, 1,26.
Lait de vache (Moy.).	3,66	3,62	4,48	0,68	87,22	Caséine, 3.18. Albumine, 0,48.
Vache; lait du matin (Moyenne).........	3,24	3,06	4,88	0,74	88,08	»
Id., lait du soir (Moy.).	3,19	3.62	4,99	0,71	87,49	»
Lait de brebis.......	6,52	6,86	4,91	0,89	80,82	Caséine, 4,97. Albumine, 1,55.
Lait de jument......	1,89	1,09	6,65	0,31	90,06	»
Lait d'ânesse.......	2,22	1,64	5.99	0,51	89,64	Caséine, 0,67. Albumine, 1,55.
Lait écrémé (Moy.)..	4,03	1,09	4,04	0,72	90,12	Moyenne.
Lait conservé (sans addition de sucre).	11,92	12,42	14,49	2,18	58,99	»
Lait conservé avec sucre.............	11,79	10,35	50,06	2,19	25,61	Sucre de lait, 13,84. Sucre ordin., 36,22.
Crème de lait.......	3,76	22,66	4,23	0,53	68,82	Moyenne.
Beurre.............	0,80 à 3,6	83,10	»	0,07 à 3,6	6 à 20	Beurre de Suède.
Beurre de Normandie (Moyenne)........	0,80	86,4	0,18	»	12,95	E. Duclaux (0,80 caséine, comprises les cendres).
Fromage Gervais....	14,32	43,22	»	1,42	41,04	Moyenne.
Fromages de Brie et de Camembert.....	18,97	25,87	0,83	4,54	49.79	Moyenne; Payen; Duclaux.
Fromage du Cantal..	24,59	34,70	»	4,45	36,26	Duclaux.
Chester.............	27,68	27,46	5,89	5,01	33,96	Payen; Wölcker.
Gruyère ou Emmen-thaler.............	29,49	29,75	1,46	4,92	34,38	Moyenne.
Gorgonzola (Moyenne).	25,91	32,14	0,23	4,00	37,32	Moser, Duclaux.
Hollande (Moyenne)..	28,21	27,83	2,50	4,86	36,60	2,43, sel marin ajouté.
Roquefort..........	25,25	30,61	1,90	5,39	36,85	3.10 de NaCl ajouté sur 5,39.
Parmesan..........	41,19	19,52	1,18	6,31	31,80	Moyenne.
Petit lait...........	1,86	0,32	4,79	0,65	93,38	Moyenne.
Kumys (de lait de jument).............	2,24	1,46	1,91 alcool 1,77 sucre, lait	0,42	90,44	Moyenne; Avec 0,91, acide lactique.
Kumys (de lait de vache).............	2,66	1.83	1,14 alcool 4,09 sucre	0,43	89,10	Moyenne; Avec 0,55, acide lactique.
Kéfir..............	3,45	1,44	0,75 alcool 2,41 sucre	0,68	91,21	Moyenne; Avec 1,02, acide lactique.

Aliments.	Albumi-noïdes.	Graisses.	Autres matières non azotées.	Sels.	Eau.	Observations.
G. Mollusques, crustacés, reptiles.						
Huîtres (chair)......	8,7	1,43	»	2,04	80,5	Balland.
Moules (—).........	11,2	1,21	»	1,3	82,2	*Id.*
Escargots (—).......	16,1	1,08	»	1,55	79,3	*Id.*
Tortue (—)..........	16,2	1,16	»	2,91	77,6	»
Homard (—)........	18,13	1,07	»	2,47	77,7	O. Atwater.
Grenouilles (—)......	16,4	0,1	»	1,5	80,4	
H. Céréales et farines; pain.						
Blé d'hiver d'Amérique (grain entier)..	11,60	2,07	69,47	1,79	13,37	Moyenne; en plus 1,70 cellulose.
Blés français et étrangers (Moyenne)....	12,64	1,41	68,92	1,66	13,37	En plus 2,0 cellulose.
Seigle (grain entier)..	12,90	1,98	68,11	1,93	13,37	Moyenne. A ajouter 1,71 cellulose.
Avoine (grain entier).	10,66	4,99	58,37	3,29	12,11	Moyenne de France, avec 10,58 cellulose.
Farine de froment...	10,21	0,94	74,71	0,48	13,37	Moyenne. Avec 0,29 cellulose.
— de seigle.....	11,57	2,08	68,61	1,14	13,71	Moyenne. Avec 1,59 cellulose.
— d'orge........	11,38	1,53	71,22	0,59	14,83	Moyenne. Avec 0,45 cellulose.
— d'avoine......	9,65	3,80	69,55	1,33	14,21	Moyenne. Avec 1,46 cellulose.
— de sarrasin...	8,87	1,56	74,25	1,14	13,51	Moyenne. Avec 0,67 cellulose.
— de maïs......	7 à 12	7 à 4	60 à 68	1,1	17,4	»
— de riz........	5 à 6,4	0,8 à 4	78 à 83	0,68	14,4	»
Pain de froment frais.	7,0 à 9,3	0,85	46 à 55	0,6 à 1	33 à 40	Croûte : 22 à 25. Mie : 77 à 75 p. 100.
— — Moyenne.	7,06	0,46	52,56	1,09	35,59	Pain fin allemand. En outre : sucre, 4,02 et cellulose, 0,32.
Pain de seigle.......	6,11	0,43	46,94	1,46	42,27	En outre, sucre, 2,31; cellulose, 0,49.
Pain de seigle fait avec le grain complet (*Pumpernickel* allemand)............	7,59	1,51	41,87	1,42	43,42	En outre, sucre, 3,25; cellulose, 0,94.

Aliments.	Albuminoïdes.	Graisses.	Autres matières non azotées.	Sels.	Eau.	Observations.
I. GRAINES DE LÉGUMINEUSES.						
Haricots secs (entiers).	13,8 à 25	1,95	52,9 à 60 [1]	2,3 à 4	10 à 20	Balland.
— (Moyenne).	23,6	1,96	55,6	3,66	11,24	D'après divers (avec 3,88 cellulose).
Fèves sèches (Moyenne).	22 à 26	1,5	57,5	2,5	13,0	»
Lentilles sèches (Moyenne)	20,3 à 26,8	2,4 à 1,5	56 à 62 [2]	2 à 2,66	11 à 13	Balland.
Pois (Moyenne)	18,9 à 24,5	1,2 à 1,4	52,2 61,1 [3]	2,2 à 3,5	10,6 à 14	Id.
Pois (Moyenne)	23,15	1,89	52,7	2,6	13,92	Avec 5,6 cellulose p. 100.
Soja trispida jaune..	33,41	17,68	29,31	5,10	9,89	Moyenne. Avec 4,67 cellulose p. 100.
K. TUBERCULES.						
Pomme de terre moyenne [4]	1,3	0.15	20,0	1,0	76,0	Balland.
Pomme de terre de Hollande	1,83	»	»	»	77.9	Id.
Pomme de terre dite saucisse rouge	1,46	»	»	»	76,9	Id.
Pomme de terre royale bleue	1,56	»	17,3	»	72,8	Id.
Patates douces	1,50	0,3	16,5	2,6	67,5	Payen,
Manioc	1,17	0,4	28,3	0,65	67,6	Id.
L. LÉGUMES HERBACÉS; TIGES ET RACINES COMESTIBLES; CHAMPIGNONS.						
Betterave comestible.	1,34	0,14	8,90	1,14	87,50	Moyenne; J. Kœnig.
Betterave à sucre	1,27	0,12	14,40	0,82	82,25	Moyenne, id. Avec 1,14 cellulose.
Courge comestible	1,10	0,13	6,50	0,73	90,32	Moyenne.
Asperge	1,79	0,25	2,63	0,54	93,75	Moyenne. Avec 1,04 cellulose.
Chou-fleur	2,48	0,34	4,55	0,83	90,89	Moyenne. Avec 0,91 cellulose.
Chou cabus	1,89	0,20	4,87	1,23	89,97	Moyenne.

1. Non compris, 2,5 à 4,6 p. 100 de cellulose. — 2. Non compris, 3 à 3,5 p. 100 de cellulose. — 3. Non compris 3 à 3, 5 p. 100 de cellulose. — 4. Trois kgr. de pommes de terre fraiches, ou 1 200 gr. de pommes de terre frites, contiennent environ autant de matériaux amylacés et azotés que 1 kgr. de pain blanc.

Aliments.	Albuminoïdes.	Graisses.	Autres matières non azotées.	Sels.	Eau.	Observations.
Légumes (suite)						
Navets.............	1,54	0,21	8,32	0,91	87,8	Moyenne, J. Kœnig.
Bolet (*Boletus adulis*).	2,92	0,51	4,72	0,63	90,06	F. Ströhmer.
Agaric champêtre (État frais)........	3,74	0,15	3,51	0,48	91,28	Moyenne.
Champignons de cou-che...............	4,67	,4 à 0,20	3,13	0,46	91,0	
Champignons dits *cè-pes*..............	4,89	0,65	2,98	0,83	90,6	
Truffes noires.......	8,60	0,62	8,10	2,31	72,80	Moyenne, J. Kœnig.
Carottes............	1,23	0,30	9,17	1,02	86,79	Moyenne. Avec 1,49 cellulose.
Épinards.......... .	3,49	0,58	4,44	2,09	88,47	*Id.*
Salades (Endive).....	1,46	0,13	1,58	0,78	94,13	*Id.* Avec 0,62 cel-lulose.

M. Fruits huileux.

Aliments.	Albuminoïdes.	Graisses.	Autres matières non azotées.	Sels.	Eau.	Observations.
Amandes.....	24,2	53,7	9 à 7	2,9	5,4	66 p. 100 de déchets.
Noix (Moyenne)......	15,77	57,43	13,03	2,0	7,18	J. Kœnig.
Noisettes...........	17,41	62,60	7,22	2,49	7,11	*Id.*
Châtaignes	4 à 8	0,87	35,6	1,52	53,7	Moleschott.
Cacao (amande.)... .	8,88	67,0	12,44	1,81	5,81	4 p. 100 de cellulose.

N. Fruits sucrés ou acides.

Aliments.	Parties solubles dans l'eau					Parties insolubles		Observations.
	Eau.	Albuminoïdes.	Acides libres.	Sucres.	Corps pectiques.	Noyaux et enveloppes.	Cendres et pectoses.	
Pommes comesti-bles (Moyenne)..	84,79	0,36	0,82	7,22	5.42	1,51	0,49	0,2 environ cendres insolubles.
Id., maximums ...	89,0	0,59	1,88	10,68	»	3,79	1,03	0,5 environ cendres insolubles.
Mirabelles	79,4	0,38	0,53	3,97	10,07	4,99	»	R. Fresenius.
Reine-Claude	80,3	0,41	0,91	3,16	11,46	3,39	»	*Id.*
Pêches (Moyenne)..	80,0	0,65	0,92	4,48	7,17	6,06	»	Fresenius; Mur-gold.
Abricots (Moyenne).	81,2	0,49	1,16	4,69	6,35	5,27	»	*Id.*
Cerises (Moyenne)..	79,8	0,67	0,91	10,24	1,76	6,07	»	*Id.*
Poires (Moyenne)..	83,8	0,36	0,20	8,26	3,54	4,30	»	D'ap. J. Kœnig.
Fraises (Moyenne).	87,7	0,54	0,93	6,28	0,48	2,85	0,81	Avec 0,53 graisses.

Aliments.		Parties solubles dans l'eau				Parties insolubles		Observations.
	Eau.	Albuminoïdes.	Acides libres.	Sucres.	Corps pectiques.	Noyaux et enveloppes.	Cendres et pectoses.	
Raisins français ...	77 à 81	0,6	»	14 à 22	»	»	0,53	»
Raisins (Moyenne de cépages allemands)...	78,17	0,59	0,79	14,36	1,96	3,60	0,3	R. Fresenius; Neubauer.
Pruneaux	29,3	2,25	2,75	44,90	4,48	»	1,37	D'après J. Kœnig.
Poires tapées	29,4	2,07	0,84	29,48	4,47	6,87	1,67	En plus, 10,33 amidons.
Pommes tapées ...	27,9	1,28	3,60	43,65	4,84	4,99	1,57	Avec 5,56 amidon.
Raisins secs.......	32 »	2,42	2,52	54,56	»	1,72	1,21	»
Figues sèches... ..	31,2	4,01	»	49,79	»	»	2,86	»
Dattes —	»	0,2	»	61	»	»	»	Avec 0,51 graisses.

O. Liqueurs fermentées; Alcools.

Aliments.	Eau.	Alcool (en poids).	Extrait total.	Matières albuminoïdes.	Sucres.	Gommes.	Acides libres.	Cendres.	Observations.
Vin rouge Bordeaux.	»	7,80	2,56	0,27	0,30	»	0,57	0,248	Moyenne. En plus 0,73 glycérine.
Vin blanc — .	»	8,24	3,03	»	»	»	»	0,25	Moyenne. En plus 0,97 glycérine.
Vin rouge de Bourgogne..........	»	7,8	»	»	»	»	»	0,18	Moyenne. En plus; 0,70 glycérine.
Vin rouge du Midi (France)...	»	8,8	»	»	»	»	»	0,30	Moyenne. En plus, 0,6 à 1,0 glycérine.
Vin de Tokay......	»	9,03	23,6	»	19,73	»	0,51	0,71	Moyenne.
Vin blanc du Rhin.	»	8,0	2,60	»	0,20	»	0,81	0,23	Moyenne. Avec 0,85 glycérine.
Vin rouge du Rhin.	»	8,0	3,04	0,32	0,39	0,15	0,52	0,25	C. Neubauer.
Vin blanc Hongrie.	»	8,0	2,35	0,17	0,07	»	0,69	0,20	Moyenne. Avec 0,77 glycérine.
Cidre (Moyenne)...	»	2,92	6,35	»	1,72	»	0,37	0,26	J. Kœnig.
Bière légère (Moyenne).......	90,53	3,24	6,23	»	1,20	3,52	0,14	0,23	D'ap. J. Kœnig.
Bière moy. de garde.	90,10	3,93	5,79	0,71	0,88	3,73	0,15	0,23	Id. En plus, 0,165 de glycérine.
Bière allemande d'exportation	89,01	4,40	6,38	0,74	1,20	2,47	0,16	0,25	Id. Moyenne.
Ale..............	89,42	4,73	5,65	0,61	1,07	1,81	0,28	0,31	Id. Moyenne.
Cognac..........	»	37 à 48	0,16 à 0.5	»	»	»	0,012 à 0,08	»	»
Kirsch...........	»	38,6 à 42,4	»	»	»	»	0,4 à 1,8	»	Avec 3 à 15 milligrammes de CAzH par litre.

P. Autres aliments divers.

Aliments.	Albuminoïdes.	Graisses.	Autres matières non azotées.	Sels.	Eau.	Observations.
Chocolat en tablettes (Moyenne).........	6,18	21,02	54,40 sucre 4,40 amidon	1.89	1,89	Avec 0,67 théobromine.
Cassonade de canne à sucre..............	0,35	»	95,11	0,76	2,16	Avec 1,78 de sucre interverti et 0,30 gommes et acide.
Miel (Moyenne)......	0,76	»	74,64	0,25	30,6	3,7 mat. ext. non azotées.
Sucre d'amidon......	»	»	64,33	0,66	16,99	Dont, 18,02 substances organiques non transformées en sucre.

Décoction dans l'eau de :	Extrait sec.	Substances azotées.	Huile essentielle.	Subst. non azotées.	Cendres.
100 gr. de café brûlé....	25,50	3,12	5,18	13,14	4,06
100 gr. thé sec ordinaire.	33,64	12,38	»	17,61	3,65

Ces tableaux permettent de déterminer facilement la richesse d'une ration quelconque en principes nutritifs fondamentaux et de la calculer en calories. Ils mettent sous les yeux la composition moyenne de l'ensemble de nos aliments usuels, négligeant leurs variations et leurs parties accessoires que l'on fera connaître à propos de chacun d'eux.

Les données numériques ainsi synoptiquement réunies donnent lieu aux remarques suivantes :

Nos aliments nous fournissent les principes alimentaires fondamentaux en proportions très diverses :

Les *corps albuminoïdes* varient de 23 à 13 p. 100 dans les viandes de mammifères, d'oiseaux, de crustacés, de quelques poissons. Dans les légumes en grains, ils s'élèvent jusqu'à 25 p. 100, et au delà, ainsi que dans les viandes et poissons salés ou fumés. Ils vont même à 35 p. 100 dans le bouilli de bœuf ou de mouton. Ils varient de 15 à 44 p. 100 dans les fromages ;

On trouve de 13 à 8 p. 100 de substances protéiques dans les abats, les cervelles, les œufs, la chair de quelques poissons très gras, les huîtres, les farines de céréales, le pain;

Les *albuminoïdes* vont de 7 à 2 p. 100 dans le lait, le riz, les champignons, les fruits secs, amylacés ou gras;

Ils tombent à 3, et même 1,5 p. 100 dans quelques laits, ceux de femme et d'ânesse, dans le koumys et le kéfir, dans les pommes de terre, les choux, épinards, salades et champignons.

Les principes albuminoïdes restent au-dessous de 1 p. 100 dans la plupart des fruits acides ou aqueux, les boissons fermentées, le miel, le chocolat.

Les *corps gras* varient de 99 à 85 p. 100 dans les pannes, lards, graisses ordinaires, beurre, etc.;

De 62 à 45 p. 100 dans les amandes, les noix, les noisettes, le cacao, ainsi que dans le foie gras;

De 40 à 15 p. 100 dans les viandes très grasses, les fromages secs, le jaune d'œuf, beaucoup de poissons gras, le chocolat;

De 15 à 2 p. 100 dans les poissons en général;

De 8 à 2 p. 100 dans la chair des oiseaux, dans les abats, etc.;

De 4 à 1,8 p. 100 dans les viandes maigres de mammifères, d'oiseaux, de poissons, dans le gibier, le foie, le lait, dans la plupart des farines de céréales;

De 2 à 1 p. 100 et au-dessous, dans quelques poissons à chairs maigres, le sang, le pain, les légumes secs, les huîtres, etc.;

Ces graisses tombent au-dessous de 1 p. 100 dans les pommes de terre, patates, manioc, légumes verts.

Elles font défaut dans la plupart des fruits de rosacées et dans les liqueurs fermentées.

Les *hydrates de carbone* (sucres, amidons, et analogues) varient de 78 à 58 p. 100 dans les graines et farines de céréales;

De 57 à 46 p. 100 dans le pain et la plupart des légumes en grains;

De 28 à 16 p. 100 dans les pommes de terre, les patates, le manioc;

De 15 à 7 p. 100 dans les amandes, pommes, cerises, raisins, dans la plupart des légumes-racines, dans la truffe;

De 9 à 5 p. 100 dans beaucoup de fruits proprement dits, dans les champignons, la carotte, le navet, dans le lait;

De 4 à 1 p. 100 dans quelques champignons, légumes herbacés, salade, abats; dans les extraits de viande, dans presque tous les fromages;

De 1,2 à 0,5 p. 100 dans les œufs, la bière, le koumys, le kéfir, le beurre;

De 0,5 à 0,1 p. 100 dans la viande, le bouillon, les vins secs.

Les *sels minéraux* varient dans les matières animales de 0,02 (lait) à 5,7 p. 100 (fromage);

Dans les matières végétales ils oscillent de 0,5 p. 100 (fruits) à 5 p. 100 cacao.

Ces remarques sont intéressantes au point de vue des applications et de la constitution des divers régimes. Elles permettent de choisir dans ces aliments très variés ceux qui peuvent introduire, en plus grande abondance, dans l'économie tels ou tels des principes nécessaires; elles nous indiquent comment on peut faire disparaître, le plus possible, de l'alimentation certaines de ces substances : les graisses et les amylacés chez les obèses; les sucres et autres hydrates de carbone chez les diabétiques par exemple.

Pour le moment, nous tirerons de ces données cette conséquence immédiate que ce n'est pas dans la constitution chimique des aliments qu'il faut chercher le principe de leur classification. Sans doute, et d'une façon générale, on peut dire que les aliments animaux nous apportent surtout les substances protéiques ou plastiques, et les aliments végétaux, les hydrates de carbone ou principes calorigènes et respiratoires; mais d'une part, nous voyons les fruits des légumineuses, pois, fèves, lentilles, haricots, et ceux de quelques rosacées, comme les amandes, être plus riches en albuminoïdes que la viande elle-même; et d'autre part, celle-ci, par la graisse qui l'accompagne, peut constituer un aliment de calorification aussi puissant que les aliments végétaux riches en substances amylacées ou grasses.

Ce ne peut donc être de la constitution ou de la richesse en tels ou tels principes immédiats fondamentaux que nous devons nous inspirer pour classer les aliments. Nous tiendrons compte surtout de leur origine, nous conformant en ceci à l'usage général et aussi à diverses considérations théoriques. Nous avons, en effet, antérieurement montré que les principes protéiques ou plastiques ne jouissent pas d'une même valeur nutritive, d'une même assimilabilité, suivant qu'ils sont d'origine animale ou végétale : qu'une certaine quantité d'albuminoïdes empruntée à la viande des mammifères nourrit mieux que le même poids de composés protéiques fournis par les légumineuses, par exemple.

D'autre part, comme on le verra, suivant leur origine, chaque aliment tend à modifier les plasmas vivants et le fonctionnement de l'individu d'une façon qui lui est particulière : ceux d'origine animale en acidifiant les humeurs, modérant les oxydations, introduisant dans les plasmas des dérivés azotés excitants ou nuisibles ; ceux d'origine végétale au contraire, en alcalinisant ces plasmas, et leur apportant en abondance et sous forme assimilable, le fer, le phosphore, les alcalis, la chaux dont ils ont besoin. Cette remarque suffirait amplement pour maintenir la division des aliments en animaux et végétaux, quelle que soit leur richesse relative en matériaux protéiques ou ternaires.

En vertu de ces considérations, nous diviserons les substances alimentaires en *matériaux organiques* (viandes, lait, grains, légumes, etc.) et en *matériaux inorganiques* (eau, sel marin, sels divers).

Dans les aliments organiques nous étudierons :

1° Les *aliments organiques d'origine animale* : les viandes de mammifères, d'oiseaux, de poissons, de crustacés, de mollusques, et les dérivés de la viande ; les œufs et laitances ; les laits et les substances alimentaires qui en proviennent ; les corps gras de diverses origines.

2° Les *aliments organiques végétaux* comprennent, le pain et les farines diverses ; les légumes en grains ; la pomme de terre, le manioc, et autres racines comestibles ; les légumes herbacés ; les fruits proprement dits, doux, acides et huileux.

3° Les *aliments et condiments* aromatiques et sucrés comprenant : le café, le thé, la coca, le cacao ; les épices et les condiments divers.

4° Les *boissons alcooliques*, à savoir, le vin et les autres liqueurs fermentées : cidre, bière, alcool, etc.

5° Les *aliments minéraux*, c'est-à-dire les eaux potables ; le sel marin et les autres substances minérales servant à nous nourrir.

A propos de chacun de ces aliments nous aurons à faire connaître leur origine, leur composition, leurs caractères, leur rôle dans l'alimentation, et le mécanisme de leur activité.

X

LA VIANDE. — SA CONSOMMATION GÉNÉRALE.
LA CHAIR DES MAMMIFÈRES COMESTIBLES

L'homme s'est toujours nourri de fruits et de viande. Dès qu'il apparut sur le globe, il fit la chasse aux animaux et les dévora comme en témoignent les os brisés ou soumis au racloir de pierre des cavernes des temps quaternaires. Même de nos jours dans les pays les plus sauvages et les plus misérables, l'homme cherche à s'emparer des animaux, et à leur défaut, de l'homme lui-même, pour s'en alimenter.

A cette heure, les peuples civilisés les plus laborieux, les plus entreprenants, sont ceux qui mangent le plus de viande. Le taux de la consommation de cet aliment s'est élevé partout en Europe avec l'aisance et l'activité modernes. Avant la Révolution, le paysan français n'en mangeait presque pas. « D'après les rapports des intendants, dit Taine (*Origines de la France contemporaine*), le fond de sa nourriture est l'avoine ; dans l'élection de Troyes, le sarrasin ; dans la Marche et le Limousin, le sarrasin avec des châtaignes et des raves ; en Auvergne, le sarrasin, les châtaignes, le lait caillé et un peu de chèvre salée ; en Beauce, un mélange d'orge et de seigle ; en Berry, de l'orge et de l'avoine. Point de pain de froment ; point de viande de boucherie ; tout au plus, il tue un porc par an. »

En 1852, dans notre pays, la moyenne de la consommation en viande était déjà de 20 kg. par tête et par an. Elle monte aujourd'hui à 38 kg. Le citoyen anglais mange dans l'année 59 kg. de viande ou de ses dérivés. Voici la statistique que j'ai dressée de la consommation, *par tête et par an*, de l'en-

semble des aliments d'origine animale dans les diverses villes
de France[1] :

VILLES	ANNÉES	VIANDE DE BOUCHERIE	VIANDE DE CONSERVE. CHARCUTERIE	VOLAILLE ET GIBIER	POISSON	TOTAL DES ALIMENTS D'ORIGINE ANIMALE
Paris.......	1887	67^{kg},1	10^{kg},3	11^{kg},2	13^{kg},7	102^{kg},3
	1891	63 ,6	10 ,2	10 ,6	11 ,2	95 ,6
	1896	61	9 ,8	11 ,5	11 ,1	93 ,4
Lyon.......	1887	58	1	5 ,4	2 ,4	66 ,8
	1891	55	0 ,6	4 ,9	2 ,5	61 ,0
	1896	50	0 ,5	5 ,4	2 ,0	57 ,9
Bordeaux....	1887	64	2 ,5	13	8 ,3	88 ,4
	1891	57 ,6	3 ,4	10 ,2	9 ,3	79 ,5
	1896	56 ,4	4 ,8	12	9 ,0	82 ,2
Marseille	1887	54 ,7	1 ,5	3 ,4	6 ,8	61 ,9
	1891	49 ,4	1 ,3	2 ,7	6 ,0	59 ,4
	1896	45 ,2	1 ,4	2 ,9	5 ,5	55 ,0
Rouen......	1896	47 ,3	17 ,1	5 ,8	15 ,5	85 ,4
Le Havre...	1895	36 ,1	9 ,6	2 ,5	11 ,0	59 ,2
	1896	35 ,2	10 ,2	2 ,7	11 ,0	59 ,5

Ainsi, Paris consomme annuellement, par tête et par habitant,
environ 93 kg. de viande et autres aliments d'origine animale;
Rouen 85,4; Bordeaux 82,2; Lyon 57,9; le Havre 59,5 et Marseille 55 kg. La moyenne de ces six grandes villes, est de 72 kg.,
très supérieure à la consommation moyenne de la France entière,
qui n'est à cette heure que de 38 à 39 kg., soit 106 gr. de viande
fraîche par jour et par tête au lieu de 266 gr. que reçoit le
Parisien et que nous avons vu répondre à un taux normal. En
un mot on mange trop peu de viande dans nos campagnes,
et si l'on en consomme davantage dans les villes, là où il y a
le plus d'aisance, on en mange encore sensiblement moins
qu'en Angleterre, où la consommation des matières animales
n'est cependant pas exagérée, s'élevant seulement à 59 kg.,
en moyenne, alors que, dans la ville de Paris, elle monte à

---

1. D'après les Rapports officiels sur les services municipaux et les registres
des octrois des diverses villes citées dans ce tableau.

93 kg. par tête et par an, ce qui est bien loin d'être excessif comme je l'ai démontré.

De cette statistique, nous concluons qu'il est désirable que la consommation de la viande augmente, en général, sans atteindre cependant le taux élevé qu'elle atteint dans certaines familles aisées de Paris ou de Londres.

On remarquera que les tableaux précédents établissent que la consommation de la viande tend à diminuer en France depuis quelques années : à Paris elle est passée de 103 kg. par an et par tête, en 1887, à 93 kg. en 1896. A Lyon, elle est tombée de 67 kg. par tête et par an, à 58 kg.; à Marseille, de 66 à 55 kg. Il est fâcheux de remarquer, en même temps, qu'à mesure que diminue la quantité de viande consommée, celle de l'alcool a proportionnellement augmenté. Elle était de 2 litres 70 par tête et par an en 1870; de 3 litres 70 en 1885; elle est montée à 4 litres 07 en 1895; et sa consommation augmente encore beaucoup depuis. C'est là un état de choses doublement regrettable qu'entretiennent, au grand détriment de l'avenir national, une fausse conception des intérêts immédiats du fisc et nos regrettables mœurs politiques actuelles.

Nous avons vu que la viande est par excellence l'aliment du travailleur; à celui-ci, il semble manquer, dans notre pays, environ 100 à 110 gr. de viande par 24 heures, si l'on se fonde sur les observations concluantes du régime adopté par les Administrations et par les collectivités ouvrières qui fournissent le maximum de travail par jour. Or, partout où l'ouvrier manque de viande, il boit de l'alcool; c'est une remarque faite avant nous par Liebig, et sur laquelle nous aurons plusieurs fois à revenir. Pour le moment, il nous suffit d'avoir montré que, dans nos grandes villes, la consommation de l'alcool augmente, en effet, à mesure que diminue la consommation de la viande.

La chair musculaire est le principal aliment emprunté par l'homme au règne animal. Nous parlerons plus loin de celle des oiseaux et des poissons. La viande dite *de boucherie*, qui fait le sujet principal de ce chapitre, provient surtout du bœuf, du veau et du mouton. Ces animaux en fournissent près des deux tiers de leur poids vif. On admet du reste que la viande mise en vente contient pour 100 parties, de 8 à 23 parties d'os et d'aponévroses, de 4,5 à 13 parties de graisses, et de 64 à 83 parties de chair musculaire proprement dite, y compris la graisse intersticielle des faisceaux musculaires, de sorte qu'en moyenne, par kilogramme de viande de boucherie, on peut compter :

Os et aponévroses...................	200
Tissus adipeux....................	90
Chair proprement dite..............	710
	1 000

Ces renseignements pratiques ont leur importance pour le calcul de l'alimentation et du régime.

Quelle que soit son origine, la chair musculaire de bonne qualité doit être d'un rouge vif, ferme, élastique, grenue au doigt et d'un grain serré, d'une odeur fraîche et douce. Lorsqu'on la tranche, elle laisse suinter, par pression, une minime quantité d'un suc rouge clair, très faiblement acidule au tournesol. Sur la coupe de la bonne viande se voient de fines arborisations qui proviennent, chez les animaux bien nourris, de l'infiltration du tissu musculaire par la graisse. Elles donnent à ces viandes, généralement excellentes lorsqu'elles présentent ce caractère, un aspect marbré ou persillé de blanc sur rouge vif.

La viande possède une densité de 1,055.

Les principes albuminoïdes forment la presque totalité de la matière utilisable du muscle séparé de son tissu adipeux.

Traitée par l'eau, la chair musculaire laisse une *partie insoluble a*, et donne une *partie soluble b*.

a. La *partie insoluble* est elle-même composée de trois substances principales, la *myosine*, la *myostroïne* et l'*osséine*. La première, la *myosine*, principe albuminoïde de la classe des globulines, forme des 8 à 11 centièmes du poids du muscle frais. Elle provient de la coagulation, après la mort, de la substance sirupeuse et homotrope qui forme, durant la vie, la partie claire des fibrilles contractiles des muscles striés. C'est une substance insoluble dans l'eau, azotée et sulfurée, de composition protéique ($C = 52,5$; $H = 7,0$; $Az = 16,7$; $S = 1,5$). Elle se dissout, quoique lentement, dans les solutions aqueuses de sels neutres alcalins à 5 ou 10 p. 100 (nitrates ou chlorures), donnant ainsi des liqueurs coagulables vers 60-70° et précipitables par un excès de chlorure de sodium ou de sulfate de magnésie. La myosine se dissout aussi dans de l'eau contenant 1 millième à 1/2 millième d'acide chlorhydrique qui la transforme en *syntonine*.

Elle est aisément digérée, même *in vitro*, par le suc gastrique.

La *myostroïne* qui accompagne la myosine et qui est insoluble comme elle, varie pour la viande des animaux adultes entre 4 et 5 p. 100 du poids du muscle frais. C'est elle qui constitue les stries obscures des fibrilles des muscles rouges. Elle est formée d'une ou plusieurs nucléoprotéides, et diffère de la myosine par son insolubilité dans l'acide chlorhydrique au millième. Rappelons ici que les nucléoprotéides, que l'on rencontre surtout dans les noyaux des jeunes cellules ou dans les parties des protoplasmas condensés autour de ces noyaux, sont des substances albuminoïdes phosphorées, que l'eau aidée des acides ou la digestion pepsique, dédouble en albuminoïdes et *nucléines*. Ces dernières se transforment elles-mêmes dans le petit intestin, par une hydrolyse plus avancée, en peptones et *acides nucléiniques*, acides encore très compliqués, propres à se dissocier, en se simplifiant à leur tour par hydratation, en acide orthophosphorique, thymine, hydrates de carbone et corps de la série purique (guanine, adénine, cytosine, acide urique, etc.). C'est par la myostroïne que le muscle fournit du phosphore à l'économie en même temps qu'elle lui apporte les radicaux qui, par simples dédoublements hydrolytiques, apparaîtront, sous forme d'acide urique et autres composés puriques jouant un grand rôle dans les troubles de la santé lorsque leur élimination devient imparfaite.

L'*osséine* forme dans le muscle les sarcolemmes et les membranes interfibrillaires qui, par coction avec l'eau, se transforment en gélatine apte à donner la *gelée de viande* en se coagulant à froid.

b. La *partie albuminoïde soluble dans l'eau* de la chair musculaire comprend elle-même deux substances formant ensemble à peine 2 à 3 p. 100 du poids de la viande fraîche : une albumine et une peptone.

L'albumine musculaire ou *myoalbumine* qui ne représente que 1 p. 100 environ du poids total du muscle, peut s'en extraire par l'eau froide. Elle se coagule par la chaleur. C'est elle qui forme les écumes du bouillon de viande, écumes que l'on rejette en général. Quant aux peptones, on en trouve toujours une certaine proportion dans la chair la plus fraîche, environ 1 à 2 p. 100. Leur quantité augmente à mesure que l'on conserve la viande, celle-ci se digérant elle-même, ou, comme on le dit, *s'attendrissant*, avant qu'elle ne soit envahie par les ferments putrides. L'attendrissement de la viande est donc une sorte d'autodigestion. Dans certaines conditions, elle peut faire passer à l'état soluble jusqu'à 12 p. 100 de la matière musculaire en partie transformée en une albumine soluble, mais coagulable, en partie peptonisée. J'ai fait en même temps l'observation qu'au cours de cette transformation, il apparaît en même temps, une faible quantité d'une substance analogue à la caséine.

Quand on reprend par de l'eau froide la chair musculaire, hachée ou râpée, on laisse donc à l'état insoluble la myosine, la myostroïne, les aponévroses et les graisses, mais on dissout les petites quantités de myoalbumine et de peptones qu'elle contient, en même temps qu'une petite quantité d'une matière colorante rouge identique ou très analogue à celle du sang, et diverses substances solubles dans l'eau froide : lécithines, leucomaïnes ou bases musculaires, inosite, glycogène, acides lactiques, sels minéraux divers. Toute cette partie soluble (les albuminoïdes retranchés) représente à peine 2 à 3 p. 100 du poids de la viande. Les sels minéraux solubles (environ 0,5 à 0,7 p. 100) sont principalement composés de chlorure de potassium avec très peu de chlorure de sodium, une trace de sulfates, mais surtout un excès de phosphate de potasse. Il reste dans la viande, épuisée par l'eau froide, la myosine, la myostroïne, les aponévroses, tendons et graisses, et 0,5 p. 100 environ de sels insolubles formés de phosphate de chaux, de magnésie et de fer.

Les matériaux constitutifs principaux de la viande de mammifères, privée d'os et de tissus adipeux, sont dans les rapports suivants calculés pour 100 parties :

Myosine......................	8	à	11	
Myostroïne	4	à	5	Moyenne des albu-
Osséine et peptones.........	2	à	3	minoïdes : 18,5 p. 100.
Myoalbumine...............	1,5	à	2,5	
Matières extractives..... ...	2	à	3	
Sels solubles...............	0,5	à	0,8	
Sels insolubles............	0,3	à	0,5	
Eau......................	74,5	à	78	

Le tableau suivant donne la composition de la chair musculaire fraîche de divers animaux comestibles, après qu'on a enlevé les paquets de tissu adipeux interposés aux couches musculeuses.

Composition de la chair des mammifères usuels.

	POUR 1000 PARTIES EN POIDS DE MUSCLE FRAIS					
	Mammifères en général	Bœuf	Bœuf (A. Gautier)	Veau	Mouton (A. Gautier)	Porc
a. — Eau..... ..	600 à 783	600 à 780	747	723	749,2	474 à 725
b. — *Matières organiques*						
Myosine.........	35 à 106	175	109,6	146	83,1	168
Myostroïne	78 à 161		43		44,9	
Elastine, kératine, substances indigestibles...	»	»	2,4	»	8,6	»
Myoalbumine ...	27 à 32	22	30,6	26	33,2	20 à 88
Corps gélatinisant et peptones préexistantes...	»	13	22,4	16	13,3	8 à 50
Graisses.........	35 à 160	12 à 124	19,7	74	52,3	68 à 373
Glycogène	4 à 5	»	3,8	»	4	»
Créatine........	2	»				
Corps xanthiques.........	0,4 à 0,7	»		4		
Acide inosique..	0,1	»				
Taurine.........	0,7 (cheval)	»	9,7		4,9	»
Inosite.........	0,03	»				
Acide lactique..	0,4 à 0,7	»		0,7		
Matières extractives inconnues.	»	»				
c. — *Matières minérales*						
Solubles........		19 à 20	6,5	13,3	6,0	7,2 à 11,5
Insolubles			4,4		6,5	
Contenant :						
Acide phosphorique (P^2O^5).....	3,4 à 5	»	»	»	»	»
Potasse (K^2O)...	2,9 à 5	»	»	»	»	»
Soude (M^2O).....	0,2 à 0,8	»	»	»	»	»
Chaux	0,7 à 0,16	»	»	»	»	»
Magnésie........	0,2 à 0,45	»	»	»	»	»
Chlore..	0,1 à 0,7	»	»	«	»	»
Fe^2O^3...	0,03 à 0,10	»	»	»	»	»
Soufre total (dosé en sulfate)....	0,03 à 0,1	»	»	»	»	»

Pour 100 parties de cendres de chair de bœuf, veau ou mouton, la composition minimum, maximum et moyenne, d'après les analyses de E. Wolff (Berlin, 1871 et 1888), a été de :

	Minimum.	Maximum.	Moyenne.
K^2O	25	48,9	37,04
Na^2O	0,0	25,6	10,14
CaO	0,9	7,5	2,42
MgO	1,4	4,8	3,23
Fe^2O^3	0,3	1,1	0,44
P^2O^5	36,1	48,1	41,20
SO^3	0,3	3,8	0,98
Cl	9,6	8,4	4,66
SiO^2	0,0	2,5	0,69

Dans les cendres du muscle, l'acide phosphorique est uni pour les deux tiers à la potasse; une autre partie, provenant des nucléines, rend ces cendres acides au papier de tournesol. L'acide sulfurique qu'on y trouve vient surtout du soufre des albuminoïdes.

La viande, aussi bien du reste que les graisses, n'a pas le même goût, la même composition, ni la même valeur nutritive et vénale pour les diverses masses musculaires. Dans la pratique, il a donc fallu, à ce point de vue, classer et nommer les diverses portions d'un même animal; nous donnons ici (*fig. 1 et légende*) l'indication et le nom des principales, telles que le détaillant les distingue, les découpe et les met en vente à des prix fort différents pour chacune d'elles.

Voici du reste des exemples de la composition de ces diverses parties d'après Ch. Mène :

Composition centésimale de diverses parties d'un même bœuf.

	Épaule	Culotte	Aloyau	Gite à la noix	Entre-côte	Filet	Faux filet
Eau	70,83	72,50	74,60	68,91	72,10	71,20	71,40
Albuminoïdes solubles [1]	3,09	3,65	2,50	4,05	4,73	2,01	2,71
Tendons et membranes [2]	15.21	10,49	13,53	13,53	10,10	11,46	8,18
Matières collagènes et pertes	6,33	7.18	3,01	8,45	5.71	4,712	6,10
Matières grasses	3,08	5,16	5,42	4,16	6,41	9.86	9,60
Sels minéraux	1,45	1.01	0,92	0,90	0,95	0,750	2,01
dont $P^2O^5 =$	0,42	0,19	0,33	0,30	0,29	»	0,21
Moyenne de $P^2O^5 = 2,9$.							
Azote total pour 100 p.	4,41	3,55	30,6	5,11	3,35	3,51	4,51

1. Partie de la chair musculaire soluble dans l'eau froide additionnée d'un millième de HCl. — 2. Parties résistant à l'eau étendue de HCl, puis à la coction.

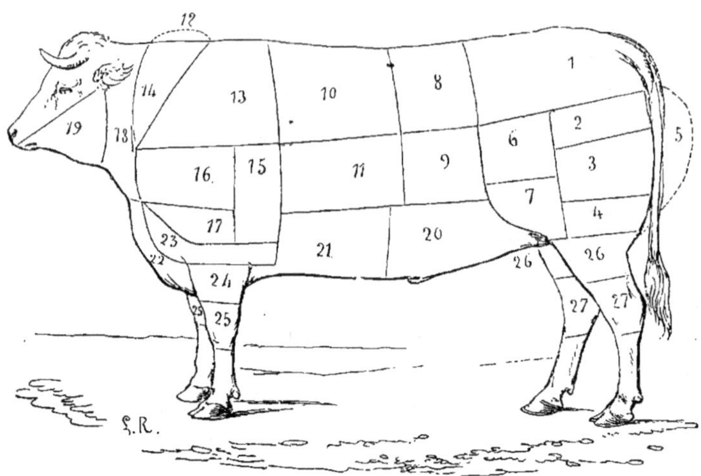

Fig. 1. — *Nomenclature usuelle des diverses parties charnues comestibles du bœuf.*

1. Culotte.
2. Tranche du petit os.
3. Milieu de gîte à la noix.
4. Derrière de gîte à la noix.
5. Tendon de tranche (partie intérieure).
6. Tranche grasse (partie intérieure).
7. Pièce ronde (partie intérieure).
8. Aloyau avec filet.
9. Bavette d'aloyau.
10. Côtes couvertes, côtes à la noix (dessous de l'épaule, partie intérieure).
11. Plat de côtes ou plates côtes.
13. Derrière de paleron.
14. Talon de collier.
16. Milieu de macreuse dans le paleron.
17. Boîte à moelle dans le paleron.
18. Collier.
19. Plat de joue.
20. Flanchet.
21. Milieu de poitrine.
24. Gîte de devant.
26. Gîte de derrière.
27. Crosse du gîte de derrière.

Composition des diverses parties de viande d'un même veau (pour 100).

	Épaule	Rouelle	Collet	Poitrine	Côtelette
Eau.............................	76,57	72,50	75,21	69,66	76,26
Albuminoïdes solubles [3]...............	2,01	2,03	1,49	1,53	1,33
Tendons et membranes...............	3,09	8,14	2,20	6,49	6,72
Matières collagènes et pertes [4].......	13,00	13,11	13,83	13,12	12,51
Matières grasses.....................	3,62	2,68	6,18	7,42	5,12
Sels minéraux......................	1,71	1,54	1,08	1,78	1,67
dont P^2O^5 =	0,11	0,12	0,07	0,10	0,07
Moyenne de P^2O^5 = 0,9.					
Azote total pour 100 parties.........	2,92	3,12	2,30	2,30	2,52

1. Partie de la chair musculaire soluble dans l'eau froide additionnée d'un millième de HCl.
2. Parties résistant à l'eau étendue de HCl puis à la coction.

La moyenne d'un grand nombre d'analyses centésimales de viande de bœuf et de veaux, gras et maigres, a donné, d'après J. Kœnig [1] :

	BŒUF			VEAU	
	Viande très grasse	Viande moyenne	Viande maigre	Viande grasse	Viande maigre
Eau............	53,01	72,03	76,37	72,31	78,84
Substances azotées............	16,75	20,96	20,71	18,88	19,86
Graisses....................	29.28	5,41	1,74	7,41	0,82
Matières extractives non azotées.	»	0,46	»	0,07	»
Sels minéraux................	0,92	1,14	1,18	1,33	0,50

Pour ce qui est du mouton, voici d'après Mène la composition des parties comestibles les plus usuelles de cet animal :

Composition des diverses parties de viande d'un mouton (pour 100).

	Gigot	Épaule	Côtelette	Cou
Eau....................	75,50	75,70	75,50	74,53
Albuminoïdes solubles [2]............	3,82	4,14	3,54	3.25
Tendon et membranes [3]............	10,28	9,75	10,50	11,54
Matières collagènes et pertes	0,15	0,14	0.28	0,85
Matières grasses....................	8,76	9.03	8,55	8,52
Sels minéraux....................	1,47	1,26	1,62	1,32
dont $P^2O^5 =$	0,065	0,078	0,180	0,090
Azote total......................	1,68	1,99	1.69	1,57

La composition moyenne de la viande de mouton, d'après les nombreuses analyses de J. Kœnig et Mütschler, Moser et Meisl, O. Atwater, Méne, Petersen, etc., est la suivante :

	Mouton très gras.	Mouton moyen.
Eau..........................	53,31	75,99
Substances azotées (spécialement albuminoïdes).	16,62	17,11
Corps gras..........................	28,61	5,77
Substances extractives non azotées............	0,54	»
Sels minéraux..........................	0,93	1,33

1. *Loc. cit.*
2. Partie de la chair musculaire soluble dans l'eau froide additionnée d'un millième de HCl.
3. Parties résistant à l'eau étendue de HCl puis à la coction.

La composition moyenne de la viande de porc gras et de porc maigre est d'après J. Kœnig :

	Porc gras.	Porc maigre.
Eau	47,40	72,57
Substances azotées	14,54	20,25
Graisses	37,34	6,81
Matières extractives non azotées	"	"
Cendres	0,72	1,10

Les diverses parties de la viande de ce précieux animal n'ont pas la même composition, comme le montre le tableau suivant emprunté à Mène :

Composition des diverses parties de viande de porc (pour 100).

	Jambon	Jambon-neau	Côte-lettes	Filet	Plate-côte
Eau	69,60	69,32	73,00	73,15	74,11
Albuminoïdes solubles [1]	8,80	3,77	2,08	2,12	3,01
Tendons, kératines, membranes[2]	7,10	7,15	10,46	6,00	12,80
Matières collagènes et pertes	10,07	13,55	4,85	9,20	1,94
Matières grasses	8,28	5,11	8,65	8,42	7,15
Sels minéraux	1,14	1,10	0,95	1,10	0,99
Azote total	3,14	3,70	2,16	2,52	2,85

A la lecture de ces divers tableaux, d'autant plus expressifs qu'ils traduisent les moyennes d'un grand nombre d'analyses, on remarque 1° la richesse relative de la viande de bœuf en azote par rapport à celle de veau et de mouton et même de porc; 2° la variation des corps albuminoïdes solubles dans l'acide chlorhydrique au 1000ᵉ et celle des résidus indigestibles suivant les diverses portions d'un même animal, sans que le sens de ces variations caractérise aucunement l'idée que nous nous faisons généralement de la digestibilité, facile ou difficile, ou de la finesse de telle ou telle partie. Ainsi, chez le bœuf, les tendons, aponévroses, etc., s'élèvent, d'après ces analyses, à 11,4 dans le filet et à 8,18 seulement dans le faux-filet. 3° Dans toutes les viandes, les matières grasses sont très variables à la fois en quantité et en qualité. On y reviendra. 4° Dans la viande de bœuf, l'acide phosphorique peut varier du simple au double (faux-filet, 2,1 ; épaule, 4,2) et plus encore dans la viande de mouton.

En même temps que les viandes diffèrent de composition,

1 et 2. Mêmes remarques que pour les tableaux ci-dessus.

suivant les parties de l'animal, elles diffèrent aussi de sapidité. Pour une même bête, les saveurs du filet, du faux-filet, du gigot, de l'aloyau sont différentes comme tout le monde le sait. C'est que le goût des viandes tient moins à leurs matières albumineuses qu'aux parties solubles extractives qui les accompagnent, à leurs corps gras spéciaux, aux hydrates de carbone, etc., et surtout aux modifications que la cuisson imprime à ces substances. Cette saveur s'accentue là où les graisses, les acides gras et les corps phosphorés sont plus abondants. Les matières dites *extractives*, telles que la créatine et les leucomaïnes analogues, ne contribuent à la sapidité des viandes que pour une faible part en raison de leur goût légèrement amer ; mais on ne saurait dire qu'elles relèvent et améliorent la saveur de la chair musculaire, car celle des animaux forcés ou surmenés, qui en est très riche, n'est pas agréable. L'impression que la chair musculaire produit sur les papilles gustatives est surtout due à des matières peu connues fournies à l'animal par son alimentation. Le pâturage au pré, dans les prés salés ou à l'étable avec le foin parfumé de certaines régions, améliore beaucoup la viande.

La chair qui provient des animaux jeunes (veaux, agneaux, chevreaux, etc.), nourris de lait seulement, possède un goût spécial différent de celui de l'animal adulte et que le rôtissage développe beaucoup.

Les animaux engraissés avec des drêches, choux, navets, tourteaux oléagineux, avec les résidus de boucherie ou du poisson, donnent une viande de qualité inférieure et de goût souvent très désagréable. Tout le monde connaît la saveur délicate des grives et merles tués en automne dans les pays où, comme en Corse, abondent les baies de genièvre, et le goût de marée de certaines espèces de palmipèdes (canards, macreuses) qui se nourrissent surtout de poissons. Les animaux de basse-cour, en particulier la poule, la dinde, etc., fournissent une viande très succulente et parfumée, lorsqu'on ne leur donne que du grain, surtout du riz. Ces mêmes animaux ont au contraire une chair de saveur détestable, si l'on fait entrer le tourteau ou la chair musculaire dans leur alimentation comme il arrive pour la volaille élevée avec les déchets des grandes villes.

La chair des animaux châtrés, quelle qu'en soit l'espèce, est d'ordinaire plus succulente et plus grasse : on connaît le goût des viandes de bœuf comparées à celles du taureau ; celles du chapon et de la poularde, par rapport au coq et à la poule ordinaire. On sait aussi que les animaux en chaleur, vache, taureau, bouc, bélier, etc., fournissent une viande médiocre ou mauvaise dont le goût rappelle fortement l'odeur de l'animal.

Chevreul a depuis longtemps établi que l'engraissement rapide et intensif des animaux de boucherie enrichit leurs matières grasses surtout en principes facilement fusibles (oléine) ; leurs viandes sont plus tendres, mais moins savoureuses, moins nutritives, moins stimulantes, plus riches en principes aptes à gélatiniser par la coction. J'ai fait aussi la remarque que ces viandes sont relativement plus pauvres en myosine syntonisable sous l'influence de l'acide chlorhydrique au millième qui n'en liquéfie qu'une bien moindre partie. Par leur goût et leur efficacité nutritive plus faible, elles se rapprochent de la viande de veau.

La meilleure viande de boucherie est celle des bœufs engraissés au pacage et âgés de sept à neuf ans.

Voici du reste, d'après Von Bibra, quelques données relatives à la composition centésimale de la viande de veau jeune, de veau plus âgé, et de bœuf jeune ou âgé :

	Veau de 4 semaines.	Veau de 1 an.	Jeune bœuf.	Vieux bœuf.
Myosine, vaisseaux, nerfs...........	15,00	16,20	14,94	17,50
Albuminoïdes solubles coagulables.	3,20	2,60	1,29	2,20
Matières collagènes................				
Matières extractives...............	2,10	3,00	5,71	3,10
Graisses				
Eau et pertes.....................	79,60	78,20	78,06	77,50
	99,90	100,00	100,00	100,30

Comme on le voit, la myosine et les matières extractives du muscle augmentent avec l'âge, tandis que l'eau diminue, ainsi que les parties albumineuses solubles à froid et coagulables. L'extrait de la chair des jeunes animaux s'élève jusqu'aux 14 centièmes du poids de la viande, alors qu'on en trouve à peine 1 à 3 centièmes dans celle des animaux âgés. On connaît aussi la différence de saveur des viandes d'animaux du même âge suivant qu'ils ont été ou non exclusivement nourris de lait.

Plus riche en principes résistants à l'action des sucs acides, plus pauvre en myosine, plus chargée de nucléines, la viande de veau, contrairement à l'opinion assez généralement admise, sera donc de digestion plus difficile que celle de bœuf de bonne qualité. Les expériences de Penzoldt sur la digestibilité semblent bien confirmer ces vues (voir p. 36), quoiqu'il faille toujours tenir compte de la susceptibilité particulière et des habitudes de chaque estomac.

La viande des animaux jeunes, moins riches en extraits azotés excitants, et celle des oiseaux de basse-cour, le poulet, la dinde, et en général les viandes dites *viandes blanches*, passent cependant pour être de plus facile digestion.

La chair de veau laisse sensiblement plus de cendres que celle de bœuf, et ces cendres sont aussi plus acides en raison de l'acide phosphorique provenant de l'oxydation du phosphore organique des nucléines et des autres corps phosphorés plus abondants. En voici une analyse centésimale, d'après Staffel [1], déduction faite du chlorure sodique :

Phosphate bibasique de potasse		68,05
— — de soude		5,66
— — de chaux		3,72
— — de magnésie		6,24
Acide phosphorique libre		15,10
— silice		0,20
Oxyde ferrique		0,30
Perte		0,73
		99,27

En revanche les cendres de chair de bœuf contiennent 1 pour 100 au moins d'oxyde de fer.

Nous avons parlé jusqu'ici surtout des viandes de bœuf, de veau et de mouton; celle du *porc*, dont nous donnons la composition p. 106, entre aussi pour une large part dans l'alimentation. Elle est très populaire en Allemagne. Chez nous beaucoup de familles de paysans ne mangent que la viande salée ou fumée du porc qu'elles engraissent chaque année grâce aux résidus de la ferme. Au point de vue de sa composition, la viande fraîche de porc ne s'éloigne pas sensiblement de celle de bœuf ou de veau, mais cette chair est plus compacte, surtout plus grasse qu'elles, et paraît plus difficile à digérer pour quelques

1. Citée par J. Liebig, *Lettres sur la Chimie*, p. 213.

estomacs. La chair de porc est à la fois ferme et savoureuse. Elle demande une bonne cuisson, et une lente mastication. Nous verrons, à propos du régime chez les albuminuriques, qu'elle possède une qualité remarquable, celle de s'assimiler plus facilement, de fatiguer peu le rein du malade, et, dans les cas d'albuminurie ou de congestion hépatique, de laisser passer par le rein le minimum d'albumine.

Nous terminerons ce chapitre en donnant encore quelques renseignements sur les autres viandes de mammifères de consommation moins courante.

La *viande de cheval* est aujourd'hui entrée dans les habitudes du peuple, surtout dans les grandes villes. Elle est vendue en grande quantité à cause de son bas prix, Paris mange annuellement environ 10 000 chevaux, ânes ou mulets.

La viande de cheval a la valeur alimentaire de la viande de bœuf si l'animal a été bien nourri, n'a pas été surmené, et n'est pas trop âgé. Sa saveur rappelle à la fois celle de la viande de bœuf et de la viande de chevreuil avec un léger goût douceâtre dû à sa richesse exceptionnelle en glycogène et glycose.

Voici un tableau de la composition moyenne de cette viande :

Eau	74,27
Substances azotées	21,71
Graisse	2,55
Substances non azotées	0,46
Matières minérales	1,01

La chair de mulet ressemble assez à celle de bœuf, mais elle est d'un goût musqué. Celle d'âne est remarquable par sa saveur agréable, rappelant le gibier. Elle est généralement tendre et très nutritive.

La *chair de chevreuil* est assez connue pour n'avoir pas besoin qu'on la recommande. Son goût diffère sensiblement de celui des viandes des animaux domestiques, comme diffèrent celui de toutes les bêtes, sauvages ou non, qui n'ont pas été privées de leur sang par la saignée de l'animal[1].

---

1. Il est très intéressant de comparer le goût de la chair de poulet tué par hémorragie, ou tué d'un coup de fusil. Dans ce second cas, le sang reste dans les vaisseaux de l'animal et communique à la chair un goût de vénerie et une teinte foncée qui en fait une sorte de gibier. On sait aussi la différence de goût du canard tué par étouffement ou par décapitation.

Voici deux analyses de chair de chevreuil dues à Von Bibra.

	POUR 100 PARTIES	
	Jeune chevreuil.	Chevreuil adulte.
Fibres musculaires, avec vaisseaux et nerfs.	16,81	18,00
Albuminoïdes solubles....................	1,96	2,30
Matières extractives......................	4,75	2,80
Graisse.................................	0,50	»
Eau et perte............................	75,98	78,83

On le voit, cette chair (et en général celle de tout gibier) est plus pauvre en graisse que celle des animaux domestiques, et aussi plus riche en matières extractives où domine la créatine.

La chair de renne, qui arrive aujourd'hui assez abondamment sur le marché de Paris, tient le milieu entre celle de chevreuil et celle de bœuf.

Certaines sortes de chiens sont engraissés par les Chinois pour la boucherie. Au dire d'Irving, des chiens étaient élevés dans le même but par les Indiens du haut Missouri (*Astoria*, Paris, 1886, p. 122). Lewis et Clarke, dans leur longue exploration de cette contrée (1804-1807) racontent s'en être longtemps nourris. Nansen a été obligé de manger ses chiens dans sa fameuse expédition au pôle Nord; et tous ceux qui ont subi le siège de Paris savent que la viande des chiens de rue s'est montrée suffisamment nourrissante et a rendu des services. Il faut seulement rejeter les viscères et la graisse de ces animaux, laisser mariner leur chair dans le vinaigre et les épices, et la soumettre à une cuisson suffisante avant de s'en alimenter.

Nous allons examiner maintenant les formes sous lesquelles on consomme la viande des mammifères, en général, et le résultat de diverses préparations qu'on lui fait subir.

XI

Avant d'étudier les viandes comestibles que fournissent à l'homme les oiseaux, les poissons, les reptiles, les crustacés, etc., nous examinerons les modifications et transformations que font subir aux chairs de mammifères les plus usuelles, la cuisson et les pratiques diverses du salage, du boucanage, de l'exsiccation, etc. A la suite nous décrirons les préparations courantes dérivées de ces viandes : bouillons, extraits, poudres, etc.

Viande crue. — La viande crue constitue un excellent aliment, quoiqu'elle paraisse bien rarement sur nos tables sous cette forme. La cuisson, utilisée par l'homme de temps immémorial, a pour effets, d'une part, de donner à la viande un arome ou parfum qui excite l'appétence et provoque la sécrétion du suc gastrique, de l'autre, de détruire les spores, germes et parasites divers qui peuvent exister sur ou dans les viandes et les rendre malsaines.

Mais à côté de ses avantages, la coction, par rôtissage ou par action de l'eau bouillante, présente aussi ses inconvénients. Elle modifie les parties coagulables de la chair musculaire et les rend plus difficilement assimilables : ainsi des chiens nourris avec des os crus concassés ou pulvérisés peuvent supporter ce régime durant des mois sans perdre de poids ni paraître en souffrir, tandis qu'ils ne résistent pas plus de cinquante à soixante jours et meurent d'inanition si on essaye de les nourrir avec ces mêmes os préalablement cuits.

Le second inconvénient de la cuisson c'est qu'elle détruit les zymases ou ferments naturels de ce précieux aliment et fait disparaître l'activité spécifique indéniable de ces ferments aptes à faire renaître l'excitation stomacale et les forces de bien des malades qui ne sauraient s'alimenter de viande rôtie, même saignante. La viande crue est l'aliment qui convient le mieux aux estomacs très délicats, aux tuberculeux, tabétiques, chlorotiques, même à beaucoup d'enfants qu'on est obligé de sevrer prématurément ; mais il faut savoir la choisir et l'employer avec méthode.

Il faut s'adresser à la viande de mouton plutôt qu'à celle de bœuf qui peut contenir des œufs de botriocéphale, encore moins à celle de cochon qui est trop ferme et qui peut transmettre divers parasites, entre autres la trichine et le cysticerque de la ladrerie.

La viande, destinée à être mangée crue, doit être bien privée de graisse, râpée et pulpée avec le tranchant d'un bon couteau *et non pas hachée*. Par raclage, on laisse de côté la majeure partie des aponévroses, les tendons, etc. On peut avec cette pulpe faire des boules de la grosseur d'une amande, soit directement et sans autre addition, soit après avoir légèrement salé la viande, l'avoir additionnée d'un peu de cognac, de rhum, de sucre ou de jus de rôti froid. Ces boules de pulpe de viande *doivent être avalées, par le malade, sans les mâcher*, condition importante pour les estomacs très délicats qui, dans ces conditions acceptent jusqu'à 150 gr. de cet aliment à la fois, alors même qu'ils seraient sans appétit et dégoûtés de tout, et de la viande en particulier. La viande crue ainsi absorbée est de digestion facile. Elle possède une activité spécifique remarquable chez les consomptifs, les chlorotiques, les anémiés, les enfants débiles et beaucoup de malades dont elle réveille les fonctions.

Suc de viande fraîche. — Si l'on soumet la viande fraîche hachée à l'action d'une forte presse (25 kg. par centimètre carré) elle fournit de 33 à 40 p. 100 d'un sérum rougeâtre, filtrable à travers le papier Joseph. Si la viande a été préalablement congelée on peut obtenir jusqu'à 50 p. 100 de ce sérum. C'est celui que M. Ch. Richet conseille aux consomptifs [1]. Il est peu sapide,

---

1. Il appelle cette méthode *zomothérapie*. Un adulte devrait prendre, pour en retirer les bons effets, plus d'un litre par jour de cette liqueur sanguinolente. Elle doit être conservée dans la glace. Je l'ai essayée sur les malades aux hautes doses indiquées par MM. Richet et Héricourt. Je dois dire qu'elle ne m'a pas donné de résultats bien sensibles.

de réaction amphotère, très rapidement altérable. On peut en boire *lorsqu'il est bien frais* 1 kg. et plus par jour. Les acides minéraux coagulent ce suc. Il se trouble déjà sans se décolorer à une température de 46° prolongée (*A. Gautier*), et la coagulation se poursuit ainsi continuellement jusqu'à 78° et 80°. On précipite abondamment à froid les matières albuminoïdes de ce suc par le sulfate d'ammoniaque.

Ce sérum donne, pour 1000 cc. 67 gr. d'extrait sec, dont : 10 gr. 5 d'*albuminoïdes*; 8 gr. 9 de *sels minéraux*; 47 gr. 70 *de matières indéterminées extractives*.

Les cendres sont surtout riches en phosphate de potasse, avec un peu de phosphate de chaux et de magnésie, et du sel marin.

Viandes cuites. — Le plus souvent les viandes se mangent cuites : rôties ou bouillies.

La chair rôtie par grillade ou à la broche, est la plus savoureuse. La chaleur forme rapidement à sa surface, par coagulation des albuminoïdes et concentration des jus qui tendent à se produire, une sorte de croûte qui protège les parties sousjacentes, empêche l'évaporation trop rapide de l'eau et permet de cuire la fibre pour ainsi dire dans son propre suc. Les matières odorantes et sapides s'y concentrent sans que la viande se dessèche et arrive à une température trop élevée. La chair musculaire cuite au four ou à l'étuvée, dans une enceinte à température montant à 200° ou 250° rappelle par son aspect et ses qualités la chair rôtie à l'air libre, si le four est spacieux, la chair bouillie s'il est étroit, car l'espace se sature rapidement, dans ce dernier cas, de vapeur d'eau. La température des parties profondes de la viande qui rôtit varie généralement de 75 à 85° dans un morceau un peu gros ; elle peut monter de 88 à 97° à un centimètre seulement au-dessous de sa surface. Le four altère sensiblement plus la viande que le rôtissage direct à l'air libre. Dans l'un et l'autre cas, mais mieux encore dans le dernier, les matières collagènes sont en partie transformées en gélatine soluble que l'on retrouve, avec divers produits sapides, soit dans la viande même, soit dans le jus qu'elle rend.

Les viandes grillées ou rôties renferment à l'état sec à peu près les mêmes quantités d'azote, d'albuminoïdes, de graisses, de sels, que les viandes crues dont elles proviennent. Mais comme, après cuisson, la quantité d'eau tombe à 62 et même à 42 p. 100, il en résulte, qu'à poids égal, les viandes grillées ou rôties sont bien plus riches en principes nutritifs que les viandes crues (*Balland*).

Voici, rapportées à 100 parties de chacune d'elles, la composition comparative de la même viande crue et rôtie :

	Bœuf cru.	Bœuf rôti.
Eau..	74,5	69,9
Substances albuminoïdes (musculine, sérine, collagènes).....................	16,5	
Albumoses et peptones................	2,5	} 22,95
Graisses...................................	1,9 à 5	5,10
Matières extractives....................	1,5	1,04
Sels minéraux...........................	1,0	1,05

La chair perd en moyenne, par rôtissage, celle de bœuf 19 p. 100, celle de veau 22 p. 100, celle de mouton 24 p. 100.

Quand on soumet la chair à la cuisson dans l'eau bouillante, on obtient la *viande bouillie* et *le bouillon*. Ces deux préparations alimentaires sont fort différentes suivant la façon d'opérer :

Veut-on obtenir de la viande bouillie savoureuse, il faut sacrifier le bouillon. On place la viande dans un vase de terre vernissée [1], de capacité réduite, avec le sel, les légumes et le volume minimum d'eau où elle puisse tremper. Ce vase est lui-même clos d'un papier ficelé, et même d'un papier parchemin, puis muni de son couvercle que l'on ferme aussi hermétiquement que possible. On soumet alors la viande à une température de 80° à 85° environ. Au bout de 10 à 12 heures, suivant la nature de la chair musculaire, on obtient un bouilli de viande délicat et un liquide qui se prend par refroidissement en une gelée très agréable au goût. Liebig, pour cette préparation, recommande de plonger la viande dans l'eau déjà bouillante, de faire bouillir quelques minutes et de maintenir ensuite plusieurs heures à 70 ou 75°. Cette pratique est loin de valoir la précédente.

Si l'on veut, au contraire (et c'est le cas le plus ordinaire), obtenir à la fois un bouilli nutritif de goût passable, et un bon bouillon, la viande doit être plongée crue dans l'eau froide qui est ensuite lentement amenée jusqu'à 100° et maintenue à cette température sans enlever les écumes et graisses surnageántes, mais en renouvelant l'eau quand il est nécessaire. On obtient ainsi après séparation des coagulats et des graisses, par filtration

---

1. Les vases de fer modifient le goût de la viande et du bouillon.

à travers un linge mouillé, un bon bouillon contenant tous les principes sapides de la viande. Celle-ci, en revanche, a perdu en partie son goût; elle est devenue moins nutritive, sinon moins assimilable.

Pour faire cette préparation culinaire courante, qui fournit à la fois le bouilli et le bouillon de nos ménages, Chevreul, dans ses recherches à ce sujet, recommande de prendre, pour un kilogramme de viande maigre moyenne de bœuf, 2 500 cc. d'eau, 18 gr. de sel marin et 110 gr. de légumes (carottes, navets, poireaux, céleri).

Occupons-nous de ce que devient, dans cette préparation, d'une part la *chair bouillie*, de l'autre son extrait aqueux, le *bouillon*.

Chair bouillie. — La chair musculaire cède à l'eau 7,5 p. 100 environ du poids de ses matières comptées à l'état sec. Trois p. 100 sont composés d'albumines solubles et coagulables et restent dans les écumes (myoalbumine, hémoglobine); 4,7 p. 100 environ se dissolvent et restent dans le bouillon. Par macération dans l'eau chaude, la viande perd, en grande partie, ses albuminoïdes solubles et coagulables, ses peptones préexistantes, une partie des matières collagènes que l'eau transforme à chaud en gélose, ses pigments solubles, ses ferments. Des substances non albuminoïdes, l'eau chaude enlève à la viande ses matières extractives basiques ou leucomaïnes (créatine, amphicréatine, crusocréatine et bases analogues; on en trouve de 0,3 à 0,5 p. 100 dans la viande), ses lécithines, son inosite, son glycogène, ses acides lactique et inosique, un peu de taurine, enfin ses sels minéraux solubles et une partie de sa graisse et de son eau[1]. 1 000 grammes de chair fraîche donnent 450 gr. environ de chair bouillie.

Voici la composition comparative de la viande de bœuf crue et bouillie d'après Balland (*C. Rend.*, t. 130, p. 532).

	État frais pour 100 parties		*État sec pour 100 parties*	
	Bœuf cru.	Bœuf bouilli[2].	Bœuf cru.	Bœuf bouilli[2].
Eau.................	74,50	56,90	0,00	0,00
Matières azotées......	21,67	35,28	84,98	81,86
Graisses	1,37	2,09	5,36	4,84
Matières extractives et inconnues.........	1,39	4,83	5,46	11,20
Sels minéraux.......	1,07	0,90	4,20	2,10

1. D'après les observations de Goubaux, la viande maigre désossée perd à la marmite, par ébullition avec l'eau, de 11,6 à 29,6 p. 100 de son poids.
2. Analysé au sortir de la marmite.

Il est surprenant de voir les matières extractives plus que doubler dans la viande bouillie. Ce sont sans doute les substances collagènes qui ont été solubifiées.

Bouillon, extrait de viande. — Ainsi que nous le disions plus haut, et dans les conditions que nous avons fait connaître, un kilogramme de bœuf modérément gras, sans os, ou 1 kg. 330 avec os, donne 2 litres et demi de bon bouillon laissant par litre de 18 à 23 gr. d'extrait sec, contenant par 1000 cc.

Matières albuminoïdes	7^{gr},50	
Bases créatiniques	0 ,9	
Xanthine et bases xanthiques	0 ,25	
Acide inosique	0 ,04	} 1^{gr},31
Taurine, etc.	0 ,12	
Inosite, glycogène	1 ,40	
Acide lactique	0 ,20	
Matières colorantes, odorantes, etc.	4 ,60	
Sels minéraux solubles	3 ,76	} 4 ,14
— — insolubles	0 ,38	
	19^{gr},15	

La présence des légumes ou du sel dans l'eau de cuisson ne modifie pas sensiblement le poids des matières empruntées à la viande. Un essai fait avec 1 kg. de bœuf maigre et 2 kg. et demi d'eau sans sel ni légumes, m'a donné un bouillon laissant par litre 19 gr. de résidu sec, ce qui répond par kilogramme de viande à 47 gr. 5 d'extrait. Une opération comparative faite avec une même quantité de viande et d'eau, mais en ajoutant 7 gr. de sel par litre, 45 gr. carottes, 40 gr. navets, 25 gr. de poireaux et céleri, me donna un bouillon laissant 27 gr. 3 de résidu sec, et 20 gr. 3 si l'on fait abstraction du sel ajouté. La différence de 1 gr. 3 sur l'extrait obtenu sans sel ni légumes me semble être due aux substances solubles apportées par les matières végétales.

Voici, d'après P. Coulier, les poids relatifs de viande, os, légumes, sel, et le rendement en bouilli de bœuf et bouillon, pour 100 litres d'eau mis à la marmite :

	VIANDE ET OS [1]	LÉGUMES	SEL	RENDEMENT	
				BOUILLI	LÉGUMES
Hôpitaux civils de Paris.......	41^{kg},6	8^{kg},600	1^{kg},120	»	»
Formule de Chevreul [2]........	37 ,27	6 ,620	0 ,808	16^{kg},360	6^{kg},960
Hôpitaux militaires...........	36 ,36	»	»	»	»
Bouillons Duval..............	35 »	6 »	0 ,750	»	»
Hôpitaux de la Marine [3].......	25 »	10 »	0 ,248	»	»

D'après Liebig : 100 parties de matières minérales contenues dans la viande crue se répartissent ainsi dans la viande et dans le bouillon :

	Viande crue.	Viande bouillie.	Bouillon.
K^2O...........................	40,20	4,78	35,42
CaO ; MgO ; FeO.......	5,69	2,54	3,15
KCl...........................	14,81	»	14,81
P^2O^5........................ ..	36,60	10,36	26,24
SO^3....	2,95	»	2,95
	100,00	17,68	82,57

Les sels minéraux du bouillon ont la composition suivante, calculée *par litre* de bouillon non salé :

Chlorure de potassium.................................	0,72
— de sodium..............................	0,15
Sulfate de potasse....................................... .	0,35
Phosphate de potasse (PO^4K^2H)......................	2,60
— de chaux (PO^4CaH).........	0,12
— de magnésie (PO^4MgH)......................	0,23
— de fer (PO^4FeH).............................	0,02 .

Les matières albuminoïdes du bouillon sont de deux espèces : 1° la *gélatine ou gélose*, issue de l'action de l'eau chaude sur l'osséine du tissu conjonctif et du sarcolemme. Sa quantité augmente en général à mesure que la cuisson se prolonge, mais une partie se peptonise en même temps; 2° les *albumines* et *peptones*, dues à une peptonisation partielle de la viande produite durant la vie et après la mort de l'animal, peptonisation que continue l'eau aidée des sels et de la chaleur.

Si l'on admet que les matières albuminoïdes du bouillon ont

---

1. *On sait que dans la chair brute il faut compter les os pour un cinquième.*

2. *Rendement en bouillon, 80 litres. Le liquide s'est donc concentré du cinquième durant la cuisson.*

3. *Rendement en bouillon, 75 litres. On remarquera que dans la préparation du bouilli et du bouillon suivant la formule de Chevreul, 28 kg. 67 de viande fraîche, sans os, ne donnent que 16 kg. 360 de bouilli.*

la composition de celles que l'on trouve dans l'extrait de viande
Liebig (qui n'est en somme que du bouillon concentré dans le
vide), on trouve que les 7 gr. 5 d'albuminoïdes d'un litre de
bouillon sont composés de la façon suivante :

```
Gélose..............................................  1gr,72
Albumoses...........................................  0 ,48
Peptones............................................  5 ,30
                                                     ─────────
                                                     7gr,50
```

On dit souvent (et c'est une des raisons qui a fait tomber le
bouillon en défaveur) que cette préparation n'est pas alimentaire. En réalité le bouillon alimente sensiblement puisqu'il
contient par litre 7 gr. 5 de matières albuminoïdes assimilables
qui correspondent à 40 gr. environ de viande fraîche. Le bouillon
est plastique aussi par ses phosphates, ses sels de potasse, etc.
Mais il joue surtout dans l'alimentation un rôle d'excitant; c'est
un aliment nervin par ses matières gustatives, odorantes et
sapides qui forment le quart environ de son extrait; par ses
leucomaïnes créatiniques et xanthiques, bases toniques et
amères qui, à ces petites doses, lorsqu'*elles sont ingérées* (et non
injectées sous la peau) ont des effets physiologiques comparables à ceux de la caféine et de la théine que nous retrouverons dans le thé, le café, le cacao. Comme la caféine, et à la
façon de sels de potasse eux-mêmes qui les accompagnent, les
bases du bouillon tonifient le cœur et activent la digestion et la
circulation. Cependant, il ne faut pas oublier que ces bases sont
toutes toxiques à doses un peu élevées. Un cobaye de 410 gr.
reçoit en injections sous-cutanées plusieurs jours de suite de 5
à 12 milligr. de sarcine; il maigrit, rejette une urine jaune
foncé légèrement albumineuse, et finit par mourir au bout de
cinquante jours. Un cobaye de 408 gr. reçoit 100 milligr. de
créatine en injections sous-cutanées; ses urines se colorent en
brun foncé et sont légèrement albumineuses. L'animal immobile crie au moindre contact, bientôt il y a anurie complète,
prostration, et la mort survient rapidement. On constate une
néphrite épithéliale (*Gaucher*).

Mais à moins qu'on ne fasse abus du bouillon ou de ces
consommés ou bouillons concentrés dont on gorgeait autrefois
les malades et les convalescents, aux petites doses où elles
existent dans ces préparations culinaires, les bases et les

matières odorantes ou sapides de la viande agissent seulement comme des toniques et des excitants de la circulation et de la digestion. On les retrouve presque entièrement dans les urines.

Quant à l'action nutritive du bouillon, elle est fort réduite, quoique réelle, en raison de la faible proportion d'albuminoïdes et d'extractif phosphoré qu'il contient. Assurément plus de la moitié des corps protéïques du bouillon sont formés de gélatine, ou d'une matière très analogue, et depuis les observations de Donné et les expériences de Magendie, les qualités nutritives de ces dernières substances ont été mises en doute. Mais s'il est vrai qu'un chien alimenté avec de la gélatine d'os mêlée d'un peu de pain et de viande, maigrit et finit par succomber au bout de soixante à quatre-vingts jours, le même animal qui dépérit avec la soupe au pain et à la gélatine d'os, reprend son embonpoint et ses forces si cette gélatine est remplacée par du bouillon de viande[1]. Il résulte aussi de mes expériences que les jeunes animaux (cobayes et chiens) peuvent assimiler les matières gélatineuses et collagènes qu'on leur donne en place d'albuminoïdes ordinaires et continuer ainsi à se nourrir et à prospérer durant des mois entiers, pourvu que les quantités de gélatine qu'ils consomment n'atteignent pas le tiers des albuminoïdes totaux que leur fournit le reste de leurs aliments. Nous avons d'ailleurs déjà dit que la gélatine joue un rôle protecteur des autres albuminoïdes nutritifs.

Les faits journaliers montrent que le bouillon est un adjuvant précieux de l'alimentation. Il relève rapidement les forces sans que l'estomac ait à intervenir autrement que pour l'absorber, et sans qu'il y ait nécessité de l'action des sucs gastriques si souvent insuffisants chez les malades. Il excite l'appétit et la digestion. Il peut se prendre à toute heure pendant et entre les repas, froid ou chaud. Il est de digestion généralement facile. Il paraît accélérer l'élimination urinaire.

On remarquera cependant que les matières organiques extractives du bouillon appartiennent, en grande partie à la série purique et que l'usage de cet aliment augmente sensiblement l'excrétion de l'acide urique et de ses congénères. Il n'est donc

---

1. Voir Compte rendu, t. XIII et XVII, travaux de la Commission dite *de la gélatine* (1841 et 1844).

pas à recommander aux arthritiques, goutteux, rhumatisants, cardiaques, etc.

Extraits de viande. — Ces extraits s'obtiennent principalement dans l'Amérique du Sud avec la viande des bœufs abattus en grandes quantités, principalement (autrefois du moins), pour leurs peaux et leur graisse. Elles donnent par ébullition avec l'eau un bouillon qui, concentré ensuite dans le vide jusqu'à consistance pâteuse, constitue l'*extrait de viande*. Ces préparations doivent donc avoir la composition et la plupart des qualités et des défauts du bouillon lui-même.

Parmi ces extraits de viande le plus connu est l'*extrait Liebig*, fabriqué, suivant la formule du célèbre chimiste, avec la viande des bœufs américains. Il a été en grande partie privé de matières gélatineuses et grasses durant sa préparation et sa concentration dans le vide.

Trente kilogrammes de viande maigre de bœuf fournissent environ 1 kilogramme de cet extrait.

Il est aujourd'hui partout répandu et rend de vrais services. Facile à conserver et à transporter, il permet d'obtenir instantanément une liqueur faiblement nutritive, excitante, agréable au goût, qui, bouillie avec quelques légumes et épices, peut remplacer facilement le bouillon de viande ordinaire.

Au cours de mes recherches sur l'alimentation, sur les leucomaïnes musculaires, sur l'action physiologique des substances alcaloïdiques et salines de la viande, j'ai eu l'occasion d'étudier et d'analyser avec soin cet extrait de viande. J'en donne ici la composition centésimale que je rapproche de celle d'une préparation analogue.

	Extrait de Liebig (A. Gautier).	Extrait Cibils (G. Pouchet).
Eau..	15,26	9,904
Albumine coagulable par la chaleur...	0,05	1,012
Gélose.......................................	8,49	8,088 [1]
Propeptones et albumoses.............	2,32	
Peptones vraies..........................		6,105
Caséine (précipitable par $C^2H^4O^2$).....	12 à 26,00	0,658
Créatine.....................................		1,68
Créatinine..................................	8,30	1,92
Carnine.....................................		2,724

1. Syntonine mélangée à une très faible quantité de gélatine.

	Extrait de Liebig (A. Gautier).	Extrait Cibils (G. Pouchet).
(Suite)		
Xanthine, sarcine.................... }	0,89	11,598
Matières indéterminées insolubles..... }		
Inosite et glycogène...................	2,20 à 4,25	10,184
Lactate et inosate de potasse.........	»	23,105
Matières sapides, colorantes, odorantes ; lécithines ou dérivés solubles dans l'alcool à 98° centésimaux...........	11,98	»
Sels minéraux solubles.....	21,26	} 31,48
— — insoluble..............	1,13	

Les sels minéraux, soluble et insoluble, de ces extraits sont
ceux du bouillon lui-même. Cent grammes contiennent, d'après
M. G. Pouchet, les sels suivants :

	POUR 100 D'EXTRAIT	
	Liebig.	Cibils.
Lactate et inosate de potasse............	15,451	23,105
Sulfate de potasse......................	0,982	0,998
Phosphate de potasse (PO^4K^2H)..........	7,352	2,686
Phosphate sodique (PO^4NaH)............	6,924	8,746
Chlorure sodique......................	1,946	8,887
Phosphate magnésique (PO^4MgH).........	2,088	1,040
— calcique (PO^4CaH)......... ...	0,088	0,208
Alumine et oxyde de fer................	0,042	0,397
Silice et résidu insoluble dans les acides..	0,038	0,061
Cendres totales.........	25,141	31,481
Azote total..............................	9,57	9,43
Azote ammoniacal.......................	0,806	0,506

Ainsi le quart environ de ces préparations est constitué par
des sels minéraux où domine beaucoup la potasse. Cette
remarque suffirait pour détourner de l'idée de faire servir ces
extraits à l'alimentation directe. Ils ne sauraient être considérés,
ainsi que le bouillon lui-même, que comme d'utiles adjuvants,
des excitants, digestifs et nerveux, particulièrement du cœur et
de la circulation. Mais lorsqu'on a essayé d'en nourrir les animaux on n'est arrivé qu'à des résultats déplorables, et d'autant
plus fâcheux que ces extraits entraient pour une plus large part
dans la ration quotidienne. C'est ainsi que P. Muller (thèses de
Paris, 1871, n° 77) a remarqué que lorsqu'il ajoutait à son alimentation quotidienne 30 gr. d'extrait de viande, il était pris
de diarrhée. Un chien de 6 kg. 5 nourri avec 200 gr. de pain,
200 d'eau, 20 de graisse et 20 d'extrait Liebig par 24 heures,

eut la diarrhée le sixième jour de ce régime, et mourut le neuvième dans le collapsus. Mais, ces essais, où l'extrait de viande était expérimentalement administré à doses excessives qui ne sont jamais atteintes dans l'alimentation ordinaire, ne sauraient en rien infirmer l'utilité de ces préparations lorsqu'elles sont données en quantité modérée et surtout employées, aux doses pratiques habituelles. J'ai fait avec ces extraits de nombreuses expériences d'où il résulte que pourvu qu'ils soient donnés en quantités ne dépassant pas le douzième du poids des albuminoïdes totaux des aliments ordinaires[1], et à la condition qu'ils n'ajoutent pas à la ration alimentaire quotidienne au delà de 2 gr. de potasse supplémentaire, ils sont plus favorables que nuisibles à l'accroissement des animaux.

Il existe d'autres préparations originaires de la viande et qu'on peut rapprocher des précédentes. On a vu que ses extraits ne contenaient en réalité à l'état soluble et alibile qu'une très faible proportion de la chair elle-même, les gélatines et les peptones. Déjà, Liebig avait conseillé, pour dissoudre la musculine, de recourir à l'action de l'eau chlorhydrique au millième : 500 gr. de viande maigre sont hachés, additionnés de 400 gr. d'eau, de 4 gouttes d'acide chlorhydrique liquide et de 15 grammes de sel marin. On mélange à froid, laisse reposer quelques minutes, jette sur un tamis, et lave la pulpe avec 180 gr. d'eau nouvelle. On obtient ainsi une liqueur rougeâtre riche en syntonine, beaucoup plus nutritive que le bouillon correspondant ; elle est difficile à faire accepter par l'estomac, putrescible, et l'on ne peut la chauffer sans la coaguler. On a donc cherché à perfectionner la pratique de Liebig. L'une des préparations qui en dérive, préparation à la fois imputrescible, facile à transporter, d'un goût assez agréable de bouillon concentré et que, vu ces qualités, j'ai essayé de soumettre au contrôle de l'expérience sur les animaux, est la *peptone de viande* dite de Liebig, obtenue par la méthode du professeur Kemmerich. Elle m'a paru résulter de l'action de l'eau surchauffée sur la viande de bœuf. Les analyses que j'en ai faites, en 1896, m'ont conduit pour sa composition aux résultats suivants :

1. *Journal d'hygiène de Vallin* (1889).

```
Eau .........................................  27,83
Gélose......................................  10,88  ⎫ Total des albumi-
Propeptones et albumoses................   9,70  ⎬ noïdes assimilables :
Albuminoïdes coagulables à chaud........  25,10  ⎭    45,18 p. 100.
Matières extractives solubles dans l'alcool
    à 98° centés. (lécithines et dérivés phos-
    phorés; acide lactique et inosique; ma-
    tières odorantes, sapides, colorantes, etc.)   9,20
Bases créatiniques, xanthiques...........   7,30
Glycogène, inosite.......................   1,50
Matières minérales solubles.............   7,44  ⎫ 9,12
    —        —        insolubles....;......   1,68  ⎭
                                          ________
                                          100,00
```

Les matières minérales répondant à 100 parties de cette préparation pèsent donc 9 gr. environ et contiennent les deux tiers de leur poids de phosphate bipotassique avec 1 gr. 5 de sel marin.

Les essais que j'ai tentés avec cette préparation sur la nutrition des jeunes animaux leur ont été assez favorables. Ils concordent avec les observations faites de son côté par Pfeiffer. J'ai observé que, pourvu que les matières protéiques empruntées à cette source ne dépassent pas le cinquième de la dose des albuminoïdes de la ration totale, les animaux prospèrent mieux que les témoins recevant les mêmes doses d'albuminoïdes alimentaires ordinaires.

La *solution de viande* de Leube et Rosenthal, bien connue en Allemagne, se prépare de la façon suivante : à 1000 gr. de viande de bœuf maigre et sans os, on ajoute un litre d'eau et 20 cc. d'acide chlorhydrique officinal; ce mélange est placé dans un vase de verre clos, et chauffé 45 heures à l'autoclave à 100 degrés. On sépare alors les parties solides que l'on pulvérise au mortier; on réajoute la partie liquide, et chauffe encore le tout 12 heures. A ce moment, on neutralise l'acide de la liqueur par du carbonate sodique et l'on évapore enfin à consistance épaisse sur des assiettes. On obtient ainsi une sorte de purée de viande qu'on peut mélanger au bouillon ou prendre par cuillerées. Cette préparation contient de 2 à 5 p. 100 de peptones, et de 9 à 11 d'albumines et gélatines solubles. La *carnine* est une préparation industrielle analogue mélangée de sucre en partie caramélisé.

Les *sucs et jus de viande* préparés en Angleterre, en Allemagne et en Amérique (*Fluid meat, meat juice, succus carnis, fluid beef, liquid food*, etc.), portent des marques bien connues du corps médical. Ces préparations, en général assez agréables au goût, renferment de 2 à 10 p. 100 d'albuminoïdes solubles, et les autres composants des extraits de viande, souvent avec addition d'un peu d'eau-de-vie. Toutes ces préparations ne se distinguent donc essentiellement que par leurs prix élevés.

Les vraies *peptones de viande* se préparent par digestion artificielle de la chair musculaire en liqueur légèrement chlorhydrique, tartrique ou citrique (1 à 4 millièmes), en présence de pepsine ou de papaïne (*peptones pepsiques*), ou dans l'eau faiblement alcalinisée par le carbonate sodique au contact de pancréas de porc bien lavé et haché après addition d'antiseptiques volatils (*peptones trypsiques*). Les produits de ces diverses digestions sont ensuite rapidement filtrés à la chausse, puis évaporés dans le vide, soit à sec, soit à l'état de sirop épais auquel on ajoute souvent un peu d'alcool comme conservateur.

Les peptones bien faites (les bonnes marques françaises sont excellentes) doivent n'avoir qu'une faible odeur de colle forte, et qu'un goût neutre ou à peine amer. L'amertume, si commune dans ces préparations, indique la présence d'alcaloïdes plus ou moins dangereux. Celles qui sont obtenues avec la papaïne ou la pancréatine contiennent aussi des quantités notables de leucine et de tyrosine; leur extrait alcoolique rougit le perchlorure de fer étendu. Nous ne saurions recommander celles que l'on annonce comme particulièrement formées de propeptones, préparations fabriquées souvent avec des déchets de boucherie, l'osséïne des os, etc., et qui, à la dose de 15 à 20 gr., donnent la diarrhée et fatiguent ou dégoûtent le malade. D'ailleurs, les travaux de Züntz et de Pollitzer ont démontré que les albumoses et peptones pures nourrissent, à poids égal, comme les albumines dont elles proviennent et les propeptones ne paraissent avoir par elles-mêmes aucun avantage [1].

1. *Pflüger's Arch.*, Bd. 37; p. 301

XII

La chair musculaire étant la nourriture fortifiante par excellence, l'aliment du travailleur et du riche, on a de tout temps essayé de la conserver soit pour la consommer aux moments favorables, soit pour l'expédier des pays de production où elle est en excès à ceux où elle reste insuffisante.

La conservation des viandes s'obtient par différentes pratiques ; les principales sont : la *cuisson*, la *dessiccation*, la *salaison*, la *fumaison*, l'*antisepsie*, la *réfrigération* et la *congélation*.

Nous ne nous étendrons pas sur les autres méthodes, nous bornant seulement à faire connaître leurs résultats lorsqu'il sera nécessaire.

Viandes conservées par cuisson. — La *cuisson* des viandes de conserve se fait en vases clos, généralement en vases de fer-blanc de 250 cc. à 500 cc. de capacité. Elle peut se pratiquer de deux manières : *a*) La viande est introduite crue dans la boîte qu'on achève de remplir avec du bouillon concentré. On soude ensuite le couvercle de métal, et l'on porte à 110°, à l'autoclave, un temps plus ou moins long suivant la grosseur des récipients. On laisse refroidir à moitié, on sort les boîtes de l'autoclave et perce alors le couvercle de chacune d'elles d'un trou par où s'échappent le gaz et la vapeur. Il ne reste plus qu'à fermer aussitôt ce petit orifice par une goutte de soudure puis à terminer la cuisson. — *b*) Ou bien la viande est mise en boîtes, après avoir été *blanchie*, c'est-à-dire bouillie quelques instants avec de l'eau qui lui enlève, sous forme d'écumes coagulées, une partie de ses albuminoïdes solubles et de ses graisses. Le bouillon ainsi obtenu, filtré et concentré, sert à remplir l'espace laissé dans la boîte par la viande déjà blanchie qu'on y a introduite. On soude alors extérieurement le couvercle et soumet la viande à une température de 115 à 120°, température qui doit être maintenue un temps proportionnel à la capacité du vase, pour que la chaleur puisse bien pénétrer la masse jusque dans sa profondeur et détruire tous les germes et ferments d'altération.

L'usine de Billancourt fabrique ainsi pour les besoins de l'armée des conserves qui ont été chauffées 2 h. 1/2 à 120°. Examinées trois ans après, elles ont été retrouvées en état de parfaite conservation, ayant l'odeur franche de la viande cuite dans son jus. Sauf la consistance de la fibre qui a diminué, ces viandes conservées ont toutes les qualités de la viande ordinaire cuite à l'eau et toute sa valeur nutritive (*Vaillard*).

Il faut veiller seulement à ce qu'au moment du remplissage des boîtes, les chairs soient fraîches et non avariées. Dans le cas où il y aurait fermentation avant cuisson celle-ci ne saurait faire disparaître les toxines déjà formées et, quoique stérilisé, l'aliment resterait dangereux.

L'analyse de l'étain des boîtes de conserves a montré qu'il pouvait contenir quelquefois du plomb; il en est de même, et *a fortiori*, des soudures où l'on a trouvé jusqu'à 30 et 35 p. 100 de ce dernier métal. Ces soudures doivent donc toujours se faire extérieurement et n'être, en aucun point, en contact avec le contenu de la boîte, sinon un peu du métal toxique peut s'introduire dans l'aliment. Il faut exiger que l'étamage des boîtes soit blanc et bien brillant. Il est dans ce cas exempt de plomb.

Dessiccation. — La *dessiccation* est une méthode de conservation des viandes depuis longtemps pratiquée dans les pays chauds. La *carne secca* ou *tosajo* des Américains du Sud, le *kelen* ou bœuf séché des berbères du Sahara, s'obtiennent en découpant la viande en lanières minces et l'exposant à l'air et au soleil. On connaît l'action antiseptique de l'illumination solaire : la viande sèche sans putréfier. Il en est de même de la chair de poisson : les populations maritimes de l'Europe du Nord mangent assez couramment la chair de poisson crue, à peine salée, mise à sécher aux vergues des bateaux de pêche.

La viande bien sèche se pulvérise aisément. Les poudres de viande introduites en médecine pour l'alimentation des malades, surtout par M. Debove, rendent des services quand, préparées convenablement, elles n'ont subi aucun commencement d'altération putride ni de rancissement de leurs graisses. Malheureusement il n'en est pas toujours ainsi.

Les bonnes poudres de viande doivent sentir la colle forte et le rôti. Il faut rejeter celles qui ont une odeur mauvaise ou douteuse.

On peut fabriquer soi-même, à domicile, la poudre de viande destinée aux malades : On pulpe au couteau de la viande bien maigre, on la sèche au bain-marie sur une large assiette de métal et on la pulvérise au mortier. Dans cet état, on peut l'incorporer aux divers bouillons et bouillies, au lait, etc. On peut aussi, comme le fait M. Debove, donner la poudre de viande par gavage, délayée dans un peu d'eau de Vals ou de Vichy.

D'après J. Kœnig, la composition centésimale moyenne de la poudre de viande de bœuf est la suivante : *eau*, 10,99 ; *albuminoïdes*, 69,50 ; *graisses*, 5,84 ; *substances organiques non azotées*, 0,42 ; *matières minérales*, 13,25.

Le *pemmican* des Américains du Nord et des voyageurs des contrées polaires est de la poudre de viande saturée de graisse et mélangée de sel, de poivre et de sucre. C'est l'aliment qui possède le maximum de pouvoir nutritif sous le moindre volume. Il offre de très grands avantages pour les marins, les explorateurs, les chasseurs, etc., surtout dans les contrées glaciales.

Salaisons. — La pratique de la *salaison* consiste à recouvrir la viande fraîche, préalablement taillée en quartiers, d'une forte couche de sel marin généralement mélangé de 2 à 3 p. 100 de nitre [1] corps inoffensif à ces faibles doses, et qui a la propriété de conserver à la viande sa belle teinte rouge. La fibre musculaire durcit en absorbant une partie de ces sels, et en excrétant le tiers environ de son poids d'eau de constitution qui entraîne avec elle une faible quantité de matières albuminoïdes et extractives. Au bout de 10 à 15 jours, on retire la viande de la saumure qui s'est liquéfiée, puis on la place dans des tonneaux en lits séparés par des couches de nouveau sel souvent additionné d'épices (lauriers, genièvre, poivre, etc.).

Voici quelques analyses comparatives, rapportées à 100 par-

---

1. On le remplace quelquefois par du sucre.

ties, de bœuf et de porc, frais et salés. Les deux premières sont de Gérardin, les deux autres de Mène.

Analyses comparatives de viandes fraîches et salées.

	VIANDE DE BŒUF INDIGÈNE FRAICHE	BŒUF SALÉ (sortant du tonneau).	VIANDE DE PORC FRAÎCHE	VIANDE DE PORC SALÉ (sortant du tonneau).
Eau......................	75,90	49,11	69 "	62,58
Musculine, tissu cellulaire.	15,70	24,82	7,11	11,21
Matières collagènes.........			10,75	2,53
Graisses..................	1,01	0,18	8,28	8,68
Albumine	2,25	0,70	3,80	8,58
Matières extractives........	2,06	3,28	"	"
Sels solubles..............	2,95	21,07	1,14	6,41
Pertes....................	0,13	0,84	"	"
Acide phosphorique P^2O^3...	0,222	0,618	"	"
Azote total...............	3 "	4,620	"	"
Sel marin	0,409	11,516	"	"

Ces analyses établissent que la viande salée, plus riche en parties assimilables et plus pauvre en eau que la non salée, contient la presque totalité des matériaux nutritifs de la viande fraîche. Une partie cependant de ses principes est passée dans la saumure, en particulier un peu d'albumine et des matières extractives. Pour 100 parties sèches, le bœuf naturel contient 8,55, le bœuf salé 6,44 seulement de ces dernières. Cette observation est intéressante au point de vue de l'alimentation de certains malades.

1000 parties de viande fraîche cèdent à la saumure, d'après Erwin Voit :

Eau... 79^{gr},7
Albumine coagulable... 2 ,4
Substances extractives... 2 ,6
Acide phosphorique, surtout à l'état de phosphate de potasse. 0 ,4

et absorbent 43 gr. de sel marin. Il passe donc dans le jus salé où séjourne la viande, le dixième de ses matières albuminoïdes solubles et plus du quart de ses substances extractives. En somme, la salaison enlève à la viande à peine 3 gr., par kilogramme de viande, de matières protéiques.

Fumaison. — Très souvent on fume et sale à la fois les

viandes. La *fumaison* ou *boucanage* a été employée de tout temps par les chasseurs et trapeurs, ainsi que dans les ménages, surtout dans les pays à bois. En Amérique, les premiers pionniers conservaient leur viande de chasse en l'exposant par quartiers à la fumée de leurs bivouacs. Mais l'art de la fumaison a été particulièrement perfectionné à Hambourg. Le bœuf, les jambons fumés qui en proviennent, sont remarquablement préparés. Ces viandes, après avoir été légèrement salées, sont exposées durant quelques semaines, dans des chambres spéciales, à la fumée refroidie de foyers où l'on fait brûler, à petit feu, des copeaux et branches sèches de chêne, de sapin, de pin, de bouleau et de genévrier. Elles sont ainsi lentement pénétrées de créosote, d'essences diverses pyrogénées et d'acide pyroligneux apportés par la fumée. Elles se sèchent un peu, deviennent imputrescibles, tout en conservant en partie leur couleur rouge et leur élasticité, et prennent une saveur agréable en gardant toute leur valeur nutritive.

Voici comparativement deux analyses, dues à Mène, de jambons frais et fumés :

	Jambon frais.	Jambon fumé et salé [1].	
Eau	69,6	59,72	
Musculine et matières albuminoïdes insolubles..	7,1	12,61	
Matières albumineuses solubles [2]	3,8 } 20,97	9,16 } 25,07	
Matières collagènes et pertes	10,07	3,30	
Matières grasses [2]	8,28	8,11	
Sels minéraux	1,14	7,08	

D'après J. Kœnig, la composition *moyenne* des jambons fumés et légèrement salés est la suivante :

Eau	28,11
Matières albuminoïdes	24,74
Graisse	36,45
Matières non azotées	0,16
Sels	10,54

On voit que grâce à la dessiccation subie par les viandes salées et fumées, les matières albuminoïdes ont augmenté de 6 p. 100 environ par rapport aux viandes fraîches. Leur assimilabilité et digestibilité par l'estomac ne paraît pas s'être sensiblement modi-

1. Jambons remarquablement maigres, ou analyses de parties bien maigres de jambon.
2. Solubles dans l'eau additionnée de 1/1000 d'acide chlorhydrique.

fiée, importante constatation que nous utiliserons plus loin dans l'étude des *régimes*.

Antisepsie. — La conservation des viandes par les *antiseptiques* autres que la fumée ne semble pas avoir encore donné de résultats tout à fait satisfaisants.

La créosote, l'acide phénique, communiquent aux viandes un goût spécial, rappelant celui des viandes fumées, mais plus fade et surtout plus désagréable à bien des personnes.

L'emploi de l'acide salicylique a été défendu en France (Circulaire du ministre de l'Agriculture et du Commerce du 7 fév. 1881) parce que cet agent n'est pas toléré par tous les estomacs, ni toujours facilement excrété par les reins. Aux doses où il est utilement employé pour conserver les viandes, on a relevé quelques accidents.

Le borax en solution a été repoussé pour les mêmes raisons, et aussi parce qu'il est souvent plombique. On pulvérise quelquefois sur la viande, au moyen d'un soufflet, le mélange dit *sel de conserve* composé de borax 100 parties et sel marin 0,25 p.

Le formol possède une action antiseptique très puissante, mais sa combinaison avec les albuminoïdes rend non seulement ceux-ci imputrescibles mais indigestibles.

On a essayé de conserver la viande dans une atmosphère d'acide sulfureux ou de la rendre imputrescible par addition de bisulfites alcalins. Ces bisulfites altèrent la fibre (*Riche*) et les viandes ainsi traitées ont l'inconvénient de se putréfier rapidement dès qu'elles ne sont plus au contact de l'antiseptique.

En Angleterre, Scollay puis Gamgee ont proposé d'injecter dans les veines de l'animal de l'oxyde de carbone, aussitôt après sa mort, ou de l'asphyxier par ce gaz. Dans ce dernier cas, la viande dépecée est ensuite laissée huit jours au contact de ce même oxyde de carbone qu'on mélange d'acide sulfureux. La cuisson enlèverait ensuite ces gaz antiseptiques à la viande devenue imputrescible.

Réfrigération et congélation. — Un dernier procédé, et le meilleur, pour conserver les viandes est l'action du froid. Différentes des viandes conservées précédentes qui finissent toujours par amener la satiété, ou dont la saveur est modifiée par la salaison ou la fumaison, les viandes *réfrigérées* ou *congelées* se conservent presque dans l'état où elles étaient au moment où l'animal a été sacrifié et peuvent entièrement remplacer les viandes ordinaires.

La conservation des viandes par le froid est utilisée depuis longtemps : mais il faut distinguer les viandes simplement *réfrigérées* et les *viandes congelées*.

Dans la *réfrigération*, les viandes sont conservées dans une chambre refroidie vers 0°. Elles ne peuvent être ainsi utilement gardées que durant un à deux mois.

Dans un rapport intéressant fait à l'Académie des Sciences sur les procédés de Tellier pour la conservation des viandes par *réfrigération*, Bouley, en 1874, écrivait (*C. Rend.*, t. LXXIX, p. 739) : « Il n'est pas nécessaire que la chambre frigorifique où l'on conserve la viande soit maintenue rigoureusement à 0°. L'expérience a démontré que la température pouvait osciller entre + 3° et — 2°... Les grosses pièces peuvent demeurer tout autant imputréfiées dans la chambre froide que les moyennes ou les petites »..... « La durée de la conservation des matières organiques dans la chambre froide *peut être considérée comme indéfinie au point de vue de la putrescibilité*, mais il n'en est pas tout à fait de même au *point de vue de la comestibilité*. A mesure que le temps de conservation se prolonge, la tendreté des viandes s'exagère graduellement et, vers la fin du deuxième mois, leur saveur donne lieu à une sensation qui rappelle l'idée d'une matière grasse (p. 743). »

Ces observations de Bouley ont été confirmées par Poggiale et par la *Commission technique* chargée, en 1889-1890, par le ministre de la Guerre, d'étudier les meilleures conditions de conservation des viandes destinées au ravitaillement des troupes et des camps 'retranchés. Non seulement la viande réfrigérée change peu à peu de goût, mais dès quelle n'est plus maintenue à 2 ou 3°, dans l'air ordinaire, elle se couvre de moisissures ; dans l'air sec, elle se boucane, se sèche et noircit.

Les choses vont tout autrement si, comme on le fait dans les grands établissements américains de la Plata ou de la République Argentine, les viandes, aussitôt l'animal sacrifié et dépecé, sont portées dans des chambres maintenues à — 10° ou — 12°. Ces viandes, après y avoir été congelées rapidement jusqu'au cœur, sont ensuite placées dans des chambres frigorifiques à — 5°. Pratiquement, dans ces conditions, elles conservent toutes leurs qualités ; après six mois et plus, lorsqu'on les laisse se décongeler lentement à l'air, elles reprennent l'aspect rouge vif, l'élasticité et à peu près le goût qu'elles avaient au moment de leur introduction dans la chambre de réfrigération. Aujourd'hui grâce à cette industrie les pampas de l'Amérique du Sud, de l'Australie, de la Nouvelle-Zélande, fournissent à l'Europe une partie du supplément de viande qui lui est nécessaire, et dans un état très satisfaisant. En 1894, l'Angleterre seule a reçu d'Amérique 833 000 quintaux de viande de mouton et de bœuf ainsi réfrigérée, et presque autant de ses colonies d'Australie et de la Nouvelle-Zélande. En France l'importation de ces produits ne dépasse pas encore 25 000 quintaux métriques.

Il était peu probable que la frigorification et la conservation de ces viandes modifiassent sensiblement leur composition, si ce n'est en leur faisant perdre un peu d'eau, et peut-être en laissant leurs ferments solubles agir lentement sur la fibre musculaire. Pour m'en assurer et répondre aux questions soulevées au point de vue de l'hygiène publique par l'usage de ces viandes, ainsi que par les tentatives d'introduction de ces aliments précieux dans l'approvisionnement des camps retranchés, j'ai fait comparativement l'analyse de la viande de mouton et de bœuf frais et frigorifiés depuis 8 à 9 mois. Voici mes résultats :

Comparaison entre la viande fraîche et la viande frigorifiée.

COMPOSITION POUR 100 PARTIES	MOUTON FRAIS (Épaule).	MOUTON FRIGORIFIÉ Épaule. (5 A 6 MOIS A — 5°)	BŒUF FRAIS (roinsteak).	BŒUF FRIGORIFIÉ (5 A 6 MOIS A — 5°)
Eau...........................	74,92	73,66	74,75	73,96
Globulines (avec un peu d'albumine) de la partie de la viande soluble dans l'eau.............	3,32	2,14	3,06	2,69
Peptones......................	1,33	1,29	2,24	2,56
Myosine......................	8,31	10,33	10,96	9,29
Myostroïne...................	4,49	4,04	4,30	6,41
Matières indigestibles (kératines, élastines)..................	0,86	0,75	0,24	0,94
Matières extractives; ferments. leucomaïnes................	0,49	0,95	0,97	1,01
Glycogènes...................	0,40	0,03	0,38	0,16
Graisses et cholestérines........	5,33	5,38	1,98	2,04
Sels minéraux solubles.........	0,60	0,53	0,65	0,47
— — insolubles.......	0,65	0,44	0,44	0,44
Total............	100,52	100,24	99,96	100,02

En outre, pour 100 gr. de ces deux sortes de viandes, j'ai trouvé :

	VIANDES FRAÎCHES		VIANDES FRIGORIFIÉES	
	Mouton.	Bœuf.	Mouton.	Bœuf.
Extrait sec des parties solubles dans l'eau froide.............	5,84	6,92	5,34	6,99
Extrait sec après coagulation par la chaleur des albumines et globulines.................	2,52	3,86	3,20	4,50
Extrait sec du bouillon obtenu par ébullition (8 h.) de la viande hachée avec de l'eau en excès.	3,37	3,98	3,62	4,17
Parties gélatinisables de la viande par chauffage à 115° des résidus insolubles dans l'eau..........	2,72	2,56	2,69	2,15
Acides nucléiniques	0,56	0,44	0,591	0,66
Matières réductrices de la viande calculées en glycose.........	0,191	0,24	0,171	0,1

Il résulte de mes déterminations que :

1° Les viandes frigorifiées et conservées quelques mois contiennent environ 1 p. 100 d'eau en moins que les bonnes viandes de boucherie de nos pays laissées 1 à 2 jours à l'air libre ;

2° Dans 100 parties en poids de ces viandes frigorifiées, l'ensemble des albuminoïdes digestibles s'élève :

	Parties solubles.	Parties insolubles.	Total.
Pour le mouton..............	3,13	15,27	18,70
Pour le bœuf................	5,25	15,70	20,95

Les albuminoïdes assimilables sont un peu plus élevés dans ces viandes que dans les viandes fraîches.

	Viande fraîche.	Viande frigorifiée.
Mouton.....................................	17,45	18,70
Bœuf.....................................	20,56	20,95

3° Loin d'être plus gélatineuses que les viandes fraîches, ainsi qu'on l'avait avancé, elles le sont plutôt un peu moins.

4° Comme composition et poids, les matières grasses sont équivalentes dans les viandes fraîches et frigorifiées ; mais dans ces dernières, elles prennent un léger goût de suif qui permet souvent de reconnaître ces viandes même après rôtissage.

5° Les matières extractives ne sont pas sensiblement plus abondantes dans les viandes frigorifiées, le glycogène déduit. Ce dernier semble disparaître petit à petit durant la conservation.

Contrairement à ce qu'on aurait pu craindre d'une altération graduelle et lente des matières albuminoïdes par les ferments naturels des tissus, les leucomaïnes dosées à l'état de phospho-molybdates (déduction faite des peptones) ont été légèrement moins abondantes dans les viandes congelées que dans les viandes naturelles.

6° Les parties peptonisées de ces viandes n'ont pas sensiblement varié durant la frigorification :

Peptones pour 100 de viandes.

	Viande fraîche.	Viande frigorifiée.
Mouton	1,33	1,29
Bœuf	2,24	2,56

7° Lorsque, voulant les mettre en consommation, on laisse ces viandes atteindre la température ordinaire, il s'y produit alors, sous l'action de leurs ferments propres, une peptonisation partielle assez rapide qui contribue à la formation d'un exsudat plus abondant que celui que donnent les viandes fraîches, ce qui a fait croire que, par le fait de la congélation, les cellules de la fibre s'étant rompues, elles laissaient, au moment du dégel, écouler au dehors leur contenu liquide. C'est là une opinion tout à fait inexacte, M. le Dr Letulle, qui a fait, dans la chambre de réfrigération même, un examen microscopique attentif de la fibre muculaire ainsi congelée, a constaté qu'elle est parfaitement intacte, et qu'on n'y voit ni cristaux de glace, ni dilacérations de la fibre d'aucune sorte.

8° La saveur des viandes frigorifiées lorsqu'on les a fait cuire diffère par un léger goût de graillon de celle des viandes ordinaires. Toutefois des côtelettes de mouton frais et de mouton frigorifié de la Plata ayant été servies ensemble sur ma table, quatre personnes non prévenues déclarèrent préférer les côtelettes naturelles, quatre les frigorifiées ; une ne se prononça pas. Pour le gigot de mouton huit personnes sur huit préférèrent le gigot naturel au frigorifié. La viande bouillie frigorifiée est excellente, et difficile à distinguer de la viande ordinaire.

9° Je me suis enfin assuré que la digestibilité de ces viandes par le suc gastrique de chien, ou par un mélange de pepsine active et d'acide chlorhydrique au 1000ᵉ est identique à celle des viandes naturelles.

Quant à sa conservation, une tranche de bœuf naturel laissée à l'air libre à 12-18°, au printemps, passa 197 heures sans prendre d'odeur désagréable ; une semblable tranche de bœuf frigorifié prit l'odeur de viande gâtée au bout de 92 heures seulement. Mais, il y a loin de là à l'affirmation si souvent émise que des viandes congelées se liquéfient et *se putréfient aussitôt après leur dégel*. En fait ces viandes peuvent rester plusieurs jours à l'air, être chargées en wagon, transportées en vrac à plusieurs centaines de kilomètres et pendant l'été, sans que les signes de putréfaction s'y manifestent. Ces divers faits étaient importants à établir au point de vue de l'utilisation de ces viandes par l'armée, de leur transport par chemins de fer loin du lieu où elles ont été congelées et emmagasinées, de leur consommation au bout de quelques jours, de la possibilité d'en approvisionner les places fortes. Ces diverses constatations sont la raison d'être et le principal résultat du travail que j'ai fait à ce sujet, et que je viens de résumer ici rapidement[1].

1. Voir mon mémoire sur *les viandes alimentaires fraîches et congelées*, in *Revue d'hygiène* de Vallin ; avril et mai 1897.

XIII

Viandes de mammifères sauvages. — Le lièvre, le lapin, le chevreuil, le sanglier, etc., nous fournissent un certain contingent de viandes alimentaires. En général les chairs sauvages sont plus indigestes que celles des animaux de boucherie, moins grasses, plus relevées de goût; le forçage de l'animal, lorsqu'il a été chassé avant sa mort, et la non-extravasation de son sang, sont des conditions qui modifient essentiellement le goût de ces viandes. Celles-ci sont donc plus savoureuses, plus riches en extrait, plus excitantes, plus colorées, plus résistantes à la dent, généralement de digestion plus difficile que celles de boucherie, même lorsqu'on les attendrit en les conservant, et les laissant *faisander* ou mariner. La viande sauvage constitue donc une alimentation d'exception très excitante pour les personnes valides ou non. Elle peut exposer aux troubles intestinaux, aux éruptions cutanées, aux congestions hépatiques, rénales, etc.

Nous avons donné (p. 85) quelques analyses de ces viandes.

Viandes fournies par les oiseaux. — La chair des oiseaux de basse-cour, le poulet, le dindon, la pintade, le pigeon, le canard, l'oie (en les plaçant ici dans l'ordre de leur digestibilité décroissante) concourent dans une mesure sensible à notre alimentation courante. Le pigeon constitue une nourriture échauffante; sa viande est riche en extrait, en corps phosphorés et en composés uriques. Le canard, surtout le sauvage, fournit souvent une graisse abondante et odorante qui déplaît à quelques estomacs. L'oie est coriace, sauf dans sa jeunesse.

Voici quelques analyses sommaires de ces viandes dues à Von Bibra.

	Poule.	Canard sauvage.	Pigeon.
Fibre musculaire, vaisseaux, tendons, etc..............	16,50	17,68	17,00
Albuminoïdes solubles......	3,00	2,68	4,50
Matières collagènes.........	} 2,60	1,23	} 2,50
Matières extractives.........		4,12	
Graisses	très variables	2,53	variables
Eau et perte..............	77,30	71,76	76,00

J'ai donné d'autres analyses de ces viandes (oie, dinde, perdrix, grive) dans le Tableau général de la p. 85.

Viandes blanches, rouges et noires. — On classe souvent les viandes en blanches, rouges et noires et l'on admet *a priori* que les blanches sont plus légères à l'estomac; les noires, plus difficiles à digérer, plus excitantes. En réalité les viandes blanches (gallinacées, veau, chevreau, agneau, poissons) sont le plus souvent moins succulentes que les viandes noires des animaux sauvages, qui doivent surtout leur couleur foncée à ce qu'elles n'ont pas perdu leur sang au moment de la mort de l'animal. Mais certaines viandes blanches, celles de poulet, de veau, de lapin, sont plus difficiles à digérer que les viandes rouges de bœuf ou de mouton, du moins à quantité de graisse égale. Les viandes blanches contiennent presque autant de matières extractives, et quelques-unes, malgré leur couleur (lapin, veau, chevreau, pigeon), sont très riches en nucléines et donnent plus d'acide urique que les viandes rouges, sinon que les noires. Un même animal, d'ailleurs, suivant telle ou telle de ses parties, fournit des viandes blanches ou rouges. Le prétendu rapport entre la couleur des viandes et leur digestibilité est donc très arbitraire. Sauf pour les animaux sauvages dont les viandes sont plus chargées d'extrait, plus fibreuses, moins riches en graisses, plus excitantes, plus savoureuses et chez lesquelles le sang ne s'est pas extravasé au moment de la mort, le plus ou moins de coloration de la viande n'est pas un signe de sa moindre ou de sa plus grande facilité à être digérée par l'estomac.

ABATS

Les animaux à sang chaud fournissent à notre alimentation, outre leur chair musculaire, divers organes comestibles accessoires qu'on comprend sous le terme d'*abats*. Les uns sont presque entièrement musculaires, tels que le cœur; d'autres s'éloignent plus ou moins de la viande par leur composition, tels sont le foie, le poumon, le tissu cérébral, etc. Quelques indications pratiques sur ces aliments animaux de seconde ligne seront ici utilement placés.

Cœur. — Il est constitué par une viande fibreuse, de goût médiocre, mais très nutritive, donnant un excellent bouillon. Voici sa composition centésimale moyenne par rapport à la viande prise sur un même bœuf :

	Chair du faux-filet.	Cœur du même bœuf.	Cœur de bœuf (Moyenne).	Cœur de mouton (Moyenne).
Nerfs, tendons, fibres........	8,18	17,10		
Matières albumineuses solubles dans l'eau acidulée de HCl au 1000ᵉ....................	2,72	2,42	19,60	17,65
Matières collagènes..........	6,10	6,86		
Matières grasses.............	9,60	2,30	13,7	5,73
Sels minéraux...............	2,00	0,57	0,88	0,91
Eau......................	71,40	68,75	56,7	75,1

Ces analyses montrent l'excès de fibres, tendons, etc., qu'on trouve dans le muscle cardiaque, sa pauvreté en matière grasse et en sels, sa richesse en substances collagènes liquéfiables par ébullition avec l'eau.

Rate. — La chair de rate est très peu recherchée. Sa composition est d'après Kœnig :

	Bœuf.	Porc.
Matières azotées...........................	19,87	15,67
Graisses...................................	2,55	5,83
Substances non azotées..............	0,17	2,84
Cendres...................................	1,70	1,42
Eau	75,71	75,24

La partie assimilable de cet organe est fournie surtout par des globulines et nucléo-albumines; l'une d'elles est très ferrugineuse. La charpente lâche de la rate est remplie de corpuscules clos de Malpighi contenant des globules blancs ainsi que des globules rouges en train de se transformer, accompagnés de nombreuses matières extractives : sarcine, guanine, xanthine, lécithines, tyrosine, leucine, cholestérine, etc. En somme, la chair de rate est un très mauvais aliment.

Reins ou rognons. — Leur chair est excellente lorsqu'ils proviennent de jeunes herbivores; mauvaise quand ces organes viennent d'animaux vieux ou carnivores. Dans le premier cas, ils constituent un aliment très nourrissant et de facile digestion. Gottwalt (*Zeistch. physiol. Chem.*, t. IV, p. 431) y a trouvé 1 à 1,5 p. 100 de sérine; 8 à 9 p. 100 de globulines et de nucléo-albumine; 1,5 p. 100 d'une sorte de caséine, 4 à 5,5 p. 100 de subtances collagènes et indéterminées. On y a signalé aussi la sarcine (0,068 p. 100), l'inosite, la taurine, un peu de cystine, des lécithines, etc.

Voici la composition des rognons de quelques animaux comestibles :

	Veau.	Mouton.	Porc.
Substances azotées	22,13	16,56	18,14
Graisses	2,77	3,33	6,69
Extractif non azoté	»	0,21	»
Cendres	1,25	1,30	0,97
Eau	72,85	78,61	74,20

Foie. — C'est un bon aliment lorsqu'il provient d'animaux jeunes et bien portants; mais il exige une cuisson suffisante qui détruit les germes infectieux qu'il peut souvent contenir. On y trouve des albuminoïdes spécifiques solubles, coagulables à 45° à 50° et 56°; une sorte de myosine, une globuline, une nucléo-albumine coagulable à 70-71°, des graisses et lécithines savoureuses et phosphorées qui dans le *foie gras* peuvent arriver à dépasser 30 p. 100 du poids total de l'organe; enfin des glycogènes en proportion variant, suivant le mode d'alimentation de l'animal, de 1 à 16 p. 100. Le foie contient en outre un pigment ferrugineux, l'hématogène, plus abondant chez les très jeunes animaux [1].

Voici la composition centésimale du foie d'après V. Bibra :

	Bœuf.	Veau.	Mouton.	Porc.
Eau	71,4	72,80	69,25	71,16
Parties insolubles	11,3	»	»	»
Albumines solubles	2,4	} 17,60	18,18	18,61
Matières collagènes	6,3			
Graisses	3,3	2,39	5,24	8,32
Matières extractives	4,9	5,47	6,20	»
— minérales	1,0	1,68	1,13	1,91

1. Le foie de veau contient 0 gr. 18 p. 100 de fer à la naissance et seulement 0 gr. 032 après quelques semaines.

Les matières minérales du foie sont surtout riches en phosphates de potasse et de soude.

Poumons. — Le *poumon* (vulgairement *mou*) est un aliment fort peu estimé, quoique assez nutritif. Il contient chez le bœuf et le mouton de 7 à 8 p. 100 de matières azotées en partie assimilables; mais la cartilagéine, l'élastine, la mucine, la kératine, la leucine, la taurine, la guanine, l'acide urique, etc., dont ce parenchyme est très riche, diminuent beaucoup sa valeur alimentaire.

Cervelles; moelles. — La matière cérébrale est essentiellement formée de graisses azotées et phosphorées (lécithines), libres ou unies aux albuminoïdes, de graisses ordinaires (oléine, margarine, stéarine) et d'une sorte de caséïne ou globuline de facile digestion et très nutritive. Cette composition rapproche beaucoup la matière cérébrale du jaune de l'œuf. Elle contient de 72 à 80 p. 100 d'eau. Comme substances inutilisables la matière nerveuse contient une sorte de kératine, de la cholestérine, et des corps puriques. Enfin on y trouve de 0,2 à 0,7 p. 100 de sels minéraux formés surtout de phosphate de potasse et de sel marin.

La moelle épinière possède à peu près la même composition.

La moelle osseuse renferme jusqu'à 97 p. 100 de substances grasses riches en lécithines. Celle des jeunes animaux, broyée dans l'eau froide, donne un liquide trouble, rougeâtre, qui paraît avoir été administré avec succès dans l'anémie et la chlorose. (Damford, Fraser, Ehrlich.)

Ris ou thymus. — Le ris de veau passe pour être de facile digestion. Il est riche en albuminoïdes spéciaux assimilables, et pauvre en graisses. Voici sa composition centésimale brute : *substances albuminoïdes*, 22; *substances collagènes*, 6; *graisses*, 0,4; sels, 1,6; eau, 70 p. 100.

Peau; lard. — Les parties molles du derme sont toutes comestibles. La peau, la tête, les oreilles, les pieds, contiennent une certaine quantité de fibres musculaires, de matières albuminoïdes spéciales assimilables, du tissu cellulaire plus ou moins riche en graisses, des fibres élastiques et conjonctives. Ces dernières, par cuisson dans l'eau, se transforment en une matière gélatineuse très riche en nucléines. Aussi faut-il éviter de donner ces aliments aux goutteux et aux arthritiques.

Le derme avec son revêtement cellulaire chargé de corps gras (surtout chez les animaux soumis à l'engraissement forcé) constitue le lard. Il a, chez le porc, la composition suivante à laquelle nous comparons celle du même aliment conservé quelque temps après salage et tel qu'on le consomme généralement :

	Lard. État naturel.	Lard salé.	
Eau	69,55	62,58	9,15
Matières grasses	11,77	8,68	75,75
Matières albumineuses solubles.			1,13
Substances collagènes	23,31	22,32	0,71
Aponévroses et fibres			7,28
Sels minéraux	1,10	6,42	5,98
	Gérardin (Animal maigre).	C. Mène.	C. Mène.

Ces analyses ne s'appliquent certainement pas à une série de prélèvements comparables ; la troisième, en particulier, se rapporte au lard avec toute sa panne.

Le lard est un aliment un peu lourd, mais recherché pour la saveur qu'il communique aux légumes.

Sang. — Le sang, surtout celui de porc, est utilisé sous diverses formes dans l'alimentation (cervelas au sang, boudin, pain de sang suédois, etc.). Il contient à l'état naturel, suivant les espèces, de 77 à 84 p. 100 d'eau ; de 8 à 16 p. 100 d'une substance albuminoïde ferrugineuse, l'hémoglobine ; de 3 à 8 p. 100 de sérine et de globuline (albuminoïdes du plasma) ; de 0,12 à 0,20 de fibrine ; de 0,18 p. 100, en moyenne, de graisses diverses, et de 0,7 à 1,3 p. 100 de sels minéraux riches en phosphates.

Le sang est un aliment de digestion laborieuse et difficilement assimilable. Il doit être consommé après bonne cuisson, car il s'altère rapidement et peut, même à l'état frais, contenir des germes infectieux.

Voici la composition sommaire du sang total de quelques animaux comestibles.

Composition centésimale du sang d'animaux comestibles.

	BŒUF	VACHE	VEAU	MOU-TON	PORC	LAPIN	POULE	OIE	CHEVAL Vei-neux	CHEVAL Arté-riel
Eau.............	79,6	78,8	83,6	79,8	76,9	81,73	78,50	81,49	81,5	81,98
Corpuscules rou-ges.............	12,3	12,6	9,25	10,2	14,6	15,1	12,14	9,87	9,67	
Albumines solu-bles...........	6,5	6,7	5,53	8,5	7,29	4,72	5,08	8,12	7,81	
Fibrine.........	0,54	0,63	0,41	0,32	0,39	0,38	0,51	0,35	0,50	0,53
Graisses........	0,22	0,22	0,13	0,18	0,19	0,19	0,23	0,26	»	»
Matières extracti-ves.............	»	0,20	0,30	0,20	»	»	0,10	»	»	»
Cendres........	0,87	0,98	1,09	0,98	0,79	»	0,90	0,80	»	»
Auteurs.........	Poggiale				H. Nasse		Poggiale		Clément	

(Pour le Porc et le Lapin, les Corpuscules rouges et les Albumines solubles réunis : 17,07.)

POISSONS

Les poissons ont fait, et font encore, l'unique nourriture ani-male de certains peuples dits *ichtyophages*. Si les races latines et saxonnes consomment relativement peu de poisson, celles des littoraux de l'Europe et de l'Asie du Nord s'en nourrissent presque exclusivement. Le Chinois et le Japonais ne mangent presque pas de viande de boucherie ; le poisson au riz, avec quel-quefois un peu de porc, constitue le fond de leur alimentation.

Le chair de poisson est moins nutritive que celle des animaux herbivores ; elle soutient moins les forces. Elle est peut-être moins universellement acceptée que la viande ordinaire par l'ensemble des estomacs. On la dit légèrement aphrodisiaque. Chez quelques personnes, elle peut provoquer l'urticaire, l'eczéma ; elle n'est pas favorable aux goutteux, aux arthri-tiques, etc. Mais, sauf celle de quelques poissons très gras, comme l'anguille ou le saumon, cette chair est généralement d'aussi facile, sinon de plus facile digestion que celle des mammifères.

Elle est du reste très différente suivant l'espèce qui l'a fournie, et pour la même espèce, suivant le moment de l'année et le milieu où vivent les poissons. Leur graisse peut varier dans des proportions énormes (de 0,14 à 30 p. 100). Elle est liquide et contient de 50 à 65 p. 100 d'oléine ainsi que des matières phosphorées spéciales.

La chair des poissons s'imprègne sensiblement de l'odeur des milieux où ils vivent. On connaît la différence de goût des mulets de haute mer et de ceux qui se nourrissent dans les étangs et les viviers. Un même poisson peut devenir vénéneux sur certains points des littoraux ou à certaines saisons seulement, comme il arrive pour la carangue pêchée à la Guadeloupe, le scorpène de Saint-Domingue, le fugu du Japon.

On sait combien le poisson perd rapidement sa fraîcheur ; la moindre altération de sa chair peut occasionner des démangeaisons, de l'eczéma, quelquefois de la diarrhée.

Voici quelques analyses de la chair de plusieurs poissons usuels. Elles sont dues à M. Balland [1] et rapportées à 100 parties fraîches :

Analyses de la chair de poisson à l'état frais.

	ALOSE M. R [1]	ANGUILLE DE RIVIÈRE R	BROCHET R	CARPE R	GOUJON R	TRUITE R
Eau.....................	63,90	59,80	79,50	78,90	81,20	80,50
Matières azotées [2]...........	21,88	13,05	18,35	15,71	15,94	17,52
Matières grasses.............	12,85	25,69	0,66	4,77	1,03	0,74
Matières extractives.........	0,11	0,70	0,41	0,08	0,44	0,44
Cendres....................	1,26	0,76	1,08	0,54	1,39	0,80

	SAUMON M. R	SOLE M	MAQUEREAU M	MORUE M	HARENG FRAIS M	RAIE M
Eau.....................	61,40	79,20	67,60	84,20	76,00	76,40
Matières azotées [2]...	17.45	17,26	13,67	13,87	17,23	22,08
Matières grasses.............	20,00	0,81	15,04	0,14	4,80	0,45
Matières extractives.........	0,08	1,11	0,28	1,00	0,46	0,17
Cendres....................	0,87	1,62	1,41	0,79	1,51	0,90

1. M. R. poisson de mer et rivière ; R, poisson de rivière ; M, poisson de mer.
2. Calculées en multipliant leur azote total par le coefficient constant 6,25 ; ce qui ne donne évidemment qu'une approximation.

On voit, par ces chiffres, la variabilité de composition de cette chair de poisson où l'eau peut monter de 59 à 84 p. 100, les

1. *C. Rend.*, t. CXXXVI, p. 1729.

matières azotées de 13 à 22 p. 100, les matières grasses de 0,14 à 25 p. 100 et plus.

Les nombres ci-dessus correspondent à la chair nette. Mais dans le calcul d'une alimentation à fournir à une famille, à une Administration, à une armée, il faut tenir compte des déchets : arêtes, nageoires, tête, écailles, etc. Ils s'élèvent, d'après **Payen**, à 24 p. 100 pour l'anguille, à 32 p. 100 pour le brochet, à 37 p. 100 pour la carpe, à 9 p. 100 pour le saumon, à 22 p. 100 pour le maquereau, à 19,2 p. 100 pour la raie, à 40,9 p. 100 pour le merlan, etc. En moyenne 26 p. 100.

De ces analyses nous conclurons : 1° que pour la chair de poisson la quantité de matière nutritive azotée est généralement inférieure de 2 à 4 p. 100 à ce qu'elle est pour la chair des mammifères ; 2° que la proportion de graisse est très variable chez les poissons, aussi bien que sa nature ; 3° que les matières dites extractives sont beaucoup moins abondantes avec le poisson que pour la viande de bœuf.

Dans la chair de ces animaux les matières minérales sont riches en chlorure de sodium pour les poissons d'eau de mer, et en phosphate de potasse pour ceux d'eau douce. Exemples :

POUR CENT DE CENDRES :	AIGLEFIN (Eau de mer).	BROCHET (Eau douce).
Potasse (K^2O)	13,84	23,92
Soude (Na^2O)	36,51	20,45
Chaux	3,39	7,38
MgO	1,90	3,81
P^2O^5	13,70	38,16
SO^3	0,31	2,50
Cl	38,11	4,74
Poids des cendres pour 1 000 parties de chair.	11,26	6,13

Par cuisson *à l'eau*, la chair de poisson perd une partie de ses substances solubles et extractives et devient moins excitante et un peu moins nourrissante. Celle des poissons à chair maigre (sole, merlan, brochet, etc.), lorsqu'elle a été bouillie, constitue un aliment plastique quoique de facile digestion et qui n'introduit dans l'économie qu'un minimun de matières extractives excitantes. Elle convient particulièrement aux convalescents.

Avec le poisson et le sang desséchés et pulvérisés, mélangés de sel, de farine et d'épices, on fabrique en Suède des préparations riches en corps protéïques (70 à 80 p. 100), préparations très nutritives, et d'un prix assez bas pour concourir utilement à l'alimentation du peuple.

On sait qu'il est des parties de certains poissons qui sont ou peuvent devenir vénéneuses : tels sont les œufs de barbeau, de brochet, de loche, de congre. Il en est dont la chair et les œufs sont toxiques à certaines époques de l'année, en particulier au moment du frai, tels le fugu (*Tetrodon rubripes*) du Japon et la *Meletta thrissa*. D'autres ont une chair franchement vénéneuse en tout temps, quoiqu'elle puisse être excellente au goût, tels sont la plupart des animaux des genres *Tetrodon* et *Diodon*, l'anchois bœlassa des rivages de la mer des Indes, le guiet, la fausse carangue, l'ostracion ou coffre, le toadfish du Cap. Les signes de ces empoisonnements, d'ailleurs très rapides, sont : la rougeur de la langue, les vomissements, la diarrhée, les douleurs articulaires, la dysurie, le prurit, les démangeaisons à la gorge, la dilatation des pupilles, la dureté, la fréquence et la petitesse du pouls.

On mange beaucoup des poissons salés ou boucanés : la morue salée, le hareng salé ou fumé, le saumon salé et fumé. Voici quelques analyses de ces aliments :

Composition centésimale de quelques poissons salés ou fumés [1].

	MORUE SÉCHÉE (moyenne)	MORUE SALÉE (moyenne)	HARENG SALÉ (moyenne)	HARENG SALÉ ET FUMÉ	SAUMON FUMÉ
Eau................	16,16	13,20	46,23	34,38	61,78
Matériaux azotés.....	81,54	73,72	18,90	36,76	20,16
Graisse.............	0,74	3,37	16,89	15,74	15,68
Subst. non azotées...	»	»	1,57	»	»
Sels minéraux.......	1,56	9,92	16,41 [2]	13,12	2,38
Auteurs :	Almen; Atwater	A. Almen	A. Almen	Atwater et Woods	Atwater et Woods

ALIMENTS FOURNIS PAR LES INVERTÉBRÉS

Les reptiles, crustacés, gastéropodes, céphalopodes, mollusques, radiés, fournissent aussi un certain nombre d'aliments.

La chair de serpent se consomme dans quelques pays pau-

1. D'après J. Kœnig. *Loc. cit.*
2. Dont 14,5 de sel marin.

vres en guise de chair d'anguille. J'en dis un mot ici parce qu'elle peut être vénéneuse si elle est mal cuite.

La tortue donne une chair gélatineuse, dense, riche en graisse, assez recherchée. Les œufs de ces animaux sont consommés en grand au bord des rivières de l'Amérique du Sud où ces bêtes abondent. On arrive même à les dessécher et à en colporter la poudre.

Les cuisses de grenouille forment un mets acceptable, rappelant la chair de poulet, mais de plus facile digestion. C'est un aliment à recommander aux convalescents, aux estomacs délicats.

Au contraire, les escargots, utilisés en assez grande proportion dans quelques pays comme aliment de fantaisie, donnent une chair un peu indigeste qui doit être fortement relevée par l'apprêt. Les plus appréciés sont l'escargot de vigne ou de Bourgogne (*Helix pomatia*), l'*Helix sylvatica* du midi de la France, les *H. aspersa, vermiculata, variabilis*, etc., que l'on mange en court-bouillon très relevé ou à la vinaigrette. Voici la composition de l'escargot de Bourgogne d'après **M. Balland**.

	Non dégorgé.	Dégorgé en eau salée.
Eau	85,00	81,00
Matières azotées	10,11	14,27
— grasses	0,72	0,83
— extractives	2,61	2,46
Cendres	1,50	1,44

Les huîtres sont au nombre des aliments de luxe les plus recherchés. On mange en France l'*Ostrea edulis*, l'*O. hippopus*, l'*O. mediterranea*, etc. Leur chair, de facile digestion, est principalement formée de principes albuminoïdes très assimilables accompagnés de matières grasses phosphorées et de glycogène.

Malheureusement, d'une part les huîtres s'altèrent assez vite, de l'autre, elles ne sont succulentes et sans danger qu'à l'époque où elles ne fraient pas, d'octobre en avril. Encore faut-il qu'elles n'aient pas été pêchées aux embouchures des rivières ou dans des bassins où se rendent quelquefois des eaux d'égout ou de vidange. Dans ces cas, elles peuvent devenir vénéneuses et transmettre le bacille de la fièvre typhoïde et d'autres maladies.

Voici la composition centésimale de la chair d'huître, de celle de la moule comestible que l'on mange beaucoup à Paris, enfin de la bucarde ou coque (*Cardium edule*).

	Huître (34 analyses).	Moule.	Bucarde.
Eau	80,52	82,20	92,00
Matières azotées	9,04	11,25	4,16
— grasses	2,04	1,21	0,29
— non azotées	6,44	4,04	2,32
Sels minéraux	1,96	1,30	1,23
	(J. Kœnig.)	(Balland.)	

La chair de ces animaux paraît très riche en un glycogène spécial, celle de la moule en particulier.

Parmi les crustacés, citons les écrevisses, les crevettes, la langouste, le homard, le crabe, etc. Leur chair est très phosphorée, très savoureuse, mais de digestion un peu difficile. Elle ne doit être consommée que relevée et assaisonnée d'épices.

Les crustacés peuvent provoquer de l'urticaire; très rarement des nausées, des superpurgations. Les crevettes, certains crabes, constituent des mets délicats, peptogènes et apéritifs.

Enfin on mange les ovaires des oursins, les tubes de quelques actinies et certaines méduses. Ce sont des aliments excitants, riches en phosphore, brome et iode organiques.

Le tableau suivant donne quelques analyses de la chair de ces animaux. Elles sont de M. Balland (*loc. cit.*) et de Payen :

	Tortue [1]	Grenouille	Crevette	Homard (chair) [1]	Écrevisse
Eau	77,60	80,13	78,80	76,62	82,30
Matières azotées	16,25	16,0 [1]	17,98	19,17	13,59
Graisses	1,16	0,10	1,00	1,17	0,57
Matières extractives	2,08	3,46	1,01	1,22	2,89
Matières minérales	2,91 [2]	"	1,21	1,82	0,65

Ces analyses montrent la richesse de la chair de homard, de la crevette, de la grenouille, en matériaux assimilables azotés. L'huître, la moule et la bucarde au contraire, vu leur pauvreté en ces principes et leur haut goût, peuvent passer pour des aliments légers, des espèces de condiments. D'après A. Bouchardat, ils conviendraient spécialement aux glycosuriques.

1. Analyses de Payen.
2. Dont 1,86 d'albumine soluble et 2,48 de matières collagènes.

XIV

La valeur du lait et de ses dérivés s'élève, par année, pour la France seule, à plus d'un milliard. C'est dire l'importance qu'il joue dans l'alimentation générale. A Londres chaque habitant en consomme 40 litres par an, à Paris 60 litres environ. Additionné de pain, il constitue un aliment complet qui peut indéfiniment suffire à l'homme.

Le lait des divers mammifères domestiques est un liquide blanc opaque, de consistance légèrement crémeuse, de saveur douceâtre et un peu parfumée, d'odeur fade, assez facilement altérable.

Il est essentiellement formé d'un plasma opalescent dans lequel sont tenus en suspension des myriades de globules butyreux de diamètre variant de 1/100 à 1/1000 de millimètre, plasma tenant en dissolution plus ou moins complète des substances albuminoïdes, un sucre spécial et différents sels.

Les corps en suspension dans le plasma du lait sont de deux espèces : 1° des globules de beurre qui paraissent formés d'une très mince enveloppe extensible de nature protéique, enveloppant une gouttelette de corps gras; le lait en contient environ 1 500 000 par millimètre cube; 2° de très fines granulations de phosphates unis à une matière albuminoïde nucléïnique spéciale.

La densité du lait varie : de 1,027 à 1,032, moyenne 1,030, chez la femme. Cette moyenne est de 1,032 chez la vache; de 1,030 à 1,034 chez la chèvre; de 1,037 à 1,040 chez la brebis; de 1,029 à 1,035 chez l'ânesse; de 1,030 chez la jument.

Le *lait pur*, le lait ordinaire de vache, se congèle à — 0°,53. Ce nombre caractéristique du lait est un excellent signe de sa pureté. Si le lait est additionné d'eau son point de congélation se rapproche de 0°.

Laissé au repos, le lait se sépare lentement en deux couches : Les globules butyreux, moins denses, montent à la surface et y forment la crème; le liquide inférieur, plus aqueux, de ton plus bleuâtre, constitue le *lait écrémé*. L'ascension de la crème peut être hâtée par une température de 25° à 30° ou grâce aux machines centrifugeuses.

La réaction du lait frais est amphotère au tournesol; elle est acide à la phénolphaléine (*Vaudin*). Pour le lait de vache cette réaction correspond à 1 gr. 1 environ d'acide phosphorique libre par litre; pour le lait de femme, à 0 gr. 20; pour celui d'ânesse, à 0 gr. 3 d'acide phosphorique libre par litre. Cette réaction acide est due surtout aux matières protéiques du lait.

Le lait s'oxyde peu à peu lorsqu'on le conserve. Il devient acide au tournesol, même à l'abri de l'air, et finit par se cailler. Cette acidité, due à la production d'acide lactique par fermentation spécifique du sucre de lait, est hâtée par la chaleur tiède.

La matière qui devient insoluble par coagulation du lait est la caséine, principale substance albumineuse de son plasma. Avant sa coagulation cette caséine n'était cependant pas dissoute, à proprement parler, dans le lait : elle ne passe pas, en effet, à travers le biscuit poreux de porcelaine, même en s'aidant du vide, lorsqu'on essaye de séparer du lait ses parties solubles, par ce mode de filtration. Elle est dans le lait comme gonflée et mucilagineuse, formant une demi-solution opalescente d'où les acides minéraux et organiques la précipitent en en séparant des phosphates et s'emparant de la potasse et de la chaux à laquelle elle est unie. C'est cette caséine qui, se modifiant sous l'action du ferment spécial de la *présure* (*caséase* ou *lab.*) et qui, se transformant en une matière entièrement insoluble, le caséum ou fromage, occasionne ainsi le caillage du lait.

Soumise à la digestion stomacale, la caséine de la plupart des laits donne un résidu de nucléines et de paranucléines.

A côté cet albuminoïde principal, le lait contient une albumine et une globuline coagulables par la chaleur et constituant ce qu'on a nommé la *lactalbumine* (A. Béchamp, Sebelin, Hammarsten, Arthus).

Toutes ces substances albumineuses réunies forment de 1,5 à 5,5 p. 100 du poids du lait.

On n'y trouve ni protéoses ni peptones.

Les caséines des divers laits ne sont pas identiques entre elles. Celle du lait de femme ne précipite pas par les acides étendus.

Le beurre que forment les globules butyreux contient, de l'oléine et de la margarine, avec 2 p. 100 de butyrine et une faible quantité de stéarine et de myristine. On trouve dans le beurre commercial, interposées aux globules butyreux, des particules de caséine, un peu de lactalbumine et de lactose dissous dans une petite quantité de sérum, des ferments solubles et des microbes causes prochaines de son rancissement.

La proportion de beurre est essentiellement variable dans les laits (10 à 60 gr. par litre chez la femme, 30 à 82 gr. chez la vache).

Le *sucre de lait* ou lactine, dissous dans le plasma du lait ne préexistait pas dans le sang de l'animal; il se forme dans la mamelle. Ce sucre paraît être le même pour tous les laits. C'est une bihexose répondant à la formule $C^{12}H^{22}O^{11}, H^2O$ quand elle a été séparée du sérum du lait par cristallisation. Elle constitue une matière blanche, croquant sous la dent, peu sucrée, soluble en 6 parties d'eau froide, fermentescible, réduisant le réactif cupro-potassique. Le lait de femme contient de 25 à 70 gr. de ce sucre par litre; celui de vache ou de jument 35 à 50 gr.; celui d'ânesse 50 à 75 grammes.

Outre les matières organiques précédentes, on trouve encore dans le lait des lécithines, des traces d'urée, de créatine, d'acide citrique, d'alcool, des matières colorantes et parfumées, enfin des ferments diastasiques et des microbes. Ces diastases se retrouvent en grande partie dans le *petit-lait*, produit de la coagulation du lait par la présure ou par les acides. L'une de ces diastases injectée sous la peau a la propriété d'abaisser la température des fiévreux (*Dr Blondel*); une autre de solubiliser peu à peu la caséine, même coagulée; une autre de fluidifier et d'hydrolyser l'amidon (*A. Béchamp*).

Le lait contient aussi, dissoutes ou suspendues dans son plasma, des matières minérales précieuses pour le développements des jeunes sujets. Le lait de femme en abandonne à l'incinération de 1 gr. 36 à 6 gr. par litre; celui de vache de 5 à

9 gr.; celui d'ânesse 5 gr.; de chèvre 5 gr. 6. Voici l'analyse de ces matières minérales rapportées au litre de lait :

	Femme.	Vache.	
Chlorure de sodium..............	1,35	0,81	0,46
— de potassium...........	0,41	3,41	0,99
Phosphate de chaux............	3,95	3,87	3,46
— de soude.....	traces.	»	»
— de magnésie..........	0,27	0,87	0,66
— de fer..............	traces.	traces.	0,25
Carbonate de soude............	»	»	0,67
Soude (unie aux albuminoïdes)...	»	»	»
Sulfate, silicate de potasse.......	»	»	0,79
Fluorure de calcium............	traces.	traces.	»
Total par litre......	5,98	8,96	7,28
	(Filhol et Joly.)		*(Marchand.)*

Suivant Bunge, 1 000 parties de lait contiendraient :

	K^2O	Na^2O	CaO	MgO	Fe^2O^3	P^2O^5	Cl
Lait de femme.....	0,7	0,3	0,3	0,1	0,006	0,5	0,4
Lait de vache......	1,8	1,1	1,6	0,2	0,004	2,0	0,7

D'après MM. Friedjung et Jolles, on trouve dans le lait de femme de 3,5 à 7 milligr. de fer par litre. Ce métal y paraît uni à la caséine.

Enfin, par la pompe à vide, on extrait de 100 volumes de lait environ 3 vol. de gaz formés surtout d'acide carbonique mélangé d'un peu d'azote et d'oxygène. Ces gaz se dégagent abondamment lors de la digestion du lait ou quand on essaye de le filtrer dans le vide à travers le biscuit de porcelaine. L'acide carbonique m'a paru faiblement combiné dans le lait, en partie à la caséine, en partie aux phosphates et carbonates alcalins.

Voici maintenant les particularités caractéristiques de chacun des laits usuels.

Lait de femme. — Le meilleur lait pour le développement du nourrisson provient de femmes de vingt-deux à trente-deux ans, robustes, de caractère calme ou gai, blondes ou brunes, d'un embonpoint moyen, ayant une peau saine, de belles dents, et un appétit soutenu. Ce sont là les caractères extérieurs des bonnes nourrices.

Le lait de femme est opalin, assez doux, alcalin au tournesol, presque sans odeur. Il ne se coagule pas, même à chaud, sous l'action de l'acide acétique étendu, mais la présure le caille en légers flocons. La caséine de ce lait n'est pas la même que celle du lait de vache : elle ne précipite pas par le chlorure de sodium, mais bien par addition de sulfate d'ammoniaque en excès. C'est une sorte de lactalbumine. Elle diffère encore de la caséine ordinaire en ce que sa digestion ne laisse pas de matières nucléiniques. La lactalbumine de lait de femme s'éloigne aussi de celle du lait de vache par son pouvoir rotatoire (*Béchamp*)[1].

Voici un tableau de la composition du lait de femme :

Composition (par litre) du lait de femme examiné dans des conditions variables.

	COMPOSITION MOYENNE GÉNÉRALE	NOURRITURE RICHE	NOURRITURE INSUFFISANTE	NOURRITURE RICHE EN GRAISSE	NOURRITURE PAUVRE EN GRAISSE	MOYENNE — FEMMES ANGLAISES	MOYENNE — FEMMES FRANÇAISES
Densité.......	1,030	»	»	»	»	»	1,032
Eau	874,1	885,6	901,3	905,6	895,6	877,9	868,2
Caséine.......	10,3	20,9	16,0	7,5	7,2	25,3	24,3
Albumine.....	12,6					38,7	46,8
Beurre	37,8	46,9	28,3	19,5	22,5	56,4	57,4
Lactose.......	62,1	45,1	52,7	70.7	73,1	»	»
Sels minéraux.	3,1	1,5	1,7	1,8	1,6	2,5	1,99
Résidu fixe...	125,9	»	»	»	»	123,5	131,8
Auteurs :	D'après J. Kœnig	Pfeiffer		C. Krauch.		Forster	Vernois et Becquerel, Doyère,etc.

Suivant Lebedeff, le beurre de ce lait est formé moitié d'oléine, moitié de palmitine et de myristine, avec un peu de stéarine et des traces de butyrine accompagnées de lécithines. Il fond à 30°.

Une femme qui allaite sécrète du troisième au sixième mois de 1 000 à 1 300 gr. de lait par jour. Une nourriture abondante en albuminoïdes élève surtout les quantités de beurre et de sucre de lait ; une nourriture très grasse appauvrit le lait en beurre plutôt qu'il ne l'augmente. Une nourriture insuffisante diminue la caséine et les graisses, mais non le sucre. La pauvreté de l'alimentation en albuminoïdes fait baisser la quantité de lait sécrété et sa richesse en beurre.

1. Le même auteur considère le sucre du lait de femme comme différant de celui du lait de vache. Il s'en séparerait par son mode de cristallisation et sa saveur plus douce.

Les femmes anémiques, cachectiques ou fiévreuses ont un lait pauvre en caséine et en graisses, et peu abondant.

Les choux, les crucifères, l'ail, l'oignon, les labiées communiquent au lait leur saveur et leur odeur. L'addition de phosphate de soude aux aliments augmente la proportion de phosphates solubles du sérum du lait. Le repos de la nourrice enrichit le lait en beurre.

Chez la femme, la composition du lait se modifie à peine de vingt à trente-deux ans. Après cet âge il est moins minéralisé. Le retour des règles diminue un peu la sécrétion lactée mais n'altère généralement le lait qu'aux époques menstruelles. Il devient à ces moments un peu purgatif.

Au cours des maladies aiguës la sécrétion lactée diminue : mais, pour un même volume de lait, la caséine et les sels augmentent.

La femme élimine par le lait une partie des principes normaux ou accidentels de son plasma sanguin : si celui-ci est riche en phosphates par exemple, ou en lécithines, le lait sera remarquablement phosphaté ou lécithiné. Si la nourrice boit de l'alcool, elle le passera par le lait à son nourrisson, comme l'a très bien établi M. Nicloux. L'opium, la quinine, l'iodure de potassium, le chloral, l'éther, pris par la nourrice, se retrouvent aussi dans le lait. Le mercure, l'arsenic, la salicylate de soude, l'antipyrine y passent, mais plus difficilement. Beaucoup des matières odorantes ou colorantes des aliments sont partiellement éliminées avec le lait. Il est évident que les toxines et ptomaïnes du plasma de la mère, lorsqu'elle est malade, doivent partiellement être transmises à l'enfant par le lait.

Lait de vache. — Ce lait est blanc ou blanc jaunâtre. Sa caséine précipite facilement à 40° ou 50° par l'acide acétique étendu.

L'eau ingérée en boisson, le sel marin, le pacage au pré, etc. font sécréter par la vache un lait plus abondant mais un peu plus aqueux ; les recoupes, le son, les racines sucrées, les plantes légumineuses, le rendent plus abondant et plus butyreux. La feuille de châtaignier, la paille d'orge lui communiquent de l'amertume.

Dans les diverses parties successives d'une même traite, le beurre va sans cesse en augmentant ainsi que la caséine. Toute fatigue diminue le beurre du lait de vache.

Voici un tableau, rapporté au litre, indiquant les variations de composition de ce lait si précieux :

Composition du lait de vache.

	BONNES FERMES DES ENVIRONS DE PARIS	MOYENNE (ALLEMAGNE)	VACHE AU PRÉ. TRAITE APRÈS L'EXERCICE	LA MÊME VACHE RESTÉE A L'ÉTABLE	LAIT DE 200 JOURS	LE MÊME LAIT DE 310 JOURS
Densité..............	1,032	1,033	1,034	1,031	»	»
Eau.................	864,3	857,7	865,0	857,0	877,0	868,0
Albuminoïdes.........	33,3	54,0	54,0	49,0	30,0	34,0
Sucre...............	52,8	40,4	38,0	38,0	47,0	60,0
Beurre	42,0	43,0	37,0	51,0	45,0	36,0
Sels minéraux........	7,6	5,4	6,0	5,0	1,0	2,0
Résidu sec...........	135,7	142,9	135,0	143,0	123,0	132,0
	Adam	(Gorup-Bésanez)	Lyon Playfair		Boussingault et Le Bel	

Le trèfle, les foins riches en labiées, l'anis, etc., donnent au lait un goût et un parfum agréables. L'absinthe, le genet, les pousses de sureau, l'artichaut, le colza, les drêches, le tourteau, les pommes de terre germées, lui communiquent des saveurs déplaisantes, quelquefois amères. Les feuilles de chêne le rendent astringent ; le colchique, les euphorbes peuvent en faire une boisson dangereuse. La carotte, le safran, les indigos, la mercuriale, la garance lui communiquent leurs chromogènes ; ces laits exposés à l'air deviennent rougeâtres, jaunes, bleuâtres, etc.

Si l'on châtre la vache durant la lactation, le beurre de son lait peut augmenter de un quart environ.

Laits de chèvre, de brebis. — Le lait de chèvre est plus crémeux et plus odorant que celui de la vache, dont il se rapproche ; il se caille par la présure. Le lait de brebis est riche en beurre et caséine et très nourrissant.

Les nombres suivants donnent la composition centésimale de ces laits.

| | LAIT DE CHÈVRE | LAIT DE BREBIS | |
		(moyenne)[1].	(moyenne)[2].
Eau	869gr,5	799gr,7	814gr,4
Albuminoïdes	44 ,3	61 ,8	51 ,2
Sucre	48 ,5	53 ,7	52 ,6
Beurre	60 ,7	74 ,0	71 ,8
Sels minéraux	9 ,1	10 ,2	10 ,2
Acidité	»	3 ,7	3 ,8
Résidu sec par litre	164gr,3	200gr,3	185gr,6
	(Fery.)	(Trillat.)	

Lait d'ânesse; lait de jument. — Les laits d'ânesse et de
jument se rapprochent singulièrement du lait de femme par leur
composition et la nature de leur caséine. Celui d'ânesse est un
peu plus pauvre que le lait de femme en beurre et en sucre; il
est tantôt un peu plus riche, tantôt un peu moins en caséine.
Celle-ci, comme la caséine du lait de femme, se digère entièrement, sans laisser de résidu nucléinique. Ce lait est très altérable : si on le garde après la traite, il doit être conservé en lieu
frais et n'être réchauffé qu'au moment de le boire et au bain-
marie sans dépasser 40°. Pour les malades, le lait de jument
peut remplacer celui d'ânesse. Il a une saveur préférable et est
encore de plus facile digestion. Voici les analyses de ces deux
laits. Elles sont rapportées au litre :

	Lait d'ânesse (moyenne).	Lait de jument.
Densité	1,032	1,031
Eau	914,0	890,0
Caséine et albumine	12,3	27
Beurre	31,0	25
Sucre	69,3	55
Matières extractives et sels	4,5	5,0
Résidu sec en 1 000 parties	117,1	112,0

ALTÉRATIONS. — FALSIFICATIONS DU LAIT

Le lait d'une vache qui a vêlé depuis peu de jours présente
des caractères intermédiaires entre ceux du colostrum et ceux
du lait parfait. L'examen microscopique y fait voir de grands
globules blancs, comme framboisés, doués de mouvements

1. Animal nourri sur des terrains granitiques.
2. Animal nourri sur des terrains calcaires.

amiboïdes. Ces globules disparaissent vers la fin de la seconde semaine. Le lait est alors marchand ; mais ce n'est qu'au deuxième ou troisième mois qu'il acquiert toutes ses qualités de douceur, de parfum et d'onctuosité.

Le lait, avons-nous dit, doit être amphotère au papier de tournesol. S'il a été conservé quelque temps, il peut devenir acide et se cailler même, ou *tourner*, quand on vient à le chauffer. On y remédie quelquefois en l'additionnant d'un peu de carbonate de soude ou d'eau de chaux.

Par cultures sur gélatine, ou dans du bouillon sucré, on peut développer les ferments figurés que contient le lait et qui tendent à l'altérer et à le rendre même quelquefois dangereux. Les plus remarquables de ces microbes sont : le *ferment lactique*, aérobie immobile, long de 1 à 2 μ, qui coagule le lait et forme de l'acide lactique aux dépens du sucre de lait ; le *Thyrothrix*

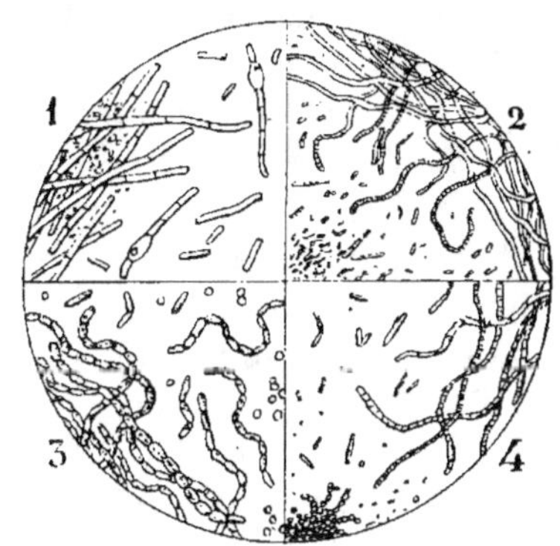

Fig. 2. — Ferments du lait.
1. *Tyrothrix dissortus.* — 2. *T. virgula.* — 3. *T. urocephalum.* — 4. *T. claviformis.*

tenuis (*Duclaux*), qui caille, puis liquéfie la caséine rapidement, il est aérobie ; le *T. filiformis*, qui le peptonise aussi, mais moins activement, à la façon de la trypsine ; les *T. distortus* et *geniculatus*, qui transforment le lait en un liquide louche contenant de l'acétate, du valérianate d'ammoniaque et de la leucine ; le *T. turpidus*, ferment aérobie comme les précédents, qui liquéfie la caséine après l'avoir coagulée, et donne de l'ammoniaque, de l'acide butyrique, de la leucine et de la tyrosine ; le *T. urocéphalum*, facultativement aérobie, mais qui, à l'abri de l'air, liquéfie la caséine avec production d'acide carbonique, d'hydrogène sulfuré et d'hydrogène libre. A son contact le lait prend une odeur putride. Le *T. claviformis*, uniquement anaérobie ; il détermine la coagulation, puis la fluidification du lait dont il attaque la caséine et le sucre avec formation de peptones, d'alcool, d'acides gras, d'acide carbonique et d'hydrogène ; le *T. catenula* qui modifie le lait en digérant ses albumines dissoutes dont il fait des peptones, tout en précipitant la caséine. Les gaz qu'il dégage sont formés de 3 volumes de CO_2 pour 2 vol. de H_2 avec un peu d'hydrogène sulfuré ; enfin le *Bacillus butyricus* qui est tué par l'oxygène, mais qui, à l'abri de l'air, transforme le sucre du lait en acide butyrique avec dégagement de CO_2 et de H_2 et dissolution de la caséine [1].

La plupart de ces microorganismes, reconnaissables au microscope, après ou avant culture, sont les agents des altérations spontanées du lait et de la maturation des fromages.

On peut trouver accidentellement dans le lait, le staphylocoque blanc et doré, divers saccharomyces, les bacilles *subtilis*, le *b. mesentericus* et divers autres microbes des matières fécales.

Le lait des vaches tuberculeuses présente au microscope des globules agglutinés, comme muqueux. Les leucocytes s'y distinguent par leur insolubilité dans l'éther, leur disparition sous l'influence de la soude très étendue, leurs deux ou trois noyaux que l'acide acétique dilué rend plus apparents.

La stérilisation du lait, dont nous nous occuperons plus loin au point de vue pratique, n'est pas assurée par une simple ébullition de quelques instants : certaines spores peuvent résister plusieurs minutes à 98-100°. Malheureusement l'ébullition détruit aussi les ferments solubles du lait, altère un peu son goût et même sa composition, une partie de la caséine se séparant, par insolubilisation, à l'état de peaux ou membranules qui viennent surnager. Voici quelle serait, d'après M. Ch. Girard, la composition d'un même lait avant et après avoir boulli :

	Avant :	Après :
Eau	882,7	864,5
Beurre	38,1	44,7
Lactine	49	50
Caséine et albumine	44,6	34,2

Le lait cuit, s'il est plus sain, est donc moins nutritif et moins assimilable que le cru. Nous parlerons plus loin du *lait stérilisé*.

Les altérations qu'on fait subir volontairement au lait sont nombreuses. La principale est l'écrémage : elle consiste à enlever

1. On a signalé aussi dans le lait le *Bacillus mesentericus vulgatus*, le *Clostrydium butyricum*, des *Saccharomyces*, etc., enfin, ce qui est plus grave, les microbes de la fièvre typhoïde, de la tuberculose, de la diphtérie et de la scarlatine.

au lait, soit par séparation spontanée, en le laissant au repos, soit par centrifugation, la partie la plus butyreuse, la plus légère et aussi la plus savoureuse. Voici, d'après M. Duclaux, quelle serait la composition centésimale du lait pur, du lait écrémé et

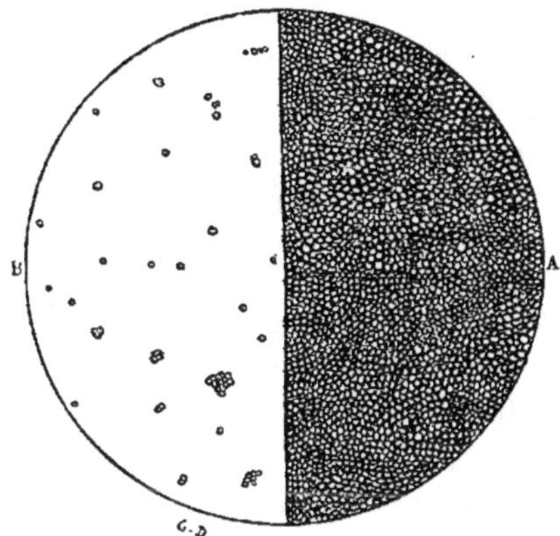

Fig. 3. — A, lait normal avant l'écrémage; — B, après l'écrémage et addition de 20 p. 100 d'eau mélangée d'un peu de bicarbonate de soude.

de la crème, celle-ci soustraite à raison de 8 à 9 parties pour 100 de lait :

	Lait normal.	Le même écrémé.	Crème de ce lait écrémé à 9 p. 100.
Eau......................	87,25	89,70	58,63
Matières butyreuses.......	3,50	0,77	35,00
Caséine..................	3,90	4,02	2,75
Sucre de lait.............	4,60	4,74	3,12
Matières minérales........	0,75	0,77	0,50
	100,00	100,00	100,00

Le lait écrémé se conserve plus facilement que le lait pur.

Une autre fraude du lait consiste à l'additionner d'eau. On a dit plus haut comment on peut déceler cette adultération en déterminant le point de congélation qui doit être normalement de — 0°,53 pour le lait pur. La prise de densité du lait est aussi un moyen de contrôle pratique et rapide. La densité du lait de vache ne doit pas s'abaisser au-dessous de 1,029 à la température de 15°.

L'écrémage et le mouillage sont les deux fraudes principales du lait. La seconde est plus grave que la première, l'eau ajoutée au lait apportant avec elle ses organismes vivants, souvent nuisibles, et rendant tout au moins le lait facilement putrescible.

CONSERVATION DU LAIT

Le lait abandonné à lui-même devient rapidement la proie de ses ferments et des microbes de l'air. Il s'altère, s'aigrit, se coagule et se putréfie. Il peut d'ailleurs transporter avec lui les germes de diverses maladies : diphtérie, scarlatine, typhus des bêtes à corne, fièvre typhoïde, etc. On a donc cherché à le conserver sans altérations.

La méthode la plus ancienne consiste à le faire bouillir; on peut au besoin répéter l'opération. Mais la chaleur altère chaque fois le lait et ne lui confère pas toujours une longue immunité. Il est préférable de le conserver en le concentrant. Pour cela, le lait est évaporé dans le vide, mélangé ou non avec une certaine quantité de sucre, jusqu'à consistance épaisse, puis versé dans des boîtes métalliques qui sont ensuite chauffées à l'autoclave. Ce *lait condensé* se conserve presque indéfiniment [1].

D'après J. Kœnig, le lait condensé répond à la composition :

	Additionné de sucre.	Sans sucre [1].
Eau	25,61	58,99
Albuminoïdes	11,79	11,92
Beurre	10,35	12,42
Lactose	13,84	14,49
Saccharose (ajoutée)	36,22	0,00
Cendres	2,19	2,18

Souvent la stérilisation du lait se fait sans concentration sensible. Aussitôt après la traite, il est filtré et *pasteurisé*, c'est-à-dire chauffé à 70°-75°, puis brusquement refroidi; on lui confère ainsi l'aptitude de résister quelques jours aux altérations spontanées. Mais la pasteurisation ne détruit pas tous les germes, en particulier celui de la tuberculose, les bactéries peptonisantes de la bouse de vache, et de la poussière des maisons et des rues. Pour

1. Un autre lait condensé, stérile et non sucré, est aussi fourni par l'industrie. Il contient 37 p. 100 de substances sèches dont 10 p. 100 de matières protéïques, 10 de beurre et 12 de sucre de lait. On fait aussi, en Allemagne, des laits peptonisés, additionnés de maltose, de dextrine, d'albumine, d'albuminates, d'hypophosphites, de phosphates, etc.

obtenir une stérilisation complète permettant de conserver le lait plusieurs semaines, on en remplit des vases de verre ou de métal qu'on chauffe durant quelques minutes à 106-110°, ou mieux 1 heure à 98-100 [1].

Si les laits stérilisés doivent acquérir une résistance à peu près indéfinie aux altérations subséquentes ; s'ils doivent être expédiés au loin, particulièrement dans les pays tropicaux, on les rechauffe à deux ou trois reprises à l'autoclave vers 110° à quelques jours d'intervalle.

Malheureusement le chauffage du lait au-dessus de 80° altère le lait assez profondément : d'une part il détruit l'action de ses zymases naturelles (voir plus haut) [2], de l'autre il modifie sensiblement l'émulsionnement des graisses qui, après cette opération, tendent à se réunir en grumeaux et à venir surnager. Bien plus, la caséine des laits surchauffés est moins assimilable, les lacto-albumines et lactoglobulines se sont coagulées ; enfin le sucre de lait se caramélisant et s'acidifiant sensiblement par la chaleur, communique au lait, cuit au-dessus de 100°, une couleur jaunâtre et un goût spécial. Toutefois, s'il est bien stérilisé, même à 106 et 112°, il est parfaitement digestible par les jeunes enfants. Mais M. Marfan insiste avec raison sur la nécessité que cette stérilisation soit faite, l'été surtout, aussitôt après la traite. Il ne faut pas laisser, en effet, aux microbes du lait le temps de sécréter leurs toxines et autres produits d'altération qui, une fois formés, persisteraient dans la liqueur, même après l'action de la chaleur.

La stérilisation du lait peut se faire pratiquement à domicile grâce aux appareils très simples de Soxhlet, Budin, etc.

Le lait est versé dans des flacons de verre à large goulot de 80 à 120 cc. qu'il remplit presque (fig. 4). Ces flacons sont couverts d'un capuchon de caoutchouc s'appliquant sur le rebord épais des vases. Ceux-ci sont disposés dans un panier métallique qu'on plonge dans un bain-marie à couvercle, dont l'eau s'élève jusqu'au

---

1. P. CAZENEUVE, *Stérilisation du lait*, Lyon, 1895.
2. C'est à la destruction de son oxydase qu'on peut reconnaître qu'un lait a été cuit ou chauffé au-dessus de 80°. Pour faire l'essai caractérisant la cuisson du lait, à 10 cc. de ce liquide on ajoute 1 à 2 gouttes d'eau oxygénée faible, et 2 à 3 gouttes d'une solution à 2 p. 100 de chlorhydrate de paraphénylène-diamine ; si le lait n'a pas été chauffé au-dessus de 80°, il se produit une teinte d'un bleu grisâtre qui vire bientôt au bleu indigo. Le lait reste blanc s'il a été bouilli.

niveau du lait contenu dans les flacons. Pour obtenir une stérilisation suffisante, on porte cette eau à l'ébullition durant 45 à 50 minutes. On peut recommencer cette opération trois jours après au besoin sur les mêmes flacons. Par refroidissement de la vapeur, un vide s'y produit et l'obturateur de caoutchouc, s'appliquant fortement sur le goulot en s'incurvant, comme le montre la figure 4 empêche ainsi toute rentrée d'air et de microbes.

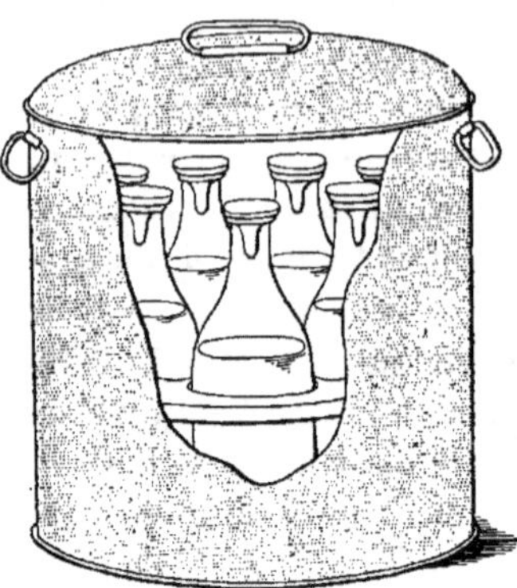

Fig. 4. — Appareil de Soxhlet pour stériliser le lait à domicile.

Ces laits stérilisés, produits industriellement ou à domicile, rendent de grands services. Ils peuvent, lorsqu'il y a nécessité, être substitués au lait maternel. Ils permettent, chez les jeunes enfants, de combattre les diarrhées persistantes, la dysenterie. Certains malades qui ne peuvent s'accommoder du lait ordinaire tolèrent très bien le lait stérilisé.

Laits modifiés. — On a essayé de donner au nourrisson non seulement un lait exempt de microbes et de toxines, mais se rapprochant le plus possible, par sa composition, du lait maternel. De là ces dénominations bizarres de laits *féminisés* ou *maternisés*. On les obtient le plus souvent avec le lait de vache.

Remarquons d'abord la différence de composition des laits moyens de vache et de femme,

	Lait de femme (moyenne)	Lait de vache (moyenne)
Eau	868	857,7
Caséine et albumine	24,8	54,0
Beurre	42,8	40,4
Lactose	56,9	43,0
Sels minéraux	2,0	5,4

Le lait de femme est donc plus pauvre en caséine, en sels minéraux, plus riche en sucre, que le lait de vache. Par une nourriture appropriée, on peut obtenir des laits de vache répondant à peu près à la composition moyenne ci-dessus, mais enrichis jusqu'à 55 à 60 gr. de beurre par litre. Ces laits gras, additionnés de la moitié de leur volume d'une solution de 56 gr. de lactose ou de saccharose par litre, répondent dès lors à la composition suivante :

Caséine et albumine................ 36^{gr} par litre
Beurre............................ 4o   —
Lactose (et saccharose)............. 57   —
Sels minéraux..................... 3 ,6   —

composition qui se rapproche singulièrement de celle du lait de femme (Gaertner). Ainsi modifiés, ces laits ne sont, il est vrai, qu'une grossière imitation du lait de notre espèce, dont ils diffèrent très sensiblement par la nature de leur caséine et de leur sucre (si l'on emploie le sucre de canne). Mais, bien stérilisés, ils semblent cependant avoir rendu de réels services.

On a prôné diverses autres préparations destinées à remplacer le lait de femme : laits albuminés, laits additionnés de crème et de petit-lait, etc. On a fait aussi des farines ou poudres sèches mélanges de lait et de farines, dites farines *lactées*; elles se rapprochent plus ou moins sensiblement de la composition du lait et l'expérience a montré qu'elles sont facilement acceptées par l'estomac du jeune enfant, du moins à partir du sixième au huitième mois, et qu'elles peuvent rendre des services. La plus connue de ces préparations s'obtient en ajoutant au lait de vache concentré du sucre ordinaire et une poudre qu'on prépare avec la pâte de froment, fabriquée sans sel ni levain, soigneusement cuite au four jusqu'à la transformer en plaquettes sèches et croustillantes où l'amidon a été changé en grande partie en dextrine. Ce biscuit, réduit en poudre très fine, est ensuite parfaitement mélangé avec le lait concentré et le tout est séché, pulvérisé, stérilisé et conservé en boîtes à l'abri des germes de l'air. C'est une bonne préparation qui permet d'arriver sans à-coups au sevrage, et que l'on donne quelquefois avec succès aux convalescents.

XV

Le lait fournit à l'alimentation un grand nombre de dérivés : le beurre, la crème de lait, le petit-lait, les laits fermentés (*Kumys* et *Kefir*), les poudres alimentaires de caséine et les fromages. Nous allons examiner ces dérivés, en laissant de côté pour le moment le principal d'entre eux, le beurre, que nous nous proposons d'étudier avec les corps gras dans un des chapitres suivants.

Crème de lait. — La crème se sépare, grâce à sa plus faible densité, du lait laissé au repos ou centrifugé. Elle monte à la surfac dans le lait abandonné à lui-même ; on la recueille par écrémage. Le barattage la transforme facilement en beurre, mais elle n'en est pas uniquement composée. La crème contient, outre les corps gras, de la caséine, un peu de lactalbumine, de la lactose, et une bonne partie des matières qui restaient en suspension dans le lait primitif (microbes, ferments, granulations phosphatiques et autres) entraînées par la montée du beurre.

La composition de la crème est très variable ; en voici deux analyses extrêmes :

Eau	617	733
Beurre	320	180
Caséine	27	40
Lactose	31	40
Cendres	5	7
	1 000	1 000

On voit que la crème est un aliment très riche en beurre et pauvre en caséine. Elle est de digestion un peu difficile si on la consomme à doses élevées; elle est malsaine si le lait primitif n'a pas été recueilli proprement ou provient de vaches malades. La crème de lait est très altérable en raison des microbes qui y fourmillent et du sérum sucré, riche en phosphates, qu'elle contient interposé. Aussi, l'été surtout, la crème dite *fouettée* a souvent causé de graves accidents.

Le *lait* d'où l'on a séparé la crème montée naturellement à la surface, est le *lait écrémé*. Il contient un cinquième environ des matières grasses du lait naturel primitif.

Petit-lait. — On applique souvent la dénomination de *petit-lait* soit à la liqueur claire ou opalescente qui reste quand le lait s'est coagulé par aigrissement spontané, soit à celle qui résulte de la caséification du lait par la présure. C'est faire une confusion et il convient de distinguer ces deux liqueurs.

Le petit-lait de caséification, le vrai *petit-lait*, contient une protéose résultant du dédoublement du caséogène par la caséase. Cette protéose n'existe pas dans le petit-lait d'acidification. Dans l'une et dans l'autre liqueur se trouvent les lactalbumines et lactoglobulines du lait primitif (environ 1 p. 100 de la liqueur), ainsi que de très faibles quantités d'autres matières organiques (urée, alcool, acide lactique, dérivés des lécithines, ferments oxydants et hydrolysants très actifs, etc.). Le petit-lait contient aussi la totalité du sucre et des sels minéraux du lait, à l'exception toutefois des phosphates terreux dont la majeure partie est entraînée par la crème ou est restée unie à la caséine coagulée.

Voici, suivant W. Fleischmann, la composition du petit-lait :

	Par litre :
Eau	933^{gr},0
Albuminoïdes	10 ,5
Graisses	1
Sucre de lait	44
Acide lactique, etc.	3 ,3
Matières minérales.	8 ,2

C'est un liquide très légèrement nutritif par ses albuminoïdes, sa lactose, ses phosphates; diurétique et un peu laxatif par son sucre et ses sels. Il est particulièrement indiqué dans les maladies où il importe de débarrasser l'économie de ses résidus toxiques : affections du foie, constipation opiniâtre, maladies

infectieuses, etc. La *cure de petit-lait* fut autrefois très en vogue ;
elle est trop abandonnée à cette heure, peut-être en raison de
la difficulté que l'on a de s'assurer que le sérum de lait ne provient que de vaches saines et proprement tenues. Il faut remarquer toutefois que les agents infectieux qui peuvent se trouver
dans le lait qui fournit le petit-lait sont en très grande partie
entraînés au moment de la coagulation et restent dans le caillé.

Babeurre. — On donne ce nom au liquide résiduel du barattage de la crème de lait ou du lait lui-même lorsqu'on en a
extrait le beurre. Il a, dans les deux cas, à peu près la même
composition. La voici, rapportée à 100 parties, d'après Lam :

	Lait de vache.	Babeurre.
Résidu sec (moyenne)	11,8 à 13,7	8,7 à 9.8
Beurre	2,8 à 1,7	0,5 à 0,9
Lactalbumine	»	2,5 à 2,7
Lactine	»	3,0 à 3,5

Le babeurre est le plus souvent un peu acidifié par l'acide
lactique de fermentation. On le conseille, mélangé ou non aux
décoctions de céréales, pour l'alimentation des enfants et des
athrepsiques. Nous y reviendrons.

KUMYS ; KÉFIR

Kumys. — On donne ce nom au produit de la fermentation
lactico-alcoolique du lait de jument. Le kumys est resté longtemps utilisé seulement dans les steppes de la Russie méridionale et de la Tartarie. Mais depuis quelques années, on le fabrique
aussi dans la Russie du Nord, et même en Allemagne, pour le
besoin des malades.

Chez les Tartares, pour faire le kumys on mélange 10 volumes
de lait de jument frais et tiède avec 1 volume de kumys déjà
préparé antérieurement et qui vient apporter son ferment spécial. Ce mélange est mis dans un tonneau debout qu'on place
au frais, en été, non loin du poêle, l'hiver. De temps en temps
on agite le mélange. Au bout de deux à trois heures des bulles
de gaz commencent à se produire ; une fermentation assez intense
lactique, puis alcoolique, se déclare dans la masse ; la liqueur
s'acidifie et s'alcoolise. Si l'on doit la conserver quelque temps,
il convient, au bout des cinq à six premières heures de fermenta-

tion, de la mettre en bouteilles résistantes et ficelées que l'on garde au frais. Après quelques jours on obtient un liquide émulsionné, mousseux, de goût à la fois acidule et doux, rappelant un peu le lait d'amande, excitant l'appétit, facilitant la digestion, légèrement enivrant.

Dans le kumys récent, la caséine, en flocons très ténus, entre en demi-solution si l'on ajoute de l'eau. Plus tard, cette caséine se dissout, soit sous l'action de l'acide lactique, soit par peptonisation partielle. On trouve en effet dans le kumys 4 gr. à 10 gr. de peptone par litre.

La caséine ainsi rendue soluble ne doit pas être confondue avec la lactalbumine.

Voici des analyses de kumys, et comparativement la composition du lait de jument qui avait servi à le produire. Elles sont dues à Wieth.

	Lait de jument primitif.	KUMYS		
		de 1 jour.	de 8 jours.	de 21 jours.
Eau...............	901,6	918,7	923,8	924,2
Alcool...........	0,0	31,9	32,6	32,9
Graisses......... ..	10,9	11,7	11,4	12,0
Caséine ....)		8,0	8,5	7.9
Albumines........ } 18,9		1,5	3,0	3,2
Peptones.........)		10,4	5,9	7,6
Sucre.............	66,5	3,9	0,9	0,0
Acide lactique....	»	9,6	10,3	10,0
Sels solubles.....	0,8	1,0	1,2	1,2
Sels insolubles...	2.3	2,3	2,2	2,3

Le kumys possède le degré alcoolique des piquettes de vin et des petites bières. Il contient une quantité notable de peptones et de caséine, ainsi que des graisses facilement assimilables vu leur origine et leur extrême division. Cette liqueur est à la fois nutritive, apéritive et excitante. On y trouve des zymases analogues à celles du suc de viande fraîche. Malheureusement on ne peut pas se procurer facilement de bon kumys dans nos pays.

Kéfir. — Une préparation alcoolique et mousseuse très analogue au kumys est fabriquée par les montagnards du Caucase et les Tartares avec le lait de leurs vaches et de leurs brebis. La fermentation de ce lait est provoquée, dans ce cas, par un agent spécifique qui porte le nom de *Kéfir* et qui s'est transmis, dit-on, de main en main, depuis Mahomet qui en serait le protagoniste.

Ce ferment se présente sous forme de boulettes irrégulières de la grosseur d'un grain de mil, soudées entre elles, granuleuses, blanc jaunâtres. On y reconnaît au microscope deux petits organismes : l'un est une levûre alcoolique spéciale, le *Saccharomyces mycoderma* ; l'autre est une bactérie, le *Dispora caucasica* (*Kem*), qui paraît avoir pour rôle de peptoniser partiellement la caséine.

Pour préparer cette liqueur, les habitants du Caucase versent dans des outres le lait de leurs vaches et brebis, ajoutent la poudre de kéfir délayée dans un peu d'eau tiède, et abandonnent ensuite à une température modérée en agitant de temps à autre. Après un ou deux jours, la préparation est terminée et mise en bouteilles. Sur le résidu restant dans l'outre, on verse de nouveau lait et ainsi de suite.

Le kéfir ressemble beaucoup au kumys ; il est comme lui acidulé par l'acide lactique, mais il est moins alcoolique et moins bien peptonisé. Voici, d'après Hammarsten, deux analyses, rapportées au litre, de kéfir de deux jours :

Eau	882,6	890,9
Alcool	7,0	6,8
Acide lactique	8,1	6,0
Sucre	27,8	29,0
Corps gras	53,5	31,0
Caséine	29,8	27,4
Lactalbumine	2,8	1,7
Peptones	0,5	0,7
Sels	7,9	6,5

Ainsi, dans le kéfir, une faible partie de la lactose du lait a été transformée en alcool et acide carbonique, une autre en acide lactique ; une petite portion de la caséine a été peptonisée. En outre les agents de cette fermentation du lait ont versé leurs diastases dans la liqueur.

Elle peut s'altérer, s'aigrir et devenir filante, etc.

Il existe plusieurs variétés de kéfir suivant le mode et le temps de fermentation.

Le kéfir a été conseillé dans l'apepsie, les vomissements de la grossesse, la tuberculose, l'entérite chronique. C'est un excitant de l'estomac, un agent d'assimilation. Il augmente l'urée excrétée et diminue l'acide urique et l'acidité urinaire. Il est, comme le kumys, contre-indiqué dans les hémorrhagies, la pléthore, les affections rénales, vésicales et cardiaques.

DÉRIVÉS ALIMENTAIRES DE LA CASÉINE

Il était tout indiqué que la caséine du lait qui reste lorsqu'on prépare le beurre, qui a presque la composition de la viande, sans en avoir les inconvénients particulièrement dans les maladies du foie, des reins, du cœur, etc., attirât l'attention des hygiénistes et des cliniciens et devînt la matière première de préparations industrielles destinées à l'alimentation des malades, des enfants, des débiles, etc. C'est la voie où l'on est entré surtout à la suite des remarques de Salkowski, de Berlin.

Il a conseillé d'abord une préparation soluble, l'*eucasine*, obtenue en séparant par les acides la caséine du lait écrémé et centrifugé, et la redissolvant dans la plus faible proportion possible d'ammoniaque. Cette substance et les nombreuses préparations analogues (*tropon, sanatogène, plasmon, nutrase*, etc.) contenant toutes, comme la caséine dont elles sont principalement formées, plus ou moins de nucléines, de phosphates et de sels divers, semblent avoir à peu près la même valeur alimentaire et remplir les mêmes indications. En voici quelques analyses :

	Tropon.	Plasmon.	Nutrase.	Eucasine.
Matières albuminoïdes.....	90	77,3	85	80
Sucre de lait..............	»	2,8	»	»
Graisses..................	»	1,3	1	2
Matières extractives.......	»	1,1	»	»
Eau......................	9	11,3	} 14	20
Sels minéraux..	1	6,2		

Une autre préparation de cette espèce, l'*eulactol*, renferme non seulement les albuminoïdes du lait, mais son sucre et ses graisses. C'est une sorte de lait condensé (*albuminoïdes*, 28 p. 100 ; *graisses*, 14 p. 100 ; *lactose*, etc., 46 p. 100).

Toutes ces substances nutritives étant presque sans goût peuvent être consommées aisément, soit seules soit mélangées à d'autres aliments. Elles ont l'avantage d'introduire dans l'économie très peu de résidus indigestes, et, ce qui est intéressant, peu de matériaux aptes à se transformer en matières extractives, biliaires ou urinaires. A ce dernier point de vue surtout, les préparations de caséine ont un réel intérêt diététique. Il ne faut pas oublier cependant que la caséine sous ses diverses formes de fromages, fromage blanc, fromage de Neufchâtel, fromages cuits, etc.), dont nous allons parler maintenant, peut les remplacer et souvent avec avantage.

FROMAGES

Les fromages proviennent du caillage du lait plus ou moins écrémé. Ils sont essentiellement formés par sa caséine qui, passant à l'état insoluble sous l'influence de la présure, entraîne avec elle en se coagulant, une partie des corps gras et des sels. Le caillage du lait s'obtient au moyen de caillette de jeune veau, ou d'infusion dans le lait tiède des testicules desséchés de cet animal.

Les fromages se divisent en *fromages à pâte cuite* et *fromages à pâte crue* : ceux-ci peuvent être *fermentés, salés ou non salés, maigres* ou *gras*. Ces derniers proviennent de laits non écrémés.

Les fromages *cuits* sont tous de longue conservation. Ils s'obtiennent généralement avec le lait de vache. Les principaux sont ceux de Gruyère ou Emmenthaler, de Parmesan, de Bresse. Le caillé gras ou demi-gras provenant de l'action de la présure sur le lait plus ou moins écremé, est cuit d'abord, soumis ensuite à une bonne pression qui enlève le sérum, enfin mis en pains qu'on enduit de sel à la surface, et qu'on abandonne longtemps en cave où ces fromages mûrissent. Leur pâte reste toujours acidule.

Les fromages *crus* à *pâte ferme salée* sont ceux de *Hollande, Cantal, Chester*, fabriqués avec le lait de vache ; et les fromages de *Roquefort* et de *Sassenage*, faits avec les laits mélangés de brebis et de chèvre. Le *hollande* s'obtient avec le lait de vache non écrémé ; le caillé de ce lait, pressé, enduit de sel, est mis à égoutter tant qu'il rend de la saumure, puis comprimé sous forme de pains arrondis et conservé au séchoir aéré où il *mûrit*, c'est-à-dire où il subit l'action lente de ses diastases naturelles. Le pain est ensuite frotté de *tournesol en drapeaux* qui lui donne sa jolie couleur rouge.

Le *Cantal* frais contient, deux jours après sa fabrication, 20 p. 100 de caséine et 4,1 p. 100 d'albumine. Lorsqu'il est mûr, on n'y trouve plus que 12 à 13 p. 100 de caséine ; en revanche, 7 à 10 p. 100 de ses matières albuminoïdes ont été peptonisées par le ferment du lait primitif.

Le *fromage de Roquefort* se fabrique avec les laits très gras de brebis et de chèvre mélangés. On introduit dans son caillé du sel et des ferments figurés spéciaux, particulièrement une moisissure, le *Penicilium glaucum*, qu'on cultive sur la mie de pain, et qui, en se développant, forme dans ce fromage ses zones verdâtres. Pendant cette fabrication on fait pénétrer l'air à l'intérieur de la forme en la transperçant en divers points à l'aide d'aiguilles à tricoter. La maturation de ces fromages se fait dans des caves où la température se maintient toute l'année à 9 ou 10°.

Les principaux fromages crus *non salés* sont ceux de *Brie*, de *Coulommiers*, de *Gérardmer*, de *Normandie*, de *Bretagne*, *Pont-Lévéque*, *Camembert*, *Livarot*, *Mont-Dore*. Ce dernier se prépare avec le lait de chèvre. Le *brie* provient du lait de vache que l'on soumet à la présure vers 35°; le caillé, comprimé à la main, est placé dans une forme d'osier, large et basse, où on le presse et l'égoutte avec soin. On le frotte alors de sel et on le conserve quelques jours. On l'empile enfin dans des tonneaux en lieu frais et sec, en interposant un lit de paille entre chaque fromage. C'est à ce moment qu'il s'affine grâce aux moisissures qui se développent à la surface.

Les fromages *frais non fermentés* sont faits avec le lait de vache. Ils comprennent le *fromage à la pie*, fait avec le lait écrémé, et les fromages *gras* de Savoie, de Viry, de Neufchâtel.

Dans la maturation des fromages, une partie de la caséine se peptonise, ainsi que nous l'avons dit, en même temps qu'il se fait des leucines, tyrosines, etc., et souvent du carbonate d'ammoniaque, du moins à la superficie. Une partie de la caséine se transformerait même en une substance coagulable par la chaleur (*Duclaux*). En même temps apparaissent des produits azotés très sapides, très odorants, qui donnent au fromage son arome et son goût. Ils varient avec la nature des microorganismes qui amènent lentement la maturation du caséum; le secret du fromager consiste à conserver le mieux possible ceux de ces organismes qu'il a reconnus les plus propres à développer le goût délicat de ces préparations et à empêcher l'intervention des agents nuisibles, en particulier des vibrioniens.

Durant la maturation, les graisses, en se saponifiant partielle- ment sous l'influence des ferments figurés et des diastases ambiantes, donnent de la glycérine, des alcools et des acides gras que saturent les amines et l'ammoniaque formées en même temps. La matière grasse se change ainsi peu à peu en composés solubles dans l'alcool et le sulfure de carbone, que la potasse gonfle et gélatinise et qui absorbent lentement l'oxygène en se colorant à l'air.

Les tableaux suivants donnent la composition des fromages les plus estimés :

Composition centésimale de principaux fromages.

	EMMENTHALER OU GRUYÈRE (moyenne)	PARMESAN (moyenne)	CHESTER	CANTAL DE 8 MOIS [1]	HOLLANDE (moyenne)
Eau...................	34,68	31,80	35,92	36,26	36,60
Caséine............ Albumine...........	31,41	41,19	25,99	24,59	28,21
Matières solubles dans l'eau bouillante........	1,13	1,18	7,50		2,50
Corps gras..........	28,93	19,52	26,2	34,70	27,83
Sels minéraux solubles [2]............. Sels minéraux insolubles..............	3,85	6,31	4,16	2,23 / 2,22	4,86
Auteurs	(Müller)	(J. Kœnig)	(Payen)	(Duclaux)	(Payen ; Mayer)

	ROQUEFORT (2 MOIS)	GORGONZOLA (moyenne)	CAMEMBERT (moyenne)	BRIE (moyenne)	NEUFCHATEL DIT SUISSE)
Eau........	19,30	37,72	51,30	49,79	37,87
Caséine....... ..... Albumines...........	43,28	25,91	19,00	18,97	17,43
Matières solubles dans l'eau bouillante.............	1,50	0,23	3,50	0,83	»
Corps gras......	32,30	32,14	21,50	25,87	41,30
Sels minéraux.......	4,45	4,00	4.70	4,54	3,40
Auteurs	(Blondeau)	(D'après J. Kœnig)	(Malagutti)	(Auteurs divers)	(Malagutti)

1. Le caillé qui avait donné naissance à ce fromage de Cantal contenait, d'après M. Duclaux : eau, 40.70 ; matière grasse, 30,10 ; caséine, 20,0 ; albumine coagulable, 4.10 ; matière soluble dans l'eau chaude, 4,30 ; sel marin, 0,80.

2. Ces sels solubles sont formés principalement de phosphates alcalins ; les insolubles, de phosphate de chaux, avec un peu de magnésie, d'oxyde de fer et de silice.

Les fromages sont d'excellents adjuvants de l'alimentation. Ce sont aussi des peptogènes et des stimulants de la digestion. On a constaté qu'ils augmentent l'utilisation centésimale de l'albumine ingérée et qu'ils aident à l'assimilation des graisses et des hydrates de carbone. Les fromages à pâtes cuites, comme l'emmenthaler, le parmesan, etc., peuvent ajouter à notre alimentation journalière une contribution importante en matières azotées facilement assimilables. Mais les fromages fermentés de haut goût (roquefort, gorgonzola, munster) ne sont pas acceptés par tous les estomacs.

XVI

Pour terminer l'histoire des dérivés du lait, il nous resterait à parler du beurre. Nous en renvoyons l'étude à la fin de ce chapitre pour la joindre à celle des autres corps gras. Auparavant, et pour compléter la description des aliments fournis par le règne animal, nous nous occuperons des œufs et des laitances.

ŒUFS

Les œufs de gallinacés, surtout ceux de poule, entrent, comme on le sait, pour une part sensible dans l'alimentation domestique. Paris seul consomme plus de 500 millions d'œufs par an [1]. Un œuf de poule pesant en moyenne 60 gr., c'est donc chaque année plus de 30 000 tonnes d'œufs ainsi consommés.

L'œuf est composé de sa coque avec sa membrane coquillière, du blanc ou albumen et du jaune.

Ces trois parties principales sont, pour l'œuf de poule, dans les rapports suivants :

	Poids moyen.	En centièmes.
Coquille................	$7^{gr},2$	12
Albumen................	35 ,4	59
Jaune de l'œuf.........	17 ,4	29
	$60^{gr},0$ pour un œuf	100

L'albumen ou *blanc* de l'œuf est essentiellement formé par une matière protéique, l'ovalbumine, mélangée d'un peu d'ovo-

1. 538 millions d'œufs ou 32 millions de kilogrammes, déclarés à l'octroi de Paris en 1898.

globuline (autre albuminoïde insoluble) et d'une faible proportion d'une matière analogue au fibrinogène qui, comme lui, se coagule par agitation. Ces trois substances protéiques, mélangées et unies à un excès d'eau, sont contenues dans de petites logettes formées par des membranules qui parcourent l'albumen. On sait que, porté à 70-80°, l'albumen de l'œuf se coagule, devient blanc opaque et insoluble.

Sa composition moyenne est la suivante :

Eau	85,5
Matières albuminoïdes	11,8
Membranules (environ)	1,0
Matières extractives	0,3
Glysose	0,5
Graisses	0,25
Matières minérales	0,61
	100,0

100 parties de matières minérales laissées par incinération du blanc contiennent, d'après Poleck et Weber :

$NaCl$	9,16	à	14,07
KCl	41,29		42,17
Soude (non unie à Cl)	23,04		16,09
Potasse (non unie à Cl)	2,36		1,15
Chaux	1,74		2,79
Magnésie	1,60		3,17
Oxyde de fer	0,44		0,55
P^2O^5	4,83		3,79
SO^3	2,63		1,32
SiO^2	0,49		2,04
CO^2	11,60		11,52

On remarquera dans ces cendres leur richesse en potasse, l'existence des carbonates alcalins provenant en partie de carbonates préexistants, en partie de la décomposition des albuminates ; la prépondérance de la magnésie sur la chaux ; la présence du fer et de la silice, celle-ci en quantité relative très grande.

Le *jaune de l'œuf* est essentiellement formé par des matières grasses et des substances albumineuses phosphorées spéciales, vitellines et nucléo-albumines, qui restent insolubles lorsqu'on traite le jaune par un mélange d'eau et d'éther. On sépare les vitellines des nucléo-albumines grâce à l'eau faiblement salée qui dissout la première. La vitelline a la propriété de se dédoubler sous l'influence de l'eau chaude en matière albuminoïde coagulée (75 p. 100) et lécithine (25 p. 100). Quant aux nucléo-albumines, que ne dissout pas la solution de sel marin, leur digestion par le suc gastrique montre qu'elles sont formées d'albumine et de nucléines, celles-ci richement phosphorées. Le jaune de l'œuf est donc une source abondante de phosphore assimilable.

A côté des nucléo-albumines du vitellus, il faut signaler l'*hématogène* de Bunge, matière riche en fer organique destinée à fournir cet élément au sang du nouvel être.

Les matières grasses du jaune de l'œuf sont surtout formées d'oléine et de margarine, avec un peu de lécithines, de cholestérine, etc.

La composition centésimale moyenne brute du jaune d'œuf est la suivante :

Eau	51,03
Albuminoïdes	16,12
Substances grasses	31,39
Matières non azotées solubles	0,48
Sels	1,01

Dans les 31,39 de substances grasses du jaune d'œuf on trouve 8,43 de lécithines et 0,30 de cérébrine. Il contient aussi un peu de glycose et deux matières colorantes, solubles dans l'alcool froid ; l'une exempte de fer, qui paraît se rapprocher des corps biliaires ; l'autre, plus ferrugineuse, qui ressemble à l'hématoïdine.

Voici la composition centésimale du jaune d'œuf de poule :

Eau	51,49	48,55
Vitelline et autres matières protéiques	} 15,76	13,93
Albumine soluble		2,84
Membranes insolubles	»	0,46
Margarine et oléine	21,30	}
Cholestérine	0.44	} 31,85
Lécithines	8,43	}
Cérébrine	0,30	}
Chlorures et sulfates alcalins	0,277	}
Sel ammoniac	0,034	} 1,52
Phosphates de chaux et de magnésie	1,022	}
Matières colorantes (avec fer)	} 0,553	»
Glycose		

(Gobley) (Schützenberger.)

Si nous calculons maintenant les matières alibiles contenues

dans un œuf pesant 60 grammes (avec sa coquille), nous aurons
en matériaux utiles :

Albuminoïdes du blanc	$4^{gr},5$	
Vitellines, nucléoalbumines du jaune	2 ,6[1]	$12^{gr},7$
Graisses du jaune	4 ,1	
Lécithines	1 ,5	

Pour 100 parties d'œuf sans la coquille on a :

	Poule.	Canàrd.
Eau	73,67	71,11
Matières azotées	12,55	12,24
Graisses	12,11	15,49
Substances non azotées	0,55	»
Sels minéraux	1,12	1,16

Par ses albumines, ses graisses, ses corps phosphorés, son
fer, l'œuf, comme la chair musculaire et mieux encore qu'elle,
est apte à fournir au jeune animal les matériaux essentiels de la
formation du sang, des muscles, du tissu nerveux. Les œufs
frais, en coque ou brouillés, constituent un aliment essentiellement assimilable, réparateur et de facile digestion [2].

La coquille de l'œuf est poreuse. On a reconnu qu'elle peut
laisser passer, après une longue conservation, quelques microbes
ou spores de moisissures. On sait aussi que les matières odorantes et les vapeurs la traversent aisément et peuvent transmettre à l'œuf leurs défauts ou leurs qualités.

Œufs de poissons. — Ils entrent pour une faible part dans
l'alimentation ordinaire. Nous donnons ici la composition des
œufs de carpe et d'alose; ils contiennent pour 100 parties :

	Carpe. (Gobley)	Alose. (O. Atwater)
Eau	64,08	72,1
Vitellines	14,06	23,4
Graisses	2,57	3,8
Cholestérine	0,27	»
Lécithines	3,05	»
Matières extractives	0,39	»
Membrane et enveloppes	14,53	»
Matières colorantes et fer	0,031	»
Sels minéraux	0,82	1,6

1. Dont, lécithines de dédoublement $= 0^{gr},5$. Lécithine totale pour un œuf $= 2$ gr.
2. On a réussi à faire des conserves d'œufs frais désséchés dans le vide. Elles
ne contiennent que 6 à 7 p. 100 d'eau (Effner).

Le caviar, utilisé surtout dans le nord de l'Europe, est formé par les œufs légèrement salés d'esturgeon ou de quelques autres grands poissons. D'après les analyses de Payen, Lidow, Stützer, il contient en moyenne : eau 43,89 ; matières azotées 30,79 ; matières grasses 15,66 ; matières organiques non azotées 1,67, sels minéraux 8,09 p. 100 (dont 6 de sel ajouté). C'est un aliment très phosphoré, très excitant, digestif, que supportent bien même les convalescents et les gastralgiques.

La boutargue des Provençaux est un condiment assez recherché, formé par les œufs de mulet conservés dans leur membrane naturelle et séchés au soleil.

Laitances. — A côté des œufs de poissons, il convient de citer aussi leur laitance, plus riche encore en azote et principes phosphorés que les œufs eux-mêmes. Dans la laitance mûre de saumon, Miescher a trouvé, après dessiccation :

Protamines	26,76
Nucléines	48,68
Albumines et nucléoalbumines	10,32
Lécithines	7,47
Cholestérines	2,24
Graisses	4,53
	100,00

Les protamines, qui entrent pour une large part dans ces produits alimentaires, sont des bases que Kossel considère comme les matières albuminoïdes les plus simples. En s'unissant aux acides nucléiniques, elles forment la chromatine, substance phosphorée principale des noyaux cellulaires.

Les laitances de poissons sont peut-être l'aliment le plus nutritif et le plus riche en phosphore que l'on connaisse.

CORPS GRAS. — GRAISSES ET HUILES.

Nous dirons ici ce qu'il est utile de connaître à propos des corps gras alimentaires, qu'ils soient empruntés au régime animal ou végétal. Quelle que soit leur origine, l'analogie de constitution de toutes ces substances empêche de les séparer. Les graisses et les huiles nous serviront donc de transition pour passer des aliments animaux, que nous avons jusqu'ici seuls étudiés, à ceux qui nous viennent des plantes.

On sait que les corps gras sont formés par des mélanges, en proportions variables, de divers principes gras se dissolvant mutuellement. Ces principes sont de vrais éthers, résultant de l'union d'un même alcool tribasique, la glycérine, à trois molécules d'acide gras ou isologues de ces acides (acides butyrique, stéarique, margarique..., oléïque, etc.), avec élimination simultanée de trois molécules d'eau :

$$C^3H^5(OH)^3 \quad + \quad 3C^{18}H^{36}O^2 \quad = \quad C^3H^5(C^{18}H^{35}O^2)^3 \quad + \quad 3H^2O$$

Glycérine.   Acide stéarique.   Stéarine
de la graisse de bœuf.

La butyrine, la margarine, la stéarine, l'oléine de nos graisses peuvent à leur tour se dédoubler par hydrolyse et redonner, grâce à l'action des alcalis ou des ferments saponifiants, la glycérine et l'acide gras dont ils sont composés. Par exemple :

$$C^3H^5\left\langle\begin{matrix}OC^4H^7O\\OC^4H^7O\\OC^4H^7O\end{matrix}\right. \; + \; 3H^2O \; = \; C^9H^5\left\langle\begin{matrix}OH\\OH\\OH\end{matrix}\right. \; + \; 3C^4H^8O^2$$

Butyrine de beurre.   Glycérine.   Acide butyrique.

A côté des principes gras proprement dits, on peut rencontrer dans les graisses et les huiles une petite quantité d'acides gras libres, et quelques corps phosphorés, colorants, odorants, etc.

Les graisses et les huiles ont toutes une composition centésimale très analogue : C = 74 à 78 ; H = 10,3 à 12 ; O = 15,7 à 9,4. Dans les graisses usuelles et assimilables ces nombres s'écartent peu de C = 76 à 77 ; H = 11 à 12 ; O = 11 à 13 p. 100.

Les tableaux que j'ai déjà donnés (p. 84 et suivantes) indiquent la teneur en graisse des principaux aliments. Les viandes grasses peuvent en contenir (quoique très exceptionnellement) jusqu'à 30 et 35 p. 100 de leur poids ; les viandes maigres de 1 à 6 p. 100 ; les cervelles 15 à 17 p. 100. Les aliments végétaux en fournissent aussi des proportions très variables ; les amandes, noix, noisettes, cacao, jusqu'à 50 et 67 p. 100, les céréales et légumes en grains de 1,8 à 6,5 p. 100, le riz 0,8, la pomme de terre 0,15, les légumes verts de 0,15 à 0,4 p. 100.

Les principales graisses animales comestibles sont :

Les graisses de bœuf et de mouton, riches en stéarine dans

les parties profondes de l'animal, en palmitine et en oléine dans les parties périphériques et le derme.

Parmi les corps gras fournis par les animaux (le beurre étant mis de côté pour le moment), nous citerons les suivantes :

Les graisses de mouton, de bœuf et de porc journellement consommées. Elles ont la composition moyenne :

	Graisse de bœuf.	Graisse de mouton.	Graisse de porc.
Eau	9,96	10,48	6,44
Membranes	1,16	1,64	1,35
Corps gras	88,88	87,88	92,21
Cendres	Traces.	Traces.	Traces.

Ces graisses contiennent en acide oléique et acides solides :

	Acides liquides.	Acides gras solides.	Points de fusion.
Graisse de bœuf	31	64	41° à 49°
— de mouton	15	80	42° à 50°
— de porc	49	41	33°
— d'oie	62	31	25°

Les graisses d'oie et de canard, fusibles à 24 ou 26°, sont riches en butyrine et caproïne.

Les huiles de poisson sont dans nos climats plutôt des médicaments que des aliments. Les Esquimaux et Groenlendais les consomment largement. En Russie, l'huile d'esturgeon est recueillie, fondue et salée; elle sert en cuisine.

L'huile de foie de morue s'extrait des foies de divers *Gadus* qu'on abandonne à eux-mêmes jusqu'à ce que, grâce à une fermentation diastasique qui s'y produit, l'huile s'en sépare et vienne surnager. On l'extrait aussi directement en chauffant ces foies à l'eau ou à la vapeur. Sa densité est de 0,924. Outre les corps gras ordinaires, elle renferme des lécithines, des substances phosphorées et iodées, enfin des bases analogues aux ptomaïnes. L'huile de dauphin, qui sert à la frauder, est surtout formée de trivalérine.

Les principales *huiles et graisses* fournies par les végétaux sont les suivantes :

L'*huile d'olive*, obtenue en broyant à chaud le fruit mûr de l'olivier. Sa densité est de 0,916 à 15°. Elle se congèle à + 2°. Cette huile est jaune verdâtre, très fluide et de saveur douce.

Elle est surtout formée d'oléine et de margarine avec un peu de stéarine.

L'*huile de colza* est extraite des graines de *Brassica campestris*. Elle se solidifie à — 6°,2. Densité, 0,913 à 15°. Elle sert surtout comme huile à brûler.

L'*huile de navette* se retire par expression des graines du chou-navet et du chou-rave. Densité, 0,915 à 15°.

L'*huile d'œillette* s'extrait des graines du *Papaver somniferum*. Elle est solidifiable à — 18°. Sa densité est de 0,925 à 15°. C'est l'huile qu'on appelle vulgairement *huile blanche*, quoiqu'elle soit légèrement jaunâtre. Souvent on la substitue sur nos tables à l'huile d'olive.

Les huiles de noix et d'amande douce sont aussi comestibles. La première, fluide, incolore, d'une faible odeur, facile à rancir, a une densité de 0,926 à 15°. Elle se solidifie à — 27°.

Les huiles de *ricin* et de *croton* sont des médicaments purgatifs ou drastiques.

Les graisses et huiles alimentaires, après avoir été émulsionnées et en partie saponifiées dans l'intestin, sont ensuite transformées, au moins en très grande proportion, en traversant la paroi intestinale, dans les graisses spécifiques propres à chaque animal. Toutefois en nourrissant abondamment un chien avec du tourteau ou des graines de colza qui contiennent un principe particulier à ces graines, le glycéride de l'acide erucique $C^{22}H^{42}O^2$, corps entièrement étranger aux tissus de cet animal, Munk retrouva dans ses graisses une certaine proportion de cet acide. Évidemment, abondamment absorbé dans l'intestin, il n'avait pas eu le temps de subir en totalité la transformation en principes gras spécifiques propres à l'espèce canine.

Les corps gras sont utiles, on pourrait dire indispensables, à la préparation de nos aliments; mais leur nécessité absolue, comme aliments, n'est pas démontrée. Ils peuvent résulter, en effet, d'une part, du dédoublement des albuminoïdes, de l'autre et surtout, provenir de sucres et hydrates de carbone alimentaires par perte de CO^2 et H^2O :

$$13C^6H^{12}O^6 = C^{55}H^{104}O^6 + 23CO^2 + 26H^2O$$
Glycose.   Corps gras.

De fait, deux à trois heures après un repas riche en amidon et en sucres, la quantité d'acide carbonique exhalé augmente considérablement et bien plus que ne croît celle de l'oxygène absorbé dans le même temps (*Hanriot*).

On a vu (p. 52) que, de tous les aliments, les graisses sont ceux qui, sous le plus faible poids, introduisent dans l'économie le maximum de puissance latente. Les graisses, comme le sucre et l'amidon, sont destinées à fournir l'énergie nécessaire au travail mécanique et à la calorification ; mais on a vu que, quelle que soit leur abondance relative, ces aliments ne sauraient entièrement suppléer à la désassimilation des principes azotés.

Les graisses et les huiles peuvent et doivent être consommés en grandes quantités dans les climats très froids.

BEURRE

Le beurre se sépare du lait par écrémage et barattage. Outre les corps gras ordinaires, savoir l'oléine, la palmitine et la stéarine, il contient de la butyrine, de la caproïne, de la capryline, une certaine quantité de caséine et des traces d'autres albuminoïdes qu'entraînent les globules graisseux, enfin de l'eau interposée tenant en dissolution de la lactose et des sels empruntés au sérum du lait. On trouve aussi dans le beurre un très grand nombre de ferments microbiens et diastasiques, d'où son altérabilité et son rancissement facile. Le beurre qui n'a pas été fondu, mais qui est soigneusement lavé et pressé, est moins altérable parce qu'il est mieux débarrassé du sérum qui reste interposé entre les globules butyreux.

En raison même de cette constitution et de son point de fusion très bas, 26°,5, le beurre est de tous les corps gras un des plus digestibles surtout s'il est frais. Étendu sur le pain on peut le consommer durant des semaines, sans inconvénient, à la dose de 150 gr. et plus par jour.

Voici, d'après M. Duclaux (*Annales de l'Institut agronomique*, t. IX, 1884), la composition des beurres frais et salés de lait de de vache :

| | BEURRE FRAIS | | BEURRE SALÉ |
	Cantal.	Isigny.		Isigny.
Eau	13,40	14,24	12,40	12,36
Matières grasses	84,30	84,82	86,71	80,56
Sel marin	0,94	»	»	5,08
Sucre de lait	0,60	0,50	0,16	0,57
Caséine et sels	0,76	0,44	0,73	1,43

La matière grasse du beurre présente en moyenne la composition suivante d'après W. Blyth : *oléine*, 42 p. 100; *palmitine* avec un peu de *stéarine*, 50 p. 100; *butyrine*, 7,6 p. 100; *caproïne* et *capryline*, 0,2 p. 100. Les acides butyrique et caproïque y seraient dans la proportion de 1 à 2 p. 100, d'après Duclaux. Les beurres de laits de chèvre ou de brebis contiennent sensiblement les mêmes proportions de ces divers acides gras volatils.

La coloration du beurre varie du blanc au jaune orangé, mais sa teinte jaune est souvent due au rocou ou à la fleur de souci ou de safran qu'on y ajoute artificiellement [1].

La saveur du beurre est douce, son odeur très légèrement parfumée. Sa réaction doit être à peine acidule. Ses acides libres volatils varient de 0 gr. 10 à 0 gr. 25 par kilogramme.

Les différents pacages et les races de vaches amènent des variations notables dans les propriétés organoleptiques et dans la composition du beurre.

Il est souvent falsifié. Le plus généralement on y introduit de l'axonge, de la graisse de cheval, de l'oléo-margarine, de la margarine, dont on va parler plus bas. Ou bien on refond des beurres altérés ou rances qu'on émulsionne avec un peu de lait et d'eau chargés ou non d'antiseptiques, et d'un peu de bicarbonate de soude, etc., puis qu'on soumet à la centrifugeuse qui réunit les globules graisseux ainsi lavés. On les soude ensuite en les faisant circuler dans des conduits très étroits sous forte pression. Il ne reste plus qu'à colorer les beurres ainsi purifiés et à les parfumer très légèrement avec de l'huile de noisettes et quelquefois une trace d'essence d'amandes amères.

La graisse des rognons, des intestins ou de queues de bœuf ou de mouton, fondue à douce température, associée avec de

1. Quelquefois au dinitrocresol et au jaune de Martius qui sont des corps vénéneux.

l'oléine, de l'huile d'amandes douces, et mélangée d'un peu de beurre frais, enfin malaxée et centrifugée, permet de faire une imitation de beurre assez réussie.

Margarine. — On produit sous le nom de *margarine* une sorte de graisse imitant bien le beurre naturel. Les parties grasses des organes internes du bœuf, du veau et même du monton, sont recueillies à l'état frais, hachées, lavées et fondues à 48°-50° en les malaxant sous l'eau. Les graisses ainsi fondues, lavées et privées de leurs membranes, sont décantées et refroidies à 30° jusqu'à cristallisation de la stéarine. On soumet alors la masse à une forte pression qui enlève l'excès de cette dernière substance et laisse une matière plus fluide, l'*oléo-margarine*. Celle-ci est envoyée, par des tubes à jets forcés, dans des chambres où elle se divise et forme une émulsion que l'on mélange avec un peu de lait frais puis qu'on colore en jaune au rocou et qu'on baratte. On obtient ainsi un beurre factice qui, lavé et comprimé fortement, prend l'aspect du beurre ordinaire.

La margarine bien préparée avec des graisses de choix ressemble beaucoup au vrai beurre. Elle est moins altérable et moins rancissable que lui. C'est une bonne préparation lorsqu'elle est vendue sous son vrai nom, et utilisée pour remplacer les beurres de qualité inférieure.

Elle a pour composition centésimale moyenne : *palmitine*, 22,3 ; *stéarine*, 46,9 ; *oléine*, 30,4 ; *butyrine* et *caproïne*, 0,4.

XVII

Nous avons constaté antérieurement (p. 13 et 72) que, déduction faite de l'eau de boisson, sur 100 parties d'aliments, l'homme dans nos climats en emprunte 77 environ au règne végétal.

Les aliments végétaux jouent donc un rôle très important. Le plus indispensable d'entre eux, le pain (ou ses congénères) entre pour 21 p. 100 dans notre ration ordinaire. Les autres aliments d'origine végétale sont les céréales et leurs dérivés, les légumes herbacés ou en grains, les racines et tubercules, les fruits proprement dits et les liqueurs fermentées.

Comme les animaux, les végétaux nous apportent les principes alimentaires fondamentaux appartenant aux mêmes familles chimiques : albumines, graisses, hydrates de carbone, mais ces principes sont réunis en proportions différentes et mêlés à une masse de matière cellulosique presque inassimilable pour l'homme. Tandis que dans les aliments d'origine animale les matières protéiques prédominent, ce sont les matières amylacées et quelquefois les sucres, que l'on trouve en grande abondance dans les végétaux.

Remarquons aussi que les viandes, le lait, les œufs, le sang, etc., nous fournissent leurs albuminoïdes presque dans l'état où ils existent dans nos organes, et qu'au contraire, les albumines végétales, légumine, amandine, gluten, etc..., plus éloignées de l'état qu'elles doivent atteindre chez l'animal pour entrer dans la constitution de ses organes, demandent un travail d'assimilation plus difficile, si l'on en juge d'une part par cette sensation universellement reconnue qu'elles nourrissent moins sous le même poids, qu'elles sont moins aptes à entretenir nos forces ; et si l'on se rappelle, de l'autre, qu'elles sont moins complètement résorbées dans le tube intestinal. D'après Rübner, tandis que sur 100 parties de substances protéiques fournies par la viande, 96 sont utilisées par l'homme, 80 seulement le sont si ces albuminoïdes proviennent du pain de froment, et 82 si elles sont fournies par les pois et autres légumes secs.

Il en est un peu de même des matières ternaires : l'animal nous les fournit en très grande partie à l'état de graisses immédiatement assimilables ; la plante les apporte surtout sous forme de substances sucrées ou amylacées qui, avant de se changer en graisses dans l'économie, doivent subir une sorte de fermentation avec perte d'acide carbonique et d'eau. D'ailleurs, une partie des substances amylacées et des composés analogues passent à travers l'intestin de l'animal sans avoir le temps d'être solubilisées et absorbées. Sur 100 parties d'hydrates de carbone, contenues dans divers aliments usuels, Hübner a trouvé, selon leur origine, que les proportions suivantes restaient dans les matières fécales :

Pain blanc de froment	1,1
Pain de seigle	10,9
Maïs	3,2
Riz	0,9
Pommes de terre	7,6
Carottes	18,2
Lentilles	3,6 à 7

Une partie très importante de la cellulose des légumes herbacés, traverse l'intestin sans être absorbée ; une faible proportion en est cependant utilisée. Quant aux graisses végétales, elles sont en général d'assimilation aussi facile que les animales.

On trouve à côté d'elles, dans les plantes, des corps d'aspect gras, plus ou moins solubles dans l'éther et dans l'alcool, mais de constitution différente. Ils sont souvent phosphorés et azotés. Au lieu de se dédoubler par hydrolyse, comme les vraies graisses, en glycérine et acides gras, ces substances donnent de la glycérine, des acides gras, de l'acide phosphorique et des bases azotées : c'est le cas des *lécithines*. D'autres se dédoublent simplement en inosite et acide phosphorique (*Posternack*). D'autres sont de vraies nucléines ; le phosphore y existe à l'état organique et facilement assimilable.

Le tableau suivant, dû à MM. Schlagdenhauffen et Reeb [1], donne en anhydride phosphorique, P^2O^5, la proportion relative du phosphore contenu dans les graisses alimentaires naturelles sous les deux états, minéral et organique :

	Cendres p. 100.	P^2O^5 Minéral.	Organique.	Total.
Blé.....................	2,22	0,859	0,183	1,040
Seigle..................	2,16	0,739	0,291	1,030
Orge...................	2,42	0,557	0,373	0,930
Avoine.................	3,29	0,680	0,160	0,840
Sarrasin................	2,97	1,648	0,070	1,718
Haricots...............	3,13	0,652	0,187	0,839
Pois...................	2,73	0,581	0,240	0,821

D'après Schultze et Stieger, la teneur des graisses de céréales en lécithines varie de 0,52 à 0,74 p. 100. Une partie de ces dernières est soluble dans l'eau.

Les plantes introduisent aussi dans notre alimentation une certaine quantité de fer, de magnésie, de manganèse, et sans aucun doute de silicium, sous forme organique. Plusieurs de leurs combinaisons contiennent aussi de l'acide phosphorique et sont solubles dans l'éther et même dans l'éther de pétrole [2].

Les végétaux, en particulier les végétaux herbacés et les graines de légumineuses, jouent encore un rôle très important dans l'alimentation. Ils apportent à l'organisme animal sous forme de sels de potasse, de soude, de magnésie, de chaux, les bases nécessaires à nos tissus. Elles sont contenues dans les plantes à l'état d'albuminates, malates, citrates, tartrates, oxalates, etc. La matière organique de ces sels, en se détruisant, grâce à une série d'oxydations, abandonne sous forme de carbonates alcalins ou alcalino-terreux les bases introduites à l'état de sels organiques. Elles viennent saturer les acides urique, hippurique, lactique, sulfurique, phosphorique, etc., provenant de la désassimilation des matières animales. C'est surtout par ce mécanisme que l'alcalinité, indispensable à leur fonctionnement, se conserve dans nos tissus et nos plasmas. A ce point de

---

1. *Comptes rendus*, t. CXXXV; p. 205.
2. Dans mes recherches sur les chlorophylles j'ai montré que l'éther de pétrole, qui dissout ces pigments végétaux, contient une certaine quantité de phosphore et de magnésium qui, après évaporation et calcination, laisse un résidu de phosphate de magnésie exempt de fer.

vue les végétaux jouent dans l'alimentation animale un rôle de premier ordre.

Sur 4 gr. 5 de potasse (K^2O) et 1 gr. 1 de soude (Na^2O) contenus dans sa ration alimentaire des 24 heures, un adulte reçoit par les végétaux 3 gr. 2 de potasse et 0 gr. 65 de soude. Sur 1 gr. 15 de chaux et 0 gr. 65 de magnésie de la même ration, les végétaux lui fournissent 0 gr. 80 de chaux et 0 gr. 50 de magnésie. Nous éliminons chaque jour par les urines 2 gr. environ d'acide sulfurique (SO^3) et 2 gr. 5 d'acide phosphorique (P^2O^5) provenant du soufre et du phosphore des albumines et des nucléines. Ce sont les acides ainsi formés, partie par dédoublements, partie par oxydation, que viennent saturer les alcalis fournis par les plantes. A cette saturation contribue toutefois une faible proportion d'ammoniaque formée dans les tissus. Ce dernier phénomène, sommaire chez l'omnivore, se développe beaucoup chez les carnassiers uniquement nourris de chair.

Classification des aliments végétaux. — Nous partagerons en cinq groupes les aliments fournis par les plantes :

a. — *Céréales* (farines, pain, et leurs dérivés).

b. — *Légumes en grains* (haricots, pois, lentilles, fèves, etc.).

c. — *Racines et tubercules* (pommes de terre, patates, ignames, topinambours, etc.).

d. — *Légumes herbacés* (épinard, oseille, chicorée, choux, salades, etc.).

e. — *Fruits proprement dits* (pommes, poires, pêches, fraises, amandes, noix, etc.).

CÉRÉALES

Les graines des céréales sont utilisées dans l'alimentation soit sous forme directe, cuites à l'eau après décortication, et consommées presque en nature, comme l'orge, le riz et le blé lui-même, soit sous forme de bouillies ou de pâtes, comme pour le maïs et le sarrazin, soit enfin et surtout à l'état de pain. Avant de parler de cette dernière préparation nous inscrirons dans le tableau suivant, formé des moyennes empruntées à J. Kœnig [1], et correspondant chacune à un grand nombre d'analyses, la composition des *graines entières* des principales céréales ·

1. *Loc. cit.*

Composition moyenne des graines des principales céréales.

	FROMENT DE FRANCE moyenne	FROMENT DE RUSSIE moyenne	FROMENT D'AMÉRIQUE BLÉ D'HIVER moyenne	FROMENT D'AMÉRIQUE BLÉ D'ÉTÉ moyenne	SEIGLE moy.	ORGE moy.	AVOINE moy.	MAÏS	RIZ	SARRASIN
Eau............	13,37	13,37	13,37	13,37	13,37	14,05	12,11	13,35	12,58	14,12
Substances azotées........	12,64	17,65	11,60	12,92	10,81	9,66	10,66	9,43	6,73	11,32
Graisses.......	1,41	1,58	2,07	2,15	1,77	1,93	4,99	4,29	0,88	2,61
Amidons et sucres........	68,92	65,74	69,47	67,98	70,21	66,99	58,37	69,33	78,48	54,86
Celluloses.....	2,00		1,70	1,72	1,78	4,95	10,58	2,29	0,51	14,32
Cendres.......	1,66	1,66	1,79	1,86	2,06	2,42	3,29	1,29	0,82	2,77

Le riz est, on le voit, la céréale la plus riche en matières amylacées; après lui viennent par ordre décroissant, le seigle, le froment et le maïs, enfin le sarrasin.

Le maïs et l'avoine sont les plus riches en matières grasses, le riz la plus pauvre.

Le froment est de toutes les céréales celle qui contient le plus de matières protéiques assimilables (jusqu'à 18 p. 100); après lui viennent le sarrazin (11,6 à 17 p. 100), puis le seigle, l'orge et l'avoine (10,7 p. 100). Les plus pauvres sont le maïs et surtout le riz (6,7 p. 100).

Après avoir été moulus et passés au blutoir pour en séparer les germes, le son et une petite proportion de matières azotées complexes, les divers grains de céréales donnent des farines dont le tableau suivant indique la *composition moyenne* d'après J. Kœnig.

Composition centésimale moyenne de farines de céréales.

	FARINE DE FROMENT (Moyenne)	FARINE DE SEIGLE	FARINE D'ORGE	FARINE D'AVOINE	FARINE DE MAÏS	FARINE DE SARRASIN
Eau	13,37	13,71	14,83	9,65	14,21	13,51
Substances azotées..	10,21	11,57	11,38	13,44	9,65	8,87
Graisses...	0,94	2,08	1,53	5,92	3,80	1,56
Amidons et sucres...	74,71	69,61	71,22	67,01	69,55	74,25
Celluloses.	0,29	1,59	0,45	1,86	1,46	0,67
Cendres...	0,48	1,44	0,59	2,12	1,33	1,14

On voit que, dépouillés de leur cuticule, le froment et le sarrasin donnent la farine la plus riche en amidon; l'avoine celle qui contient le plus d'albuminoïdes, principes dont le sarrasin et le riz sont les plus dépourvus; la farine d'avoine, puis celle de maïs, sont les plus riches en graisses dont sont pauvres les farines de blé et surtout de riz.

A propos de la farine de froment nous dirons tout à l'heure comment sont constituées les matières protéiques des céréales. Quant aux substances grasses, en partie phosphorées et azotées, elles sont formées d'éthers de la glycérine à acides gras, d'acides gras libres, enfin de lécithines accompagnées d'autres corps phosphorés et même de cholestérines spéciales. Les quantités de phosphore trouvées dans l'extrait éthéré de 100 parties de farines sèches, ont été d'après E. Schulze et E. Steiger :

```
Blé.............................  0gr,025
Seigle..........................  0 ,022
Orge..........  ................  0 ,028
```

FROMENT

Les variétés de froment sont très nombreuses : blés d'hiver et blés d'été; blés durs et blés tendres ou touzelles, etc. Elles diffèrent par leur composition moyenne : les blés d'hiver sont plus pauvres en gluten et plus riches en amidon; les blés durs plus chargés de l'un et de l'autre et moins aqueux.

En général le gluten varie dans le grain de froment de 10 à 15 ou 16 p. 100; en moyenne 12 p. 100. Les albumines solubles oscillent de 1,3 à 2,6 p. 100; en moyenne 1,8 p. 100, ce qui porte, en moyenne générale, à 13,5 p. 100 le poids des matières albuminoïdes assimilables de ce grain si précieux. Mais en Allemagne cette moyenne ne s'élève qu'à 11,6 et en France à 12,6 p. 100. L'amidon du grain de blé varie de 60 et 73 p. 100 en Allemagne, de 62 et 74,5 p. 100 en France.

Les *blés durs*, à grains plus petits, comme cornés et un peu translucides, proviennent des pays chauds (Amérique du Sud, Afrique, Asie, Espagne, Italie). On les emploie à confectionner les gruaux, pâtes, macaroni, semoule. Ce sont les grains les plus riches en matières azotées. Ils rendent de 82 à 83 p. 100 d'une farine jaunâtre donnant de 140 à 143 kilogrammes de pain pour 100 de farine ou pour 122 de grain. Les *blés tendres* sont les plus pauvres en matières protéiques. Leur farine est plus blanche, plus amylacée. Ils fournissent au blutoir de 72 à 78 p. 100 d'une farine qui donne elle-même, par 100 kilogrammes, 130 à 135 kg. de pain.

Voici la composition de deux échantillons moyens de farine de froment dite de première et de seconde qualité :

	Farine 1re.	Farine 2e.
Eau..................................	13,34	12,65
Gluten..............................	10,18	11,82
Matières grasses...................	0,94	1,36
Amidon.............................	74,75	72,23
Cellulose...........................	0,31	0,98
Matières minérales.................	0,48	0,96
	100,00	100,00

Les farines très blanches obtenues avec les blés tendres et les gruaux par écrasement aux *cylindres* dits *hongrois*, qui séparent et moulent le cœur du grain, sont beaucoup moins riches en gluten que les farines classées comme de seconde qualité vue leur moindre blancheur. Les premières qualités sont aussi plus pauvres que les secondes en phosphore et en éléments minéraux. Il s'ensuit que la dénomination commerciale de *farine première* et *farine deuxième* indique l'inverse de la valeur nutritive de ces produits.

Le son, qu'on laisse quelquefois dans le pain, par économie, ou pour de prétendus motifs d'hygiène sur lesquels nous reviendrons, a la composition suivante que je rapproche de celle de la farine correspondante :

	Farine.	Son.
Eau..................................	15,54	12,67
Matières azotées...................	11,17	12,99
Graisses............................	1,07	2,88
Amidon.............................	70,43	31,31
Cellulose...........................	0,98	34,67
Cendres............................	0,81	5,58
	100,00	100,00

La cellulose du grain est, comme on voit, presque entièrement contenue dans l'épisperme.

Pour 1 000 parties, le grain de blé contient, en moyenne.

17 parties de matières minérales dont 8 d'acide phosphorique.
1 000 grammes de farine ne donnent plus que 5,5 parties de sels
minéraux dont 2,50 d'acide phosphorique. C'est le son qui a
entraîné cette énorme quantité de phosphates.

Les cendres moyennes laissées par l'incinération du froment
ont, d'après E. Wolff, la composition centésimale suivante :

	Blé d'hiver (110 analyses).	Blé d'été (16 analyses).
Potasse (K^2O)	31,16	30,51
Soude (Na^2O)	3,07	1,74
Chaux (CaO)	3,25	2,82
Magnésie (MgO)	12,06	11,96
Oxyde ferrique (Fe^2O^3)	1,28	0,51
Acide phosphorique (P^2O^5)	47,22	48,94
Acide sulfurique (SO^3)	0,39	1,32
Silice (SiO^2)	1,96	1,46
Chlore	0,32	0,47
	100,70	99,73
Cendres totales pour 100 de froment sec.	1,96	2,14

Ces cendres sont donc presque entièrement composées de
phosphate de potasse (PO^4K^2H) et de phosphate de magnésie
(PO^4MgH) avec de très faibles proportions de soude, de chlore
et de chaux. Elles sont toujours acides au papier de tournesol.
Une partie de l'acide phosphorique libre provient des nucléines
et de l'oxydation du phosphore organique. On remarquera
aussi la richesse extraordinaire de ces cendres en silice.

La matière azotée principale de la farine, le gluten ou
fibrine végétale, se compose de quatre corps : le *gluten caséine*,
véritable caséine végétale insoluble dans l'alcool, et trois autres
albuminoïdes solubles dans ce dissolvant qui sont : la *gluten-
fibrine*, insoluble dans l'eau ; la *gliadine*, qui se sépare par l'eau
bouillante, et la *mucedine*. Une *albumine végétale*, soluble dans
l'eau froide, accompagne le gluten ; elle a beaucoup d'analogie
avec l'albumine de l'œuf.

L'amidon de froment est formé de grains de 49 à 50 μ de diamètre et de forme spéciale (fig. 5). Elle permet de reconnaître
cette farine, et de distinguer les additions frauduleuses de farines
de riz, d'orge, d'avoine, de fécule de pomme de terre, etc.

La matière grasse que l'on extrait de la farine par l'éther
entre facilement en fusion vers 30°. Elle contient des lécithines,

et d'autres composés azotés ou phosphorés, en particulier l'acide
méthylène-diphosphorique $C^4H^8P^2O^9$ de M. Posternack.

Ces renseignements concernant les farines de froment s'appliquent, en grande partie, aux farines des autres céréales, dont

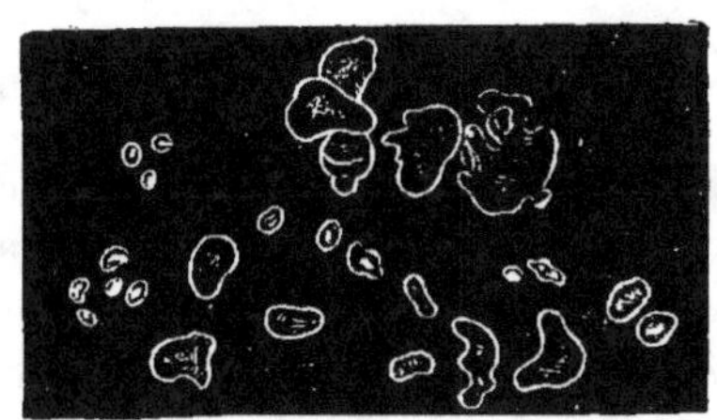

Amidon de blé.

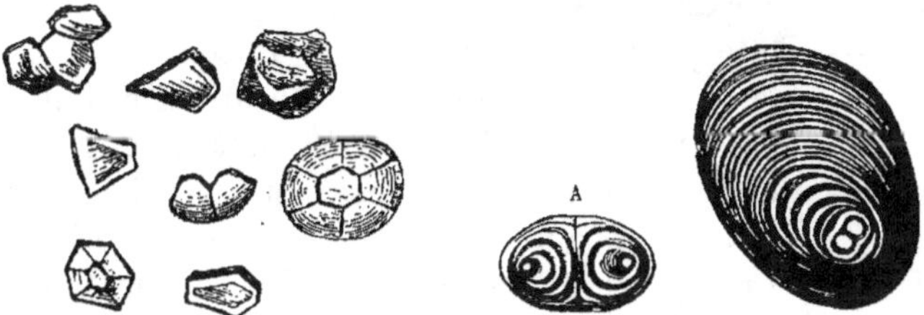

Amidon de riz.   Grains d'midon de pomme de terre.

Fig. 5.

nous allons dire quelques mots seulement avant d'étudier le
pain lui-même.

SEIGLE, ORGE. AVOINE, MAÏS, RIZ, SARRASIN

Seigle. — Moins anciennement connu que le blé, ce grain entre
dans l'alimentation de beaucoup de pays. Le seigle est, en effet,
la céréale qui pousse dans les sols les plus pauvres. Le gluten
ne peut être extrait de cette farine par malaxage avec l'eau.

Le seigle donne un pain bis un peu aigrelet, d'odeur douce
spéciale, légèrement hygroscopique, pouvant se conserver sans
durcir, de digestion un peu plus laborieuse que le pain de froment.

Nous donnons ici la composition moyenne, d'après Kœnig,
du pain de farine de seigle blutée (pain de seigle ordinaire) et
non blutée (*Pumpernickel* des Allemands).

	Pain de seigle.	Pumpernickel.
Eau	42,27	43,42
Matières azotées	6,11	7,59
Graisses	0,43	1,51
Sucre	2,31	3,25
Amidon	46,94	41,87
Cellulose	0,49	0,94
Cendres	1,46	1,42

Le mélange de farine de seigle et de farine de froment constitue le *méteil*, qui donne un pain facile à conserver et d'assez bon goût.

La consommation du pain de seigle fait avec de la farine provenant de grains envahis par le *Claviceps purpurea* ou *ergot de seigle*, peut produire des épidémies, caractérisées surtout par de la gangrène des extrémités.

Orge. — Cette plante est précieuse en raison de sa rapide croissance : quatre mois suffisent à sa maturation. Elle peut se cultiver dans les pays les plus froids et les plus chauds.

La farine d'orge est peu estimée; on connaît le dicton : *rude comme du pain d'orge*. Toutefois on mélange quelquefois, par économie, la farine d'orge à celle de blé. Le froment mélangé de farine d'orge donne un pain qui lève mal, de goût moins agréable que celui de froment seul et plus indigeste.

L'orge décortiquée (gruau d'orge), cuite à l'eau ou au lait, avec ou sans jus de viande, constitue un assez bon aliment. Les soupes d'orge ou d'avoine en raison de leurs mucilages et du gonflement de la fécule, prennent un aspect gommeux (*soupes mucilagineuses* des Allemands) tout en ne contenant que 1 à 1,5 p. 100 d'albuminoïdes et 5,5 à 6 p. 100 d'hydrates de carbone. Elles sont avantageuses pour contenter les malades sans les nourrir beaucoup.

Avoine. — La farine d'avoine, très utilisée sous forme de soupes et de pâtes il y a une centaine d'années dans nos pays, n'est plus employée aujourd'hui que pour préparer des bouillies pour les enfants et les personnes affaiblies. On en fait un grand usage en Angleterre. L'avoine est assez excitante ; elle est la plus riche des céréales en graisses, phosphore et lécithines. On dit que la bouillie d'avoine sert tout particulièrement à engraisser les jeunes filles en Orient au moment de leur puberté. Si elle n'est pas parfaitement moulue et blutée, cette farine peut contenir des glumes et poils acérés qui blessent l'estomac et l'intestin des enfants.

Les bouillies d'avoine sont suffisamment nutritives, très stimulantes, agréables au goût, d'un léger parfum de vanille.

Le pain d'avoine, fort grossier, n'est consommé à cette heure que dans les pays très pauvres. En voici la composition moyenne :

Eau	13,04
Matières azotées	8,39
Matières grasses	6,03
Sucre	4,09
Hydrates de carbone, etc.	60,12
Celluloses	5,28
Cendres	3,05

Maïs. — Le maïs ou *blé de Turquie*, connu depuis les temps les plus lointains, forme la base de l'alimentation d'une foule de pays, particulièrement en Lombardie, dans le sud-est de la France, en Turquie, dans l'Amérique du Sud. Sa farine jaune ou blanche, suivant la variété, cuite avec l'eau, ou en bouillies épaisses mêlées ou non de lait (*Polenta*) forme des gâteaux à pâte molle qu'on mange en guise de pain. Grillé ensuite, cet aliment est de très facile digestion. Malheureusement les pays où se consomme le maïs sont les pays à pellagre. Cette céréale se mange aussi quelquefois à l'état de grains éclatés au feu.

Riz. — Le riz (*Oriza sativa*) est la plante qui nourrit le plus d'habitants au monde. Il est la base de l'alimentation des peuples de race jaune; on en fait aussi une forte consommation dans l'Inde, dans l'Amérique du Nord et en Europe. Sa farine est impropre à la panification. Le riz ne peut être mangé que cuit à l'eau, au lait, au bouillon, ou sous forme de gruau. Il est rarement consommé sous celle de pain, mélangé à beaucoup de farine de froment. La bouillie au riz, est un aliment de facile digestion. Le riz donne avec l'eau une décoction un peu astringente qu'on utilise dans les maladies de l'intestin.

Quoique la moins riche de toutes les céréales en matières grasses et azotées, le riz additionné d'un peu de viande de porc ou de poisson sert de nourriture à d'immenses populations en Chine et au Japon.

C'est une plante qui ne peut être cultivée que dans les climats assez chauds et sur des terres submergeables, conditions malheureusement favorables au développement des fièvres palustres.

Sarrasin. — Le sarrasin ou *blé noir* est le grain d'une plante appartenant à la famille des polygonées. Il nous vient de l'Asie centrale. Il est assez répandu en Russie; en France on le consomme en Sologne, en Bretagne, en Normandie. Sa récolte dans notre pays est de 6 à 7 millions de quintaux métriques. Son grain tétragonal fournit une farine blanchâtre, impropre à la panification, mais dont on fait des galettes ou des bouillies de goût assez agréable et très substantielles. D'après M. Balland, sa farine contient de 9,4 à 11,5 p. 100 de matières azotées; 2 à 2,8 de substances grasses et 58 à 63,5 d'amidon.

Décoctions de céréales. — De tout temps les décoctions de céréales ont été employées en médecine comme boissons ou aliments légers pour les malades; quelques-unes, comme l'eau de riz, pour combattre la diarrhée; celle d'orge, comme rafraîchissante. Cette pratique est parfaitement rationnelle. Non seulement on obtient ainsi des breuvages sains qui, sucrés, salés, aromatisés, alcoolisés, plaisent au goût des malades, mais qui sont aussi suffisamment nutritifs en raison des matières amylacées et albumineuses, des sels et des produits organiques et phosphorés, de potasse, de magnésie, de chaux qu'ils dissolvent en petite quantité. Une décoction de 30 gr. d'orge ou de blé concassé, par 1000 cc. d'eau, bouillie une à deux heures et filtrée à la chausse, contient, par litre, 0 gr. 11 à 0 gr. 14 de phosphore total, dont 0 gr. 07 à 0 gr. 09 de phosphore organique, partie à l'état de lécithines, partie sous forme de nucléines dissoutes, partie sous forme inconnue. Ces boissons, de même que le lait, favorisent donc le développement du squelette et la croissance de l'enfant ou du convalescent, et soutiennent le malade, comme le remarque avec raison M. le D[r] Ch. Springer dans son petit livre : *L'énergie de croissance*[1]. Ces décoctions peuvent être employées très utilement pour combattre la déminéralisation chez les malades, chez les nourrices pour améliorer la quantité et la qualité de leur lait. Nous y reviendrons à propos des régimes.

De ces boissons alimentaires, il faut rapprocher l'eau panée, qui se fait avec le pain grillé mis à bouillir à l'eau qu'on passe ensuite à la chausse. C'est une boisson légèrement nutritive par ses principes albumineux, sa dextrine, son sucre et ses sels.

1. Paris, 1902.

XVIII

LE PAIN DE FROMENT

Dans les deux précédents chapitres, nous avons dit ce qu'il était indispensable de savoir des pains, pâtes et bouillies faits avec d'autres farines que celle de blé. Il ne sera question dans ce chapitre que du pain de froment.

Le pain est, avec la viande, la principale substance nutritive de l'homme civilisé de race blanche. Il ne se rassasie jamais de ces deux aliments.

La consommation totale du pain, à Paris seulement, est de 900 000 kilogrammes par jour.

Le pain résulte du pétrissage de la farine de froment avec l'eau et le levain et de la cuisson de ce mélange.

L'art de faire le pain s'est perfectionné avec les siècles. Le pain *levé* paraît nous venir de l'Égypte, qui, déjà au début des temps historiques, mangeait du pain levé et buvait de la bière[1]. De ce pays l'usage du levain pénétra en Phénicie, en Grèce, en Italie, puis dans les Gaules. Mais l'ancien peuple de Rome mangeait le blé soit sous forme de *pulmentum* ou bouillie, comme on mange encore la bouillie de sarrasin ou de maïs et le *couscous* des Arabes, soit sous celle de galettes, non levées, cuites sous la cendre ou sur les tisons.

La farine de froment (comme toutes les farines de graminées) mélangée et pétrie avec de l'eau, un peu de sel et de levain,

1. L'origine du levain paraît être le jus sucré du raisin mûr. En Égypte et en Grèce, on pétrissait le jus des raisins mûrs avec de la farine et on séchait le tout au soleil sous forme de petits cônes. On obtenait ainsi une préparation, assez facile à conserver, contenant les mucors et levûres de l'enveloppe du raisin. Réduite en poudre et mélangée aux liquides sucrés ou à la masse panaire, cette poudre en provoquait la fermentation.

entre bientôt en fermentation, des gaz s'y produisent; s'il s'agit de la pâte de blé ou de seigle, la masse se gonfle en devenant plus ou moins poreuse et acidule, elle *lève*, comme on dit, et pour en faire du pain il ne reste plus qu'à la soumettre à la cuisson.

Le levain est tantôt formé par une partie de la pâte prélevée sur un précédent pétrissage et conservée quelques jours, tantôt c'est de la levûre empruntée à la cuve du brasseur. Levain ou levûre sont mélangés d'abord avec une petite partie d'eau et de farine fraîche qu'on conserve quelques heures à 20° ou 25° (*levain de première*). Celui-ci est à son tour mélangé à une quantité suffisante de farine et d'eau (*levain de seconde*) et enfin ce levain de seconde est malaxé, au pétrin, avec la totalité de la farine à panifier et de l'eau nécessaire. La levûre primitive est formée, comme on le sait maintenant, d'une multitude de cellules vivantes, microscopiques, qui, rencontrant dans la pâte des phosphates, des matières azotées solubles et des sucres, s'y développent rapidement, surtout vers 30 à 40°. En agissant alors sur les sucres fermentescibles de la farine, la levûre les transforme en alcool et acide carbonique et les gaz ainsi produits au sein de la pâte tendent à s'échapper à travers la masse plastique qu'ils gonflent et rendent poreuse et légère. En même temps sous l'influence des diastases ou amylases du levain, l'amidon de la farine s'hydrate et se liquéfie en partie en se transformant en dextrine.

Lorsque, vers la température de 18° à 20°, la fermentation panaire est arrivée à son apogée, la pâte gonflée est partagée par le boulanger en blocs ou pâtons qu'on porte au four. Ces pâtons augmentent encore de volume grâce au développement des gaz inclus dans la masse et à la volatilisation de l'alcool formé ; l'amidon s'hydrate en cuisant et se transforme en partie en amylodextrine. La surface du pâton arrive à une température de 220 à 250°, et le pain rôti sort du four constitué par une croûte dorée et une mie blanche et poreuse dont la température de cuisson n'a pas même atteint 100°. Cette température est cependant presque toujours suffisante pour détruire tous les organismes de la pâte et du levain.

Nous n'avons d'ailleurs à rappeler ici la fabrication du pain que dans ses pratiques essentielles, sans nous étendre sur l'art compliqué de la panification. Il nous suffit d'en exposer brièvement les principes et d'en étudier le produit.

D'après les meilleurs auteurs (*Rivot, Poggiale, J. Kœnig, Wanklyn, etc.*), le pain fait et cuit à point doit avoir pour composition approchée :

Matières solides.....................	66
Eau	34 [1]
	100

100 parties de farine moyenne [2] contenant 84 parties de substances solides et 16 parties d'eau, il s'ensuit que 100 kg. de cette farine doivent produire 129 à 130 kg. de pain cuit à point.

Parmi les boulangers, ceux qui tendent à augmenter frauduleusement leurs profits s'arrangent pour que 100 kg. de farine produisent non pas 130 kg. de pain à 34 ou 35 p. 100 d'eau, mais 140 à 142 kg. à 39 et 40 p. 100 d'eau. Il est facile d'obtenir ce résultat, soit en additionnant la farine de froment d'un peu de farine de riz ou de maïs, d'eau de chaux, de sels divers qui conservent un degré d'hydratation supérieure à l'amidon (ces fraudes sont assez rares); soit plutôt en surchauffant le four avant l'enfournage de façon à *saisir* la surface du pâton que l'on cuit alors moins longtemps et qui conserve au-dessous de sa croûte une quantité d'humidité surabondante. Cette fraude est surtout à craindre et à poursuivre pour les gros pains de ménage consommés par l'ouvrier qui perd ainsi, en moyenne, 10 livres de pain par 100 kg. [3].

Le bon pain [4] doit être léger, sonore, bien levé. Il doit donner un minimum de 22 p. 100 d'une croûte [5] dorée, cassante, diffi-

1. Rivot donne pour le pain cuit à point : eau = 30 à 33 p. 100; Wanklyn et Cooper, 34 p. 100; Ch. Girard, 33 à 34 p. 100. Les usages et règlements fixent le taux de l'eau à 34 à 35 p. 100.

2. Mélange tel qu'on l'emploie dans la bonne panification de 1/2 à 2/3 de farine de blé tendre et 1/2 à 1/3 de farine de blé dur.

3. Si l'humidité du pain est de 41 p. 100 au lieu de 35.

4. *A priori* on peut dire qu'il n'y a de *bon pain*, dans le sens hygiénique, que celui qu'on fabrique *mécaniquement*. Le pain fait à la main a reçu non seulement la sueur et souvent les produits de la toux de l'ouvrier pétrisseur, mais ses squames épidermiques, et tout ce que celles-ci peuvent entraîner dans les cas de maladies de peau, de manque de soins de propreté, etc. Dans les meilleurs pains faits à la main on trouve quelquefois des portions d'un goût nauséeux qui ont cette origine humaine ou qui proviennent d'insectes et de vers de farine.

5. Barral : moyenne de 25 analyses de pain à Paris : 23 p. 100. Moyenne des pains dits de fantaisie, 41,6 de croûte. Rivot : proportion de croûte, minimum 22,5, maximum 44,7. Payen : pain anglais, moyenne de 6 analyses 24,4.

cile à détacher de la mie. Celle-ci doit être élastique, à larges cavités ; si, le pain étant refroidi, on la comprime modérément entre le pouce et l'index, la mie ne doit pas se coller à elle-même mais revenir lentement à son premier volume ; elle ne doit pas s'attacher aux doigts qui la pétrissent. Le bon pain doit absorber beaucoup de liquide sans se délayer lorsqu'on le *trempe*. Il ne doit pas s'effriter sous les doigts. La couleur de la mie doit être d'un blanc jaunâtre très clair ; elle doit être très légèrement translucide ; son odeur douce de froment ne doit rappeler ni l'aigre, ni le moisi, ni le fermenté. Séché au four, *sans être grillé*, le bon pain de froment ne doit pas perdre plus de 35 p. 100 de son poids. Coupé en tranches de 1 centimètre d'épaisseur et laissé à l'air, le bon pain ne doit pas, en séchant, diminuer de plus de 25 p. 100, même après deux semaines.

Le pain trop aqueux est lourd, peu sonore ; sa mie pâteuse, lorsqu'on la roule entre les doigts, y laisse une trace onctueuse. La croûte de ce pain pèse moins de 1/6 du poids total.

A Paris, depuis longtemps on n'emploie dans la panification courante que des farines blutées à 28 p. 100 au moins, c'est-à-dire que, du produit brut de la mouture du grain, 28 parties ont été rejetées sous forme de son. Ces farines ont l'avantage de donner un pain très blanc, mais aussi moins riche en gluten et moins savoureux que le pain de farines blutées à 22 p. 100 seulement. Ces dernières donnent un pain un peu moins blanc, moins levé, mais plus savoureux, plus riche en phosphore et en gluten, plus nutritif. En suivant cette pratique du bluttage exagéré, pratique bonne tout au plus pour le riche qui trouve des aliments azotés en surabondance dans sa nourriture journalière, on sacrifie la réalité à l'apparence et l'on prive l'ouvrier d'un pain plus nutritif et qu'il pourrait payer moins cher.

Le pain qui vient d'être refroidi au sortir du four est le *pain tendre* ou *pain frais*. Sa mie garde durant quelques heures l'aptitude à se souder à elle-même sous une pression suffisante ou par mastication.

Après 12 à 15 heures le pain devient *rassis*. Sa mie s'émiette alors sous les doigts ; son goût est moins délicat. Mais le pain rassis est de plus facile digestion parce qu'il est plus perméable aux sucs digestifs. Cette transformation du pain ne tient pas à une dessiccation : elle se produit même dans un enceinte saturée d'humidité. Du reste en devenant rassis le pain frais ne perd que 2 p. 100 de son eau et moins encore. La transformation du pain tendre en pain rassis tient, comme l'a montré M. Lindet, à ce qu'une partie de l'amidon qui s'était transformée en amylo-dextrine (elle forme 10 p. 100 environ du poids du pain au moment où il sort du four), rétrograde au bout de 12 à 24 heures en repassant à l'état d'amidon. L'amylo-dextrine reparaît en petite proportion, et pour quelques heures seulement, lorsqu'on repasse au four le pain rassis qui reprend alors quelques-uns des caractères du pain tendre.

L'amidon du pain frais qui absorbe de 4 à 5 fois son volume d'eau, n'en absorbe plus que 2 fois son volume quand le pain est rassis. Celui-ci se gonfle donc bien moins dans l'estomac.

Voici quelques analyses de pains usuels de froment :

Analyses centésimales moyennes du pain blanc de froment.

	Rivot.	J. Kœnig.	Wanklyn et Cooper.
Eau	43 à 33,2	35,59	34,00
Amidon	35 à 44,5		
Dextrines	9 à 3,9	} 51,78	} 54,50
Sucres	2 à 1,3	4,02	
Graisses	1 à 0,7	0,46	»
Matières protéiques	9,3 à 8,8	7,06	9,50
Matières minérales	0,7 à 1,3	1,09	2,0

Barral a donné les analyses suivantes *du pain entier*, de la *croûte* et de la *mie*, d'un même pain frais moyen, de Paris (pain dit de 4 livres).

	Pain entier.	Croûte.	Mie[1].
Eau	38,30	17,15	44,45
Matières azotées insolubles	6,24	7,50	5,92
— — solubles	1,86	5,70	0,75
Matières non azotées solubles	4,04	4,88	3,79
Amidon	47,84	62,58	45,55
Graisses	0,81	1,18	0,70
Matières minérales	0,91	1,21	0,84
	100,00	100,00	100,00

100 parties de bon pain frais de froment donnent, d'après Rivot, 0 gr. 6 à 0 gr. 8 de cendres. Ces cendres ont la composition suivante par gramme :

1. Croûte, 22,5 ; mie, 77,5 p. 100 de pain.

Bases alcalines	0,211 à 0,272
Chaux	0,111 à 0,144
Oxyde de fer	0,043 à 0,051
Cl (exprimé en HCl)	0,065 à 0,039
SO³	0,010 à 0,007
P²O⁵	0,500 à 0,438
CO²	» à 0,003
Silice	0,016 à 0,019
Sable et argile	0,040 à 0,021

Les phosphates alcalins et terreux constituent, on le voit, la majeure partie de ces cendres, mais une portion notable de l'acide phosphorique est libre et dérive de l'oxydation du phosphore des lécithines, nucléines, etc., qui ont disparu. En effet, pour saturer les bases alcalines et alcalino-terreuses contenues dans les cendres de 100 parties de pain, il suffirait de 0 gr. 232 de P^2O^5. Or on en trouve, en moyenne, 0 gr. 470, la différence, soit 0 g. 238, est due en grande partie à la combustion du phosphore organique. Celui-ci en traversant l'économie s'oxyde et passe à l'état d'acide phosphorique. *Ainsi le pain, comme la viande, acidifie le sang*, observation importante sur laquelle nous reviendrons et qui montre la nécessité de l'addition des légumes à l'alimentation.

La croûte de pain est plus nourrissante que la mie; elle est plus soluble dans l'eau, plus riche en matières azotées dans la proportion du simple au double. Elle est aussi plus facilement digestible, plus excitante pour l'estomac.

L'eau panée, les panades, les biscottes peuvent être citées parmi les aliments les plus favorables au développement des nourrissons et aux convalescents.

Dans les grandes villes, on a fabriqué de tout temps des pains pour le riche et pour le pauvre : pains de fantaisie, pains de première et de seconde qualité, pain bis, pain noir, etc. Mais ici surtout, il ne faut pas juger sur l'apparence. A Paris, les pains dits *de fantaisie* sont ceux *qui n'ont pas le poids* (il manque souvent plus d'un tiers); en revanche ils sont cuits à point et ne contiennent même que 28 à 30 p. 100 d'eau. Mais provenant d'une farine trop blutée, ils sont plus riches en amidon, plus pauvres en gluten que le pain dit de seconde qualité. Ils ont donc plus d'apparence, mais ils sont moins nourrissants.

Dans les campagnes, le pain est plus grossier à l'œil, soit qu'on y ajoute une certaine proportion de farine de seigle, environ le huitième, pour l'empêcher de sécher et lui donner plus de saveur (c'est le cas du *pain de munition* du soldat), soit qu'on y laisse une partie du son, soit qu'on blute à 15 ou 16 seulement, ce qui fait que la farine contient les cellules épispermiques du grain, avec leur ferment spécial, la *céréaline*, apte à brunir la pâte pendant la panification. Mais ce pain de couleur grisâtre, ou pain bis, est plus nutritif, plus savoureux, plus riche en gluten, en azote et en phosphore que le pain blanc. Magendie, étudiant le pain à ce point de vue, vit mourir au bout de cinquante jours un chien qu'il nourrissait uniquement avec du pain blanc de luxe, alors qu'un autre chien, tout semblable, exclusivement nourri de pain bis (farine et son), vécut indéfiniment (*C. Rendus*, t. XXVIII, p. 40).

Les anciens ne mangeaient que du pain bis, et les populations qui, en Europe, persistent dans cet usage, s'en trouvent très bien. De là cette recommandation d'user, une à deux fois par semaine, du pain dit *complet*, c'est-à-dire du pain contenant une partie du son; ou même du *pain de son* qui contient le son tout entier [1]. Le pain bis, surtout mélangé d'un peu de seigle, est plus nutritif et plus rafraîchissant que le pain blanc. Il faut ajouter, il est vrai, qu'à cause du péristaltisme intestinal qu'il excite, le pain bis est moins bien utilisé que le pain blanc et donne des excréments plus abondants. Ainsi, après l'ingestion d'une livre de pain blanc, 5 p. 100 environ du poids de sa substance calculée sèche, répondant à 20 p. 100 de l'azote total et à 1 p. 100 des hydrates de carbone, restent dans les fèces. Le pain de seigle laisse dans les excréments 10 à 15 p. 100 de son poids, calculé sec et 20 à 30 p. 100 de son azote. Le pain dit *complet*, c'est-à-dire sans séparation aucune du son, s'absorbe d'ailleurs assez mal.

Les analyses suivantes, dues à M. Balland, dont on connaît la compétence pour tout ce qui touche à l'alimentation, montrent la supériorité, en matières azotées nutritives, du pain de ferme et du pain de munition français sur le pain blanc de Paris et surtout sur le pain extra-blanc dit *de fantaisie*. Nous y joignons, d'après le même auteur, la composition du pain de guerre français et du biscuit de troupe :

---

1. Faire usage de pain de son 1 à 2 fois la semaine n'équivaut pas, on le comprend, à manger chaque jour du pain bis.

Composition centésimale comparée de diverses sortes de pains et biscuits.

	PAIN DE FERME (Bresse)	PAIN DE MUNITION	PAIN DE FANTAISIE (Paris)	PAIN DE GUERRE (Paris)	BISCUIT DE TROUPE (1894)
Eau................	32,60	38,50	31,60	11,40	11,30
Matières azotées.....	7,25	7,98	5,99	10,50	13,20
Matières grasses.....	0,40	0,15	0,24	0,60	0,42
Amidon et sucre.....	59,04	52,13	61,59	72,66	73,75
Cellulose	0,14	0,28	0,14	0,34	0,44
Cendres...........	0,57	0,97	0,44	1,04	0,89

Le blutage exagéré des farines, depuis l'essor pris par la *mouture hongroise* ou à cylindres, en substituant au pain ordinaire un pain plus blanc mais moins nutritif, moins phosphoré, moins azoté, est une des causes de l'affaiblissement de la santé générale en Europe.

Les procédés étudiés par Mège Mouriez pour éliminer la céréaline ou entraver son action sur la farine qu'elle brunit pendant la panification, permettent de faire depuis longtemps aux usines qui fabriquent le pain pour nos hôpitaux, un pain presque aussi blanc que le pain de fantaisie, tout aussi agréable au goût et beaucoup plus nutritif que lui.

Altérations. — Sophistications du pain. — Le pain fait avec un levain aigri possède une saveur acidule désagréable. Il en est de même si la levûre a été employée en proportion exagérée, le plus souvent dans le but d'utiliser et faire bien lever des farines de qualité inférieure. Le pain peut aussi prendre, dans ce dernier cas, un léger goût d'amer.

S'il est fait avec des farines avariées ou s'il est trop aqueux, s'il est mal cuit, il peut être envahi (surtout dans la saison chaude), soit à sa surface, soit à l'intérieur, par des champignons divers : l'*Oïdium auruntiacum*, qui le couvre d'une efflorescence orangée pâle; l'*Ascophora nigricans*, qui le noircit à l'intérieur et donne un pain vénéneux, etc. La carie du blé (*Tilletia caries*), la rouille (*Pucinia graminis*), l'ivraie, la nielle des champs, communiquent aussi à la farine et au pain des propriétés nocives. Enfin les farines mal tenues ou trop anciennes peuvent être envahies par certains insectes : le ciron ou *Tyro-*

glyfus siro farinæ, le *ver de farine*, etc., qui laissent dans le pain, après cuisson, leurs détritus nauséeux.

La principale sophistication du pain consiste dans son hydratation exagérée. Nous en avons parlé plus haut. Un pain contenant au delà de 38 à 39 p. 100 d'eau doit être considéré comme fraudé. On ne saurait trop surveiller cette sophistication qui frappe surtout les pauvres gens à l'avantage d'industriels qui tirent un intérêt excessif de leurs capitaux.

Le sulfate de cuivre, à la dose de 1 gr. par 35 kg. de farine, permet d'augmenter la quantité d'eau dans le pain et d'obtenir une croûte et une mie satisfaisantes à l'œil, même avec des farines douteuses. L'alun, le borax, servent aussi à donner de la blancheur au pain de farines blutées à faibles taux.

Enfin l'addition au pain de farines de riz, de blé noir, de légumineuses ou de fécules, constitue une fraude facile à reconnaître au microscope, par l'examen des grains d'amidon (p. 193).

Dérivés divers du pain. — On peut augmenter le pouvoir nutritif du pain en l'additionnant de poudre de gluten ou de préparations de caséine sèche.

On peut aussi ajouter à la farine des œufs et du beurre, ce qui constitue des préparations savoureuses et très nutritives dont on fait les gâteaux, biscuits, nouilles, macaroni.

Le *pain d'épice* est fabriqué avec la farine de blé, mélangée de seigle, et additionnée de miel, de mélasse, d'anis, de girofle, de canelle, et de 1 à 1,5 p. 1000 de carbonate de potasse. C'est un aliment assez agréable, très légèrement laxatif. On peut, par des additions diverses, en faire un pain médicamenteux.

Le *pain de gluten* pour diabétiques, se prépare en desséchant le gluten à 100°, le pulvérisant finement et pétrissant avec un peu de farine, d'eau et de beurre. Il peut contenir de 5 à 8 p. 100, et quelquefois jusqu'à 25 p. 100 et plus d'amidon. On a essayé de le remplacer par le pain de soja, très riche en gluten, plus nutritif que le pain ordinaire, mais d'un goût peu agréable.

Il a été fait ou proposé pour l'armée des pains très azotés, fabriqués avec de la farine de froment préalablement portée à 140°, puis pétrie avec de la farine de légumineuses, et enfin cuits au four de boulanger. Cette préparation, délayée dans l'eau et bouillie, donne un aliment assez agréable au goût et fort nutritif.

XIX

LÉGUMES EN GRAINS. — BOURGEONS, BULBES, TUBERCULES ET RACINES

Le pain et la viande suffisent, au besoin, à nourrir l'homme, mais ils ne sauraient l'entretenir indéfiniment en santé. Que les légumes viennent quelque temps à manquer, les humeurs tendront à s'acidifier de plus en plus et les accidents de nature scorbutique apparaîtront. Ce n'est pas l'usage des viandes salées qui les détermine : nous avons vu le scorbut à Paris, durant le siège de 1870-71, frapper une population qui n'avait pas d'approvisionnement en viandes salées, mais où manquèrent les légumes.

Ils apportent à l'économie, non seulement une forte proportion de bases alcalines et alcalino-terreuses (potasse, soude, chaux, magnésie), mais aussi des sels alcalins à acides organiques, aptes, par oxydation de la partie combustible de leur molécule, à se transformer en carbonates dans les tissus et plasmas où ils viennent saturer les acides phosphorique, urique, etc., originaires de la destruction des nucléo-albumines, ainsi que l'acide sulfurique qui provient de l'oxydation incessante du soufre des albuminoïdes. Tandis que les cendres laissées par l'incinération de la farine de blé, de seigle, ou des pains correspondants, sont acides ainsi que nous l'avons vu (p. 202), l'incinération des pois, fèves, haricots, choux, etc., laisse des cendres alcalines. Cet excès d'alcali dans les produits d'incinération des légumes sur la quantité de bases qui suffirait à neutraliser les acides forts qu'on y trouve (phosphorique, sulfurique, etc.), provient de la destruction par le feu des sels à acides organiques de ces aliments. Or, on sait, depuis Woehler, que ce même phénomène se produit dans l'économie animale : les tartrates, malates, citrates, etc., de potasse, qu'on les fasse

absorber par la bouche ou qu'on les donne en lavements, passent
à l'état de carbonates qui alcalinisent le sang et les urines. Si l'on
calcule les analyses des cendres de fèves ou de haricots, on trouve
pour 100 parties, dans les premières 20 parties, dans les secondes
17 parties de potasse en excès sur la quantité qui sature les
acides forts en présence. 100 grammes de fèves à l'état naturel
(séchées à l'air) m'ont donné à l'incinération 3 gr. 93 de sels,
dont 2 gr. 34 de sels solubles d'une alcalinité à la phénolphta-
léine qui répondait à 0 gr. 184 de soude libre.

Les légumes secs sont donc une source indirecte d'alcalis.
A fortiori en est-il ainsi des légumes herbacés. Ce sont les grands
fournisseurs de bases et de matières minérales. Pour 100 parties
de substance calculée sèche, la laitue romaine apporte de 13 à
22 parties de matières minérales ; les épinards et le céleri de 16
à 20 parties ; le chou de 12 à 19 ; le chou de Bruxelles 10 ; le
chou-fleur 9, le navet 8 parties. La pomme de terre n'en laisse que
3,8 parties pour 100. *Toutes ces cendres sont fortement alcalines.*

Les fruits proprement dits, les fruits les plus acides, tels que
les pommes, poires, pêches, cerises, groseilles, fraises, raisins,
contiennent aussi une grande quantité d'alcalis à l'état de sels
organiques acides, qui contribuent, en s'oxydant dans l'économie, à alcaliniser le sang et les humeurs.

Les légumes et les fruits remplissent encore un autre office.
Ils régularisent les garde-robes en excitant par leurs résidus
cellulosiques le péristaltisme intestinal. Grâce à eux, les matières
fécales forment une masse suffisamment liée, qui ne blesse pas
l'intestin par sa dureté et qui peut être facilement expulsée.

D'après Rübner, Woroschiloff, Atwater, etc., les légumes à
poids égaux de principes nutritifs n'ont pas une valeur alimentaire et excitante aussi élevée que la viande qui est plus favorable qu'eux au développement de la force musculaire. Ils ten-
draient à augmenter l'hydratation des organes et à élever le
poids absolu du corps, tout en diminuant sa densité.

Une bonne proportion de légumes frais, dans l'alimentation,
300 à 350 gr. par jour environ, est la quantité moyenne qu'on
peut considérer comme suffisante et nécessaire.

Pour faire leur étude, nous diviserons ces aliments en *légumes
secs* ou *en grains*, — *jeunes pousses et bourgeons*, — *tubercules
et racines*.

LÉGUMES EN GRAINS

Ces légumes, qu'on appelle aussi quelquefois *légumes secs*, sont les pois, les haricots, les fèves, lentilles, pois chiches, etc.

De tous les matériaux nutritifs, y compris la viande, les légumes en grains constituent l'aliment le plus riche en principes albuminoïdes et en substances ternaires. Ce sont donc des produits très nourrissants et, on pourrait dire, des aliments complets. Rübner a pu maintenir l'équilibre azoté et carboné de ses sujets en expérience uniquement avec 520 gr., par jour, de pois secs donnés en bouillie. La digestibilité des légumes en grains est, il est vrai, un peu plus faible que celle de la viande et du pain et l'assimilabilité de leurs principes un peu plus difficile, mais la valeur qu'ils tiennent de leur richesse en principes azotés, amylacés et phosphorés, devrait les faire entrer pour une bien plus grande part dans notre alimentation journalière. C'est ce qu'ont très bien compris les Allemands en adoptant, pour l'armée, leur *saucisse aux pois*, et c'est ce que j'ai pu réaliser moi-même en faisant accepter par les comités techniques du Ministère de la Guerre que ces légumes entrassent pour une bien plus grande proportion dans l'alimentation du soldat et dans les réserves des camps retranchés. J'ajoute que les pois, les haricots et surtout les lentilles se conservent longtemps, un an et plus, sans modification bien sensible dans leur constitution intrinsèque. Ils sont fort peu sujets à l'attaque des insectes; ils peuvent d'ailleurs, au besoin, être séchés et stérilisés. Ce sont là des qualités précieuses.

Les matières protéiques des légumes en grains sont surtout formées de *légumine*, sorte de caséine végétale de digestion assez facile. Elle répond, d'après Ritthansen, à la composition $C = 51,48$; $H = 7,0$; $N = 16,7$ (pois; lentille), à $14,7$ (haricots); $S = 0,40$ à $0,45$; $O = 24,3$ (pois; fèves) à $26,3$ (haricots). La légumine forme avec les alcalis des sels solubles; avec la chaux ou la magnésie, des combinaisons insolubles, qui expliquent le durcissement de ces aliments lorsqu'on les met à cuire dans des eaux trop calcaires. Dans ce cas, il est bon de corriger ces dernières, en les additionnant d'avance d'un peu de carbonate sodique (0 gr. 3 à 0 gr. 5 par litre d'eau) qui en précipite les sels alcalino-terreux.

Là légumine est toujours accompagnée dans les légumes en grains par des nucléines phosphorées d'autant plus abondantes que ces produits végétaux sont mangés à l'état de graines encore imparfaitement développées, de pousses tendres, de bourgeons, etc.

La cuisson, en hydratant les grains d'amidon et les transformant en partie en amylodextrine, rend ces aliments plus digestibles et augmente en même temps le poids de leur matière qui s'hydrate ; la purée de pois contient 70 p. 100 d'eau et plus, tandis que les pois verts n'en contiennent que 14 p. 100 au maximum. De là en partie l'impression de rassasiement qu'occasionnent ces purées.

D'autre part, après cuisson, la cellulose, dont il existe toujours une certaine proportion dans tout légume, peut être absorbée dans l'intestin pour moitié et quelquefois plus (*Kniriem*).

Les *matières minérales* qui jouent dans l'alimentation par les légumes verts ou herbacés un rôle si important varient beaucoup avec les terrains. Le tableau suivant donne la quantité qu'en fournissent 100 parties de légumes frais et la composition centésimale de ces matières minérales.

Composition des cendres laissées par les légumes en grains.

	LENTILLES		HARICOTS BLANCS	HARICOTS DE WORMS	POIS DE HOLLANDE	POIS D'ALSACE	FÈVES
Cendres pour 100 parties fraiches.	2,32		3,29	"	2,88	"	1,66
Pour 100 parties de cendres :							
K^2O	27,84	34,76	39,51	38,89	34,19	36,31	20,82
Na^2O	8,76	13,50	3,98	11.78	12,86	1,76	18,10
CaO	5,07	6,34	5,71	5,90	2,46	10,39	7,26
MgO	1,90	2,47	6,43	9,03	8,60	12,24	8,87
NaCl	5,18	4,63	3.71	0,55	0,52	1,90	2,44
Fe^2O^3	1,61	2,60	1,05	0,11	0,96	"	1,03
P^2O^5	29,07	36,30	34,50	31,34	34,57	31,00	37,94
SO^3	15,83 [1]	"	4,91	2,49	3,56	4,84	1,34
SiO^2	1,07	"	"	0.44	0.29	1,54	2,46
Auteurs	Lévy	"	Boussingault	Lévy	Thou	Boussingault	Bichon

1. Ce nombre répond, dans ce cas particulier, à celui de l'acide carbonique des carbonates des cendres et non à celui de SO^3.

On voit tout de suite ici l'énorme proportion de phosphates alcalins contenus dans ces cendres; l'excès d'alcalis sur l'acide phosphorique et les autres radicaux acides; la remarquable richesse de quelques légumes (haricots, pois, fèves) en magnésie, base qui accompagne presque toujours le phosphore et le soufre organiques. L'acide phosphorique provenant du phosphore organique des lécithines, nucléines, etc., s'élève pour 100 gr. de pois verts à 0 gr. 240, et pour 100 gr. de haricots à 0 gr. 187 sur 2 gr. 7 et 3 gr. 1 de cendres totales. C'est dans les matières grasses végétales que dissout l'éther que se trouve la majeure partie de ces corps phosphorés. On voit aussi que la proportion de fer dans les lentilles, les fèves, les haricots est considérable.

Donnons maintenant les renseignements indispensables sur chacun de ces aliments en particulier.

Haricots. — Il en existe beaucoup de variétés. Voici l'analyse de quelques-unes, d'après M. Balland (*C. Rendus*, t. CXXV, p. 120).

Pour 100 parties :	Minimum.	Maximum.
Eau	10,00	20,40
Matières azotées	13,81	25,16
— grasses	0,98	2,46
Sucre et amidon	52,91	60,98
Cellulose	2,46	4,62
Cendres	2,38	4,20

Le maximum des matières grasses et le minimum des matières azotées ne se rencontrent qu'exceptionnellement, et dans les très gros haricots d'origine espagnole.

La digestion des haricots n'est laborieuse que pour les intestins fatigués et affaiblis. Elle ne se fait cependant pas sans production de gaz. C'est un aliment sain et très nutritif, mais pour les bien portants.

Pois. — Les diverses variétés de pois (pois blancs de France, d'Allemagne, pois verts de l'Est, du Nord, de Noyon, de Hollande, etc.) offrent une composition assez uniforme qui les rapproche plus des haricots que des lentilles. La voici, d'après le même auteur (*loc. cit.*) :

	Minimum.	Maximum.
Eau	10,60	14,20
Matières azotées	18,88	23,48
— grasses	1,22	1,40
Sucre et amidon	56,21	61,10
Cellulose	2,90	5,52
Cendres	2,26	3,50

Les petits pois verts, non encore entièrement formés sont plus riches que les gros en matériaux azotés (*Poggiale*). Les pois cassés du commerce sont plus nourrissants que les pois secs ordinaires.

Des haricots verts, non encore dévoloppés dans leur cosse, et des pois dits *mangetout*, on mange la gousse alors qu'elle est encore gorgée des sucs amylacés et albumineux destinés à nourrir les graines à peine formées. Ce sont des aliments riches en sucres, en celluloses assimilables, en inosite et en nucléines.

Lentilles. — Leur composition offre assez d'analogie avec celle des fèves, quoiqu'elle soit moins riche en cellulose. Les petites lentilles d'Égypte, du Midi de la France, d'Auvergne, sont plus savoureuses et plus azotées que celles de Paris, de Bohême, de Russie, dont le grain est au moins deux fois plus gros. Voici quelques analyses rapportées à 100 parties (*loc. cit.*) :

	Minimum.	Maximum.
Eau	11,70	13,50
Matières azotées	20,32	24,24
— grasses	0,58	1,45
Sucre et amidon	56,07	62,45
Cellulose	2,96	3,56
Cendres	1,99	2,66

Fèves. — Les fèves des divers pays (Artois, Bourgogne, Midi de la France, Égypte, Algérie, Kœnigsberg) diffèrent assez entre elles d'aspect et de grosseur, mais leur composition, du moins celle de l'amande privée d'épisperme, varie assez peu.

La fève est un aliment très nutritif, très azoté. Pline rapporte que les peuples de l'Italie du Nord l'utilisaient dans tous leurs aliments. L'usage alimentaire de la fève mériterait d'être plus répandu. Délivrée de son épisperme sa graine forme un légume excellent, savoureux et très nutritif. Le bas prix de cet aliment et sa richesse en légumine l'indiquent tout naturellement pour l'alimentation du pauvre. Un poids de fève nourrit bien plus qu'un même poids de viande.

Voici, d'après M. Balland (*loc. cit.*), quelques analyses donnant les maximum et minimum, et, pour la fève du Midi, la composition de la fève entière, de l'amande et de l'enveloppe pour 100 parties :

Composition centésimale de la fève.

	MINIMUM	MAXIMUM	FÈVE ENTIÈRE DU MIDI	AMANDE 83,2 p. 100	ENVELOPPES 15,1 p. 100
Eau................	10,60	15,30	11,10	10,90	9,80
Matières azotées.....	20,87	26,51	22,95	26,98	3,44
Matières grasses.....	0,80	1,50	0,92	1,12	0,25
Amidon, sucre, etc..	50,89	58,03	54,11	56,74	34,56 [1]
Cellulose....	5,24	7,86	7,68	1,16	49,70
Cendres....	2,06	3,26	3,24	3,10	2,25
			100.00	100,00	100,00

Les petites fèves d'Egypte de couleur brune ou noire, de forme arrondie, sont les plus azotées (*Matières azotées*, 26,51 p. 100); après elles viennent par ordre décroissant, celles de Bresse et de Lorraine, de Kœnigsberg et d'Artois. Les moins azotées sont celles d'Algérie et de Tunisie.

Pois ou fèves de Soja. — C'est le pois oléagineux de Chine et du Japon où sa culture remonte à la plus haute antiquité. Sa faible quantité d'amidon et sa richesse en albuminoïdes l'ont fait proposer pour fabriquer une farine capable de donner un pain pour diabétiques. Voici, encore d'après M. Balland, la composition de cette graine intéressante (*C. Rendus*, t. XC, p. 1177, et t. CXXXVI, p. 936) :

	Maximum.	Minimum.
Eau.	11,30	10,00
Matières grasses.....................	14,80	12,95
Matières protéiques....................	38,41	34,83
Amidon, dextrine, sucre................	32,11	26,74
Cellulose.........	6,20	3,60
Matières minérales....................	5,20	4,35

Ses cendres sont surtout composées de phosphates de potasse et de magnésie, avec un peu de sulfate calcique.

On remarquera l'exceptionnelle richesse de cet aliment en principes azotés. Malheureusement son goût est peu agréable. Au Japon, on mélange la farine de Soja avec du riz cuit, on laisse fermenter et on obtient ainsi une sorte de bouillie ou de sauce qui remplace l'extrait de viande.

1. 34,56 de *matières extractives dont l'amidon* est entièrement absent.

POUDRES ET FARINES COMESTIBLES DE LÉGUMINEUSES ET DE GRAMINÉES

La richesse des semences de légumineuses en matériaux nutritifs azotés et phosphorés a fait créer une foule de spécialités de farines et de poudres qui, bouillies à l'eau ou associées au lait, au bouillon, aux œufs, permettent d'obtenir des purées et des potages très nourrissants. Ces poudres sont presque toutes des mélanges de farines de légumineuses aux farines d'orge, de maïs ou d'avoine faits en proportions convenables. Ces préparations ont ensuite subi le plus souvent une faible torréfaction qui leur communique un léger parfum et transforme, en partie, en matières plus assimilables quelques-uns de leurs principes nutritifs ; ainsi l'amidon y est partiellement changé en amylodextrine et dextrines très digestibles. Enfin on soumet quelquefois les graines destinées à fabriquer ces préparations semi-médicamenteuses à un commencement de germination qui peptonise en partie leurs principes protéiques et solubilise partiellement leur amidon. Les gemmules sont ensuite enlevées grâce à des moulins appropriés et le grain dégermé est transformé en farines. Ce sont les farines dites *diastasées*. On les prépare avec le blé, le froment, l'avoine, le maïs, etc., aussi bien qu'avec les semences de légumineuses [1]. On mélange ensuite ces farines entre elles en proportions qui varient suivant chaque marque. L'une de celles que sa large réclame a mis le plus en vogue, paraît faite avec un mélange de farines diastasées de pois, haricots, lentilles, avoine maïs et cacao. Quelquefois on ajoute du jaune d'œuf qu'on malaxe avec ces poudres, puis on dessèche et pulvérise à nouveau le tout. On en fait aussi avec addition de lait, de phosphates, etc. Enfin on obtient encore de bonnes préparations en soumettant à une légère torréfaction une partie du grain diastasé et dégermé, puis ajoutant l'autre partie qui apporte ses diastases intactes et actives.

Chauffées avec de l'eau, ces diverses préparations donnent des bouillies très nutritives. Elles conviennent aux enfants, aux convalescents, mais pas toujours aux dyspeptiques, la fermenta-

---

1. J. de Boussingault raconte dans ses Mémoires (t. IV) qu'au Chocco il a vu les Indiens se nourrir aussi de farine faite de graines de maïs, légèrement germés, puis torréfiés, farine qu'ils avalaient après l'avoir simplement délayée dans l'eau de rivière.

tion de leurs sucres et dextrines dans l'estomac étant fort rapide, et pouvant devancer même la sécrétion chlorhydrique.

On a fait aussi des préparations très nutritives, véritables aliments complets, en mélangeant aux farines de céréales les poudres de viande, des graisses et quelques condiments. Les tablettes de *viande-légumine* sont préparées avec 1 partie de poudre de viande et 6 p. de farine de pois, fèves, lentilles. Elles contiennent 12 p. 100 d'eau; 28,7 d'albuminoïdes; 2,2 de graisse; 50 d'hydrates de carbone; 3 de sels. Le saucisson aux pois des Allemands, aliment pratique pour les voyageurs et les soldats, donne immédiatement avec l'eau chaude, un produit assez agréable et très nutritif. C'est un mélange de farine de pois, lard, oignons, sel, poivre, etc. Il contient 6 p. 100 d'eau; 16 d'albumine; 39,5 de graisse; 29,4 d'hydrates de carbone; 9,1 de sels, dont 7 de sel marin.

La plupart de ces aliments, et autres produits semblables, se conservent assez bien en lieu sec, mais ils ont la propriété de rancir.

BOURGEONS, TUBERCULES, BULBES ET RACINES

Dans cette classe nous placerons : 1° les légumes consommés à l'état de *bourgeons* ou de jeunes pousses, tels que l'asperge, l'artichaut, le chou, etc. ; 2° les *tubercules*, dépendances souterraines de la tige : tels que pomme de terre, topinambour, patate, igname, colocase, etc. ; 3° les *bulbes* : oignon, poireau, ail ; 3° les *racines* : carotte, navet, salsifis, scorsonère, etc.

Bourgeons. — L'*asperge* que l'on mange au printemps est constituée par la jeune tige, ou bourgeon, de la plante, qu'on récolte au moment où il va sortir de terre. C'est un mets assez estimé, contenant des nucléines, de la mannite, de l'asparagine $C^4H^8Az^2O^3$, de l'acide aspartique ou amido-succinique $C^4H^7AzO^4$ et une substance qui communique aux urines une odeur spéciale très désagréable.

Voici l'analyse de l'asperge que j'emprunte à J. Kœnig :

Eau	93,75
Matières azotées	1,79
Corps gras	0,25
Amidon et mucilages	2,63
Cellulose	1,04
Cendres	0,54

L'*artichaut* est formé par les capitules non encore épanouis du *Cynara scolymus* de la famille des Cynanthérées. Le bas des squames et le réceptacle qui les porte, sont riche en inuline et matières azotées albumineuses très nutritives.

Le *chou* (*Brassica oleracea*, crucifères) est cultivé de temps immémorial, comme plante alimentaire. Il contient une grande quantité d'eau (de 89 à 94 p. 100). Après une longue coction, s'il s'agit du chou en feuilles, le résidu constitue un mets commun, mais savoureux et très nutritif, riche en principes albumineux azotés et sulfurés rappelant un peu, comme goût, le bouillon et l'extrait de viande.

Il existe un grand nombre de variétés comestibles de ce précieux légume : le *chou vert*, le *chou frisé*, le *chou pommé* ou *cabus*, le *chou rouge*, le *chou-fleur*, le *chou de Bruxelles*, etc.

Le chou vert ordinaire à larges feuilles et le chou cabus rendent de grands services. Avec le pain et le lard ils donnent une nourriture saine pour les estomacs vigoureux, nourriture économique et très nutritive, dont on ne se rassasie pas.

Le chou-fleur est formé par les rameaux naissants de la tige du végétal, groupés en mamelons encore unis entre eux. C'est une masse charnue, tendre, légèrement sucrée, où l'on trouve à peine un peu d'amidon localisé dans les parties les plus externes. Bouilli à l'eau, il constitue un aliment léger, assez délicat.

Voici trois analyses de chou pommé (*Brassica oleracea capilata*), de chou vert ou ordinaire et de chou-fleur (*B. o. botrytis*) :

	Chou pommé (moyenne).	Chou vert.	Chou-fleur (moyenne).
Eau......................	899,7	900	909
Matières albuminoïdes.......	18,9	33	24,8
— amylacées..........	48,7	} 57	45,5
Cellulose.......	18,4		9,1
Graisses....................	2,0	"	3.4
Matières minérales...........	12,3	15	8,3

Nous donnerons plus bas l'analyse détaillée des matières minérales.

La *choucroute* s'obtient en faisant macérer dans l'eau salée, additionnée de baies de genièvre, poivre, etc., les feuilles de chou préalablement divisées en minces lanières. On renouvelle l'eau 10 à 12 jours. Il se développe une fermentation fétide et lactique qui laisse après lavage et cuisson un aliment acidule, de digestion assez facile, presque exempt d'amidon.

L'*oignon* est le bulbe radical, souvent très développé, de l'*Allium cepa* (Liliacées). Sa composition mériterait d'être mieux connue : on sait seulement que ce légume contient une essence volatile, piquante, formée d'éthers allyliques.

Le *poireau* est le bulbe allongé de l'*Allium porrum*. On ne trouve pas d'amidon ordinaire dans ces deux végétaux.

L'*ail* est formé par les bulbilles, ou *cayeux*, de l'*Allium sativum* (Lilliacées). Il est surtout employé comme assaisonnement. On y trouve une huile sulfurée très irritante, le sulfure d'allyle, excitant les sécrétions stomacales et intestinales. Après ébullition dans l'eau l'ail peut être facilement mangé. Il contient des matières amylacées, mucilagineuses et sucrées.

Voici deux analyses d'oignon et d'ail dues à M. Balland :

	Oignon rosé.	Ail.
Eau	83,50	58,00
Matières azotées	1,62	6,52
— grasses	0,10	0,15
— extractives, amylacées, etc	13,69 [1]	32,68 [2]
Cellulose	0,50	1,22
Cendres	0,59	1,43

Ces trois derniers légumes sont presque des condiments. Ils sont très riches en eau ; elle y est rarement inférieure à 83 p. 100 et peut s'élever à 94 p. 100. Elle tient en dissolution, avec de faibles proportions d'albumines, de gomme et de mucilages, divers sels où prédominent les alcalis. 100 gr. de chou vert frais m'ont donné 1,09 de cendres, composée de 0 gr. 338 de sels insolubles et 0,752 de sels solubles. Ceux-ci répondaient à une alcalinité de 0 gr. 06 NaOH, mesurée à la phénophtaléine.

Voici du reste l'analyse complète des cendres de quelques-uns de ces aliments. On y remarquera la prédominance des phosphates alcalins, surtout du phosphate de potasse, et la richesse surprenante en silice de certains de ces légumes.

1. Dont 2,06 de sucre.
2. Avec seulement des traces de sucre.

Composition centésimale des matières inorganiques de quelques légumes.

	ASPERGES	OIGNON	CHOU VERT	CHOU-FLEUR
Eau en 100 parties fraîches	94	86	87	91
Sels en 100 — —	0,436	0,74	1,40	0,99
Composition de 100 parties de ces sels.				
K^2O	24,0	25,1	26,8	26,4
Na^2O	17,1	3,2	13,9	10,2
CaO	10,9	21,9	14,8	18,7
MgO...........................	4,3	5,3	4,2	2,3
Fe^2O^3	3,4	4.5	1,6	0,4
P^2O^5	18,6	15,0	13,2	13,1
SO^3	6,2	5,5	12,8	11,4
SiO^2..	10,1	16,7	5,2	12,8
Cl........	5,9	2,8	7,5	6,1

Tubercules : Pomme de terre. — La *pomme de terre* est le type des aliments emmagasinés dans les parties souterraines de la tige. Elle est produite par le *Solanum tuberosum* de la famille des Solanées, plante importée de l'Amérique du Sud en Italie et en Espagne vers le milieu du xvie siècle, puis en Angleterre par W. Raleigh (1586). En France elle fut cultivée dès cette époque dans le Lyonnais, la Franche-Comté, la Bourgogne où elle avait été introduite par les Espagnols; mais le préjugé malheureux qui fit longtemps affirmer qu'elle donnait la lèpre l'empêcha de se répandre, jusqu'au xviiie siècle où Parmentier la fit définitivement accepter.

A cette heure, la pomme de terre est avec le pain et la viande l'aliment le plus répandu et le plus précieux. Depuis qu'elle est devenue populaire, on peut dire que la famine a disparu de l'Europe.

La production de la pomme de terre, qui en France seulement était de 42 millions de quintaux, en 1852, atteignait 100 millions en 1862 et 130 millions en 1895 dans notre pays.

On compte aujourd'hui plus de quarante variétés de cette précieuse solanée.

Les analyses effectuées par M. Balland (*C. R.*, t. 125, p. 429) sur les principales sortes : *Early rose, Hollande, Pomme de terre d'Auvergne, de Bourgogne, Hâtive Saint-Jean, Royale bleue,*

Saucisse rouge, *Mille Yeux*, *Vitelotte*, *Rosace d'Allemagne*, lui ont donné pour 100 parties, à l'état frais :

	Moyenne[1].	Minimum.	Maximum.
Eau	74,98	66,10	80,60
Matières azotées	2,08	1,43	2,81
— grasses	0,15	0,04	0,14
— amylacées et sucrées	21,01	15,58	29,85
Cellulose	0,69	0,37	0,68
Cendres	1,09	0,44	1,80

On remarquera combien est faible dans cet aliment la teneur en matières azotées et protéiques.

M. Balland a trouvé 1,43 de matière azotée dans 100 d'early rose de Bresse, 2,32 dans 100 de la même, mais cultivée en Bretagne; 1,78 dans la hollande du Gâtinais; 2,57 dans la hollande de Pontoise; 1,51 dans la saucisse rouge de la Nièvre et du Gâtinais.

La proportion d'eau paraît être indépendante de la variété, et provenir bien plutôt des pluies et de l'état du sol. L'early rose a donné 80,5 d'eau p. 100 en Bourgogne et 67,50 en Bretagne,

Les petites pommes de terre nouvelles diffèrent peu par leur composition de celles qui ont atteint tout leur développement.

Le suc de pomme de terre contient de l'asparagine, de l'acide malique et un glucoside soluble dans l'alcool.

Les pommes de terre cuites à l'eau ne changent pas sensiblement de poids.

Frites à la graisse ou à l'huile, les pommes de terre conservent environ 38 p. 100 d'eau et absorbent 4 à 9 p. 100 de matières grasses. Trois kilogrammes de pommes de terre cuites à l'eau, ou 1200 gr. de frites, représentent à peu près la matière alimentaire azotée et amylacée d'un kilogramme de pain blanc ordinaire.

Les analyses suivantes, dues à J. Herapath (*Chem. soc. Journ.*, II, 4°), donnent la composition des matières minérales de quelques-unes des variétés principales de ce précieux aliment :

---

1. Moyenne empruntée à J. Kœnig (*loc. cit.*, p. 650).

Composition des cendres de pomme de terre. (Variétés anglaises.)

POMMES DE TERRE	WHITE APPLE	PRINCE'S BEAUTY	MAGGIE	FORTYFOLD
Cendres pour 100 parties de plantes fraîches..............	1,30	1,06	1,09	0,88
Composition de 100 p. de cendres.				
1° Cendres solubles :				
CO^2....................	21,06	16,67	18,16	13,33
SO^3..........	2,77	4,94	5,60	6,78
P^2O^5	5,72	8,92	6,67	11,43
K^2O..........	53,47	54,17	55,73	53,03
Na^2O.....................	Traces.	Traces.	Traces.	Traces.
$NaCl$..............	Traces.	Traces.	Traces.	2,09
2° Cendres insolubles :				
CO^3Ca....................	0,84	2,05	1,95	2,29
CO^3Mg	3,53	0,27	2,56	0,57
SO^4Ca....................	Traces.	Traces.	Traces.	Traces.
$(PO^4)^2Ca^3$.....................	3,36	0,68	5,37	2,86
$(PO^4)^2Mg^3$	9,25	12,30	5,54	7,62
$(PO^4)^2Fe^2$ et Mn^2..............	Traces.	Traces.	Traces.	Traces.
SiO^2	Traces.	Traces.	Traces.	Traces.
	100,00	100,00	100,00	100,00

Ces analyses montrent :

1° La grande richesse de ces aliments en potasse et l'excès de cette base sur la quantité nécessaire pour constituer du phosphate neutre. Cette potasse, dans la pomme de terre, est unie principalement aux acides citrique et malique ; 2° la très grande proportion de magnésie par rapport à la chaux ; 3° l'absence des chlorures et des sels de soude, sauf pour une seule variété ; 4° la richesse très notable des pommes de terre en sels de magnésie.

Patates, ignames, topinambours, etc. — Pour les autres tubercules amylacés nous nous bornerons à quelques indications :

Les *patates* sont constituées par les tubercules ovoïdes, blancs ou jaunes, formés sur les racines du *Convolvulus batatas*. Comme goût et composition, la patate ressemble beaucoup à la pomme de terre. Elle est riche comme elle en fécule et pauvre en albuminoïdes. Elle contient : eau, 66 à 79 p. 100 ; fécule, 9 à 16 ; sucre, 10 à 2 ; matières grasses, 1 à 0,3 ; matières albuminoïdes, 1,2 à 1,5 ; sels, 2,6 à 3,5 p. 100.

Les *ignames* sont aussi des tubercules radicaux, souvent très développés (de plus d'un mètre de longueur et de diamètre), formés sur les racines de diverses dioscorées (*Dioscorea sativa*, *D. batatas*). Ces produits sont utilisés pour la nourriture de l'homme dans les Indes, la Guyane, la Chine, le Japon, en Floride, Virginie, etc.

L'*igname de Chine* répond à la composition : eau, 83,4 à 77 ; fécule, 15 à 16,8 ; cellulose, 0,4 à 1,5 ; substances protéiques, 2,4 à 2,6 ; pectates, citrates, phosphates de potassium, magnésium, calcium..., 1,4 à 2 p. 100. On voit que l'igname est presque aussi riche en amidon que la pomme de terre, et un peu moins pauvre qu'elle en substances protéiques.

Le *manioc* se retire des tubercules d'une plante, le *Jatropa manihot*, de la famille des Euphorbiacées, groupe des ricinés. Il y en a deux principales variétés : la *Yuca dulce* et la *Yuca brava* ; celle-ci est vénéneuse contenant un composé cyanhydrique[1], mais sa pulpe soumise à la cuisson peut être impunément consommée.

Les tubercules souvent volumineux du manioc sont grossièrement râpés, et leur pulpe égouttée, puis légèrement torréfiée dans un vase de terre. On obtient ainsi la *cassave*, aliment qui forme la base de l'alimentation dans beaucoup de pays de l'Amérique méridionale, de l'Inde, des Antilles, etc.

Payen (*loc. cit.*) a donné, pour 100 parties fraîches de tubercules de manioc écorcé, la composition :

Eau......	67,65
Fécule................................	23,10
Sucres, gomme, etc....................	5,53
Matières azotées......................	1,17
Cellulose, pectose, etc...............	1,50
Matières grasses......................	0,40
Substances minérales..................	0,65

Le topinambour ou *Helianthus tuberosus*, originaire du Brésil, porte sur sa souche traçante de nombreux bourgeons pédiculés de la grosseur d'une poire, couverts d'un épiderme rouge et vert et contenant dans leur intérieur une pulpe blanche, translucide, formée d'un tissu cellulaire renfermant de l'inuline en place

1. Payen (*Compte rendu*, t. XLIV ; p. 404) a retiré 4 milligrammes d'acide cyanhydrique en 100 gr. de pulpe. Il semble s'y trouver sous forme d'un glucoside très instable.

d'amidon, et d'un suc riche en sucre et sels divers (tartrates et malates, citrates, phosphates, sulfates). Cette pulpe peut se manger après cuisson, et rappelle beaucoup les fonds d'artichaut par sa saveur, sa consistance et sa composition. Son goût est légèrement vireux. Cent parties à l'état frais contiennent :

	Braconnot.	Payen.	Moyenne d'après J. Kœnig.
Eau	77,2	76,0	79,24
Dextrine, sucre incristallisable	14,8	14,7	16,29
Inuline	3,0	1,90	1,49
Cellulose, etc.	1,22	1,50	»
Gommes	1,08	»	1,76
Glutine, albumine	0,99	3,10	0,14
Huile, cericine	0,09	0,20	»
Matières extractives	»	1,30	»
Citrate et malate de potasse	1,15	»	0,10
Citrate et tartrate de chaux	0,10	1,30	18,0
So^4K^2, KCl, PO^4K^2H, PO^4CaH, SiO^2.	0,42		
	100,05	100,00	

Le cerfeuil bulbeux est un légume encore trop peu répandu, d'un goût douceâtre assez délicat. C'est la racine charnue et féculente du *Chœrophyllum bulbosum* (Ombellifère). Il a d'après Payen (*C. Rend.*, t. XLIII, p. 770) la composition centésimale suivante :

Eau	63,6
Fécule et congénères	28,6
Sucre de canne	1,2
Albumine et autres matières azotées	2,6
Matières grasses	0,35
Cellulose, pectose, acide pectique	2,10
Substances minérales	1,5

Le cerfeuil bulbeux est plus riche que la pomme de terre en substances féculentes et albumineuses.

Racines : navets, chou-rave, carottes, salsifis, etc. — Le *navet* est la racine charnue, fusiforme du *Brassica napus esculenta*.

C'est un aliment très riche en amidon, d'une saveur sucrée un peu aromatique, légèrement piquante, différant beaucoup de composition et de goût suivant le terrain, le climat, la variété.

La *rave* est la partie radiculaire succulente du *Brassica oleracea caulo-rapa*.

Le *salsifis*, racine du *Tragopogon pratensis* cultivé, est aussi un légume amylacé, comme la *scorsonère* dont la racine, fusiforme, noire en dehors, blanche en dedans, contient surtout des amidons et mucilages solubles et de la mannite.

La *carotte* est le pivot radiculaire, complètement modifié par la culture maraîchère, du *Daucus carotta* (Ombellifère). C'est une racine charnue, sucrée, parfumée, propre à la nourriture de l'homme et des animaux. Elle contient de l'amidon, du sucre de canne, de la mannite, des huiles grasses et essentielles, un hydrocarbure colorant, la *carottine* (*Arnaud*), de l'asparagine, des malates et phosphates de potasse et de chaux, etc.

La racine pivotante et charnue d'un autre ombellifère, le panais cultivé, est aussi un aliment sain, de goût sucré et légèrement aromatique.

Voici quelques analyses moyennes de ces diverses racines, d'après J. Kœnig :

Analyse centésimale de quelques racines comestibles.

	CAROTTES	RAVES	NAVETS	PANAIS	RADIS
Eau......................	86,8	85,9	87,8	82,0	86,9
Substances amylacées, etc., non azotées.....................	9,2	8,2	8,2	14,1	6,8
Substances cellulosiques.......	1,5	1,7	1,3		1.5
— azotées.....	1,2	2,8	1,5	1,1	1,6
Corps gras	0,3	0,21	0,2	0.5	0,1
Matières minérales............	1,0	1,17	0,9	1,0	1.0

La *betterave* est la racine charnue et sucrée de la *Beta vulgaris*. Elle est employée surtout pour la nourriture du bétail et la production du sucre ordinaire; mais sa variété rouge paraît aussi fort souvent sur nos tables. La composition de la betterave est très variable suivant la culture et la variété.

Voici une analyse moyenne de la betterave comestible :

Eau...................	87,50
Matières azotées..................	1,34
Corps gras.......................	0,14
Matières amylacées, sucres.......	8,90
Cellulose.......................	0,98
Cendres.........................	1,14

La betterave peut contenir de 6 à 15 p. 100 de saccharose.

Farines de légumes amylacés. — Pour l'alimentation courante ou pour les malades, on prépare avec les bulbes, tubercules et racines qu'on vient d'étudier, des farines comestibles, dont je ne dirai que quelques mots ici.

Le *tapioca* est une fécule retirée du manioc. Au cours de la préparation de la *cassave* (voir p. 220), la pulpe de manioc que l'on jette sur des tamis grossiers donne un suc qui entraîne une certaine quantité de grains d'amidon. Après que ceux-ci se sont déposés, on les recueille, les lave et les sèche à l'air ; c'est la *moussache*. Cet amidon, légèrement surchauffé à l'état humide sur des plaques métalliques, se gonfle, devient translucide et prend le nom de *tapioca*. C'est un aliment essentiellement amylacé formé de grumeaux opalins, légèrement agglomérés et un peu élastiques. Le tapioca ordinaire, qui sert à faire nos potages, s'obtient assez généralement aujourd'hui en faisant subir la même opération à de l'amidon de riz ou à de la fécule de pomme de terre.

L'*arrow-root* est une fécule provenant du *Maranta indica* (Amomacées) des Antilles. Ses grains, un peu translucides, comme tronqués, donnent une gelée agréable, en cuisant à l'eau. On falsifie souvent cette farine avec la fécule de pomme de terre. L'arrow-root contient 0,9 p. 100 d'albumine et 82,41 de fécule.

Le *sagou* donne 87 p. 100 d'amidon et des traces seulement d'albumine. On le retire de la moelle de divers palmiers. Il remplace quelquefois le tapioca. On l'utilise dans les entérites légères, les convalescences, etc.

Le *salep* est surtout un aliment de malade. Il est fourni par les bulbes de différents *Orchis*. Il contient des gommes, des mucilages et beaucoup d'amidon. Il prend par ébullition avec l'eau la consistance d'une gelée. Il passe pour être assez nourrissant.

XX

Les légumes et les fruits proprement dits entrent pour une part très sensible dans notre alimentation. J'ai dit ailleurs que, dans nos usages français habituels, ces aliments réunis représentent en moyenne 13 p. 100 du poids de la ration journalière, l'eau de boisson non comprise.

Les légumes verts ou herbacés forment la majeure partie de cette alimentation végétale. Ils sont, en général, pauvres en principes nutritifs : on y trouve peu de corps gras, peu d'amidons, peu de sucres, peu d'albuminoïdes. Aucun d'eux ne donne, après cuisson, au delà de 2 à 3 p. 100 d'hydrates de carbone assimilables, parmi lesquels il faut compter l'inosite, les mucilages et les gommes dont l'assimilabilité est imparfaite ou douteuse. Mais ces aliments nous apportent en abondance, avec 86 à 95 p. 100 d'eau, des sels à acides organiques (malique, citrique, tartrique, oxalique, succinique, quinique, etc.), sels à bases alcalines et alcalino-terreuses qui fournissent aux cellules et au sang la potasse, la magnésie, la chaux qui leur sont indispensables. Ces matières minérales varient de 4 à 2 p. 100 dans ces produits végétaux. Les légumes verts et les fruits sont donc des aliments à la fois rafraîchissants et alcalinisants.

Leurs hydrates de carbone sont : l'amidon, l'inuline, les dextrines, les mucilages ; la cellulose et des gommes peu digestibles ; du sucre de canne, du glucose et du lévulose, souvent de la mannite et quelques sucres spéciaux : l'érythrite, la dulcite, la sorbite, l'inosite, le galactose, etc.

Leurs matériaux albuminoïdes sont :

Des *albumines*, non précipitables par l'acide acétique étendu et coagulables à chaud;

Des *caséines et légumines végétales*, substances très peu solubles dans l'eau, où elles ne se dissolvent sensiblement qu'à l'état de sels de potasse ou de soude. L'acide acétique faible les précipite de ces solutions; les acides un peu forts et les alcalis, ou leurs carbonates, les redissolvent. Par hydrolyse, ces albuminoïdes se dédoublent en acides amidés, leucine, tyrosine, acides glutamique et aspartique, etc.

De ces substances il faut rapprocher les *nucléo-globulines* pouvant contenir de 1,5 à 3 p. 100 de phosphore et que la chaleur et l'eau dédoublent en acides nucléiniques et en albuminoïdes coagulés;

La *gliadine* ou gélatine végétale, substance se dissolvant dans l'eau alcoolisée à 70° centésimaux. On la trouve dans les céréales et les fruits, comme dans les légumes;

La *conglutine*, très voisine de la précédente, ayant mêmes caractères de solubilité dans l'eau, les acides et les alcalis. Elle se dédouble, à la façon de la légumine, dans l'acte de la digestion ou sous l'action des acides étendus.

Les graisses des légumes herbacés sont variables et en faible proportion. On y trouve souvent des lécithines dont nous avons déjà parlé à propos des légumes secs et des farines des céréales.

Le pigment vert des végétaux, la chlorophylle, est une matière colorante azotée et phosphorée soluble dans l'alcool et dans l'éther, qui paraît indigestible.

Nous étudierons successivement, dans ce chapitre, les *champignons*, les *légumes herbacés* et les *légumes fruits*.

Champignons. — Ces aliments par leur goût et leur richesse en principes azotés méritent d'être mis à part. Ils contiennent, en général, 90 à 92 p. 100 d'eau, sauf la truffe, qui n'en donne que 72 à 73 p. 100.

Leurs principes fixes sont fort divers :

1° Des matières azotées sur lesquelles on a peu de renseignements. Les trois quarts consistent en substances protéiques insolubles dans l'eau. Sur 4 à 5 p. 100 de substances azotées contenues dans les champignons comestibles ordinaires, et 8 à 10 p. 100 dans la truffe, il y a 0,8 à 1 p. 100 seulement d'albuminoïdes solubles coagulables. Une bonne partie des corps protéiques est donc à l'état de globulines et de nucléo-albumines insolubles. L'alcool à 70° centésimaux entraîne une partie des principes azotés et avec eux les parfums de ces aliments. Une autre partie se dissout dans l'eau. Lorsqu'on la concentre à chaud, cette solution prend assez l'aspect et la saveur de l'extrait de viande. Outre diverses substances azotées, l'eau dissout aussi des matières visqueuses ou mucilagineuses, probablement de la nature des gommes ou des amidons, des sucres fermentescibles en faible quantité, de la dextrine, et surtout de la mannite, particulièrement dans la truffe.

2° L'éther enlève aux champignons des matières grasses très odorantes, et en proportion relativement élevée, particulièrement pour la truffe. Ces matières grasses sont pour une bonne partie composées d'oléine et de margarine et d'une substance que les alcalis ne saponifient pas, l'*agaricine*. C'est peut-être une sorte de cholestérine.

En fait de sels organiques on trouve dans les champignons des malates, citrates, tannates, fumarates, pectates [1].

Les parties blanches de la truffe ou des champignons sont formées surtout de celluloses; la partie colorée ou noire est riche en spores et sporanges. On ne sait rien de la nature de cette matière colorante spéciale.

Les sels minéraux des champignons sont surtout des phosphates de potasse et de chaux avec un peu de sulfates, chlorures et silicates de sodium, ammonium, calcium, magnésium et fer.

Voici un tableau de la composition de quelques-uns de ces aliments :

Composition centésimale de quelques champignons.

	TRUFFE NOIRE	CHAMPIGNONS DE COUCHE	CÉPES	MORILLES	BOLET. (B. EDULIS)
Eau	70,5	90,5	90,6	90,0	91,3
Matières azotées	8,4	4,6	4,9	4,4	3,6
Albumines coagulables	0,6	0,7	"	"	"
Cellulose	5,2	3,2	2,44	2,96	0,6
Corps gras	0,55	0,25	0,65	0,56	0,2
Mannite et sucres	11,00	1,15	0,6	0,72	3,7
Malates, citrates, fumarates	0,65	1,35	0,83	1,36	0,6
Sels minéraux	1,49				

1. L'acide fumarique serait absent de la truffe d'après Lefort.

Les champignons conservés par dessiccation contiennent de 10 à 20 p. 100 d'eau.

Plusieurs champignons vénéneux, tels que l'helvelle crépue, perdent leur toxicité par dessiccation ou ébullition avec l'eau.

Légumes herbacés. — Nous comprenons sous cette rubrique les végétaux dont on mange les feuilles et les parties tendres cuites ou crues : telles sont les salades de toute sorte (laitues, chicorées, mâche, cresson, roquette, etc.), l'oseille, les rhubarbes, épinards, poirée, tétragone, etc. Comme on l'a déjà dit, ces produits de la culture maraîchère introduisent dans l'économie fort peu de matière organique assimilable, mais beaucoup d'eau et surtout de l'hématogène et des sels riches en potasse, soude, chaux, magnésie, fer, phosphates, silice, etc. Sur 8 parties de matériaux fixes contenus dans 100 p. de laitue fraîche (le reste étant constitué par de l'eau) il y a 1,24 de sels minéraux; sur 12 parties fixes laissées par 100 parties d'épinards pris à l'état frais, 1,98 ou le sixième sont des sels minéraux.

Dans 100 parties de cendres laissées par la laitue romaine nous trouvons $K^2O = 25,3$; $Na^2O = 35,3$; $CaO = 11,9$; $MgO = 4,3$; $Fe^2O^3 = 1,3$; et, pour les radicaux acides : $P^2O^5 = 10,9$; $SO^3 = 3,9$; $SiO^2 = 3,0$; $Cl = 4,2$. Dans l'épinard nous avons pour 100 p. de matières minérales : $K^2O = 16,6$; $Na^2O = 35,3$; $CaO = 11,9$; $MgO = 6,4$; $Fe^2O^3 = 2,3$; $P^2O^5 = 10,2$; $SO^3 = 6,9$; $SiO^2 = 4,5$; $Cl = 6,3$. On remarquera la richesse de ces cendres en bases, surtout en bases alcalines, et l'abondance du fer.

Ces aliments essentiellement aqueux contiennent cependant des substances albumineuses richement phosphorées, des lécithines, des graisses, ainsi que des matières mucilagineuses et amylacées facilement assimilables. Comme l'a démontré Kniriem, une partie de la cellulose elle-même des légumes herbacés à l'état jeune, aussi bien que celle des fruits, disparaît dans le tube digestif qui la résorbe.

L'ensemble de toutes ces matières nutritives s'élève rarement pour ces légumes à plus du 20ᵉ du poids total de l'aliment frais.

L'amidon peut être remplacé dans ces produits (et il l'est toujours dans les parties comestibles de la famille des Synanthérées, tels que chicorées, laitues, artichauts) par de l'inuline; cette observation est importante au point de vue de l'alimentation dès glycosuriques. A la place du sucre ordinaire on peut trouver aussi quelquefois de la mannite.

Les légumes herbacés peuvent être séparés en *neutres* et *acidules* : la chicorée, les laitues, la mâche, le pissenlit, le cardon, la bette, la tétragone, le céleri, les épinards, etc., entrent dans la première catégorie; l'oseille, la rhubarbe, etc., dans la seconde. On mange ces légumes cuits ou crus. Ils sont plutôt rafraîchissants que nutritifs; relativement riches en mucilages, sucres assimilables et sels neutres. On y trouve aussi des substances amères, des résines, des sels organiques acides : malates, oxalates, succinates, citrates, etc.

Nous ne pouvons citer ici que les principaux :

Le *céleri* est constitué par la jeune pousse, étiolée en la soustrayant à l'action directe de la lumière, de l'*Apium dulce* (Ombellifères). C'est un aliment riche en mucilage qui contient en outre une essence et des produits aromatiques agissant un peu sur le cœur et qu'on dit un peu aphrodisiaques. La *barbe de capucin* qu'on mange en salade n'est qu'une chicorée artificiellement élevée en caves à l'abri de la lumière. On en connaît l'amertume tonique.

La *mâche* ou *doucette* est une valérianée. La *laitue* est riche en citrates alcalins. La *poirée* ou *bette*, dont les feuilles, et surtout les côtes, se mangent cuites comme celles du cardon, contient un principe légèrement laxatif. C'est une Chénopodiacée. Il en est de même de l'*épinard* (*Spinacia oleracea*), riche en principes mucilagineux et en sucres, qu'accompagnent des oxalates et divers sels organiques de potasse et de chaux.

Les *légumes herbacés acides* doivent leur acidité tantôt à des oxalates, tantôt à des citrates et malates acides.

L'*oseille* et la *rhubarbe* appartiennent à la famille des Polygonées; on en mange les feuilles et les jeunes pousses. Ce sont des aliments dangereux pour les goutteux, les arthritiques, les uratiques, les oxaluriques. Ces légumes doivent leur acidité au quadroxalate et bioxalate de potasse.

Le *cresson*, de la famille des Crucifères, nous fournit ses feuilles épaisses, mucilagineuses, d'une saveur piquante, excitant l'appétit grâce à l'essence allylique qu'elles contiennent. Ce végétal est très riche en sels. M. Chatin y a signalé le premier l'iode, qui paraît y exister à l'état organique. C'est un aliment diurétique, rafraîchissant, antiscorbutique.

Voici, d'après J. Kœnig, la composition de quelques-uns des légumes dont on vient de parler.

Composition centésimale de quelques légumes usuels.

	ÉPINARD	CÉLERI (feuilles)	ROMAINE	LAITUE POMMÉE
Eau	88.47	85,57	92,50	94,93
Matières azotées	3,49	2,26	1,26	1,41
— grasses	0,58	0,56	0,54	0,31
Sucre	0,10	0,94	»	»
Gomme, amidon	4,34	6,91	3,55	2,19
Cellulose	0,93	1,32	1,17	0,73
Cendres	2,09	1,93	0,98	1,03

Les *légumes fruits* sont la tomate, l'aubergine, les piments, etc.; et l'on peut y joindre les concombres, le melon, la citrouille, etc.

Le fruit de *Lycopersicum solanum* ou *tomate* est une baie rouge remplie d'une pulpe acide, à la fois légèrement parfumée et d'un goût vireux. Elle est riche en sels acides (citrates, malates) et, *contrairement à l'opinion généralement répandue, on y trouve à peine une trace d'oxalates.* Ce fruit convient tout particulièrement aux arthritiques, goutteux et uratiques s'ils le digèrent.

La tomate contient d'après W. Dahlen : *eau,* 92,37 ; substances azotées, 1,25 ; corps gras, 0,33 ; *sucre,* 2,53 ; *substances non azotées,* 1,54 ; *substances cellulosiques,* 0,84 ; *cendres,* 0,63.

Le fruit du *Solanum melongena,* ou aubergine, forme des baies allongées, de couleur violacée, remplies d'une chair blanche à suc un peu âcre qu'on exprime généralement en tailladant et égouttant la pulpe dont l'âcreté disparaît à la cuisson. C'est un aliment assez digestible s'il est bien cuit, mais de préparation difficile. On en connaît mal la composition.

Les piments, fruits des *Capsicum,* viennent de la même famille. Il en existe beaucoup de variétés. L'une, douce, en grosses baies renflées, de plus d'un décimètre de long, se mange beaucoup en hors-d'œuvre dans le Midi de l'Europe. Son épisperme est gorgé d'une pulpe douceâtre et un peu parfumée contenant les graines qu'on rejette. Une variété de ce piment de 2 à 5 centimètres de long, de couleur rouge vif quand il est mûr, est employée comme condiment pour relever les mets et exciter l'appétit en raison de sa saveur âcre et aromatique. Le piment de Cayenne, d'une âcreté encore plus violente, d'un arôme très léger, est séché, pulvérisé et quelquefois utilisé en place de poivre.

Le melon, la pastèque, le concombre, le potiron, le cornichon, la courge, sont fournis par la famille de Cucurbitacées.

Le fruit du melon (*Cucumis melo*) est succulent, très aqueux, légèrement albumineux, riche en saccharose, parfumé quand il est mûr et de bonne qualité, mais fort peu nutritif. Ses semences sont un peu émétiques.

Le concombre (*Cucumis sativus*) a une chair aqueuse, fade, à peine sucrée et vireuse. On le mange souvent confit au vinaigre, cru ou cuit, diversement apprêté.

Le cornichon est une variété de concombre cueilli avant sa maturité, que l'on conserve dans le vinaigre et qui sert de condiment.

La pastèque est recherchée surtout pour la douceur de sa chair presque uniquement formée d'eau et de saccharose.

Voici, d'après J. Kœnig, deux analyses moyennes de melons et de concombres :

	Melon.	Concombre.
Eau..	90,38	95,20
Matières azotées..............................	1,0	1,18
Corps gras....................................	0,32	0,09
Matières amylacées, sucres, etc..............	6,53	2,21
Cellulose.....................................	1,09	0,78
Cendres.......................................	0,68	0,44

Le potiron, jaune ou rouge, forme de gros fruits aplatis pesant jusqu'à 10 et 20 kg. Sa chair assez ferme se mange après cuisson. Elle est douce au goût, un peu aromatique et de facile digestion. C'est un aliment très aqueux. Ses graines blanchâtres, d'un goût d'amande, sont anthelmentiques.

La courge ou calebasse produit des variétés comestibles et des variétés vénéneuses, en particulier celle à forme de gourde. Celle à chair jaune est fort amère.

La courge contient 85 p. 100 d'eau et 0,4 p. 100 de matière minérale.

Dans les fruits à pulpe neutre, ou presque neutre, au tournesol, tels que le melon, la pastèque, etc., le sucre est surtout du saccharose, mais on peut y trouver aussi des lévuloses et des substances lévogyres à rotation gauche considérable, variant durant tout le temps de la maturation (*Commaille*).

XXI

FRUITS PROPREMENT DITS

Au point de vue de leur composition et de leur utilisation, les fruits qui paraissent sur nos tables et qui constituent un agréable complément du repas, peuvent être divisés en trois groupes :

Les *fruits aqueux acidules*, généralement sucrés et parfumés, que nous fournissent la vigne, l'oranger, le groseillier, et surtout les arbres de la famille des Rosacées.

Les *fruits sucrés proprement dits*, produits par le figuier, les dattiers, bananiers, etc.

Enfin, les *fruits amylacés* ou *huileux* : noix, châtaignes, amandes, noisettes, cacao, cocos et autres fruits exotiques.

Fruits aqueux acidules. — Ce sont : les pommes et les poires avec leurs très nombreuses variétés; les prunes, les pêches, les abricots, les brugnons, coings, cerises, nèfles, fraises, framboises, etc., fournis par les Rosacées; le raisin, la groseille, le cassis, l'ananas, l'orange, le citron, la grenade originaire de familles très diverses, etc., et quelques rares fruits des pays tropicaux.

Les fruits sont tous remarquables par leur richesse en eau qui varie de 72 à 90 p. 100; leur très faible teneur en matières amylacées presque entièrement disparues; leur pauvreté en principes albumineux dont le poids total s'élève rarement à 1/2 p. 100; leur richesse saccharine qui varie de 4 à 20 p.100; leur acidité constante; enfin le parfum très agréable de leur suc. Une partie de leur cellulose devient soluble dans l'intestin de l'homme. Ces fruits sont donc, en réalité plutôt des aliments aqueux, rafraîchissants, plaisants au palais et à l'estomac, que des aliments plastiques, à moins qu'ils ne soient consommés en très grande abondance, comme dans la cure de raisin.

Leur acidité, due en grande partie à des sels acides (malates, citrates, tartrates, fumarates, etc.), varie de 0,2 à 1,5 p. 100. Ces sels à bases d'alcalis disparaissent dans l'économie par combustion totale de leur partie organique et se transforment dès lors en carbonates solubles qui vont alcaliniser le sang, comme on l'a déjà dit.

En même temps, par la quantité d'eau qu'ils apportent et leur acidité spéciale, ces fruits sont généralement un peu diurétiques et laxatifs, surtout s'ils ne sont pas parfaitement mûrs.

Les matières sucrées qui forment la majeure partie des substances dissoutes dans leur pulpe sont constituées par un mélange, à parties presque égales à la maturation, de glycose et de lévulose avec un peu de saccharose.

Voici la composition centésimale moyenne de quelques-uns des principaux fruits fournis par les rosacées :

Composition de divers fruits usuels de rosacées.

	POMMES (moyenne) [1]	POIRES	PRUNES	PRUNES REINE-CLAUDE [3]	PRUNEAUX SECS DE CHOIX	MIRA-BELLES
Eau..................	84,79	83,03	81,18	78,30	19,80	79,4
Substances albuminoïdes, etc...........	0,36	0,36	0,78	0,42	2,37	0,4
Acide libre ([2])...	0,82	0,20	0,85	0,38	"	0,5
Sucre............. ...	7,22	8,26	6,15	10,9	46,3	4,0
Substances diverses non azotées........	4,81	3,54	4,93	9,28 [4]	25,14 [5]	10,1
Cellulose........... ..	1,51	4,30	5,41	0,62	4,13	5,0
Cendres.............	0,49	0,31	0,71	0.48	1,86	0,6

1. D'après J. Jacquemin et H. Alliot une pomme type, à bon point de maturation pour donner du cidre, contenait pour 100 parties : eau, 83.2 ; sucre, 11 ; tissu végétal. cellulose 3 ; gommes, pectase, 2,1 ; albumine, 0,20 ; acides malique, pectique, tannique, gallique. chaux, acétates alcalins, matières huileuses et azotées, 0,50. — 2. Exprimé en poids d'acide malique. — 3. Substances grasses. — 4. Dont 0,21 de corps gras. — 5. Dont 0,10 de corps gras. — 6. Analyse de M. Balland.

Composition de divers fruits usuels de rosacées (suite) [1].

	PÊCHES	ABRICOTS	CERISES	COINGS [6]	FRAISES (Moyenne)	FRAMBOI- SES
Eau	80,0	81,2	79,82	71,70	87,66	85,7
Substances albuminoï- des, etc.	0,6	0,5	0,67	1,12	0,54	0,4
Acide libre [2]	0,9	1,2	0,91	0,61	0,93	1,4
Sucre	4,5 [9]	4,7 [8]	10,24	6,70	6,28	3,9
Substances diverses non azotées	7,2	6,3	1,76	0,69 [3]	1,01	0,7
Cellulose	6,1	5,3	6,07	18,79	2,32	7,4
Cendres	0,7	0,8	0,73	0,47	0,81	0,5

1 à 6. Mêmes renvois que ci-dessus.

7. Ce sucre parait faible; Balland a donné 8,9 de sucre en moyenne. — 8. D'après Balland. 8,1 de sucre. — 9. D'après Balland, 6,2 de sucre.

1000 gr. de ces divers fruits laissent des cendres ainsi composées d'après Moleschott :

Composition des cendres de 1000 parties fraiches de divers fruits.

	POMMES	POIRES	PRUNES	CERISES	FRAISES
Cendre totale pour 1000 p. fraîches	3,65	3.57	4,80	6,58	7,56
K^2O	1,30	1,06	2.63	3,41	1,77
Na^2O	0,95	0,31	0,42	0,08	2.27
CaO	0,15	0,29	0,23	0,49	1,20
MgO	0,32	0,19	0,22	0,35	Traces.
Fe^2O^3	0,05	0,04	0,12	0,12	0,50
P^2O^5	0,50	0,54	0,85	1,05	1,05
SO^3	0,22	0,19	0,15	0,34	0,33
SiO^2	0,16	0,05	0,15	0,60	0,20
$NaCl$	»	Traces.	0,03	0,14	0,24

On remarque encore ici la prédominance simultanée de la potasse et de l'acide phosphorique, celui-ci d'ailleurs restant insuffisant, même avec le concours des autres radicaux acides, pour saturer l'ensemble des bases. La soude est relativement très abondante dans la fraise, ainsi que le fer et la chaux, tandis qu'y manque la magnésie. Les figues, poires, prunes donnent en plus des traces de manganèse.

Dans les fruits arrivés à maturité, mais conservés secs, tels que pommes et poires tapées, figues sèches, raisins secs, pruneaux, etc., l'eau tombe à 33 et même 30 p. 100.

Tous ces fruits sont trop connus pour que j'aie à en faire ici une description détaillée. Ils fournissent, du reste, d'innombrables variétés qui se distinguent par leur goût, leur parfum et leur aptitude à être cultivées et à arriver à maturité dans les climats les plus différents.

L'*abricot* nous vient de la Chine. Ses graines très amères contiennent 74 p. 100 d'eau et 18 p. 100 de matières azotées. Elles sont assez riches en acide cyanhydrique. Celles de la prune contiennent 45,5 p. 100 d'eau, 7 à 8 p. 100 de matières azotées et 29 p. 100 d'huile. La *pêche* qui, malgré son nom (*persica*), a même origine que l'abricot, contient une amande qui peut renfermer pour 100 gr. jusqu'à 64 milligrammes d'acide cyanhydrique (*Balland*). Les qualités de ces trois sortes de fruits sont trop connues pour que leur description ait sa raison d'être ici. Leur composition centésimale (p. 232) nous renseigne suffisamment sur leur peu de valeur alimentaire intrinsèque.

Le poirier et le pommier sont plus anciens que l'homme en Europe. Il en existe aujourd'hui d'innombrables variétés destinées à être mangées sur nos tables ou transformées en poirée ou en cidre.

La fraise est, elle aussi, spontanée dans nos régions. Les petites fraises de bois ont donné à M. Balland : eau, 85,6 ; matières azotées, 1,36 ; matières grasses, 0,99 ; matières extractives, 8,85 (dont 3,7 de sucre) ; cellulose, 2,56 ; cendres, 0,64 p. 100. On sait qu'elles contiennent un dérivé salicylique qui provoque souvent des éruptions à la peau et qui est fort irritant.

Aux fruits des Rosacées il faut ajouter ceux que nous fournissent d'autres familles (*Ampelidées*, *Grossulariées*, *Aurantiacées*, etc.).

Nous nous bornerons à donner ici les analyses du raisin, de l'orange, de la groseille et de la grenade. Sauf l'analyse du raisin noir, elles sont encore dues à M. Balland [1].

1. *Annales d'hygiène et de médecine légales*, août 1900.

Composition centésimale de divers fruits usuels.

	GRO-SEILLE	RAISIN NOIR	RAISIN CHASSELAS GRAIN ENTIER AVEC PEAU ET PÉPINS	RAISIN CHASSELAS PULPE SEULE	RAISIN SEC PULPE ET PEAU	ORANGE	GRENADE CHAIR SANS LES GRAINES
Eau.........	92,90	78,17	80,00	81,80	19,80	86,70	84,20
Matières azo-tées.......	0,31	1,96	0,49	0,36	0,45	0,69	0,59
Matières gras-ses........	0,65	»	0,38	0,31	0,56	0,26	0,15
Matières su-crées, etc..	5,46 [1]	14,36	17,69	17,23 [3]	76,70	11,43 [2]	11,86
Matières ex-tractives et cellulose...	1,43	0,59	1,24	0,23	1,85	0,93	2,91
Cendres.....	0,15	»	0,20	0,07	0,64	0,28	0,29
Acidité......	»	0,79	0.20	0,198	»	»	0,220
	100,00	100,00	100,00	100,00	100,00	100,00	100,00

1. Dont 4,9 de sucre. — 2. Dont 6,2 de sucre. — 3. Dont 16.6 de sucre.

La *groseille*, inconnue des Grecs et des Romains, nous vient de l'Europe septentrionale, de la Sibérie, du Canada.

La *vigne* est spontanée en Europe, en Asie et en Afrique. L'acidité naturelle de son fruit, exprimée en acide sulfurique, varie de 0 gr. 03 à 1,2 p. 100. Les acides volatils n'y contribuent pour ainsi dire pas. Son sucre peut arriver à 25 gr. et au delà pour 100 grammes de pulpe, surtout pour les cépages blancs et dans les pays chauds.

Le *citron*, si souvent employé comme condiment, jouit d'une acidité qui plaît à l'estomac. Son jus et sa pulpe ont été ordonnés à haute dose, et, à ce qu'il semble, non sans succès, dans beaucoup de maladies : l'hydropisie, la fièvre jaune, le scorbut, etc. Il paraît, à doses suffisantes, doué d'un pouvoir diurétique prononcé (*Trinkowsky*).

A côté des *fruits aqueux acidules* nous placerons les *fruits sucrés* proprement dits, dont la banane, la figue, la datte, etc., sont les types.

La famille des Morées nous fournit les nombreuses variétés de figues : violettes, vertes, grises, blanches. Presque toutes sont riches en sucre et bien parfumées à la maturité.

En voici, d'après M. Balland, l'analyse à l'état de fruits frais
et secs :

	État frais.	État sec.
Eau	84,80	0,00
Matières azotées	0,79	5,20
— grasses	0,32	2,10
— sucrées, extractives	12,15 [1]	79,94
Cellulose	1,23	8,06
Cendres	0,71	4,70
	100,00	100,00

La datte, produite par le *Phenix dactylifera* (*Palmiers*) est un
fruit à chair solide, sucrée, aromatique. Il forme la nourriture
principale de la population de beaucoup de contrées de l'Afrique
méditerranéenne, de la Perse et de l'Inde. M. Morin et M. Balland en ont donné les analyses suivantes :

Pour 100 p. de fruit frais :	Morin.	Balland.
Eau	43,6	24,50
Matières albuminoïdes et pectiques	2,9	1,96
Acide tannique et glycose	47,9	67,10 [2]
Inuline	Traces.	»
Matières grasses	0,4	0,06
Cellulose	1,9	5,05
Matières minérales	3,3	1,32

La banane, originaire de l'Asie méridionale, alimente de
nombreuses populations sous les tropiques et sert même à fabriquer un pain spécial.

Voici l'analyse de la pulpe de banane à l'état frais et de la
farine qu'elle donne [3] :

	Pulpe.	Farine.
Eau	73,8	»
Sucre de canne	8,5	»
Sucre interverti	6,4	»
Amidon	3,3	66,1
Cellulose	0,2	1,6
Pectone	0,6	1,4
Matières azotées	1,6	2,9
Acides organique, extractif	4,2	»
Matières minérales	1,1	2,2

Les cendres de ce fruit sont très alcalines et formées de

1. Dont 8,3 de sucre.
2. Dont 51,3 de sucre.
3. Marcano et A. Müntz, *C. Rend.*, t. LXXXVIII, p. 158.

phosphates de potasse avec un peu de soude; le chlorure de potassium constitue le quart environ de leur poids.

Les fruits amylacés ou huileux, tels que la noix, l'amande, la châtaigne, la noisette, le cacao, le fruit de l'arbre à pain, diffèrent très notablement des précédents par leur richesse soit en amidon, soit en sucre, soit en huile ou graisses, celles-ci pouvant s'élever jusqu'à 75 p. 100. Ils s'en éloignent aussi par leur pauvreté relative en eau qui arrive rarement au-dessus de 30 à 33 p. 100 dans le fruit frais, enfin par leur valeur nutritive qui est assez élevée. En voici quelques analyses; les trois premières sont de M. Balland (*loc. cit.*).

Analyse centésimale de quelques fruits amylacés ou huileux.

	NOIX (Octobre)	NOISETTES (Janvier)	AMANDES DOUCES FRAICHES	AMANDES DE CACAOYER	CHÂTAIGNES
Matières protéiques........	11,05	15,58	5,67	13 à 18	4,46
Graisses et huiles.........	41,98	61,16	2,19	45 à 49	0,87
Alcaloïdes...............	"	"	"	1,5 à 2	"
Sucre. divers, etc..........	17,5	13,22	0,42	0,3 à 26	19.90
Cellulose................	1,6	3,84	0,39	5 à 80	3,79
Amidon.................	"	"	"	14 à 18	15,55
Cendres..	1,30	2,70	0.96	3 à 5	1,51
Eau	26,50	3,50	88,0	5,6 à 6,3	53.71

Les amandes d'amygdalées contiennent toutes une petite quantité d'asparagine (*L. Portes*).

Il est tout à fait remarquable de voir, dans quelques-uns de ces fruits (noix, amande), l'amidon disparaître presque entièrement, comme dans les fruits acidules et aqueux; chez d'autres, comme la châtaigne, on en trouve encore de 13 à 15 p. 100 dans le fruit mûr.

L'arbre à pain (*Artocarpées*) donne un fruit verdâtre, de la grosseur de la tête, contenant près de sa surface 40 à 50 graines semblables à des châtaignes et que l'on mange grillées. La pulpe qui les entoure, et qui constitue la partie principale du fruit, est riche en amidon plus qu'en substances protéiques. Les peuplades de la Malaisie et de l'Océanie font cuire cette pulpe et s'en nourrissent comme de pain[1].

____

1. Dans la même famille, le *Brosimum galactodendron* ou *arbre à vache*, donne

Aux fruits huileux il faut rattacher, naturellement, celui de l'olivier, dont on extrait l'huile quand il est mûr, mais qui n'est nullement huileux lorsqu'il paraît en hors-d'œuvre sur nos tables. L'olive se mange, en effet, de deux façons : ou bien *verte*, avant maturation, après avoir été privée d'une matière âcre extrêmement amère, grâce à des lavages répétés avec de l'eau alcalinisée. On la conserve alors dans la saumure et on la consomme crue ou cuite ; ou bien on laisse l'olive mûrir, se rider et noircir, puis, on la salle et la mange en hors-d'œuvre, avec un peu d'huile. Suivant l'époque de sa récolte, ce fruit possède un goût et une composition très différente : la proportion d'eau qui était de 60 à 70 p. 100 dans le fruit vert, tombe à 25 p. 100 dans le fruit mûr. L'olive avant sa maturation contient une substance verte très âcre, très amère ; on n'y trouve pas, ou fort peu, de principes gras, mais il est riche en chlorophylle et mannite. Ces deux derniers principes disparaissent et sont remplacés peu à peu par l'huile à mesure que le fruit mûrit (De Lucca, *C. Rend.*, t. LIII, p. 380 ; t. LV, p. 470 et 506 ; t. LVII, p. 520).

Voici les analyses dues à Balland (*loc. cit.*) de deux sortes d'olives vertes comestibles conservées dans la saumure :

	Olives longues. (pulpe).	Olives courtes. (pulpe).
Eau	75,40	73,30
Matières azotées	0,76	0,67
— grasses	14,48	14,03
— extractives	8,04	9,81
Cellulose	0,90	1,81
Cendres	0,42	0,38
	100,00	100,00

par incision, un lait plus épais que celui de vache, mais à réaction légèrement acide, dont se nourrissent les Indiens de l'Amérique du Sud. (Boussingault, *Comptes rendus*, t. LXXXVII, p. 277). Ce lait végétal contient une matière cireuse, fusible à 30°, en partie saponifiable par les alcalis ; une substance azotée analogue à la caséine ; des matières sucrées ; des sels de potasse, de chaux et de magnésie. Boussingault à trouvé à ce lait la composition suivante :

Cire et matière saponifiable	35,2
Substances sucrées, etc	2,8
Caséine, albumine	1,7
Phosphates alcalins et terreux	0,5
Substances indéterminées	1,8
Eau	58,0

On voit que ce produit se rapproche, en effet, un peu du lait ordinaire.

XXII

A propos des aliments aromatiques, dont nous allons faire l'étude dans ce chapitre, nous devons exposer ici une série de considérations que nous n'avons pas encore eu l'occasion de développer relativement au rôle que jouent les aliments dans l'organisme.

Elles sont indispensables avant d'aller plus loin.

Voici un homme épuisé par la maladie, énervé par une vive douleur, ou tout simplement pris de migraine. Il est dans l'incapacité de fournir le moindre travail. Il reçoit une injection hypodermique d'éther, ou de benzoate de caféine dans le premier cas ; on lui donne quelques gouttes de laudanum ou une injection de morphine, dans le second ; il boit une infusion chaude de paulinia dans le troisième ; presque aussitôt, les forces se raniment, la douleur se calme, l'aptitude au travail physique ou intellectuel renaît, les fonctions s'activent et se régularisent. Les quatre agents utilisés dans ces trois circonstances, l'éther, le benzoate de caféine, la morphine, le paulinia sont cependant des matériaux entièrement impropres à fournir par eux-mêmes (n'étant pas sensiblement transformés dans l'économie) une quantité sensible d'énergie utilisable ; mais ils ont la faculté d'agir sur les centres nerveux soit pour exciter leur activité, soit pour calmer la douleur. Ils sont aptes à placer momentanément l'organisme dans un état de résistance ou d'activité qui lui permet de réagir contre la douleur ou la déchéance physique en fonctionnant plus régulièrement aux dépens de ses réserves.

De ces médicaments dits *nervins* aux aliments excitateurs, dont nous allons parler, il n'y a qu'un pas. Lorsqu'à un homme fatigué, surmené de travail, inanitié par les veilles ou le manque d'aliments, nous donnons un peu d'alcool, de café, de chocolat, une tasse de bouillon, et qu'aussitôt l'aliment absorbé, et bien avant que ses parties assimilables aient eu le temps de passer dans les vaisseaux, la sensation de bien-être, l'énergie, les forces reviennent, nous ne pouvons admettre que le patient ainsi traité ait trouvé dans ces aliments, à peine absorbés lorsqu'il en ressent déjà le réconfort, la source et la cause efficace de l'énergie dont il redevient capable. Ces aliments ont donc agi sur les nerfs, qu'ils ont mis en tension; ils ont fait disparaître l'inhibition créée par la fatigue, l'inanition, les toxines peut-être. Ils ont permis momentanément à l'individu en état de déchéance de consommer, aux dépens de ses réserves, les graisses, les sucres, les matières azotées, etc., dont il tire dès lors l'énergie utilisable.

Ces aliments excitateurs peuvent contenir et contiennent souvent, comme le cacao, le bouillon, l'alcool, etc., des principes combustibles propres à fournir au besoin de l'énergie à l'économie animale par leur transformation ultérieure; mais ils agissent d'abord comme *excitateurs des nerfs* ou agents *nervins*.

Si cette aptitude à renforcer les actions nerveuses qui président au fonctionnement vital, ou qui font cesser l'inhibition des centres trophiques provoquée par la fatigue, si cette aptitude est particulièrement remarquable dans le café, le thé, le cacao, l'alcool, etc., elle n'en existe pas moins à un degré moindre dans la plupart des autres aliments. Les propriétés sapides, odorantes ou aromatiques du bouillon et de la viande rôtie; celles des fruits sucrés; celles de la plupart des mets qui nous plaisent, agissent également sur nous bien avant que les principes qui transportent ces propriétés aient eu le temps de contribuer par leur assimilation et leur combustion à la dépense d'énergie nécessaire au fonctionnement. Un homme a soif, il boit abondamment et sa soif est aussitôt calmée avant que l'eau qu'il vient à peine d'avaler ait pénétré jusqu'à son sang. De même la faim est apaisée dès que l'estomac a reçu la nourriture et bien avant qu'aucune de ses parties, sauf les plus volatiles peut-être, n'ait été absorbée. Privé de tout, dans son terrible voyage au pôle Nord, Nansen raconte qu'il *buvait avec délices* le sang des phoques qu'il parvenait à tuer. Ce sentiment de réconfort lui arrivait au moment même où ce sang pénétrait dans son estomac, avant qu'aucune parcelle n'en eût encore été réellement utilisée. Ce n'était pourtant pas là un aliment ni bien savoureux, ni rapidement digestible ou diffusible.

Outre leur action directement nutritive, tous les aliments exercent donc une action excitante sur nos nerfs, et avant de nous nourrir, ils nous disposent déjà à fonctionner grâce aux réflexes des nerfs gustatifs et olfactifs qu'ils réveillent.

Mais cette aptitude à mettre ainsi l'économie en état de résister à la fatigue, de fournir du travail, de produire rapidement en un temps court une somme d'énergie qu'elle ne pouvait dépenser que plus lentement avant de recevoir l'action excitatrice, semble être tout particulièrement remarquable chez les produits alimentaires dont nous allons parler, à ce point que les excitations qu'ils fournissent arrivent d'emblée à un degré que les aliments habituels ne sauraient pas toujours faire atteindre. Comme le coup de fouet qui tire encore un effort du cheval exténué, à bout de forces malgré l'avoine qu'il est cependant en train de digérer, ces aliments peuvent porter l'organisme au point d'excitation nécessaire à l'excès de production momentanée d'énergie qu'on veut obtenir. Une observation que j'ai faite par hasard me paraît propre à éclairer ces vues. Il s'agit d'un mulet, fort bel animal, qui chaque fois qu'on l'attelait à une lourde charrette de travail refusa durant des mois de fournir l'effort qu'on lui demandait. Ni foin, ni avoine, ni coups, rien n'y fit. On allait le revendre, lorsqu'un valet de ferme proposa de lui appliquer le moyen employé, disait-il, chez lui pour vaincre la résistance de ces bêtes quand elles sentent au-dessus de leurs forces le travail qu'on exige d'elles. On ajouta donc à ses aliments habituels deux litres de vin par jour, quantité bien faible vis-à-vis de la masse de cet animal pesant autant que 7 hommes moyens. A partir de ce jour, et tant que le vin fut mélangé à son alimentation journalière, ce mulet fit le meilleur office. Je l'ai revu un an après toujours au même régime et toujours intrépide et résistant à la fatigue.

Ainsi cette bête qui recevait de l'avoine en abondance et du foin à discrétion, ne put fournir l'effort nécessaire que sous

l'action de l'excitateur spécial élevant son système nerveux à un
état de tension suffisant. C'est cet état que l'alimentation ordinaire, pourvu qu'elle soit abondante, fait atteindre à l'animal de
race, tel que le cheval de course apte à faire tout à coup un
effort considérable que ne peut fournir le cheval ordinaire, état de
tension auquel celui-ci peut cependant momentanément arriver
quelquefois, sous l'influence d'excitants dont se passe au besoin
le pur sang.

Ces aliments excitateurs ne sont donc pas des *aliments
d'épargne*, comme on le dit souvent; ils ne diminuent pas les
dépenses pour un même travail produit; l'activité qu'ils impriment à l'économie ne trouve en eux que la cause de sa mise en
tension et non sa source productrice. Abstraction faite de la
petite proportion de matière alimentaire assimilable qu'ils peuvent apporter, l'énergie développée sous leur influence est tout
entière empruntée à la destruction des vrais aliments et proportionnelle dans tous les cas à cette destruction.

On sait que cette dépense d'énergie se compose de deux parties
bien distinctes : la perte en calorique et la production de travail.
A l'état normal et chez un homme en santé nous avons vu que
ce travail ne représente que 22 p. 100 de l'énergie totale introduite par les aliments, et qu'un bon ouvrier ne saurait fournir
sous forme de travail utile que le septième environ de cette énergie
alimentaire, l'évaporation cutanée et le rayonnement calorique
représentant les quatre cinquièmes de l'énergie totale dépensée.
Or, il pourrait se faire que, sous l'influence des aliments nervins,
une plus grande proportion de l'énergie disponible fût transformable en travail; que l'économie, en un mot, fût mise en un
état tel que son rendement en chaleur étant diminué son rendement en travail en fût augmenté d'autant. Cette hypothèse est
d'autant plus réalisable et plausible qu'on sait que plusieurs de
ces agents, le café en particulier, élèvent la température centrale tout en diminuant la périphérique et, par conséquent,
en affaiblissant ainsi la dépense de chaleur perdue par rayonnement et contact. D'ailleurs, cette hypothèse d'une perte plus
faible d'énergie calorique par la peau sous certaines influences
agissant sur le système nerveux ne fait qu'étendre à l'homme
en santé ce qui se passe chez le fiévreux. Ici, notoirement, et
pour des causes dont le mécanisme est dans l'innervation du

sujet, le malade, pour une alimentation restreinte, produit plus de chaleur qu'à l'état normal en même temps qu'il est dans l'incapacité de fournir un travail proportionnel à la chaleur qu'il rayonne, du moins dans la proportion où l'énergie mécanique pourrait se produire s'il était en santé. Si donc la maladie diminue l'aptitude à la production de travail relativement à la chaleur disponible et rayonnée, l'amélioration de l'état de l'individu, sa mise en tension sous l'influence des excitants nervins, peut, réciproquement, augmenter l'aptitude à tirer plus de travail d'une même alimentation.

Comme l'a établi Pavlow, les aliments agissent sur l'estomac et même sur l'intestin, d'abord par un effet psychique. Le chien à qui on offre de la viande et avant qu'il ne l'ait ingurgitée, sécrète déjà abondamment un suc gastrique spécial qui le met en bon état de réceptivité et de digestion. Tous les aliments qui par leur goût nous plaisent et nous disposent à les bien utiliser agissent de même. Ainsi nous influencent aussi la variété des mets dans les repas, les préparations culinaires recherchées, et, dans l'alimentation sommaire du pauvre, un peu de vin, d'épices, d'alcool ou de café.

Les aliments aromatiques ou gustatifs peuvent agir comme aliments d'épargne en diminuant les échanges nutritifs et enrayant la désassimilation. Tous les principes aromatiques, en effet, et l'alcool ordinaire lui-même, tendent à réduire les échanges qui se produisent dans nos tissus et l'excrétion de l'azote urinaire. Mais ils diminuent proportionnellement l'oxygène consommé, l'acide carbonique exhalé, et la température atteinte par le sujet. Les principes aromatiques, médicamenteux ou alimentaires, modèrent donc en définitive le mouvement vital, après l'avoir quelquefois exalté grâce aux actions réflexes qu'ils provoquent au début. Mais dans ces cas, à cette *épargne* ou atténuation des désassimilations, ne correspond pas un profit proportionnel dans le rendement en énergie calorique ou mécanique de la machine animale. Ce ne sont donc pas là de vrais aliments d'épargne.

On a prétendu que les aliments dits nervins diminuaient la proportion des dépenses qu'occasionne le fonctionnement. Il peut se produire, en effet, sous l'influence de ces agents une meilleure utilisation générale de la ration alimentaire; mais l'expérience a démontré que ces substances excitatrices ne permettent pas de prolonger la vie des animaux, ni de conserver, encore moins d'augmenter, leur poids, lorsque, les nourrissant insuffisamment, on ajoute ces excitants à leur ration journalière,

Grâce à eux, est-il possible d'entretenir normalement les fonctions avec une moindre dépense de matériaux protéiques, sauf à remplacer la proportion de substances albuminoïdes ainsi épargnée par une quantité isodyname de graisses, de sucre ou d'amidon? En un mot, peut-on, au moyen des aliments nervins, diminuer l'usure de la machine animale et la ration quotidienne des matières protéiques? Cette hypothèse paraît être en certains cas conforme aux faits : Börker a trouvé que chez des individus soumis à un même travail invariable, l'addition de café à l'alimentation augmentait le volume des urines en diminuant l'excrétion de l'urée et celle de l'acide phosphorique, tout en permettant de conserver la santé, le poids et les forces. Avec une ration journalière où les aliments azotés sont extrêmement réduits, il est des populations de l'Amérique de Sud, de l'Afrique, des îles de l'océan Indien, où abondent ces aliments nervins, qui peuvent produire une somme de travail journalier considérable. Le riz fortement épicé du Malais ou du Japonais, le couscous arrosé de multiples tasses de café de l'Arabe, le pain frotté d'ail ou le chocolat de l'Espagnol; la cassave pimentée et le rhum du mulâtre et du noir, leur suffisent pour résister à des fatigues qui chez un de nos ouvriers ordinaires nécessiteraient un supplément notable de viande. En dehors même de la question économique et physiologique, on comprend aussi l'importance qu'aurait cette notion des épargnes d'aliments protéiques dans l'alimentation des malades chez lesquels il convient de réduire au minimum les excrétions azotées, les toxines et les dépôts uratiques.

D'ailleurs nous avons déjà vu que les graisses, les sucres et les matières amylacées sont assurément des aliments d'épargne azotée, en ce sens qu'ils diminuent, dans une certaine mesure, l'excrétion urinaire de l'azote et la dépense de l'économie en albuminoïdes, pourvu que ces corps ternaires entrent dans la ration alimentaire en proportion suffisante. On a dit aussi que les matières gélatineuses empêchent la désassimilation rapide des corps azotés provoquée par le virus tuberculeux, la thyroïdine, l'empoisonnement par le phosphore, etc.

M. A. Javal enfin a établi que l'addition d'une faible quantité
de sel marin à nos aliments diminue très sensiblement les pertes
urinaires d'azote, l'organisme se maintenant, sous cette influence,
en santé et en poids avec une alimentation moindre en albuminoïdes : c'est bien là le type de l'aliment d'épargne par
excellence. Dans l'ordre des médicaments, les arsenicaux (surtout organiques) agissent à faible dose dans le même sens,
abaissant pour une même alimentation les pertes azotées ainsi
que l'exhalation pulmonaire d'acide carbonique (*A. Robin*).
Comme le café, le thé, l'alcool, ces agents constituent des pro-
tecteurs efficaces contre l'usure exagérée de la machine animale,
dont ils paraissent faciliter et améliorer le fonctionnement et le
rendement.

ALIMENTS NERVINS

Nous diviserons les *aliments nervins* en : *a*) *Aliments aromatiques* (café, thé, cacao, etc.); *b*) *liqueurs alcooliques* (vin, bière,
cidre,… alcool, etc.) et *c*) *condiments* (épices, vinaigre, sucres, etc.).

ALIMENTS AROMATIQUES OU AMERS

On étudiera sous cette rubrique le café, le thé, le cacao, la
kola, le maté, le guarana.

Ces aliments ont ceci de commun qu'ils contiennent tous des
alcaloïdes de la famille purique, c'est-à-dire se rattachant à
la xanthine et à l'acide urique, savoir : la caféine ou théine
$C^8H^{10}Az^4O^2$ (ou 1,3,7-*triméthylxanthine*); on la trouve dans le
café, le thé, la kola, le guarana, le maté, le cacao; — la théophylline $C^7H^8Az^4O^2$ (ou 1,3-*diméthylxanthine*) dans le thé; — la *théobromine* (3,7-*diméthylxanthine*), isomère de la précédente ; elle
existe dans le cacao à côté de la caféine, etc. Mais ces bases
ne sont pas les agents absolument indispensables de l'activité de
ces aliments, car, ainsi que l'a démontré Hœckel pour la kola,
celle-ci conserve en grande partie son action excitante sur les
muscles même lorsqu'on l'a privée complément de caféine par
le chloroforme, et, du reste, à dose égale de caféine, celle-ci
agit beaucoup moins activement pour empêcher la fatigue,
lorsqu'elle est administrée seule, que lorsqu'elle est donnée
sous forme de café, de thé ou de kola.

Café. — Le café, qui agrémente le repas du riche et en facilite la digestion, complète et quelquefois remplace celui du pauvre. Depuis le xviie siècle où les Hollandais transportèrent le café de son pays d'origine, c'est-à-dire l'Arabie, la Haute-Égypte et le sud de l'Abyssinie, dans leurs colonies de Java et de Batavia, puis en Europe, l'usage du café s'est répandu dans le monde entier. La consommation européenne s'en accroît sans cesse : en 1888 elle était de plus de 350 millions de kilogrammes de cafés en grains, dont 48 millions pour l'Angleterre, 102 pour l'Allemagne et 67 pour la France. Dans notre pays, elle a sextuplé depuis 1830.

Le caféier (*Cofea arabica*), de la famille des Rubiacées, est un arbrisseau toujours vert, à feuilles opposées; elles portent à leur aisselle des fruits rouges, bacciformes, allongés, contenant deux graines, convexes d'un côté, plates de l'autre, avec un sillon longitudinal. On sépare ces graines de l'endocarpe, on les lave et on les sèche au soleil. C'est le *café en grains* ou *café vert*. Il est de consistance cornée, presque sans goût. Mais après torréfaction à 230-250° il donne une poudre parfumée dont l'infusion dans l'eau chaude constitue le café tel que nous le consommons.

Il y a beaucoup de variétés de café (Moka, Bourbon, Martinique, Haïti, Java, Ceylan, etc.). Le plus estimé est le Moka qui nous vient d'Arabie et particulièrement de l'Yémen; sa graine est petite, jaunâtre, irrégulière, quelquefois presque ronde. Après torréfaction légère, son arome est suave. La graine du café Bourbon est plus grosse, moins arrondie, jaunâtre. Le café Martinique, très riche en principes actifs, est formé de grains volumineux, verdâtres, à sillon très ouvert. C'est une bonne sorte.

Le café vert (ou non torréfié) a fait le sujet de beaucoup de recherches : on sait qu'il contient de 11 à 12,5 p. 100 d'eau; 33 p. 100 à peu près de cellulose, 12 à 14 p. 100 de matières grasses, 13 à 14 p. 100 de matières azotées, dont 10 environ d'une sorte de légumine; des sucres et dextrines : 0,9 à 2 p. 100 (Java) de caféine, base très faible, en partie libre, en partie combinée à un acide tannique spécial, l'acide chlorogénique ou cafétannique; enfin des traces d'une huile à odeur suave et 3 à 4 p. 100 de matières minérales.

La caféine est le plus connu des principes actifs du café. Le grillage ne la modifie pas sensiblement. Cette substance se retrouve donc dans l'infusion de café : elle agit sur le bulbe et fait disparaître la gêne et l'essoufflement qui suivent un travail actif ou une marche trop rapide (*Lapicque* et *Parisot*; *Stewart*).

La caféine augmente la température centrale et diminue la température périphérique des animaux (*Leblond*). Elle stimule l'action du cœur et fait monter la pression artérielle par constriction des petits vaisseaux. Elle excite d'abord, puis déprime le système nerveux et les centres cérébraux, augmente l'excitabilité des muscles, en facilite l'activité, et fait disparaître en partie la sensation de fatigue.

La caféine ne paraît pas modifier sensiblement l'élimination du chlore et de l'urée urinaires des vingt-quatre heures.

L'acide cafétannique (ou chlorogénique de Payen), auquel la caféine est partiellement unie dans le café[1], se dédouble, sous l'action des alcalis étendus, en acide caféique et mannitane :

$$C^{15}H^{18}O^8 \; + \; H^2O \; = \; C^9H^8O^4 \; + \; C^6H^{12}O^5.$$

A. cafétannique.   A. caféique.   Mannitane.

L'acide caféique est lui-même un acide dioxycinnamique.

$$(C^6H^3)(OH)_4(OH)_3(CH = CH - CO^2H)_1.$$

L'acide cafétannique est légèrement antiseptique, comme l'infusion de café elle-même.

Les substances oléagineuses du café sont en partie composées d'oléine, en partie de matières aromatiques à odeur suave, en partie d'une sorte de cire.

Pendant la torréfaction, vers 250°, l'acide cafétannique se dédouble partiellement, se colore et se gonfle en mettant en liberté une partie de la caféine à laquelle il était uni. La cellulose et les hydrates de carbone solubles éprouvent une légère caramélisation; les sucres disparaissent ou s'altèrent, il se dégage de l'acide carbonique et de l'oxyde de carbone; les essences se développent aux dépens de la destruction des principes solubles[2] et se dissolvent dans les corps huileux qui imprègnent la masse caramélisée.

---

1. Cet acide colore fortement en vert les sels de fer.
2. Du café vert préalablement épuisé à l'eau ne donne plus de principes aromatiques ou amers lorsqu'on le torréfie.

Parmi les principes odorants pyrogénés apparaît le cafféol $C^8H^{10}O^2$, essence à odeur de café bouillant à 196°, apte à se dédoubler par la potasse en donnant de l'acide salicylique.

Le café vert perd, par torréfaction, de 12 à 20 p. 100 de son poids. Voici sa composition moyenne comparée à celle du café torréfié d'après J. Kœnig (*loc. cit.*, p. 1002) :

	Café vert.	Café torréfié.
Eau	11,23	1,15
Substances azotées	12,07	13,98
Caféine	1,21	1,24
Matières grasses	12,27	14,48
Gommes et sucres	8,55	0,66
Acide cafétannique	33,79	45,09
Cellulose	18,17	19,89
Matières minérales	3,92	4,75

Les matières minérales du café ont la composition centés. suivante, d'après Palm : $K^2O = 62,47$; $MgO = 9,69$; $CaO = 6,28$; $Si = 0,54$; $CO^2 = 15,27$; $P^2O^5 = 13,29$; $Fe^2O^3 = 0,65$; $Cl = 0,61$.

Cent grammes de café torréfié abandonnent à l'eau bouillante environ le quart de leur poids de matières solubles, dont voici la composition calculée pour 100 et aussi pour 15 gr. de café, quantité habituellement employée pour obtenir une tasse de 80 à 100 cc.

	Pour une infusion de 100 gr. de café torréfié.	Pour une infusion de 15 gr. café (ou une tasse de café).
Substances azotées	3,12	0,46
(Dont : Caféine)	1,74	0,26
Huiles	5,18	0,78
Matières organiques non azotées	13,14	1,97
Cendres	4,05	0,61
Total	25,50	3,82

Dans 100 parties de cendres de décoction de café, Lehmann a trouvé 51,5 de K^2O ; 3,6 de CaO ; 8,67 de MgO, 0,25 de Fe^2O^3 (sans manganèse); 10 de P^2O^5 ; 4,01 de SO^3 ; 20,5 de CO^2 ; 1,98 de KCl ; pas de soude.

Nous avons dit plus haut ce que nous pensons de l'action du café et ce que l'on sait des effets de son principe le plus important, la caféine. Il n'est pas démontré que le café agisse comme un véritable aliment d'épargne, mais il semble permettre, pour une même alimentation, de produire plus de travail ou le même

travail avec moins de lassitude. Il augmente, sans conteste,
l'énergie musculaire et diminue la fatigue cérébrale[1].

Le café passe pour digestif, légèrement diurétique et un peu
antiaphrodisiaque. C'était du moins l'opinion ferme de Trousseau
et celle que J. Boussingault exprime dans ses *Mémoires* (t. IV).
Son rôle comme aliment proprement dit est pour ainsi dire nul.

Le café, tout le monde le sait, détermine une excitation nerveuse qui peut aller, si l'on en abuse, jusqu'à l'insomnie, aux
hallucinations, aux troubles de la circulation et de l'innervation
musculaire, à l'anxiété précordiale, à la dyspnée. Certaines
personnes toutefois en supportent assez facilement l'abus. Il doit
être défendu surtout aux arthritiques, aux uratiques chez lesquels il fait souvent apparaître de la gravelle, aux gastralgiques,
aux dyspeptiques.

C'est le meilleur antidote de l'opium et de la morphine, ainsi
que des solanées vireuses. Il combat efficacement les effets de
l'ivresse, les accidents comateux.

Le thé. — Le thé, dont l'infusion se boit aujourd'hui un peu
partout, est constitué par la feuille roulée, séchée et légèrement
torréfiée du *Thea sinensis*, arbrisseau de la famille des Camé-
liacées cultivé en Chine et au Japon de temps immémorial.

Il semble que les diverses espèces de thé soient produites par
le même végétal ou par des variétées très rapprochées. Les
multiples sortes dépendraient surtout du moment où l'on cueille
la feuille et du traitement qu'on lui fait ensuite subir. Le thé
recueilli au printemps est le plus estimé. Le thé vert se fait
avec les premières feuilles de l'année ; il est séché et légèrement
torréfié aussitôt après la cueillette. Le thé noir est soumis à
une faible fermentation en tas avant d'être séché, puis on le
chauffe à plusieurs reprises sur des plaques métalliques. Noirs
ou verts, les thés se subdivisent ensuite chacun en nombreuses
variétés : parmi les thés noirs, le *Souchong*, le *Pekao*, sont très

1. Voir les recherches de M. de Gasparin, *Comptes rendus, Acad. Science*, t. XXX,
p. 397 et 729, et t. XXXI, p. 25. D'après Börker, les sujets soumis alternativement
au régime du café rendaient en 24 heures : *En l'absence de café*, 1 364 cc. d'urine,
contenant $22^{gr},2$ d'urée ; $0^{gr},578$ d'acide urique ; 1,29 de P^2O^5. *Avec l'usage du
café*, 1 733 cc. d'urine, dont $12^{gr},58$ d'urée ; $0^{gr},402$ d'acide urique et $0^{gr},85$ d'acide
phosphorique. Rabutean, Schultze et d'autres ont signalé aussi la diminution de
l'urée par le café. Mais G. Sée et Lapicque, ont cru constater une augmentation
dans l'élimination de l'azote total, et Hoppe Seyler et E. Smith un accroissement du CO^2 exhalé.

estimés. Dans les thés verts, le *Hyson*, le *Tonkay* et le thé *poudre à canon* sont parmi les plus connus.

La consommation du thé en France dépasse annuellement 450 000 kg., elle a été en 1888, en Angleterre, de plus de 100 millions de kg. et en Russie de plus de 9 millions.

Voici des analyses de thés :

	Ch. Girard.	J. Kœnig (moyenne de toutes sortes).
Eau	11,49	9,51
Matières azotées	21,22	24,50
Théine	1,35	3,58
Huile essentielle	0,67	0,68
Résines, chlorophylle, graisses	3,62	6,39
Gomme et dextrine	7,13	6,45
Tannins	12,36	15,65
Pectines	16,75	16,02
Cellulose	20,30	11,58
Cendres	5,11	5,65
	100,00	100,00

Les thés verts sont généralement plus parfumés, plus chargés de chlorophylle, plus tanniques, plus pauvres en cellulose, plus riches en théine que les noirs. Cette base s'élève souvent dans les thés noirs ou verts à 2 p. 100 et peut atteindre dans les thés verts jusqu'à 5 p. 100.

A l'état naturel, tel que le livre le commerce, le thé abandonne à l'eau chaude de 31 à 44 p. 100 de son poids de matières solubles. L'infusion du thé se fait en versant environ 250 cc. d'eau bien chaude sur 5 gr. de thé (pour 5 tasses) placés d'avance dans la théière de métal ou de porcelaine, rejetant aussitôt cette eau qui n'a servi qu'à réchauffer l'appareil, et la remplaçant par 600 cc. d'eau bouillante nouvelle. Après 5 à 6 minutes, l'infusion (faite en vase fermé) est prête à servir.

Une tasse de thé de 120 cc. ne contient pas au delà de 0 gr. 4 de substances solubles et 0 gr. 025 de théine ; très rarement plus, même pour les thés verts.

On trouve dans l'infusion de thé d'autres corps actifs, connus ou inconnus : une essence volatile d'une odeur suave, mais qui se dissipe peu à peu avec la vapeur d'eau ; de la xanthine que Baginsky y reconnut vers 1884 ; de l'hypoxanthine et de l'adénine que Kossel y découvrit en même temps que la *théophylline* $C^7H^8Az^4O^2$, base diurétique, très peu active sur le cœur ; jusqu'à 30 p. 100 d'un tannin particulier (colorant en vert les

sels ferriques) acide auquel la théine est en partie combinée ;
des gommes ; des matières azotées extractives mal connues ; des
résines ; enfin de 5 à 7 p. 100 de matières minérales formées
surtout du phosphate de potasse, avec de la chaux, de la magnésie
et du manganèse.

Pas plus que le café, le thé n'est, à proprement parler, un
aliment ; c'est, comme lui, un agent excitateur des fonctions
digestives, un tonique du cœur et des muscles par sa théine ;
des reins, par ses alcaloïdes ; c'est un excitant léger qui dispose
au travail cérébral et musculaire, qui accélère la circulation du
sang, active les fonctions de la peau et l'excrétion des urines,
et qui réagit utilement sur la plupart des autres fonctions.

Le thé, à l'état d'infusion légère, constitue une boisson excellente, surtout dans les pays où, comme dans le centre de l'Asie,
la filtration des eaux de boisson dangereuses est difficile ou
impossible.

Cacao. Chocolat. — L'amande du cacao, avec laquelle on
fabrique le cacao en poudre et le chocolat, se retire du fruit du
cacoyer (*Theobroma cacao*), arbre de l'Amérique du Sud, famille
des Malvacées. Ces graines, séparées de leur pulpe et séchées,
sont ensuite livrées au commerce.

On en distingue plusieurs variétés : celui de Caracas, ou
cacao caraque, est le plus estimé. Le contenu de ses graines est
grisâtre à l'extérieur. Il a été *terré*, c'est-à-dire mis en terre où
il subit un commencement de germination ou de fermentation
diastasique, qui le rend plus assimilable et fait disparaître une
certaine âpreté. Les cacaos de Maragnan, du Para, de la Martinique, à graines plus petites, plus rougeâtres, n'ont pas été terrés.

Pour la préparation du chocolat, ces graines sont légèrement
torréfiées, séparées des coques et des germes, broyées et
malaxées enfin avec du sucre et des aromates.

Privée de ses déchets, l'amande du cacaoyer présente la composition suivante :

Eau	4,5	à 8
Matières grasses	40	à 51
Principes colorants rouges, tannin	2	à 3
Théobromine	1	à 3
Matières amylacées	3	à 4
Matières albumineuses	11	à 15
Cendres	3	à 4

On trouve dans le cacao une trace d'asparagine et un peu de bitartrate de potasse. Cette graine est très riche en oxalate de chaux; d'après Esbach, elle en contient 4 gr. 50 par kilogramme.

Les cendres ont, pour 100 parties, la composition : $P^2O^5 = 39,6$; $K^2O = 37,14$; $MgO = 15,97$; $CaO = 2,88$; $SO^3 = 39,65$; $Cl = 1,66$.

Les coques ou *grabeaux* et autres déchets détachés de la graine comptent pour 5 à 15 p. 100 dans l'amande. On y trouve beaucoup de cuivre d'après M. Duclaux.

Le cacao n'est pas seulement un aliment; c'est aussi un excitant nervin et gustatif en raison de ses essences que développe la torréfaction, et de son alcaloïde homologue de la caféine, la théobromine $C^7H^8Az^4O^2$, dont les propriétés physiologiques sont très analogues à celles de la caféine. Par ses matières amylacées, albumineuses et grasses, le cacao, et plus encore le chocolat, ou cacao additionné de sucre, constituent un aliment complet, riche en matériaux azotés et ternaires. Les matières albumineuses forment le septième du poids de l'amande; le beurre presque la moitié. C'est un mélange de stéarine et d'oléine fusible de 27° à 31°, cassant à froid. En général on l'enlève partiellement dans les préparations de cacao en poudre afin d'arriver à pulvériser finement l'amande et rendre la poudre plus facilement délayable dans l'eau chaude.

La torréfaction de l'amande se fait à 230-260°. Elle modifie très peu la composition centésimale du cacao. J'ai constaté qu'elle ne lui fait pas perdre sensiblement d'azote. Mais les matières sucrées sont légèrement caramélisées, et le parfum qui se développe ajoute son effet excitant à celui de l'alcaloïde.

On remarquera la faible quantité d'amidon ou de dextrine de cette graine; le cacao ne prend par l'iode qu'une coloration violet rougeâtre faible.

Le chocolat se prépare en broyant très finement 4 à 5 parties de sucre avec 6 parties de cacao, et ajoutant en quelques cas un peu de vanille ou de canelle. Les chocolats de qualité inférieure peuvent contenir jusqu'à 65 p. 100 de sucre.

Le chocolat constitue un aliment fort agréable, mais difficile à digérer, en partie à cause de l'abondance de ses graisses. Sa grande richesse en oxalate le contr'indique pour tous ceux qui sont exposés à la diathèse urique ou oxalique, les arthritiques, rhumatisants, graveleux, hyperchlorhydriques et généralement les personnes qui ne font pas assez d'exercice physique.

Voici, d'après les *Documents du laboratoire municipal*, l'analyse de quelques bons chocolats français et espagnols :

	Chocolat Menier.	Compagnie coloniale.	Chocolats espagnols.
Sucre de canne..............	57,47	56,34	41,40
Beurre de cacao..............	22,20	23,80	29,24
Amidon, glycose.............	1,83	0,97	1,48
Théobromine	1,33	1,43	1,93
Albumine....................	4,75	4,99	6,25
Gommes.....................	1,07	1,14	1,42
Acide tartrique...............	1,48	1,58	1,98
Tannin et matières colorantes.	0,20	0,20	0,12
Cellulose soluble.............	4,70	5,04	6,21
Matières indéterminées........	1,92	1,66	3,25
Eau........................	1,28	0,98	4,38
Cendres....................	1,75	1,87	2,34

Une tasse ordinaire de 80 cc. environ s'obtient avec 16 gr. de chocolat. Cent gr. de poudre de cacao, dégraissé à 25 p. 100, contiennent : 1 gr. 3 de théobromine, 17 gr. de substance azotée totale, dont 8 p. 100 d'albumine, 10 à 12 gr. d'hydrates de carbone. Dix grammes de ce cacao, suffisants pour une petite tasse, répondront donc au 10ᵉ des quantités ci-dessus.

L'action de bien-être qu'une tasse ordinaire de cacao ou de chocolat ne contenant que 14 gr. de matière alibile, dont 7 gr. de sucre et 2 gr. 5 de graisse, procure instantanément, dans l'extrême fatigue, comme je m'en suis assuré, ne saurait s'expliquer que par un effet nerveux que continue l'influence tonique de la théobromine et que complète la partie nutritive de l'aliment à mesure qu'il s'absorbe.

Kola. Guarana. Maté. Coca. — Ces divers produits doivent être rapprochés des précédents par les effets excitants et nervins qu'ils doivent en partie à la caféine et à leurs autres bases puriques.

La *kola*, qui remplit chez les nègres du centre de l'Afrique le rôle d'agent de résistance à la fatigue, est la graine du fruit du *Sterculia acuminata*. Ses semences de couleur jaunâtre, rose ou rougeâtre, ont la consistance et un peu la forme d'une très grosse amande. Quelques-unes peuvent peser jusqu'à 15 et 20 gr.

Analysées à l'état demi-frais, elles ont donné à MM. Heckel et Schlagdenhauffen les résultats suivants [1] :

Eau	11,92
Caféine	2,35
Théobromine	0,02
Corps gras	0,59
Tannin (0,027 soluble en chloroforme)	1,62
Rouge de kola	1,29
Glycose	2,87
Amidon	33,75
Gomme	3,04
Matières colorantes	2,56
— protéiques	6,76
Cellulose	29,83
Cendres	3,32

Ce fruit est donc fort riche en caféine. A côté des matières amylacées qui forment plus d'un tiers de son poids, il contient aussi des substances actives, en particulier celle dénommée dans l'analyse ci-dessus *rouge de kola*. Alors même qu'on a extrait du fruit tous ses alcaloïdes, grâce au chloroforme, la kola permet encore de résister à la faim et à la fatigue grâce à des substances encore mal connues.

M. U. Mosso [2] et M. Marie ont démontré que la kola acroît le nombre et l'énergie des contractions musculaires, prévient la fatigue, rend la respiration plus ample, plus puissante, et supprime le surmenage. C'est un tonique du cœur, c'est aussi un agent efficace dans la neurasthénie. La kola jouit enfin de propriétés excitantes et aphrodisiaques. Elle est employée contre l'atonie intestinale, dans les affections du foie, etc.

Le *guarana* est une préparation qu'on fait avec la farine des semences torréfiées du *Paullinia sorbilis* (*Hypocastanées*). On en fabrique avec un peu d'eau des pains allongés, cylindroïdes, que l'on expose à la fumée. Les voyageurs du Brésil emploient la pâte de guarana délayée dans de l'eau bouillante (*ponche*), sucrée ou non, pour résister à la faim et à la fatigue. On la dit aussi douée de propriétés antifébriles. M. Fournier y a trouvé du tannate de caféine, un principe particulier soluble dans l'éther, se colorant en rouge à la lumière, des gommes, du tanin, de

1. *Comptes Rendus*, t. XCIV, p. 802.
2. *Arch. ital. de biolog.*, t. XIX, fasc. 2.

l'amidon, une huile volatile aromatique, une huile verte, de saveur âcre, etc. La caféine s'élève dans le guarana à 4 p. 100 environ.

Le *maté* ou *thé du Paraguay* est constitué surtout par la feuille d'un arbrisseau, l'*Ilex paraguayensis*, qu'on trouve au Paraguay, au Brésil et dans la République Argentine. Séchées et légèrement torréfiées, ces feuilles donnent une poudre grossière, vert brunâtre, à odeur de tan, qu'on emploie en guise de thé. On peut verser à trois ou quatre reprises de l'eau bouillante sur les mêmes feuilles. Les propriétés toniques et stimulantes du maté sont en partie dues à la théine, dont il contient 0,5 à 1,8 p. 100, et en partie à l'acide matétannique (20,88 p. 100, suivant Strauch). Voici, d'après Peckolt, la composition du maté :

Cellulose, humidité	90,84
Caféine	0,55
Acide matétannique	1,68
Acide pyromatétannique	0,15
Chlorophylle et résines	0,61
Matières extractives et caramel	1,79
Dextrine, sels	1,82
Résine acide brune	2,55
Huile volatile	Traces.

L'infusion de maté est un peu amère, aromatique et astringente. Elle régularise les évacuations. C'est un excitant neuro-musculaire.

La *coca*, constituée par les feuilles de l'*Erythroxylon coca* (Rhamnées), se prend en infusion ou mâchée avec un peu de cendre ou de chaux. Elle produit d'abord une légère excitation, puis elle anesthésie la sensation de la faim, mais elle ne nourrit pas et ne permet pas de se passer longtemps d'aliments. Elle doit surtout ses effets, mais non uniquement, à la cocaïne. Mâchées en petite quantité, les feuilles de coca soutiennent quelque temps les forces et permettent de supporter la fatigue sans recourir aux aliments.

Ses propriétés à la fois anesthésiques et excitantes tiennent à un ensemble de produits, cocaïne et autres bases, variables suivant les espèces. La coca du Pérou donne jusqu'à 1 p. 100 de cocaïne, celle de la Jamaïque 0,26 seulement.

XXIII

Les boissons alcooliques ont été fabriquées et consommées depuis les époques les plus reculées par tous les peuples, civilisés ou sauvages. Les Égyptiens, les Grecs, les Germains, les Gaulois savaient déjà faire fermenter le grain des céréales, et fabriquaient ainsi des espèces de bières ou cervoises. En Chine, le *manduring* et le *fan-tsou*; dans les Indes, l'*arak*; au Thibet, le *chong*; en Nubie, le *bouja* se fabriquent depuis bien des siècles en faisant fermenter les infusions de riz ou d'autres céréales bouillies et mélangées ou non de miel et d'épices.

Le *vin de palme*, le *pulqué* du Mexique, la *cachaca* du Brésil, le *guaruzo* de l'Amérique du Sud, le *mobbi* de Virginie, etc., se préparent avec les sèves sucrées du palmier, de l'agave, des cannes à sucre, et les décoctions de riz ou de pommes de terre. En Norwège on fait fermenter la sève du bouleau; dans les Alpes, l'infusion de racine de gentiane; dans le nord de l'Europe on a fait longtemps et on fait encore l'*hydromel* avec le miel des abeilles.

Enfin, on connaît le kéfir des Arabes et le koumys des Cosaques obtenus avec les laits fermentés de chamelle ou de jument. Il n'est pas jusqu'au *kangangtsyjen* fabriqué par les Tartares avec la chair d'agneau, mélangée de riz cuit et d'autres végétaux mis en fermentation qu'on utilise comme boisson alcoolique.

Cette universelle coutume de fabriquer et de boire les liqueurs fermentées de toute origine ne démontre peut-être pas leur nécessité absolue, mais elle semble bien répondre, chez l'homme, à la satisfaction d'un besoin instinctif et puissant.

Le principe caractéristique et commun de toutes ces boissons fermentées c'est l'alcool.

Avant d'étudier le vin, le cidre, la bière, etc., une question, dont la solution est indispensable, se pose d'abord, celle de savoir si cet alcool est un simple excitateur nerveux, s'il n'est qu'un toxique plus ou moins dangereux, ou s'il est à la fois un tonique et un aliment dans la véritable acception du mot.

Les opinions ont été longtemps partagées à ce sujet. Elles le sont encore aujourd'hui; mais il résulte définitivement des observations et expériences modernes les plus irréprochables que l'alcool absorbé par les animaux brûle dans l'économie presque en totalité; au même titre que la graisse ou le sucre, il doit être considéré comme un aliment nous procurant la presque totalité de l'énergie correspondant au nombre de calories qu'il produirait s'il était brûlé au calorimètre. Nous pensons pouvoir établir ici, grâce aux recherches les plus récentes, qu'à la façon des graisses et des sucres, l'alcool protège les tissus et en particulier leurs matières protoplasmiques, soit que l'individu travaille, soit qu'il reste au repos, contre la destruction que provoque tout fonctionnement vital, *mais à la condition toutefois qu'il soit donné sans abus* celui-ci entraînant des effets contraires.

L'alcool se comporte en un mot, comme un véritable aliment et même comme un aliment précieux, si l'on ne dépasse pas la dose journalière de 1 gr. par kilogramme de poids du corps, dose reconnue rester en deçà de la zone dangereuse, ainsi que nous le montrerons plus loin.

Liebig avait avancé, sans autres preuves que celles de son bon sens, que l'alcool est un aliment analogue au sucre et qu'il se brûle dans l'économie. « L'ingestion de l'alcool, écrit-il, dispense de l'usage des aliments amylacés et sucrés... C'est une exception à la règle qu'un individu bien nourri devienne buveur d'eau-de-vie; mais lorsque l'ouvrier gagne moins par son travail qu'il ne lui faut pour se procurer la quantité d'aliments nécessaires, un besoin impérieux, inexorable, le force à recourir à l'eau-de-vie [1]. »

On avait généralement accepté cette opinion de Liebig, quand en 1860, Lüdger, puis Lallemand et Duroy, enfin et surtout Mau-

---

1. *Nouvelles lettres sur la chimie* (35ᵉ lettre).

rice Perrin essayèrent d'établir, par une suite de recherches importantes, que l'alcool ne se brûle pas dans nos organes, qu'il ne fait que passer à travers l'économie, se fixant momentanément dans les centres nerveux qu'il excite et intoxique, pour s'éliminer ensuite par la peau, le poumon, et les reins, soit en nature, soit oxydé tout au plus en très minime proportion à l'état d'aldéhyde.

Perrin, en effet, démontra qu'une partie de l'alcool se retrouve dans les sueurs, les urines, l'air expiré, etc., même lorsqu'on le prend sous forme de vin et en faible quantité. (*Comp. rend. Acad. sciences*, 1er août 1864). Il crut pouvoir en conclure que tout l'alcool à peu près est ainsi éliminé. D'autre part, Prout, Lehmann, Vierord, E. Smith, etc., avaient remarqué, sous l'influence de l'alcool, une diminution de l'acide carbonique expiré. Cette diminution, qui varia de 5 à 22 p. 100 dans les expériences de M. Perrin, contribua aussi à faire admettre que l'alcool ne brûle pas dans l'économie. Il fut un peu plus tard reconnu que chez les alcooliques, les *doses modérées* d'alcool, ne modifient pas les quantités d'acide carbonique expiré et d'oxygène absorbé; qu'elles diminuent seulement un peu l'excrétion de l'urée (Fokker, Munk[1], Obernier[2]) excrétion qui augmente, au contraire, si la dose d'alcool s'élève jusqu'à produire une excitation un peu forte des centres nerveux (Munk, Keller, etc.). Des résultats analogues furent observés en ce qui concerne l'influence de ce corps sur la consommation des graisses. En un mot, à faibles doses, l'alcool se comporte comme un aliment d'épargne.

Mais ces expériences ne permettaient pas de se prononcer définitivement sur le rôle joué par ce principe lui-même comme source de chaleur et d'énergie chez les animaux, et les avis restèrent partagés : beaucoup de médecins, Lussana, Lauder-Brunton, Dujardin-Beaumetz, A. Bouchardat pensèrent que l'alcóol est partiellement transformé et brûlé dans l'économie qui profite de l'énergie correspondante; au contraire, Hoppe-Seyler, Hermann, Volfberg, etc., restèrent persuadés que l'alcool traverse l'organisme sans s'y décomposer sensiblement.

Reprenant l'étude de cette question par les méthodes quantitatives, Binz paraît avoir établi le premier par des expériences

1. *Arch. de Du Bois-Raymond*, 1870, p. 163.
2. *Pflüger's Arch.*, T. II, p. 503.

précises (1880) qu'au contraire l'alcool se brûle presque complètement dans les tissus. Botländer, Albertoni, Strassmann,
Hédon, conclurent dans le même sens. Staumreich établit,
en 1891, que la substitution isodyname de l'alcool à une certaine
quantité de graisse ou de sucre, dans le régime d'un individu en
équilibre azoté, a pour conséquence une augmentation dans la
désassimilation de l'azote (1 gr. à 1 gr. 5 de perte par 24 heures);
cet excès d'azote perdu se maintient deux ou trois jours encore
après qu'on a cessé l'usage de l'alcool [1]. R. O. Neumann,
en 1899, arrivait à des conclusions analogues, aussi bien que
Rosemann sur les travaux duquel nous allons revenir.

A Montpellier, M. L. Roos avait, en 1900, fait l'expérience
suivante : deux lots de cobayes, de même portée et de même
poids initial, reçurent même nourriture, mais à l'un des lots
on donna un supplément journalier de 30 cc. de vin rouge, à
9° centés. par kilogramme de poids d'animal. Au bout de 3 mois
les cobayes recevant du vin avaient une avance de 5,6 p. 100 sur
les autres; au bout de 5 mois, ils pesaient 12,9 p. 100 de plus.

En 1901, M. Chauveau [2] fut amené à étudier les effets que
produit le remplacement, dans la ration alimentaire, d'une
partie des aliments ternaires par de l'alcool en quantité isodyname. Un chien de 20 kg. recevait par 24 heures 500 gr. de
viande et 762 gr. de sucre et produisait un certain travail
mesuré par le chemin qu'il parcourait dans une roue à gradins
qu'il faisait mouvoir. On constatait, en même temps, le gain ou
la perte de poids de l'animal. Ces données établies, on remplaçait
un tiers du sucre de sa ration par un poids isodyname d'alcool,
soit 49 gr. par 24 heures [3], et l'on mesurait le travail produit
par l'animal ainsi que son poids après ce travail. Dans ces conditions, l'alcool à poids isodyname se montra toujours inférieur
au sucre. Le chien sans alcool parcourait à l'heure 10 kilomètres
dans sa roue; le chien à l'alcool 7 km. seulement. M. Chauveau
conclut (*loc. cit.*, p. 114) : « La substitution partielle de l'alcool
au sucre en proportion isodyname dans la ration alimentaire
du sujet qui travaille a entraîné : 1° la diminution de la valeur
absolue du travail musculaire; 2° la stagnation ou l'amoindrisse-

---

1. *Arch. f. Hygiene*, t. XXXVI, p. 1, 1899; *Inaugur. Dissert.*, Berlin, 1891.
2. *Comptes rend. Acad. sciences*, t. CXXXII, p. 65 et 110.
3. M. Chauveau a même donné jusqu'à 84 gr. d'alcool pur à un chien de 20 kg.

ment de l'entretien (du poids) de l'animal ». Mais, à propos de
ces dernières expériences, je remarquerai qu'il s'agissait de
chiens non habitués à une nourriture aussi différente de la leur
que l'était l'alcool dont ils recevaient la dose considérable de
49 gr. par 24 heures et pour 20 kg. d'animal, poids qui répondrait pour un homme moyen de 66 kg. à 2 litres de vin à 9°,5.
On ne saurait certes douter que cette quantité de liqueur spiri-

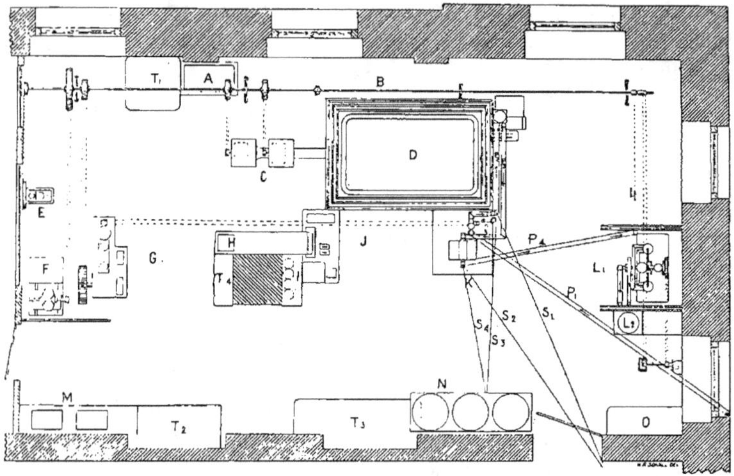

Fig. 6. — *Plan de l'appareil complet d'Atwater pour la mesure des échanges nutritifs.* —
A. C. aspiration. — D, chambre respiratoire à 3 enceintes. — E, pompes à air. — G, ré-
frigérateur à ammoniaque. — K. refroidisseur de l'air entrant. — L, pompe faisant circuler
et mesurant l'air. — M, dessécheurs. — N. trois aspirateurs. — P_1, entrée de l'air. —
P_4. sortie de l'air de la chambre respiratoire.

tueuse absorbée par un ouvrier qui n'y serait pas habitué ne
troublât sa nutrition et ne diminuât son rendement en travail.
En 1902, de nouvelles expériences, entièrement convaincantes,
furent exécutées à Washington, sur cette importante et délicate
question, par MM. Atwater et Benedict[1]. Ils établirent d'abord
pour chacun d'eux un régime apte à entretenir constant leur
poids et la quantité de chaleur qu'ils émettaient. Cette mesure
était faite en enfermant l'expérimentateur lui-même dans une
chambre close (fig. 6), où circulait l'air nécessaire et qu'on analy-

1. *Experiments on the metabolism of matter and energy in the human body*,
Bulletin n° 69, U. S. Depart. of Agriculture; Office of experiment. Station
Washington, 1899, et *Mémoires de l'Acad. nationale des sciences*, t. VIII, Washington, 1902 (Voir un résumé de ces recherches en *Annales Institut Pasteur*, 1902,
p. 857).

sait à sa sortie. Cette chambre constituait un véritable calorimètre, isolé et protégé par trois enveloppes contre le rayonnement externe. Sur ses parois internes étaient fixés des tubes métalliques parcourus par un courant d'eau permettant de mesurer, par l'élévation de température après la traversée de la chambre, la totalité du calorique émis. Chacun des sujets en expérience, mis d'abord en équilibre de poids, de perte d'azote et d'émission de chaleur était introduit dans le calorimètre et on mesurait alors la chaleur qu'il produisait et les autres constantes de son état. On substituait ensuite dans son régime, durant une période de 3 à 4 jours, une certaine quantité d'alcool (la valeur d'un litre de vin par 24 h.) à une quantité isodyname de sucre ou de matière amylacée, et on mesurait de nouveau les calories produites. Comme contrôle, on revenait durant les 3 à 4 jours suivants au régime primitif *sans alcool* et on refaisait les mêmes mesures. Il fut ainsi établi que *les quantités de chaleur produites étaient presque identiques soit qu'on substituât l'alcool isodynamiquement dans le régime, soit que le sujet n'en consommât pas.*

Les deux expérimentateurs examinèrent ensuite l'influence du travail. Ils opéraient au moyen d'un motocycle enfermé dans la chambre calorimétrique. Une dynamo transformait le travail produit en électricité, et celle-ci se changeait en chaleur équivalente dans une lampe Edison. Finalement tous les travaux, y compris ceux de frottement, étaient ainsi transformés, dans la chambre même, en chaleur que l'on mesurait soit en état de régime alimentaire ordinaire et sans alcool, soit pendant la période d'absorption isodyname d'alcool. Les chaleurs versées au calorimètre restèrent encore les mêmes, *soit qu'il y eût, soit qu'il n'y eût pas substitution d'alcool.* Voici les résultats numériques :

Expériences sur la substitution isodyname de l'alcool dans le régime.

1° État de repos.

DURÉE	RÉGIMES	CALORIES PRODUITES
I. 3 jours. (Sujet A).	*a.* Albuminoïdes...................... 124^{gr}	
	Corps ternaires (graisses, sucre, amidon)....................... *Quant. suff.* [1]	3 061
	(Pas d'alcool).	

1. *Quant. suff.*, c'est-à-dire quantité suffisante pour que ce régime donnait le nombre de calories indiquées (3061). Dans la période *b*, on remplaçait une partie des sucres ou de l'amidon de la période *a* par de l'alcool en quantité isodyname, soit 124 gr. dans ce cas durant les 3 jours de cette période *b*.

DURÉE	RÉGIMES		CALORIES
3 jours. (Sujet A).	b. Albuminoïdes......................	124^{gr}	
	Corps ternaires comme en a, mais avec substitution partielle isodyname de : *alcool*..............	124^{gr}	3 044
II. 3 jours. (Sujet B).	c. Albuminoïdes......................	100^{gr}	
	Corps ternaires..................	*Quant. suff.*	2 490
Id.	d. Albuminoïdes..	100^{gr}	
	Corps ternaires comme en c, mais avec substitution de : *alcool*.....	99^{gr}	2 491
Id.	e. Même alimentation qu'en c.......		2 489

2° État de travail.

DURÉE	RÉGIMES		CALORIES
III. 4 jours. (Sujet A).	f. Régime ordinaire sans alcool avec : albuminoïdes	124^{gr}	3 862
Id.	g. Id. avec substitution isodyname de : alcool	121^{gr}	3 891
IV. 3 jours. (Sujet B).	h. Régime ordinaire sans alcool avec : albuminoïdes..................	100^{gr}	3 487
Id.	i. Régime ordinaire précédent, mais avec substitution isodyname aux corps ternaires de : alcool......	99^{gr}	3 458
Id.	j. Retour au régime h..............		3 495

Dans ces expériences, le travail consistait en six à huit heures
par jour de motocycle. On voit par les chiffres de ce tableau que
le travail accompli pour un poids d'alcool remplaçant une quantité isodyname de sucre ou de graisse, a été identique dans les
deux cas puisque la quantité de chaleur proportionnelle à ce
travail transformé en calorique grâce à la dynamo, resta la même.
Cette conclusion est d'autant plus intéressante que l'un des expérimentateurs n'était pas habitué à boire des liqueurs alcooliques.

D'autre part, au point de vue des pertes ou gains d'azote, les
résultats de ces importantes recherches furent les suivants :

	Azote perdu ou gagné par le sujet en 24 h.
Période de repos sans alcool........................	— 0^{gr},70
Id.	0 ,00
Id.	— 0 ,60
Période de travail........................	+ 1 ,1
Période de repos avec alcool........................	— 1 ,9
Id.	— 1 ,1

Il y a donc eu, sous l'influence de la substitution de l'alcool
aux graisses et aux sucres, en quantité isodyname, une légère
augmentation de l'excrétion azotée. La machine s'est très légèrement plus usée avec l'alcool qu'avec le sucre.

Cette même conclusion résulte de l'important travail de

R. Rosemann publié en 1901 aux *Arch. f. ges. Physiolog.* [1]. On mettait d'abord le sujet en état d'équilibre azoté, grâce à une alimentation préalablement étudiée, puis on substituait isodynamiquement une certaine quantité d'alcool à une proportion équivalente de sucre ou de graisse. Voici les résultats obtenus dans ces deux cas de nourriture normale et insuffisante.

PREMIÈRE SÉRIE D'EXPÉRIENCES : Alimentation en équilibre azoté.

	DURÉE	ALCOOL, EXPRIMÉ EN VIN PAR JOUR	PERTE OU GAIN JOURNALIER EN AZOTE[2]
1° *Période préparatoire*......................	9 jours	0,0	+ 1,1370
2° *Période d'alcool* (On supprime 60 gr. pain et 75 gr. sucre qu'on remplace par l'alcool).	14 jours	1 400cc	+ 0,7960
3° *Période de retour* (On revient à l'alimentation de la 1re période)...............	6 jours	0,0	+ 1,0487
4° *Période de contrôle* (Suppression des mêmes aliments qu'au 2°, mais sans les remplacer par l'alcool).................	7 jours	0,0	— 1,4613

Ainsi, d'après ces expériences, l'alcool s'oppose à la désassimilation des albuminoïdes (0 gr. 7960 fixés par jour au lieu 1 gr. 4613 perdus quand on n'ajoute pas d'alcool); mais il est moins efficace qu'une quantité isodyname d'hydrates de carbone (0,7960 de Az fixé par jour quand il y a substitution d'alcool pur, au lieu de 1,1370 avec les aliments ordinaires).

DEUXIÈME SÉRIE D'EXPÉRIENCES : Nourriture insuffisante en azote.

	DURÉE	ALCOOL. EXPRIMÉ EN VIN PAR JOUR	PERTE OU GAIN D'AZOTE PAR JOUR
1° *Période préparatoire*......................	9 jours	0,00	— 0,8883
2° *Période d'alcool* (Suppression de 20 gr. de sucre et 100 gr. pain remplacés isodynamiquement par l'alcool)...........	10 jours	1 400cc	— 1,3389
3° *Période de retour au sucre* (Suppression du vin qu'on remplace par 220 gr. sucre)..	5 jours	0,00	— 0,3724
4° *Période de contrôle* (Alimentation de la période 2°, moins le vin)...............	4 jours	0,00	— 2,3728

1. Bd. LXXXVI, p. 307 (1901). *Der Einflus der Alkohols auf den Eiweiszstoffwechsel.*
2. On analysait tous les aliments et considérait comme gagné ou perdu la différence entre l'azote alimentaire et l'azote total des excrétions.

L'alcool a donc une action préservatrice sur les albuminoïdes, que la nourriture en azote soit ou non insuffisante ; mais, dans les deux cas, cette action est un peu moins puissante que celle d'une quantité isodyname de sucre, de graisses ou de substances amylacées [1].

D'autre part il a été établi (*Expériences d'Atwater et Benedict*) que l'alcool est apte à remplacer des poids isodynames d'amidon ou de sucre, mais à cette condition qu'il ne dépasse pas une certaine limite qui est d'environ 1 gr. par kg. du poids du corps et par jour.

On voit donc combien était peu fondée l'opinion de Maurice Perrin, Lallemand et Duroy, Hoppe-Seyler, Brücke, Volfberg, Chauveau, Bunge, Ch. Richet, etc., que l'alcool ne peut être considéré comme un véritable aliment et qu'il ne saurait fournir son équivalent d'énergie fonctionnelle. La seule conclusion qui reste des expériences de ces auteurs c'est que chez l'homme, à doses supérieures à 1 gr. 5 par jour et par kilogramme, l'alcool doit être considéré comme très dangereux. Mais à dose modérées, il constitue un aliment apte à nous procurer rapidement de la chaleur et de la force, à *réchauffer le sang*, comme dit le peuple, à protéger la partie azotée de nos tissus, à mettre enfin le sujet en état de fournir tout de suite un effort supérieur à celui que permettrait l'alimentation sans alcool. L'usage de ce corps ne répond donc pas à un besoin factice, c'est un aliment à effet immédiat, une ressource momentanée pour l'individu insuffisamment nourri. C'est que l'alcool est à la fois un combustible et un puissant excitateur nerveux. Absorbé même à doses faibles, il passe dans les plasmas de l'économie et se fixe dans les centres nerveux dont il ne s'élimine ensuite que lentement (*Nicloux*). Utilisable, précieuse quelquefois, tant qu'elle est modérée, cette excitation devient désastreuse si l'on fait abus répété de l'alcool. Mais les conséquences déplorables de cet

---

1. Ces résultats sont analogues à ceux qu'avait obtenus Mogiliansky (*Der Einfluss der Alkohols auf die Assimilation und den Stoffwechsel der Stickstoffes am die Assimilation der Fette*, Inaug. Vissenb. St-Petersburg, 1889. Dans ces essais faits sur des sujets recevant une alimentation surabondante et à volonté, l'alcool augmentait l'assimilation ou plutôt enrayait la désassimilation. Ils ne concordent pas avec ceux de Miura (*Zeitsch. f. klin. Med.*, t. XX, 1892) qui a opéré exactement comme l'a fait Rosemann, et qui a trouvé qu'en remplaçant isodynamiquement, dans l'alimentation, 110 gr. d'hydrates de carbone par de l'alcool, ou en supprimant cet alcool, la perte de l'organisme en azote restait la même.

abus, sur lesquelles nous reviendrons plus loin (p. 288), ne doivent pas nous faire rejeter ce précieux adjuvant de l'alimentation, pas plus que les abus de la morphine ne sauraient nous faire renoncer à ce médicament.

L'usage universel des boissons fermentées est donc logique et fondé. Il montre que le bon sens du vulgaire peut avoir quelquefois raison contre les théories trop exclusives d'une science qui se forme, et qui, dans ce cas, préoccupée surtout de la plaie terrible de l'alcoolisme, est restée longtemps plus utilitariste que précise et réelle.

Les boissons fermentées conviennent à tous ceux qui ne trouvent dans une alimentation trop pauvre qu'une réparation insuffisante : à l'adulte qui travaille beaucoup et mange mal, au convalescent qui se refait, au vieillard qui dépérit, à l'ouvrier et au marin qui a besoin de se réchauffer. Ils les protègent contre l'usage exclusif de l'eau-de-vie. Mais les vins généreux, et l'alcool lui-même, sont surtout précieux dans les pays froids, humides et marécageux.

LE VIN

La vigne existait déjà en Asie, en Afrique et dans le Midi de l'Europe à l'époque bien lointaine de l'âge tertiaire. L'homme l'y a trouvée à l'état sauvage ; il l'a cultivée, modifiée, créant ses innombrables variétés ou cépages. Aujourd'hui la vigne couvre en France le quinzième du territoire. Elle occupe le sixième de sa population. Notre pays récolte annuellement, en moyenne, 50 millions d'hectolitres de vin. Réparti sur une population de 36 millions d'hommes, si tout le vin français était consommé chez nous, ce serait 170 litres par an et par tête ou 470 centilitres par jour. En réalité la statistique établit que, dans les villes, la consommation du vin est de 380 centilitres, ou un peu plus d'un tiers de litre par tête et par jour, et bien moins encore à la campagne.

Ces chiffres montrent que si le danger de l'alcoolisme existe en France, comme partout en Europe, il tient non à la consommation du vin mais à son trop faible usage, la tendance de l'ouvrier étant depuis des années, de remplacer le vin et la bière, qui ne donnent que des effets plus lents, par l'alcool en nature qui plaît à son goût, et semble le réconforter immédiatement.

Le *vin* résulte de la fermentation alcoolique du jus du raisin frais arrivé à maturité. C'est un liquide éminemment complexe, variable suivant le cépage, l'origine, l'année, les manipulations qu'il a subies. Mais le vin contient toujours un certain nombre de principes dont l'ensemble le caractérise. Ce sont, avec l'eau : l'alcool vinique accompagné d'une faible proportion d'alcools homologues, propylique, butylique et surtout amylique ; une très petite quantité d'éthers à odeur vineuse ou aromatique ; de la glycérine ; quelquefois un peu de mannite, d'inosite, de glycose et de lévulose ; une trace d'aldéhyde ; des matières pectiques, des gommes et dextrines ; une très minime quantité de substances grasses et albumineuses ; des acides en partie libres, en partie combinés, acides acétique, propionique, malique, citrique, succinique, butyrique, lactique et surtout tartrique, ce dernier surtout sous forme de tartrate acide de potasse. Le vin contient, en outre, des substances colorantes, astringentes et tanniques, le plus souvent à l'état de sels ferreux ; des essences à odeur de fruits et de vanille ; des sels divers où domine la potasse, accompagnée de chaux, de magnésie, d'alumine ; des phosphates, sulfates, chlorures, etc., enfin des gaz, acide carbonique et azote.

De tous ces corps l'eau, l'alcool ordinaire, les matières colorantes, le tartre, la glycérine et le sucre (celui-ci dans le cas des vins de liqueur ayant gardé une partie de leur douceur) sont les plus importants par leur rôle et leur masse[1]. Le poids de l'eau varie dans les vins ordinaires (les vins de liqueur mis à part) de 718 gr. à 935 gr. par litre, celui de l'alcool de 45 gr. à 135 gr., celui de la glycérine de 4 à 13 gr., celui des matières colorantes de 0,6 à 2 gr. et plus dans les vins rouges ; celui des tartrates de 1 gr. à 3,75. L'ensemble de toutes les autres substances n'atteint que 9 à 13 gr. par litre. Ce sont toutefois celles qui différencient les divers crus, qui communiquent aux

1. En faisant fermenter avec de la lie des vins blancs de Charente, 100 kg. de sucre blanc, MM. Claudon et Morin ont obtenu 50 kg. d'alcool vinique, un peu d'aldéhyde, 158 gr. d'alcool isobutylénique, 2 120 gr. de glycérine, 205 gr. d'acide acétique, 452 gr. d'acide succinique et 207 gr. *d'huiles.* Celles-ci étaient formées de 145 gr. d'alcool ordinaire, 2 gr. d'alcool propylique normal, 1 gr. d'alcool isobutylique et 51 gr. d'alcool amylique. Plusieurs de ces produits, en particulier le dernier, sont vénéneux, et mélangés en très faible proportion à l'alcool ordinaire extrait par distillation des liqueurs fermentées.

vins leur bouquet, leur vinosité, leur goût spécial. Les variations indéfinies de ces matières et leurs combinaisons réciproques que le temps complète lentement font de quelques-unes de ces liqueurs des boissons inimitables, d'un arome et d'un goût exquis, différant avec chaque cépage et chaque cru.

Comme on l'a établi (p. 257), le vin à doses modérées est un aliment réparateur, une boisson hygiénique, un excitant nerveux, qualités qu'il doit à son alcool, à son bouquet, aux propriétés digestives de l'ensemble des matières qui le constituent.

Les vins contiennent avant tout de l'alcool accompagné d'éthers, d'essences et de substances fixes. Ces dernières restent comme résidu quand on distille ces liquides. Elles en constituent l'*extrait sec*. Le poids de cet extrait varie de 14 à 90 gr. par litre ; généralement il n'est pas inférieur, pour les vins rouges, à 4 fois et demie le poids de l'alcool correspondant à ce même volume de vin. Encore existe-t-il des vins qui ne laissent que 10 à 12 gr. d'extrait sec et d'autres qui en fournissent jusqu'à 190 gr. par litre ; mais les premiers proviennent le plus souvent de raisins médiocres et imparfaitement mûris ; les autres sont au contraire des *vins de liqueur* où le sucre du moût correspondant dépassait originairement le poids 200 à 220 gr. par kilogramme, ou bien ce sont des vins *mutés* où le sucre a été conservé grâce à l'addition d'alcool ou d'acide sulfureux faite au cours de la fermentation. En général, les meilleurs vins rouges de nos pays tempérés (Bourgogne, Bordelais, Midi) donnent de 16 à 26 gr. d'extrait par litre.

La moitié de ce résidu est formée par la glycérine, le tartre, les matières colorantes et quelques sels minéraux. L'autre moitié comprend des dextrines, des sucres, des tannins colorants ou non, des principes aromatiques, des sels à acides organiques (succinique, citrique, malique), des matières pectiques et albuminoïdes, enfin des principes inconnus.

Les alcools entrent dans la constitution des vins pour 45 à 132 millièmes de leur poids. Ils sont presque uniquement représentés par de l'alcool éthylique. Sur le poids total de ces alcools, l'alcool propylique forme au plus la millième partie, l'alcool butylique les cinq millièmes, l'alcool amylique la 2,5 millième partie. Mais ces rapports peuvent être très variables.

Les vins qui comme le Madère, le Marsala, le Porto contiennent plus de 140 gr. d'alcool par litre, c'est-à-dire qui marquent plus de 17,5 degrés centésimaux à l'alcoomètre, sont des vins alcoolisés. Ceux qui donnent moins de 50 gr. d'alcool au litre, ou qui marquent moins de 6,2 degrés centésimaux à l'alcoomètre sont des vins très légers, des vins trop *verts* (c'est-à-dire provenant de raisins mal mûris), ou bien ce sont des vins additionnés d'eau. Toutefois de bons vins du Midi, du Centre, de la Bourgogne, du Bordelais, d'Alsace, de Hongrie, peuvent marquer à peine 7° à 8° à l'alcoomètre.

Nous n'avons pas à décrire ici l'alcool éthylique C^2H^6O lui-même. Il suffit de rappeler que c'est un liquide spiritueux, inflammable, bouillant à 78°,4, d'une densité de 0,795 à 15°, s'oxydant peu à peu à l'air, sous l'action des corps poreux ou de certains ferments, pour donner l'aldéhyde et l'acide acétique. L'alcool, on le sait, produit l'ébriété chez l'homme et les animaux quand on le boit à dose exagérée.

La glycérine a été découverte dans les vins par Pasteur. Ils en contiennent de 4 à 13 gr. par litre ; on en trouve même, dans certains vins d'Italie, jusqu'à 17 gr. Cette substance peut être accompagnée de mannite (vins de Bordeaux ; d'Algérie), de glycols, de lévulose, et peut-être d'érythrite.

Tous ces principes mélangés à l'alcool et à l'acide succinique contribuent à donner à la liqueur sa saveur *vineuse*.

Dans les vins restés sucrés ou *vins de liqueur*, dans les *vins de paille* faits avec du raisin mûri et flétri sur claie avant fermentation (vins blancs de Bordeaux, vins du Rhin) et dans les vins de raisin sec, on peut trouver encore de la lévulose en quantité très sensible (50 à 60 gr. et plus par litre) mélangée ou non de glycose. Ce sont là autant d'éléments nutritifs non négligeables.

Les vins de liqueur, soit qu'ils proviennent de raisins primitivement très riches en sucre, soit qu'ils aient été sucrés après coup, comme le champagne, soit qu'ils résultent de moûts *mutés*, vins dont on a arrêté la fermentation avant disparition complète du sucre par addition d'un antiseptique tel que l'acide sulfureux ou l'alcool, tous ces vins peuvent contenir de la glycose et de la lévulose en quantité très variable pouvant atteindre, comme dans certains malagas, 150 gr. par litre.

Les acides organiques, en partie libres ou partie combinés aux bases minérales, en partie éthérifiés par les alcools, contribuent

à la saveur et au bouquet des vins. Le plus abondant, l'acide
tartrique, est uni en presque totalité à la potasse sous forme de
crème de tartre $C^4H^5KO^6$. L'acidité qu'apporte ce sel varie dans
les vins du tiers aux deux tiers de l'acidité fixe totale qui est de
4 à 8 gr. par litre (exprimée en SO^4H^2) pour les vins jeunes.
Lorsqu'ils vieillissent, leur acidité diminue; elle tombe de 1,5 à
4 gr., exprimée en SO^4H^2, dans les bons vins de France.

L'acide succinique, en partie libre, en partie éthérifié, se rencontre dans tous les vins. Dans ceux de France, on en trouve de
0 gr. 9 à 1 gr. 5 par litre avec un peu d'acide malique, et peut-
être d'acide citrique. Enfin les vins rouges peuvent contenir jusqu'à 2 gr. par litre d'acide œnotannique; les blancs, une trace
seulement. C'est un tannin spécial qui donne avec les sels ferriques un précipité vert sombre soluble dans le suc gastrique.
Il contribue à la conservation du vin.

Parmi les acides volatils on trouve dans les vins une faible
proportion (0 gr. 150 à 0 gr. 250 par litre) d'acide acétique, avec
une trace d'acides propionique, butyrique et valérique (Ordonneau, Winckler).

Le bouquet des vins n'est dû qu'en partie à l'ensemble des
éthers formés lentement par l'union des alcools aux acides
libres de la liqueur fermentée. M. Berthelot, en épuisant les vins
avec de l'éther ordinaire, dans une atmosphère non oxydante,
en a extrait par ce dissolvant un ensemble de substances qui
contribuent spécialement à former ce parfum. Leur poids s'élève
au millième environ de celui de la liqueur. Cet extrait, d'une
odeur suave pour les grands vins, contient de l'alcool amylique, une huile essentielle en partie mélangée aux vrais éthers
du vin, un peu de matière colorante jaune, enfin un principe
neutre paraissant appartenir au groupe des aldéhydes très oxygé-
nées et constituant la véritable *essence du bouquet*. On sait
aujourd'hui que les matières qui concourent à donner aux vins
leur arome très spécial et leur *goût de vieux* sont en partie
sécrétées par les levûres dont les variétés diffèrent suivant les
crus et les cépages.

Il résulte de mes recherches que les substances colorantes des
vins rouges ne sont pas, comme on le pensait autrefois, une
seule et même matière, l'*œnoline*, mais qu'elles diffèrent avec
chaque cépage. Toutefois elles appartiennent toutes à une même

famille de tannins complexes caractérisés par leurs dédoublements, sous l'influence de la potasse fondante, en phloroglucines et acides caféique ou hydroprotocatéchique. Ces pigments rouges sont des substances à goût astringent, d'une oxydabilité extrême en présence de l'air et des alcalis, colorant l'acétate de plomb en violet, bleu ou vert foncé, s'unissant à la gélatine et aux bases à la façon des tannins, précipitables par l'alumine à l'état de laques, par les sels de plomb, etc.

Les pigments étudiés des vins rouges ont la composition :

pour le *Gamay*, $C^{20}H^{20}O^{10}$	pour le *Grenache*, $C^{23}H^{22}O^{10}$
— *Carignan*, $C^{21}H^{20}O^{10}$	— *Aramon*, $C^{23}H^{18}O^{10}$

Quelques-uns de ces pigments sont azotés ; l'amidogène AzH^2 peut y remplacer partiellement l'oxhydrile OH.

Les sels à acides minéraux contenus dans les vins sont des phosphates de potasse, de chaux, de magnésie, de fer, des sulfates de potasse et de chaux, du chlorure de potassium. L'acide sulfurique des sulfates naturels y varie de 0 gr. 109 à 0 gr. 308 par litre, d'après M. H. Marty ; l'acide phosphorique, de 0 gr. 15 à 0 gr. 50 ; le fer, de 0 gr. 008 à 0 gr. 050. Le vin, on le voit, n'est pas une source négligeable de fer pour l'organisme.

En résumé, un litre de vin moyen contient les proportions suivantes de principaux matériaux aptes à nous fournir de l'énergie par leur combustion :

	Moyenne.	Calories correspondantes.
Alcool	80^{gr}	566 [1]
Glycérine	6	25,8
Sucres réducteurs, mannite, glycol.	1 ,5	6,0
Gomme, dextrine, etc.	1 ,0	4,2
Crème de tartre	2 ,0	4,1
		600

Leur combustion théorique totale correspond environ à 600 Calories par litre de vin.

Voici maintenant quelques analyses moyennes des vins les plus usuels. L'alcool y est indiqué en degrés centésimaux, qui, multipliés par 0,80, donneraient le poids de ce principe au litre.

---

1. En comptant que les 4 cinquièmes seulement de l'alcool sont utilisés.

Composition (rapportée au litre) de vins divers français et étrangers.

	ALCOOL EN DEGRÉS CENTÉSIMAUX	EXTRAIT SEC A 100°	GLYCÉRINE	TARTRE	ACIDITÉ TOTALE EXPRIMÉE EN SO^4H^2	CENDRES	MATIÈRES RÉDUISANT RÉACTIF CUPRO-POTASSIQUE
Bourgogne rouge. Moyenne des grands crus	11°,1	20gr,58	»	2gr,59	4gr,53	1gr,83	1,31
Corton	11,2	23,8	»	3,76	»	1,92	1,28
Bourgognes rouges ordinaires [1]	9,14	18,9	6,0	3,00	5,24	1,93	1,32
Bourgognes blancs (Moyenne)	9,02	17,2	»	»	7,18	»	»
Bordeaux rouges (Moy. des grands crus [2])	10,4	20,3	»	2,09	3,93	2,31	»
Bordeaux rouges ordinaires. Moyenne	10,3	22,08	7,3	1,57	4,3	2,33	1,58
Bordeaux blanc (Sauterne)	10,4	16,0	»	»	»	»	3,6
Médoc (Graves)	11,6	23,0	»	3,66	4,45	2,47	1,60
Vins rouges Narbonne	11,0	18,8	»	1,80	4,2	3,20	0,95
Vin d'Aramon de l'Hérault	7,8	17,0	»	2,63	5,10	2,02	»
Vins rouges du Gers	10,0	21,4	»	1,08	3,99	1,19	»
Vin rouge d'Algérie	11,3	21,5	»	1,10	4,51	2,66	0,70
Vins rouges d'Italie [3] (Marengo)	11,25	16,05	7,94	»	9,0	1,20	1,79
Vin rouge de Toscane (moyen)	14,2	13,9	8,78	»	6,56	1,82	9,25
Lacryma Christi (vin rouge vieux)	14,95	108,9	12,1	»	6,71	4,95	116,13
Muscat d'Asti (blanc; 2 ans)	13,73	16,05	7,94	»	9,0	1,20	1,79
Vins rouges ordinaires d'Espagne	14.20	23,1	»	1,08	»	2,60	2,10
Vins rouges moyens du Rhin	11,50	27,0	»	»	7,0	»	4,09
Vins rouges moyens d'Alsace	11,14	21,33	»	»	3,30	2,95	0,49
Vins blancs moyens d'Alsace	10,22	19,54	»	»	3,30	2,21	0,87
Vins blancs de Hongrie (Feheztimpkon)	10,25	26,30	8,80	»	2,02	1,80	0,20
Vin de Hongrie (Tokay)	12,00	72,00	9,0 [4]	»	7,02	3,00	»
Vin rouge de Corinthe (Grèce)	14,84	41,70	8,86	»	4,57	2,32	3,84

1. Analyse de 12 vins de Bourgogne authentiques de 2 à 4 ans, par Ch. Girard.
2. Moyenne de 21 grands crus bordelais rouges. Analyses par le même.
3. Analyse de Fausto Sestini.
4. Ce vin contenait, en plus, 51 grammes de sucre par litre.

Blancs ou rouges, les vins se modifient lentement en barriques ou en bouteilles. L'effet de leur vieillissement, au point de vue qui nous occupe ici, consiste : 1° dans la disparition d'une partie des acides fixes ou volatils qui, s'unissant à l'alcool, donnent des éthers nouveaux accentuant et perfectionnant à la fois le bouquet et la saveur de ces liqueurs, et 2° dans la précipitation, par oxydation, ou autres modifications successives, des matières colorantes et des tannins qui se déposent sous forme de lies. Le vin vieux est plus parfumé, plus léger, moins alcoolique, moins chargé d'extrait, moins enivrant que le vin nouveau.

Les *vins secs* sont ceux où le sucre a presque entièrement disparu. Ils donnent, à la bouche, une impression chaude et alcoolique.

Dans les *vins de liqueurs*, au contraire, le sucre persiste et sa douceur se marie avec le goût vineux et la saveur parfumée du breuvage. Ces vins provenant en général de raisins très sucrés, peuvent arriver, soit naturellement, soit grâce à une addition d'alcool au moment de la fermentation, au titre de 17 à 18 degrés centésimaux. Plusieurs de ces vins doux s'obtiennent aussi en ajoutant à des vins fermentés et alcoolisés une certaine quantité de moût de raisin frais ou cuit. Le malaga, le muscat, le porto, le madère, le xérès, sont des vins de liqueur.

Les *vins mousseux* sont ceux qui, tels que la blanquette de Limoux, les vins d'Asti, de Champagne, de Saumur, contiennent à la fois une certaine proportion de sucre et une quantité de gaz carbonique assez abondante pour produire, quand on ouvre la bouteille, une mousse pétillante, qui donne à ces vins le goût piquant de ce gaz. Il provient, en général, d'une fermentation qui s'est continuée dans la liqueur après qu'elle a été embouteillée.

On appelle *piquettes* des liquides vineux provenant du lavage méthodique, par une quantité d'eau modérée, des marcs frais dont on a extrait, par pression, la goutte mère. Ces piquettes se fabriquent sur une vaste échelle, soit pour les besoins domestiques courants, soit dans le but inavoué de frauder les vrais vins. La saveur des piquettes est acidule et assez agréable quand elles sont bien faites. En voici deux analyses :

	Piquettes d'un marc de vin moyen de Narbonne (Aramon et carignan).	Piquettes d'un marc de gros vin de Roussillon (Grenache et carignan).
Alcool (en degré centésimal).....	5°,9	6°,1
Extrait à 100°..	17ᵍʳ,9	19ᵍʳ,0
Sucre réducteur.........	traces	traces
Tartre....................	3ᵍʳ,59	3ᵍʳ,30
Acide tartrique libre...........	0 ,75	1 ,05
Cendres......................	4 ,68 [1]	4 ,94 [2]
Acidité totale en SO^4H^2..........	4 ,07	4 ,26

On nomme vins de sucre, vins de marc, vins de seconde ou de troisième cuvée, vins par procédé, vins pétiotisés, les liquides qui s'obtiennent en ajoutant au marc, séparé du vin grâce à une première pression, une certaine quantité d'eau sucrée tiède, puis soumettant de nouveau le tout à la fermentation. Les boissons ainsi obtenues sont agréables, alcooliques, elles contiennent le tartre en quantité suffisante, mais elles ne sauraient avoir ni le parfum, ni la couleur, ni le corps des vins proprement dits. Leur extrait, leur vinosité, leur acidité, leur tanin sont moindres que dans les vins proprement dits. Voici un tableau de la composition de trois de ces vins de marc comparés aux vins correspondants :

		ALCOOL	EXTRAIT DANS LE VIDE	TANIN	TARTRE	COLORATION COMPARÉE
Haut-Médoc.	Vin de vendange..........	12,4	29,80	3,62	2,40	100,0
	Vin de marc correspondant.	11,0	18,13	1,48	1,98	23,6
Bourgogne.	Vin de vendange...........	10,6	24,10	2,73	2,68	100,0
	Vin de marc correspondant.	10,4	17,40	0,41	1,77	17,5
Isère.	Vin de vendange.........	9,5	25,20	2,66	2,41	100,0
	Vin de marc correspondant.	9,1	15,70	1,20	1,89	51,5

On fabrique avec les *raisins secs,* surtout avec ceux qui nous viennent de Grèce, d'Espagne, de Turquie, d'Asie Mineure, des piquettes ou petits vins dits de *vins raisins secs* qui sont aujourd'hui de consommation assez courante. Le fruit sec est partiellement broyé et mis à digérer plusieurs jours avec de l'eau tiède, puis soumis à la fermentation. 100 kg. de raisin sec de bonne qualité peuvent donner ainsi 3 hectolitres environ d'une liqueur

1. Le vin de ce marc avait été plâtré. Cette piquette répondait à 2,75 de SO^4H^2 par litre.

2. Le vin de ce marc avait été plâtré. La piquette répondait à 1,70 de SO^4H^2 par litre.

marquant 7° centésimaux. Ces pseudo vins se distinguent, en général, des vins ordinaires par leur richesse en sucre et en gommes et par leur faible proportion de tartre et d'extrait. Ils manquent de corps et de parfum.

A propos des vins rouges il faut signaler encore la pratique assez répandue, immémoriale dans le midi de l'Europe, qui consiste à plâtrer la vendange pour donner au vin plus de couleur, de vivacité, de tenue et d'acidité fixe. L'addition de plâtre à la vendange a pour résultat d'introduire dans le vin une quantité correspondante, non de sulfate de chaux, mais de sulfate acide de potasse et d'acide tartrique libre. Le sulfate de potasse, d'un goût légèrement amer, déplaît à beaucoup d'estomacs, et l'Académie de Médecine de Paris, aussi bien que l'État, s'est arrêté à une tolérance de plâtrage ne dépassant pas 2 gr. au maximum de sulfate de potasse par litre de vin. A cette dose ce sel est le plus souvent inoffensif, comme en témoigne l'état des populations françaises, espagnoles ou italiennes qui ont fait de ces vins dits plâtrés un constant usage depuis des siècles. Mais lorsqu'il se pratique d'une façon exagérée, le plâtrage exerce certainement sur la santé une influence fâcheuse et communique d'ailleurs au vin un goût amer et dur qui en diminue la qualité. Les vins plâtrés perdent du reste la moitié environ de leurs phosphates naturels. Pour les vins obtenus dans les années pluvieuses et chaudes, le plâtrage a pour principal objet de donner aux vins plus de tenue, de les déféquer, de les conserver. Les vins non plâtrés gagnent en qualité, en finesse, sinon en couleur. Dans les années ordinaires, les soins d'antisepsie appliqués au raisin, à la cave et aux tonneaux permettent de se passer avantageusement du plâtrage, même dans les pays du Sud de l'Europe et du Nord de l'Afrique.

D'après M. Hugounenq, viticulteur distingué, le phosphate de chaux bibasique ajouté à la vendange exercerait sur les vins les effets de clarification et de conservation qu'on obtient avec le plâtre sans en avoir les inconvénients. La pratique du *phosphatage* élève légèrement le titre alcoolique des vins, ainsi que leur acidité, et par conséquent leur brillant, introduit dans ces liqueurs de 1 gr. à 1 gr. 5 par litre de phosphate acide de potasse et augmente un peu la crème de tartre. C'est une pratique préférable au plâtrage du moins au point de vue de l'hygiène.

XXIV

LE CIDRE. — LE POIRÉ. — LA BIÈRE.

Après le vin, les boissons alcooliques les plus répandues sont le cidre, le poiré et surtout la bière.

CIDRE ; POIRÉ

Le cidre. — Le *cidre* est le jus fermenté de la pomme ; le *poiré*, celui de la poire. Ces deux liqueurs paraissent avoir été connues de temps immémorial en Europe où les pommiers et les poiriers sont autochtones. Charlemagne, dans ses capitulaires, recommande aux administrateurs de ses domaines d'entretenir des ouvriers capables de préparer le cidre ou pommé (*pomarium*), ouvriers qu'il désigne sous le nom de *siceratores*[1]. Fabriqué en France dans la plupart de nos régions, le cidre disparut peu à peu partout où l'on put cultiver la vigne. Ce n'est que vers le xiiie siècle qu'il devint la boisson habituelle des Normands, puis des Bretons. Toutefois il se fabriquait et se fabrique encore en petite quantité dans le Maine, la Gascogne, la Navarre, l'Angleterre et dans l'Italie du Nord.

En France, la production annuelle de cidre, qui ne dépassait pas 10 millions d'hectolitres avant 1880, est arrivée à une moyenne de 14 millions d'hectolitres dans la période bi-décennale 1879-1899. La Normandie et la Bretagne consomment, en moyenne, 212 litres de cidre par an et par habitant. La consommation du poiré n'atteint pas le dixième de ce chiffre.

Les *pommes* à cidre ne sont généralement pas comestibles ; on les divise en trois catégories :

1. L'ancien français écrivait *sidre* et non *cidre*. Ce mot vient du grec σίκερα, issu lui-même d'un terme hébreu qui signifie *boisson enivrante*.

Les *pommes sûres*, qui fournissent un jus acide, clair, léger, sujet à noircir ;

Les *pommes douces*, peu riches en suc, qui donnent un jus sucré et un cidre très agréable mais passant à l'amer ;

Les *pommes amères ou âpres*, qui donnent un cidre généreux, coloré, ayant du corps, apte à se bien conserver.

Les meilleurs cidres se font avec un mélange des deux dernières variétés. On ajoute quelquefois un cinquième de poires pour donner au cidre plus de bouquet.

La pomme à cidre, lorsqu'elle est bien mûre, est broyée mécaniquement et additionnée de 20 p. 100 d'eau. Après quelques heures on soumet au pressurage. 1000 kg. de pommes donnent 500 kg. de jus. Le marc est ensuite mêlé à 150 à 200 litres d'eau et rend encore 250 litres de jus ce qui porte à 750 litres la quantité de moût correspondant à 1000 kg. de pommes[1]. On laisse fermenter ce jus soit dans des tonneaux, soit dans des cuves, et après 4 à 5 jours (la cave étant à une température qui ne doit pas être inférieure à 12° ni supérieure à 28°) on transvase le tout dans des futailles soufrées, dont on ne ferme la bonde que lorsque la liqueur n'a plus qu'une densité de 1022, soit 3 degrés Bé. On boit généralement le cidre après qu'il a passé l'hiver et qu'il s'est éclairci, alors que la fermentation lente a pris fin et que les éthers qui forment son bouquet se sont produits.

Si l'on veut obtenir des cidres doux et mousseux, on arrête la fermentation quand la liqueur n'a plus que le degré de douceur qu'on désire (ou même un peu plus) ; on additionne le liquide de 8 à 10 gr. de bisulfite de potasse par hectolitre, et on le transvase dans un fût soufré. Après l'hiver, on met en bouteilles ce cidre clarifié qui reste doux et devient mousseux.

Le cidre est, on le voit, une boisson un peu artificielle. Suivant le fruit qui l'a fourni et les préparations ultérieures qu'il a subies, il présente une composition assez différente. Voici, d'après le *Laboratoire municipal* et M. X. Roques, la composition, par litre, de quelques bons cidres.

---

1. Dans les mauvaises années, l'eau ajoutée au cidre doit être diminuée de moitié. Si l'on veut que le cidre ait de la richesse alcoolique et se conserve, il faut additionner le moût d'une certaine proportion de sucre. On compte que pour élever le titre alcoolique de 1° centésimal après fermentation, on doit ajouter 1 800 gr. de sucre par hectolitre de moût. Il faut en plus de 100 à 150 gr. d'acide tartrique par 100 litres d'eau.

Composition de quelques cidres (par litre).

	CIDRE NON MOUSSEUX						CIDRE MOUSSEUX		
	Cidre doux, moyenne de 4 échantillons	Gros cidre (environs Bayeux)	Cidre pur de plaine (Yvetot)	Cidre vieux de Normandie	Cidre non mousseux allemand (Speierling)	Cidre non mousseux allemand (Borsdorfer)	Cidre mousseux de Redon (Bretagne)	Cidre mousseux de Villaviciosa (Espagne)	Cidre mousseux de diffusion de Gournay
Alcool (en degrés).	1°,7	3°,0	4°,4	4°,8	5°,5	5°,45	5°,25	5°,1	5°,25
Extrait sec à 100°.	66^{gr},98	53^{gr},20	61^{gr},30	20^{gr},90	15^{gr},68	15^{gr},8	62^{gr},96	68^{gr},20	62^{gr},96
Sucre réducteur..	»	16 ,50	3 ,70	4 ,40	1 ,74	1 ,34	43 ,62	53 ,79	43 ,61
Acide tartrique..	»	»	»	»	0 ,40	0 ,42	0 ,70	0 ,32	0 ,70
Tanin	»	»	»	»	0 ,19	0 ,19	0 ,54	0 ,06	0 ,54
Pectine..........	de 6 à 10 gr. par litre.								
Acidité en SO^{4}H^2.									
— totale....	2 ,67	3 ,23	4 ,54	5 .36	3 ,14	2 ,79	2 ,89	3 ,92	2 ,89
— fixe......	1 ,76	2 ,68	2 ,31	2 ,59	2 ,15	2 ,35	2 ,06	2 ,86	2 ,06
— volatile..	0 ,91	0 ,55	2 ,23	2 ,77	0 ,64	0 ,79	0 ,83	1 ,06	0 ,83
Cendres solubles.		2 ,15	2 ,70	2 ,25	1 ,90	2 ,00	2 ,51	2 ,07	2 ,51
— insolubles...........	2 ,56	0 ,45	0 ,30	0 ,25	0 ,22	0 ,23	0 ,66	0 ,41	0 ,66

Les cidres anglais titrent environ 4°,8 à l'alcoomètre, ceux de Jersey 4°, ceux de Normandie 4°,6 à 3°,5. Les titres de 5° à 6° conviennent pour les cidres de garde.

La teneur du jus de pomme étant en moyenne de 120 gr. de sucre par litre, on voit que le cidre qui en provient devrait marquer 6°,8 à l'alcoomètre; ce résultat n'est que très rarement atteint.

Le tannin du cidre est, comme les autres acides, et comme l'alcool, un principe conservateur; mais s'il est trop abondant, le cidre est âpre et amer.

L'acidité du cidre est due surtout à l'acide malique; il est accompagné de traces d'acide tartrique. La poire étant en général plus acide et plus astringente que la pomme, on comprend, pour faire de bon cidre, l'utilité de la poire; mais on doit l'ajouter seulement en petite proportion.

La pectine, ou principe mucilagineux, forme une partie assez notable de l'extrait. Elle donne du corps au cidre qui en contient de 5 à 10 gr. par litre.

La matière colorante jaune du cidre est mal connue.

Son parfum tient à une huile essentielle en partie formée d'éthers volatils.

Mal soigné, le cidre s'acidifie, ou bien il tourne *au gras* et *file*. On peut remédier à ce dernier inconvénient en additionnant la liqueur à la fois d'acide tartrique, de tannin et d'alcool (500 cc. par hectolitre). On dit que le cidre se *tue* quand sa couleur blonde passe au vert et au noirâtre. On y remédie quelquefois en l'additionnant de 40 gr. d'acide tartrique par hectolitre et d'un peu de tannin.

Le cidre est une excellente boisson qui nous offre l'alcool sous une forme agréable et diluée. Toutefois, pour le travailleur qui se fatigue beaucoup, il ne vaut pas le vin ; il vaut mieux que lui comme liqueur rafraîchissante si on le mélange d'eau et qu'on en use sobrement. Mais le cidre est une boisson *froide* ; aussi, comme le buveur de bière, le buveur de cidre accompagne-t-il son repas, lorsqu'il le peut, d'un petit verre d'eau-de-vie, et c'est là qu'est le danger, l'abus de l'alcool se produisant peu à peu.

Le cidre convient aux pléthoriques, aux arthritiques, aux goutteux, d'après le témoignage de Garrod ; à la condition toutefois que ces malades ne soient pas en même temps lymphatiques ou cardiaques. Il doit ces propriétés antigoutteuses à ses malates acides qui excitent l'activité rénale et alcalinisent le sang.

Le cidre mal fermenté, trouble, acide, paré, glaireux, filant, tel qu'on le retire souvent des tonneaux où pénètrent l'air et les mucédinées, est une boisson mauvaise, quelquefois nuisible en raison des acides libres et des êtres microscopiques qu'elle renferme.

Poiré. — Presque tout ce qu'on vient de dire du cidre s'applique au poiré. Il doit être fabriqué avec des poires spéciales, bien mûres (mélanges de variétés douces et âpres), brassées au moment où leur pulpe cède sous la pression du doigt. Les poires étant un peu moins riches en sucre que les pommes, leur moût s'obtient en additionnant le marc de 1/6 d'eau seulement. La fermentation terminée, le liquide s'éclaircit et peut être mis en tonneaux ou même en bouteilles. Le goût du poiré est excellent. Bien fait, il ressemble beaucoup à un champagne léger. Mais, l'infériorité du poiré sur le cidre tient moins à une acidité plus grande, qu'à une action d'excitation spéciale qu'il exerce sur les nerfs et le cerveau, action qui paraît due à la quantité exagérée d'éthers amyliques qu'il contient.

En voici une analyse moyenne d'après Behrend. Elle est rapportée au litre :

```
Alcool (en degrés)......................    6°,9
Extrait sec à 100°......................    51gr,6
Sucre..................................    28
Acide malique..........................    5 ,64 ) 6.35
  —    acétique.........................    0 ,71 } au total
(Total des acides.......................    6 ,33)
Cendres...............................    4 ,3
Densité...............................    1 ,011
```

LA BIÈRE

La bière résulte de la fermentation des graines de céréales saccharifiées par le malt, additionnées de houblon et soumises à l'action de la levûre qui change le sucre en alcool.

C'est la boisson des pays où ne prospère pas la vigne ou le pommier. Elle a été connue autrefois des Égyptiens, des Aryas, des Grecs, des Gaulois et des Germains. Aujourd'hui, en Europe seulement, on en consomme plus de 128 millions d'hectolitres par an, dont 36 en Angleterre, 24 en Allemagne et 8 à 9 en France.

Sur la préparation de cette boisson complexe, nous ne dirons que ce qui est absolument indispensable.

Généralement, la matière première de la bière est le grain d'orge ; mais tous les grains riches en amidon sont susceptibles de saccharification et peuvent donner de la bière ; toutefois l'orge est préférable pour des raisons d'économie et de facilité de fabrication. Le riz et le maïs sont aussi beaucoup employés depuis quelques années. L'avoine et le seigle donnent une bière qui se clarifie mal et s'acidifie.

La fabrication de la bière comprend quatre opérations successives : le maltage, le brassage, le houblonnage et la fermentation.

Le *maltage* consiste à transformer le grain en malt, c'est-à-dire en un produit où l'amidon est en grande partie changé en dextrine et en sucre de malt ou *maltose*. Pour cela l'orge est modérément mouillée puis étendue dans des greniers chauffés d'abord à 18° puis à 30 et 34°. Là, le grain d'orge germe lentement et, au bout de 7 à 8 jours, la gemmule atteint la longueur des deux tiers du grain. On arrête alors le germage en aérant et refroidissant, puis desséchant le grain lentement dans les touraïlles, chambres à planchers perforés où il est porté graduellement à une température croissante, d'abord de 30° à 35°, puis de 60°, 8)° et au delà.

Durant sa germination, il se développe dans le grain un ferment ou *diastase* qui, agissant sur son amidon, le transforme presque intégralement en dextrine et maltose solubles dans l'eau. La dessiccation a pour effet de compléter cette action, et de permettre ensuite de séparer, grâce à des moulins spéciaux, le germe qui donnerait un mauvais goût à la bière. On obtient ainsi un malt facile à conserver et tout prêt pour les besoins de la brasserie.

Lorsqu'on veut le transformer en bière, on le moud et le soumet au brassage. Dans cette seconde opération on épuise le malt avec de l'eau à 60° qui dissout les ferments du malt, diastases et invertines, qu'elle met en contact plus intime avec l'amidon, la dextrine et le maltose. Ces ferments réagissent sur ces substances et les transforment presque intégralement en sucre directement fermentescible qui se dissout dans la liqueur.

Finalement, elle ne renferme plus que du glycose, un peu de dextrine, et des substances azotées solubles originaires du grain dont les matières albuminoïdes ont été peptonisées en faible proportion ou transformées en amides divers au cours de ces opérations.

On porte alors ce moût à l'ébullition et l'on ajoute 650 gr. à 1 kg. de houblon par hectolitre. C'est la fleur femelle de l'*Humulus lupulus* (Urticées). Elle a pour but d'aromatiser la liqueur et de la rendre plus conservable. Le houblon agit surtout par son principe amer, le *lupulin*, sécrétion jaunâtre que l'on trouve accumulée à la base des bractées. Le tannin du houblon, en précipitant une partie des albuminoïdes, rend aussi la bière plus claire et moins altérable.

Après le houblonnage, le moût rapidement refroidi est soumis à la fermentation.

Celle-ci peut se faire soit de 15° à 30° (*fermentation haute*), soit vers 4° à 5° (*fermentation basse*). On obtient par ces deux méthodes des bières fort différentes :

Dans la *fermentation haute*, on met le moût à fermenter, à 10° environ, avec de la levûre fraîche provenant d'une fermentation haute précédente[1]. Le dédoublement des sucres commence rapidement; ils sont transformés en alcool et acide carbonique. Ce gaz se dissout dans la liqueur et se dégage en partie; en même temps la levûre se nourrit et se reproduit. Au bout de quelques heures, pour les petites bières, après deux ou trois jours, pour les bières de garde, la fermentation est terminée.

Dans la *fermentation basse* le moût est mis en levain, à la température de 5° à 6° seulement, avec de la *levûre basse*, variété de levûre à grains ellipsoïdaux, et l'on maintient le liquide à basse température dans des caves refroidies. La levûre tombe au fond de la cuve, et la fermentation se poursuit lentement; après 8 à 10 jours la bière est faite. Si l'on veut obtenir des bières de conserve on laisse une très lente fermentation se continuer dans la liqueur maintenue à la cave durant 7 à 8 mois à des températures de 2° ou 3° seulement.

On fait, en Belgique et en Hollande, avec le malt de froment, des bières acides spéciales (*faro* et *lambick*). Le moût qui en provient assez généralement houblonné[2], est, après refroidissement, mis en cuves fraîches *sans addition de levûre*; une fermentation lente et spéciale s'y développe : il se fait à la fois de l'alcool, de l'acide acétique et de l'acide lactique; finalement on obtient une liqueur claire, acidule, peu alcoolique, et d'assez facile conservation.

Généralement la bière, avant d'être livrée à la consommation, doit être clarifiée par dépôt ou par collage.

La bonne bière constitue une boisson agréable, saine, parfumée, d'un titre alcoolique variant de 3° à 7° et même à 8° centésimaux. Elle est toujours chargée d'acide carbonique qui la rend pétillante. Elle tient en dissolution des matières azotées, de la glycérine, des dextrines, des sucres qui lui communiquent leurs propriétés nutritives; des produits amers et résineux généralement toniques, des acides acétique, succinique, lactique, malique, tannique; des sels, particulièrement des phosphates alcalins et alcalino-terreux.

---

1. Levûre arborescente à cellules arrondies.
2. Chaque brasseur ajoute une infusion spéciale de plantes qui aromatise sa bière suivant le goût de sa clientèle.

Malheureusement on modifie ou falsifie la bière de diverses façons, soit en la suralcoolisant pour lui donner plus de corps et de résistance aux altérations spontanées, soit en remplaçant le houblon par des feuilles de pin, de sapin, de buis, de saule...; quelquefois par le quassia amara, la gentiane; plus rarement, en additionnant le moût de substances amères nuisibles, telles que l'acide picrique, la coloquinte, la coque du levant, la noix vomique, la strychnine. Des traces de ces dernières substances suffisent à donner à la bière une amertume très prononcée. On l'additionne aussi très souvent de divers agents de conservation : acide salicylique et salicylates, acide sulfureux et bisulfites, acide oxalique, alun, etc. Ou bien on la colore avec le caramel, la chicorée, les dérivés de la houille, la glycose brûlée avec de la graisse et du carbonate d'ammoniaque, etc. Ce sont là des pratiques fâcheuses que je ne puis que signaler en passant et qui font de cette boisson excellente, un liquide douteux ou dangereux.

Je rappelle aussi que depuis quelque temps on a signalé, surtout en Angleterre, des bières contenant une quantité d'arsenic assez notable pour avoir provoqué de nombreux empoisonnements. Ces bières avaient été fabriquées, non avec le malt d'orge, comme on le fait en Allemagne et en France, mais avec des sirops de glycose obtenus eux-mêmes en saccharifiant l'amidon ou la fécule de pomme de terre par l'acide sulfurique commercial, qui contient souvent beaucoup d'arsenic, comme on le sait.

On peut trouver enfin dans la bière un peu de cuivre, de plomb ou de zinc provenant des cuves et autres appareils ayant servi à la produire ou à la conserver.

Voici les compositions de quelques bières authentiques d'orge et de houblon. Je les emprunte aux *Documents du laboratoire municipal* (Paris, 1885; p. 196 et suiv.) et à l'important ouvrage, si souvent cité, de J. Kœnig.

Composition centésimale des bières les plus connues (pour 100 cent. cub.).

	ALCOOL EN VOL. P. 100 OU DEGRÉ	EXTRAIT SEC	CENDRES	SUCRE	ACIDITÉ EN ACIDE LACTIQUE	OBSERVATIONS
Bière Tourtel (Nancy).	5°,8	7^{gr},6	0,35	»	»	»
Bière de Strasbourg ..	4 ,8	5 ,62	0,30	0,85	0,41	$d = 1,015$
Id. ...	4 ,2	4 ,6	0,30	»	0,58	(1)
Bière Fanta (Paris)....	4 ,7	6 ,53	0,20	1,15	»	»
Munich (Salvator).....	4 ,35	9 ,78	0,7	»	0,18	»
Nuremberg...........	4 ,5	7 ,05	0,23	»	0,17	»
Bière Lowenbrau......	3 ,0	6 ,0	0,25	»	»	(2)
Bière de Bohême......	3 ,46	4 ,91	0,19	»	0,16	»
Bière de Dresde.......	2 ,36	3 ,03	0,12	»	0,13	»
Bière de Hambourg ...	3 ,98	6 ,76	0,25	»	0,16	»
Bière de Pilsen........	3 ,47	4 ,97	0,17	»	0,16	»
Bière de Dreher.......	3 ,60	5 ,54	0,24	»	0,17	»
Porter (Londres)......	5 ,2	6 ,4	0,32	»	»	»
Ale (Écosse)..........	5 ,8	10 ,5	»	»	»	»
Faro.....	4 ,32	5 ,15	0,29	»	0,89	»
Lambick........	5 ,94	3 ,30	0,31	0,48	0,99	(3)

1. Les cendres de cet échantillon avaient la composition centésimale suivante : $SiO^2 = 16,6$; $K^2O = 4.8$; $Na^2O = 0,5$; $P^2O^5 = 20,0$; $PO^4MgH = 20,0$; $PO^4CaH = 2,6$.

2. Cendres contenant p. 100 : $SiO^2 = 14,0$; $K^2O = 29,0$; $Na^2O = 0,1$; $CaO = 6,0$; $MgO = 7,7$; $Fe^2O^3 = 0,8$; $NaCl = 6.0$; $P^2O^5 = 29,3$; $SO^3 = 5,0$.

2. Avec dextrine, pour 100, 1,84.

La bière est donc moins alcoolique que le vin; elle est aussi moins stimulante, moins apte à faire résister à la fatigue; elle introduit pour des quantités moyennes de 32 gr. d'alcool par litre, et 30 à 105 gr. d'extrait formé de substances en partie assimilables, une quantité d'eau très élevée. Elle n'apaise la soif que momentanément pour l'exciter ensuite par l'amertume et l'empâtement qu'elle laisse à la bouche. Elle alourdit le buveur, particulièrement par l'action spécifique de son houblon, action qu'on a comparée, quoique avec une exagération évidente, à celle du chanvre indien. Sa consommation, si souvent excessive, peut amener l'état athéromateux du cœur et des artères, et affaiblir la résistance du buveur aux maladies. Ce sont là ses défauts; mais ses qualités sont tout aussi remarquables : une bonne bière constitue une boisson rafraîchissante, très agréable, nutritive par son extrait, par ses principes azotés autant que par son alcool, ses phosphates, ses dextrines; tonique par ses substances amères; diurétique; stimulante par son acide carbonique, légère à l'estomac.

Au point de vue de l'hygiène le remplacement du houblon par d'autres ingrédients aromatiques ou amers peut être utile ou dangereux : les bourgeons de sapin, de bouleau, de saule ont été essayés et peuvent le remplacer sans inconvénient. La gentiane communique à cette boisson une amertume dont l'estomac s'accommode facilement. Mais il n'en est plus de même du buis, et bien moins encore de la coque du levant, de la noix vomique, de l'aloès, de la coloquinte, dont on ne saurait approuver l'emploi et qui cependant ont été utilisés pour remplacer le houblon.

Le plomb doit être proscrit de toutes cuves et tuyautages à bière.

L'abus de la bière conduit à l'obésité, à la distension de l'estomac; elle peut devenir une des causes prédisposantes à la glycosurie, à la goutte, à l'état athéromateux des artères et par là, aux maladies du cœur.

XXV

La distillation des liqueurs fermentées fournit l'alcool accompagné des produits secondaires qui composent son bouquet et lui communiquent ses caractères d'origine. L'addition à ces alcools et *eaux-de-vie* d'extraits de fruits, de parfums ou de sucre fournit les diverses liqueurs alcooliques (cassis, chartreuse, menthe, anisette, absinthe, etc.), que nous consommons souvent entre nos repas.

De ces liqueurs fortes, les *eaux-de-vie* provenant de la distillation des vins sont les plus estimées. Elles marquent de 30° à 80° à l'alcoomètre centésimal.

Les plus connues sont le *cognac*, produit de la distillation des vins de Charente et plus particulièrement de ceux que donne le cépage dit *folle blanche*. Avant de livrer l'eau-de-vie de Cognac à la consommation on la conserve des années en tonnelets de chêne où elle s'oxyde peu à peu, laisse développer ses éthers, perd une partie de son alcool et se charge de matières colorantes empruntées au bois du fût. Le bon cognac marque alors de 50 à 56° centésimaux.

Le parfum de cette boisson exquise est surtout dû aux éthers qui s'y sont produits, aux essences préexistant dans le raisin et à une faible trace d'alcaloïdes hydropyridiques suaves, mais vénéneux à dose un peu élevée, formés durant la fermentation. Voici d'après M. Ordonneau, la composition d'une de ces eaux-de-vie de cognac authentique, vieille de 25 ans, et marquant 50° centésimaux. Dans cette analyse, les nombres sont tous rapportés à 1 hectolitre pesant 91 000 gr. (Voir *Bull. Soc. chim.*, Paris, 1886; p. 334.)

```
Alcool éthylique......................  .   4o ooo gr.
Autres alcools et essences diverses.....     4o8
Eau..................................   5g 5g2
                 Total.............   g1 ooo gr. = 1oo litres.
```

Les 408 grammes d'alcool et essences diverses indiqués dans cette analyse étaient, à leur tour, ainsi composés :

```
Aldéhyde acétique...................      9ᵍʳ
Éther acétique......................      35
Acétal..........................  ...    traces
Alcool propylique normal............     4oᵍʳ
   —    butylique normal............     2i8 ,6
   —    amylique...................      83 ,8o
   —    hexylique..................       o ,6o
   —    heptylique.................  ⎫
Alcools supérieurs..................  ⎬    1 ,5o
Éthers propionique et butyrique.....      3
   —    caproïque..................  ⎫
   —    œnanthylique...............  ⎬   12 ,4o
 · —    œnanthique.................  ⎭
Acide œnanthique...................      4
Bases diverses.....................    traces
                                      ───────
         Total.............   4o7ᵍʳ,9o
```

On n'a pas trouvé d'alcool isobutylique dans ce produit. La quantité d'alcool amylique (le plus dangereux de ces alcools secondaires), n'est, on le voit que de 0 gr. 83 par litre de cognac, soit 13 milligrammes par petit verre de 16 cc.

A côté de l'éther œnanthique, qui contribue beaucoup au bouquet des cognacs, on trouve dans cette liqueur quelques décigrammes d'un terpène spécial très oxydable, bouillant à 173°. Il donne en partie aux vins et eaux-de-vie leur caractère vineux si particulier et leur parfum. Des amines à chaîne ouverte et des alcooloïdes pyridiques et hydropyridiques que j'ai retrouvés, avec M. Halphen dans les moûts et les vins, contribuent aussi au bouquet des eaux-de-vie de Cognac, d'Armagnac, de Montpellier, etc. D'après M. Lindet, les eaux-de-vie de marc et de cidre contiendraient de 5 à 6 milligrammes de ces bases par litre.

Le marc de raisins, distillé avec de l'eau donne l'eau-de-vie dite *de marc*. Elle contient du furfurol, et des alcools butylique et amylique en assez grande abondance.

Le suc de canne à sucre, fermenté et distillé, fournit le *rhum*. La fermentation de la mélasse donne le *tafia*.

Le rhum renferme en volume de 50 à 65 p. 100 d'alcool. Ce produit est souvent dangereux, fabriqué qu'il est artificiellement avec des alcools de grain ou de pomme de terre, mais avec les parties de ces eaux-de-vie les plus chargées d'alcool amylique, liqueurs très nocives pouvant contenir jusqu'à 100 milligrammes de bases pyridiques par litre. On en masque le goût et l'odeur en les additionnant d'une essence de rhum artificielle (formiate d'éthyle et méthylal).

Le *kirsch* s'obtient en distillant le suc fermenté des merises ou cerises noires. Il renferme de 45 à 50 p. 100 d'alcool en volume. On y trouve de 30 à 100 milligrammes d'acide cyanhydrique par litre.

L'eau-de-vie de prunes, ou *slibowitz*, provient de la distillation de la pulpe de ce fruit après fermentation.

L'*arack* est le produit de la distillation du riz fermenté ou du vin de palmier. Il contient une assez forte proportion d'alcool amylique.

Le wisky des Écossais résulte de la distillation de l'orge fermentée.

L'*anisette* est une infusion alcoolique d'anis ou de badiane. C'est une liqueur. sucrée contenant une faible quantité des essences susdites.

L'*absinthe*, ce dangereux et étrange breuvage, s'obtient en distillant avec de l'alcool des sommités de grande absinthe, d'hysope, d'angélique, des graines de badiane, d'anis, de fenouil, etc. Cette liqueur renferme, par litre, de 1 à 3 gr. de ces essences. Son titre alcoolique varie de 40 à 70 p. 100. On colore quelquefois l'absinthe avec du jus d'ortie ou d'hysope, du curcuma et même des couleurs d'aniline.

Les effets de ce breuvage sont bien plus redoutables que ceux de l'alcool qu'il contient. Nous y reviendrons à propos de l'alcoolisme.

La *chartreuse*, qui rappelle un peu l'absinthe, offre plusieurs variétés ; la *verte* est la plus riche en alcool. C'est un alcoolat, convenablement sucré, de genièvre, de sommités de sapin et de plantes alpestres odoriférantes.

Le *bitter* s'obtient en faisant infuser dans de l'alcool à 50 ou

60° centésimaux, des écorces d'oranges amères ainsi que diverses essences ou aromates variant suivant la marque.

Le *cassis* est une infusion faite à froid dans de l'eau-de-vie à 50° ou 60° centés. du fruit bien mûr du cassissier. Au bout de quelques mois, on filtre et sature le liquide avec du sucre pur. Pris par petites quantités, tel qu'on le boit quelquefois à la fin du repas, le cassis est une liqueur inoffensive, tonique et digestive.

Le *vermout*[1] s'obtient en faisant infuser dans des vins blancs alcoolisés (18 à 20° centésimaux), secs ou doux, un certain nombre de racines ou d'espèces amères (petite centaurée, gentiane, écorces d'orange amère), puis ajoutant un bouquet ou extrait de plantes odoriférantes (absinthe, cannelle, muscade, reine des prés, etc.), bouquet différant suivant la marque. C'est en somme un vin blanc fortement aromatisé et alcoolisé dont l'amertume excite et tonifie un peu l'estomac *si l'on n'en abuse pas*. On le boit pur et, plus souvent encore, coupé d'eau.

Nous ne pouvons ici nous étendre davantage sur les autres liqueurs ou boissons alcooliques artificielles, telles que l'eau-de-vie de genièvre, le curaçao, le kummel, le noyau et bien d'autres.

Voici, par litre, la composition sommaire, des plus connues :

Analyse de quelques liqueurs.

	POIDS SPÉCIFIQUE	DEGRÉ ALCOOLIQUE	SUCRE	AUTRE EXTRAIT	CENDRES	AUTEURS
Absinthe	0,9116	58°,9	0,00	4,99	»	Adrian ; Deschamps.
Bitter	1,071	52	325,7	34,3	0,43	Krauch et Aldendorff.
Kummel.........	1,083	34	311,8	8,4	0,58	—
Curaçao	1,030	55	285	1,0	0,4	—
Chartreuse jaune.	1,080	43 ,2	343,5	17,8	»	O. Reinke.
Anisette de Bordeaux	1,085	42	344,4	3,8	0,4	Krauch et Aldendorff.

ALCOOLISME

L'abus des liqueurs spiritueuses ou de l'alcool en nature est devenu, comme l'opium, un des fléaux de l'humanité. En

1. De l'allemand *wermuth*, absinthe.

Afrique, en Amérique, en Australie, il est en train de détruire des populations entières. Il menace et atteint partout les races les plus vigoureuses. D'années en années le danger va croissant. En France la consommation de l'alcool en nature est montée de 1 lit. 46 par tête et par an, en 1850, à 3 lit. 8 en 1888. Il dépasse aujourd'hui 4 lit. 3. La consommation était de 7 lit. 83 par tête et par an, en 1886, en Allemagne; de 8 lit. 8 en Belgique; de 5 lit. 5 en Hongrie; de 9 litres en Hollande. Elle était montée, vers 1884, avant les règlements répressifs du débit des boissons alcooliques en Russie, à 9 litres dans la province de Moscou et à 16 lit. 58 dans la ville de Pétersbourg !

Presque partout la consommation de l'alcool va toujours ainsi croissant, et partout où elle augmente, la criminalité et le nombre de cas de folie croissent avec elle. C'est que l'abus de l'alcool vient de la misère et l'engendre à son tour, en amenant avec lui toute une suite de conséquences pathologiques et morales que nous résumerons ici rapidement.

Chez celui qui vient de faire abus des liqueurs alcooliques, à une sensation de bien-être momentané qui suit l'ingestion des premières quantités du liquide fermenté, succède bientôt une excitation générale, une exaltation de la sensibilité, de la pensée et de forces physiques, un très léger vertige, un peu d'excitation génésique; c'est le début de l'ivresse. A ces phénomènes s'ajoutent bientôt les conceptions plus ou moins délirantes, le désordre de la parole, l'incoordination des idées et des mouvements, une tendance à la congestion, à l'insensibilité, à l'anéantissement de l'intelligence, à la résolution musculaire, au collapsus si l'on a trop dépassé la mesure. Un sommeil profond de quelques heures, suivi de transpiration et d'urination abondantes, jugent en général cet état d'empoisonnement aigu par l'alcool.

S'il se renouvelle souvent, et sans même que l'excitation journalière arrive jamais jusqu'à l'ivresse proprement dite, l'individu devient peu à peu alcoolique.

La dyspepsie et la gastrite sont de règle chez ces malades. Dès le saut du lit, ils éprouvent déjà des nausées. Le foie stéatosé est augmenté de volume; plus tard il peut devenir cirrhotique. La face prend une pâleur spéciale. La muqueuse du larynx et des bronches est violacée, épaissie, la voix s'enroue, il y a de l'oppression respiratoire, une congestion passive et continue des poumons avec disposition manifeste à la tuberculisation. Le cœur tend à s'hypertrophier.

A un degré plus avancé, on voit apparaître les troubles de la sensibilité et de la mémoire, l'insomnie, la tristesse, l'inquiétude, l'angoisse, la dyspnée, des sensations de froid ou de chaud, l'hyperesthésie de certaines parties, surtout de la plante des pieds, puis une anesthésie plus ou moins intermittente qui des extrémités peut s'étendre au tronc. Devant ses yeux l'alcoolique perçoit des scintillements, des mouches volantes; dans les oreilles, il a des bourdonnements.

L'intelligence s'obscurcit peu à peu; le cerveau, la matière nerveuse sans cesse congestionnés, imprégnés d'alcool, comme l'ont démontré Maurice Perrin, puis M. Nicloux, ne tardent pas à dégénérer; le *delirium tremens*, la démence se manifeste.

Ce sont là les troubles de l'empoisonnement chronique que suffisent à entretenir dès lors les moindres quantités d'alcool : un verre de vin ou quelques centimètres cubes d'eau-de-vie. Tantôt ces malheureux paraissent calmes et comme préoccupés d'un rêve ou d'une idée fixe; tantôt ils sont inquiets, victimes de conceptions délirantes qui les hantent surtout la nuit; très souvent ils injurient, frappent ceux qui les approchent; ils sont poursuivis de l'idée de suicide ou de meurtre, ou bien pris de gaieté folle; leurs muscles sont tiraillés par de mouvements inégaux, des tremblements convulsifs incoordonnés, suivis parfois de véritables accès épileptiformes.

L'attaque de délire alcoolique se termine par un sommeil profond qui ne laisse au malade qu'un souvenir diffus de ce qui s'est passé, avec une courbature générale et un léger tremblement musculaire.

Chose plus grave, l'alcoolique transmet ses tares par hérédité. Un grand nombre d'enfants issus de ces malheureux sont victimes de convulsions, sujets à l'épilepsie, aux méningites tuberculeuses, à l'hystérie, à la scrofulose. A un certain âge, le besoin de liqueurs alcooliques se développe aussi chez eux; ils deviennent susceptibles, nerveux, violents, vicieux et reproduisent une nouvelle génération de dégénérés ou de fous.

Malheureusement en France, l'alcoolisme favorisé par de fausses conceptions budgétaires et politiques fait depuis quelques années de redoutables et rapides progrès. Le mauvais vouloir des pouvoirs publics, et l'oubli des lois morales nous conduit ainsi lentement vers cette décadence.

Tous les alcools ne sont pas également toxiques[1] : l'alcool vinique est moins dangereux que les alcools supérieurs ; mais étant de beaucoup le plus abondant, les phénomènes d'intoxication alcoolique lui sont particulièrement attribuables (*Joffroy*). Voici d'ailleurs, d'après Dujardin-Beaumetz et Audigé, les rapports de toxicité entre les produits divers extraits par distillation des liqueurs fermentées.

Doses toxiques par kg. d'animal (chien)[2].

Alcool éthylique ou vinique.	7^{gr},75	Alcool œnanthylique........	8
— méthylique pur......	7 ,0	Glycérine......	8 ,75
— propylique	3 ,8	Aldéhyde acétique..........	1 ,1
— isopropylique........	3 ,7	Éther acétique.............	4 ,0
— butylique...........	2 ,0	Acétone	5 ,0
— amylique...........	1 ,6		

1 gr. 50 à 3 gr. d'alcool éthylique par kilogramme de poids du corps déterminent l'ivresse passagère ; à 6 gr. les accidents sont très graves et la mort arrive en deux ou trois jours.

Au point de vue de leur nocivité croissante les alcools industriels doivent être classés comme suit :

1. *Alcool et eaux-de-vie de vin ;*
2. *Eau-de-vie de cidre ;*
3. *— de marc de raisin, de poiré ;*
4. *Alcools et eaux-de-vie de grains ;*
5. *—   de betterave ;*
6. *—   de pommes de terre.*

Si à l'alcool de vin ou d'industrie on ajoute des essences d'anis, de badiane, d'origan, de menthe, de mélisse, d'absinthe, on en augmente les effets nuisibles. Les plus dangereuses de ces liqueurs sont les deux dernières, mais plus particulièrement l'absinthe ; elle peut produire à la longue chez le buveur, outre le délire alcoolique, la folie violente, criminelle, et des attaques convulsives épileptiformes. L'absinthisme est plus grave encore que l'alcoolisme chronique.

Une nourriture saine et suffisante, la facilité de se procurer du *vin léger ou de la bière* à bon marché, l'usage du café et du thé, sont les moyens diététiques les meilleurs pour combattre l'alcoolisme.

1. Voir à ce sujet *Recherches sur la puissance toxique des alcools*, par Dujardin-Beaumetz et Audigé. Doin, éditeur, Paris, 1879, 1 vol. in-8° ; et Joffroy, Paris, 1890.
2. Par injections sous-cutanées.

XXVI

Aux aliments et boissons aromatiques ou alcooliques que l'on vient d'étudier doivent être rattachés les *condiments*, c'est-à-dire les ingrédients ajoutés aux divers mets pour en rehausser la saveur, les parfumer, exciter les organes digestifs. Presque tous les condiments sont des agents de haut goût, servant à éveiller l'appétit, non à le satisfaire. Plusieurs tels que les épices aromatiques, à la façon du vin, du café, du thé, etc., qu'on pourrait ranger aussi dans cette classe d'aliments, répondent à une sorte d'instinct universel qui tend à associer les sensations d'un ordre presque artistique à l'assouvissement brutal de la faim.

Nous avons déjà parlé des recherches de Pavlow relatives à l'influence des impressions gustatives et psychiques sur les nerfs sécréteurs de l'estomac et de l'intestin dont elles provoquent l'activité. Il n'est pas douteux, qu'en vertu de ce mécanisme, les condiments ne facilitent et n'activent la digestion et l'assimilation des aliments. C'est en ce sens qu'ils peuvent être des agents d'épargne.

Ceux auxquels recourt toute cuisine rationnelle et soignée, depuis le girofle et la muscade, jusqu'au sucre, au sel marin et au poivre de Cayenne, sont des agents précieux et actifs, qui accélèrent la circulation, les sécrétions intestinales et la digestion ; mais il faut savoir ne pas en faire abus. Après toute excitation du système nerveux arrive, on le sait, la détente, la fatigue, l'atonie et l'insensibilité. Nul n'ignore combien l'usage exagéré des condiments pimentés, par exemple, fatigue vite l'estomac qu'ils irritent et blasent ensuite en faisant disparaître l'appétit. Comme du café, de l'alcool, du vin, des parfums, il faut savoir user modérément des condiments si l'on ne veut perdre, et au delà, tout le bénéfice qu'ils peuvent procurer.

Plusieurs de ces ingrédients remplissent encore un autre rôle. Ils se comportent comme des antiseptiques enrayant les fermentations microbiennes et favorisant indirectement l'action des ferments solubles digestifs sécrétés plus abondamment sous leur influence. Les épices aromatiques, le sel marin, l'ail, le raifort, la moutarde, etc., sont des antiseptiques. Ils donnent un goût suffisant à des nourritures souvent grossières, quelquefois même indigestes ou avariées, qu'ils rendent acceptables ou inermes. De là leur usage immémorial si répandu dans la classe ouvrière.

Nous diviserons les condiments en *aromatiques*, *âcres* ou *poivrés*, *alliacés*, *acides*, *salés*, *sucrés*, et en *condiments d'origine animale*.

a. **Condiments aromatiques.** — Les principaux sont : la vanille, la cannelle, le girofle, la muscade, l'anis, le cumin, le fenouil, le cerfeuil, le persil, le safran, le laurier, la sauge, la sariette, la pimprenelle, etc.

Tous ces condiments contiennent des huiles essentielles aromatiques excitantes et antiseptiques. Nous ne dirons de chacun d'eux que l'indispensable.

La vanille est le fruit siliqueux de l'*Épidendron vanilla*, orchidée du Mexique, de la Colombie et de la Guyane. La plus estimée est en gousses longues de 16 à 18 centimètres, brunes foncées, à surface molle, souvent recouverte d'un *givre* cristallin. Elles exhalent une odeur suave qu'elles tiennent principalement de la *vanilline* ou aldéhyde vanillique $C^6H^3(COH)_1(OH)_1(OCH^3)_3$. Les bonnes vanilles en contiennent de 1,5 à 2,5 p. 100. Cette essence est accompagnée d'acide vanillique, de matières grasses, d'une résine peu odorante, et quelquefois d'une autre aldéhyde qui donne au produit un léger parfum d'héliotrope.

La vanille en poudre ou en gousses sert à aromatiser les mets sucrés, le chocolat, etc.

La vanilline, ou plutôt un glycoside capable de la donner par hydrolyse, existe aussi dans l'avoine. C'est un des agents de l'excitation que cet aliment provoque chez l'animal qui s'en nourrit[1].

---

1. Il semble exister quelquefois de la vanilline dans le sang du cheval nourri d'avoine; on en a trouvé dans quelques plantes indigènes, entre autres dans l'*Epipactis atrorubens* (L. Maillard).

La *muscade* est l'amande du fruit du muscadier (*Myristica moschata*) (*Myristicées*). Sa poudre est d'une odeur forte, aromatique, d'un goût âcre et chaud à la fois. On retire de la muscade un beurre odorant formé de myristine $(C^3H^5)'''(C^{14}H^{27}O^2)^3$ mêlée d'autres glycérides huileux, et d'une essence $C^{10}H^{16}$ bouillant à 165° de saveur forte, d'odeur très développée de muscade (*Cloëz*).

Le *girofle* ou *clou de girofle* est la fleur non encore ouverte du giroflier (*Caryophillus aromaticus*, famille des Myrtacées). Les girofles des Moluques et de Bourbon sont le plus estimés. Cet épice qui sert à parfumer nos mets, contient d'après Trommsdorff 18 p. 100 d'une essence volatile, âcre et aromatique, formée pour 100 parties de 92 p. d'eugenol et de 8 p. d'un hydrocarbure en $C^{10}H^{16}$. L'eugenol $C^{10}H^{12}O^2$ ou $C^6H^3(CH^2\text{-}CH = CH^2)_1(OH)_3(OCH^3)_4$ est l'éther monométhylique d'une allylpyrocatéchine ou allylgaïcol. Il se rencontre aussi dans l'essence de l'écorce de cannelle.

A côté de cette huile on trouve dans le girofle une matière amère et astringente, (17 p. 100); une gomme, (13 p. 100); une résine (6 p. 100); de la cellulose (28 p. 100); de l'eau (18 p. 100).

La *cannelle* est l'écorce des *Laurus cassia* et *cinnamomum* (*Lauracées*), arbres de Ceylan et de la Chine. Sa couleur est fauve; sa saveur chaude, sucrée, aromatique. Elle contient une essence formée d'aldéhyde cinnamique C^9H^8O, ou $C^3H^5 - CH = CH - CHO$, du cinnamène C^8H^8, de l'acide cinnamique, une résine et un peu d'eugénol.

L'*anis* est le fruit du *Pimpinella anisum* (*Ombellifères*). Il est, depuis un temps immémorial, mélangé à certaines sortes de gâteaux. On en parfume des liqueurs, des bonbons. Son goût est piquant, agréable, sucré, aromatique. L'anis contient, comme le *fenouil*, autre ombellifère employée aussi pour aromatiser quelques mets, un hydrocarbure en $C^{10}H^{16}$ et un éther cristallisable, l'*anéthol* $C^{10}H^{12}O$ ou $C^6H^4(OCH^3)(CH = CH\text{-}CH^3)$ qui se rattache aux essences précédentes.

La partie concrète des essences de badiane et d'estragon est de semblable composition.

Le *cumin*, dont les graines s'emploient aussi en guise d'anis, contient une essence analogue d'où l'on extrait de l'aldéhyde cuminique $C^{10}H^{12}O$, et même de l'anéthol.

Le *cerfeuil*, qui entre dans nos assaisonnements en raison de sa saveur agréable et aromatique, est encore fourni par une ombellifère (*Chærophyllum sativum*). Il en est de même du *persil* (*Apium petroselinum*), dont on emploie les feuilles pour parfumer les mets les plus divers. On y trouve une huile essentielle à odeur piquante et un principe oléagineux d'odeur forte, l'apiol $C^{12}H^{14}O^4$ ou $C^6H(CH^2\text{-}CH = CH^2)_1(OCH^3)_2(O^2CH^2)_4$ ayant sur la matrice une action congestive.

La *sauge*, le *serpolet*, le *thym*, la *sariette*, qu'on utilise pour aromatiser nos aliments, sont des labiées à essences analogues. Celle du thym est âcre, très aromatique, pénétrante et contient principalement du thymol $C^{10}H^{14}O$ ou para-isopropylmétacrésol $C^6H^3(OH)_3(CH^3)_1\left(CH{<}^{CH^3}_{CH^3}\right)_4$. Il est accompagné d'un peu de thymène $C^{10}H^{16}$ et de cymène $C^{10}H^{14}$.

Le *laurier*, autre ingrédient de nos cuisines, est la feuille aromatique et stimulante du *Laurus nobilis* (Lauracées).

Les feuilles du *laurier cerise* servent à parfumer les laitages, les sirops, etc. Elles doivent leur parfum à l'essence d'amande amère C^7H^6O et à l'acide cyanhydrique faiblement unis entre eux.

Le *safran* est constitué par les stigmates, desséchés sur claie, de la fleur du safran ou *Crocus sativus* (*Iridées*). On le cultive et l'emploie comme assaisonnement, surtout en Espagne, dans le Midi de la France, en Italie. Il communique aux mets une couleur jaune et une saveur indéfinissable, très particulière, légèrement sucrée, amère, aromatique et excitante. Il renferme 7,5 p. 100 d'une essence volatile, un corps gras fusible vers 48°, une matière colorante abondante (68 p. 100), de la *crocine* $C^{16}H^{18}O^6$ ou *polychroïte* soluble dans l'eau et l'alcool étendu. Cette dernière est apte, par hydrolyse, à se dédoubler en sucre et en une huile essentielle $C^{10}H^{14}O$ d'une forte odeur safrannée.

Le curcuma est employé dans l'Inde sous forme d'assaisonnement, et souvent, chez nous aussi, dans le *cary* ou curry mélangé au piment et à d'autres épices aromatiques. C'est la racine d'une amomacée (*Amomum curcuma*) de l'Asie méridionale. Il doit en grande partie sa saveur à une huile âcre et odorante. Il contient en abondance une matière résineuse colorante, de la fécule, etc. Le curcuma est tonique, excitant et diurétique.

b. **Condiments âcres ou poivrés.** — Parmi eux nous citerons le poivre ordinaire, le gingembre, les piments, le poivre de Cayenne, le kava.

Ce sont des excitants de l'estomac et des voies digestives, qu'ils irritent et congestionnent. Leur action antiseptique est très restreinte.

Le *poivre* est peut-être l'épice la plus employée. Il nous vient du Malabar, de Java, de Bornéo, de Sumatra, de la Guyane. C'est le fruit du poivrier, arbrisseau de la famille des Pipéridées. On le recueille à mesure qu'il mûrit et on le sèche sur des toiles. C'est le poivre gris ordinaire : sa graine est de la grosseur d'un tout petit pois, recouverte d'une écorce très ridée, contenant un grain blanc grisâtre, assez dur, de saveur âcre et aromatique. Ce même grain écorcé, après trempage dans l'eau salée ou l'eau de chaux, constitue le *poivre blanc* qui est d'un gris blanchâtre et lisse à sa surface.

Le poivre contient avec un peu de ligneux, d'amidon et quelques sels minéraux, une huile volatile essentielle en $C^{10}H^{16}$ à odeur poivrée; une huile concrète très âcre; 1 p. 100 environ d'un alcaloïde assez toxique, la pipéridine $C^5H^{11}Az$, et surtout une matière azotée cristallisable faiblement alcaloïdique, la pipérine $C^{17}H^{19}AzO^3$ que le poivre cède à l'alcool. La potasse la transforme en pipéridine $C^5H^{11}Az$, et acide pipérique $C^{12}H^{10}O^4$ qui semble avoir lui-même la constitution $C^6H^3(C^4H^4\text{-}COH)(O^2CH^2)''$.

La moyenne de la composition du poivre est d'après Ch. Girard :

Eau	12 p. 100	
Huile volatile	1 à 2	—
Pipérine	16	—
Matières albuminoïdes	2	—
Amidon	18	—

Le poivre blanc laisse 1 p. 100 environ de cendres; le gris, de 4,1 à 5,6. L'extrait alcoolique peut varier de 6,5 à 13,3 p. 100.

Le poivre irrite les voies digestives et urinaires. Il est aphrodisiaque.

Le *kava* est un autre poivre non usité en Europe. Ses feuilles servent de masticatoire dans l'Asie Orientale. Elles sont âcres, astringentes, aromatiques et sialagogues.

Le *gingembre* est la racine tuberculeuse d'une Amomacée des Indes, du Mexique, des Antilles et de Cayenne, le *Zinziber officinale*. Sa poudre brunâtre possède une saveur âcre et douce, une odeur forte, aromatique, un peu poivrée, agréable. On l'ajoute souvent aux pâtisseries et à d'autres aliments.

A propos des légumes nous avons déjà parlé des *piments* (voir p. 230). Ils sont légèrement aromatiques et plus ou moins chargés d'une substance très âcre, la capsicine, volatile à 100°, à odeur et saveur extrêmement piquante et caustique. Le plus dangereux de ces piments est le poivre de Cayenne, *Capsicum baccatum* ou *fastigiatum*. Il nous vient aussi de l'Inde et de Java.

c. **Condiments alliacés ou allyliques.** — L'ail, l'échalotte, la ciboule, l'oignon, le poireau, la rocambole, tous de la famille des Liliacées; le raifort et surtout la moutarde, de la famille des *Crucifères*, forment cette classe de condiments.

Sauf la moutarde, ils ont été déjà suffisamment décrits à propos des légumes (p. 217).

La farine de moutarde se prépare en broyant les graines de *Sinapis nigra* (Crucifères). Elle contient des glycérides huileux doux (26 à 28 p. 100), du glycose, des gommes, des matières colorantes diverses, de la chlorophylle, des sels; mais son principe caractéristique et actif est le myronate de potasse. Ce dernier représente 1 à 2 p. 100 du poids de la graine. L'essence de moutarde ne préexiste pas dans le fruit : elle se développe dans la farine par addition d'eau froide ou tiède (et non bouillante), qui, dissolvant une diastase, la myrosine, permet à celle-ci d'agir sur le myronate de potasse (*Bussy*). Sous cette influence ce sel se décompose en glycose, sulfocyanate d'allyle et bisulfate de potasse suivant l'équation :

$$C^{10}H^{18}AzKS^2O^{10} = C^6H^{12}O^6 + C^3H^5Az = C = S + SO^4KH.$$

Myconate de potasse.   Sucre.   Sulfocyanate d'allyle.

L'essence de moutarde est constituée par ce sulfocyanate d'allyle.

Le raifort, le cresson, les radis contiennent les mêmes principes et donnent la même essence.

Son action irritante sur la langue et les nerfs olfactifs est bien supportée par l'estomac dont elle augmente les sécrétions et la vigueur. L'essence de moutarde jouit d'une autre propriété précieuse, celle d'être l'un des antiseptiques les plus puissants. Le sulfure d'allyle $(C^3H^5)^2S$ de l'ail et des autres alliacés joue le même rôle. La moutarde, l'ail, l'oignon permettent de digérer des aliments, quelquefois douteux, en excitant l'estomac et aseptisant les voies digestives.

d. **Condiments acides.** — Le vinaigre, le citron, les capres, les cornichons et autres préparations de cette nature composent cette 4ᵉ classe.

Ces condiments excitent le goût et l'appétit par leurs acides organiques libres : acides acétique, citrique, malique, tartrique, oxalique... Ils mettent les glandes salivaires et l'estomac en bon état digestif si l'on en use modérément. Mélangés à l'eau et au sucre ils donnent des breuvages excellents contre la soif.

Le *vinaigre* de vin, et surtout celui de vins de cépages et crus estimés, tels que Bourgognes, Bordelais, Midi de la France, Espagne, Italie, est un condiment de goût agréable et parfumé qui n'a de commun avec les vinaigres de bière, d'alcool, de bois, etc., que l'acide acétique. La couleur du vinaigre de vin est jaune ou rouge, sa saveur acide est franche, son odeur éthérée et suave. On la relève souvent avec de l'estragon. Le bon vinaigre peut contenir de 40 à 60 gr. d'acide acétique cristallisable par litre, auquel se joignent les sels du vin et particulièrement la crème de tartre.

Les vinaigres de cidre et de poiré rappellent un peu ces liqueurs par leur goût. Ils sont jaunâtres et ne contiennent pas de crème de tartre.

Le vinaigre de bière est jaune et sent la bière aigrie.

Le vinaigre de bois garde toujours un léger goût pyrogéné.

Celui qu'on obtient en acidifiant l'alcool d'industrie par le *mycoderma aceti* ne lui est pas sensiblement supérieur. Ce sont des liqueurs dont l'acidité brutale satisfait mal le sens du goût.

Les capres, cornichons, pickles, etc., doivent leur acidité au vinaigre qu'on parfume, suivant les cas, avec le poivre, les piments, l'estragon, le laurier, etc.

e. **Condiments salés.** — Divers sels de potasse, de soude, de chaux, de magnésie, de fer, conviennent à l'alimentation et y jouent un rôle important ainsi que nous le verrons (p. 302). Mais de tous ces sels, le chlorure de sodium ou sel de cuisine, est le seul que nous introduisions en nature dans nos aliments. Le sel marin existe dans tous nos plasmas extra-cellulaires et nous reviendrons plus loin sur l'importance de son rôle à propos des aliments salins. Nous en ajoutons directement tous les jours de 6 à 8 gr. à notre nourriture. Cette addition nous est d'autant plus nécessaire que l'alimentation est plus appauvrie en chlorures. Nous avons déjà dit que le sel protège les substances albuminoïdes contre la désassimilation. C'est donc, par excellence, un aliment d'épargne. Il fait accepter et digérer aux herbivores des fourrages qu'ils refuseraient s'ils n'étaient préalablement salés. Il provoque chez les omnivores la sécrétion d'un suc gastrique plus actif. Il excite la production du lait.

f. **Condiments sucrés.** — Nous placerons parmi ces condiments le sucre de canne, le sucre de lait et le miel.

Le *sucre de canne* ou *saccharose* se retire de la canne à sucre, dans les colonies, de la betterave à sucre, en Europe. C'est lui que l'on trouve en principale proportion dans les fruits sucrés peu ou pas acides. Quelle que soit son origine, le saccharose est toujours identique à lui-même et répond, quand il est pur et cristallisé, à la composition $C^{12}H^{22}O^{11}$. Nous ne ferons pas ici la description de ce produit. Disons seulement que ce sucre, qui est le sucre usuel, est blanc, cristallin, inodore, très doux, soluble dans le tiers de son poids d'eau à 15° et dans le cinquième à 100°. Le sirop de sucre des pharmacies se fait avec *sucre blanc* 1000 et eau 525. Ce sirop bout à 105° et se conserve sans fermenter ni brunir.

Le sucre, lorsqu'on le fond à 160°, donne un liquide épais qui se prend par refroidissement en une masse vitreuse. C'est ce produit qu'on appelle à tort, *sucre d'orge.*

Le sucre n'est pas seulement un condiment; c'est aussi un aliment. Autrefois aliment de luxe et même médicament, on le remplaçait, par raison d'économie, par le miel et les sucs concentrés des fruits doux. Aujourd'hui on consomme en France 160 millions de kilogrammes de sucre, et plus de trois fois autant en Angleterre.

En traversant le tube digestif le sucre de canne est interverti, ou changé en parties égales de glycose et de lévulose; le saccharose ne saurait être directement assimilé lorsqu'on l'injecte directement dans les veines comme l'ont démontré, dès 1848, Bouchardat et Sandras.

Le sucre plaît au goût et nourrit à la façon de l'amidon ou des graisses. Il s'emmagasine en partie dans le foie sous forme de glycogène.

La *lactine* ou sucre de lait $C^{12}H^{22}O^{11},H^2O$ existe dans le lait des mammifères et aussi dans quelques végétaux. Le lait de vache en renferme 40 à 50 gr., celui de femme 70 gr. par litre. C'est une substance blanche, un peu dure et croquante sous la dent, peu sucrée, soluble dans six parties d'eau froide. Son pouvoir rotatoire est $[\alpha]\, d = + 52°,5$. Il peut fermenter directement dans certaines conditions. C'est à cette fermentation que le koumys et le kéfir doivent leur alcool. Le sucre de lait se transforme dans l'intestin en galactose et glycose qui sont ensuite résorbés. Ces sucres se comportent comme des aliments de calorification. Mais M. Mosso a établi qu'injectés dans les veines ou donnés directement aux animaux, ils ont aussi une action excitatrice évidente sur la contraction musculaire.

On trouve dans les fruits acides tels que les cerises, le raisin, les groseilles, etc..., du sucre interverti formé de parties à peu près égales de glycose et de lévulose. C'est surtout dans le miel que se rencontre ce mélange. On sait que ce produit est régurgité par l'abeille après qu'elle s'est nourrie du nectar des fleurs. Séparé du gâteau de cire où il a été déposé, le miel constitue une substance semi-fluide qui se concrète plus tard et durcit. C'est un mélange de glycose, de lévulose, et d'un peu de saccharose avec de petites quantités de principes aromatiques et colorants.

Les plus parfumés sont ceux qui nous viennent de Grèce, du Narbonnais et du Gâtinais. Le miel peut se conserver à peu près indéfiniment.

C'est un produit légèrement laxatif surtout les sortes très colorées.

L'*hydromel* était la liqueur, plus ou moins alcoolique, qu'on obtenait en dissolvant le miel dans 10 à 12 fois son poids d'eau et conservant quelque temps cette solution qui subissait alors une fermentation alcoolique spontanée.

g. **Condiments d'origine animale.** — Les préparations de poissons demi-fermentés, les anchois, le caviar, la boutargue, les fromages faits et l'extrait de viande lui-même doivent être cités à cette place.

Les préparations de poissons fermentés, très recherchées, semble-t-il, en Chine, ne le sont pas chez nous.

Les anchois conservés dans la saumure, dans le poivre et autres épices, les harengs fumés, etc., sont à la fois des aliments et des excitants de l'appétit et des fonctions digestives. La *bou-*

targue, fort appréciée comme condiment sur nos côtes de la Méditerranée, est formée d'œufs de mulets ou de bars séchés au soleil dans l'enveloppe même de leur glande. Il faut en rapprocher le caviar, œufs pressés et salés, quelquefois légèrement fumés, du grand esturgeon surtout, de la sangle, de l'able guilagine et de la brême. Comme la boutargue, c'est un mets très riche en nucléo-albumines et autres principes azotés et phosphorés et particulièrement en bases héxoniques (*Kossel*). Voici la composition, d'ailleurs assez variable, du caviar d'esturgeon, le plus connu :

		Caviar d'esturgeon.
Eau..	37,5	56,97
Matières azotées....	29,2	27,87
Matières grasses..........................	6,3	12,85
Autres matières organiques non azotées.....	7,8	»
. Sels minéraux............................	9,3	2,31

Une partie des sels indiqués dans ces analyses (4,8 dans le premier cas) est du chlorure de sodium ajouté à cette préparation.

Le caviar d'Astrakan est plus estimé que celui de l'Elbe. Certains caviars (le *Iastychnaïa* par exemple) sont préparés avec des œufs très mûrs fermentés et salés.

Le caviar paraît être de très facile digestion.

Les anchois conservés dans la saumure aromatisée de poivre, de laurier, etc., sont un mets délicat et un excitant très apprécié de l'appétit. Ils contiennent pour cent parties : eau, 58; albuminoïdes, 23; graisses, 2,3 et sels, 24, dont 19 à 20 de sel marin.

XXVII

ALIMENTS INORGANIQUES

L'économie n'a pas seulement besoin de matières alimentaires organiques; l'eau et les substances minérales fixes lui sont absolument indispensables. Nous nous occuperons d'abord de ces dernières.

Nous avons déjà vu (p. 24) que les sels minéraux entrent dans la composition de tous les organes et plasmas des animaux. Dans les os, les muscles, le tissu nerveux, la peau, les diverses glandes, le sang, la lymphe, ces substances existent en quantités relatives à peu près invariables pour chaque organe et ne varient que hors l'état de santé. Normalement, elles ne changent de quantité absolue et de proportion que d'un tissu à l'autre : les muscles frais en contiennent 1,1 à 1,3 p. 100, le sang 0,9 à 1,15, les os frais 34 à 37 p. 100. Ces constatations suffiraient à elles seules pour démontrer que ces sels jouent dans les organes un rôle important.

D'autre part, des matières salines sont sans cesse éliminées par les urines, les fèces, les sueurs, la desquamation épithéliale, etc. L'adulte perd ainsi chaque jour 26 à 27 gr. de substances minérales dont la moitié environ est constituée par du sel marin. L'accroissement des jeunes animaux exagère encore le besoin de sels fixes : 3 gr. à 3 gr. 8 de phosphate de chaux sont nécessaires par semaine pour former le corps du jeune enfant; c'est donc environ 0 gr. 27 de chaux et près de 0 gr. 10 de phosphore qu'il lui faut trouver tous les jours dans le lait et les autres substances dont il se nourrit.

Les aliments doivent réparer sans cesse ces pertes et fournir à ces besoins minéraux.

Chossat, Boussingault, puis Forster et bien d'autres étudièrent les effets sur l'organisme de la privation de sels. Forster[1] nourrit des chiens avec de la poudre de viande bouillie épuisée à l'eau (elle ne laissait plus que 0 gr. 8 de cendre pour 100); à cet aliment il ajoutait les substances amylacées et les graisses dans les quantités et proportions de l'alimentation normale. Il reconnut qu'à mesure que l'organisme s'appauvrissait en sels, les sujets en expérience s'affaiblissaient; il survint chez eux de l'hébétude, du tremblement, de la faiblesse musculaire, de la paresse des membres inférieurs, des convulsions. Finalement apparurent des troubles digestifs et des vomissements. Ces animaux moururent au bout de vingt-six à trente-six jours, alors que des chiens témoins soumis à l'inanition alimentaire complète vécurent de quarante à soixante jours.

Kemmerich essaya aussi de nourrir des chiens avec de la viande épuisée de sels par l'eau bouillante. A cet aliment imparfait il ajoutait, pour l'un des deux animaux en expérience, un peu du résidu obtenu par l'incinération du bouillon de viande, pour l'autre, du sel marin seulement. Le premier chien prospéra, le second n'augmenta plus de poids. Cette observation montre déjà l'influence prépondérante de certains sels minéraux, qu'on rencontre dans les tissus et plasmas, en particulier des phosphates alcalins de l'extrait de viande.

C'est que toutes les matières protéiques dont sont formés nos cellules et nos humeurs sont unies à ces phosphates alcalins et terreux sans lesquels elles ne sauraient fonctionner.

Les matières minérales indispensables nous sont fournies par les aliments habituels sous des formes très différentes. Les substances d'origine animale contiennent, unis à leurs substances albuminoïdes, du phosphore et du soufre organiques qui, par leurs dédoublements ou oxydations dans l'économie, se changent en acides phosphorique et sulfurique, fournissant de ces acides un excès qui tend à acidifier le sang. Les aliments végétaux, au contraire, nous apportent toujours un excès de bases. Ils alcalinisent donc les humeurs.

Le tableau suivant donne pour 1000 parties d'aliments frais la quantité, en grammes, des principes alcalins et acides qu'ils

1. *Zeitsch. fur Biolog.*, t. IX, p. 297 (1873).

introduisent dans l'économie. On remarquera la pauvreté relative des apports des aliments animaux en bases, au contraire, la richesse des aliments végétaux en alcalis, et même en acide phosphorique, mais toujours avec excès de bases alcalines.

Apports en bases et acides de quelques aliments d'origine animale ou végétale.

POUR 1000 PARTIES FRAÎCHES	K^2O	Na^2O	CaO	MgO	Fe^2O^3	P^2O^5	SO^3	Cl
Viandes des mammifères...............	$3^{gr},5$	$0^{gr},55$	$0^{gr},51$	$0^{gr},4$	$0^{gr},03$	$4^{gr},2$	$2^{gr},2$	$0^{gr},6$
Foie	3 ,0	1 ,2	0 ,15	0 ,01	0 ,20	4 ,6	0 ,09	0 ,3
Cervelle..............	1 ,15	1 ,0	0 ,03	0 ,41	0 ,08	1 ,13	0 ,14	0 ,4
Chair de brochet....	1 ,46	1 ,24	0 ,45	0 ,23	»	2 ,32	0 ,15	0 ,3
Lait de femme.......	2 ,03	0 ,59	0 ,85	0 ,17	0 ,01	1 ,22	»	1 ,12
Lait de vache........	2 ,39	1 ,50	2 ,16	0 ,28	0 ,004	2 ,65	»	2 ,28
Pain de froment.....	1,69		0 ,89	»	»	3 ,35	0 ,119[6]	»
Haricots.............	13 ,2	2 ,80	1 ,97	2 ,11	0 ,35	11 ,5	1 ,60[1]	0 ,8
Pois.................	9 ,58	3 ,75	0 ,68	2 ,41	0 ,27	9 ,67	0 ,99[2]	0 ,14
Fèves...............	6 ,24	5 ,71	2 ,17	2 ,66	0 ,30	11 ,38	0 ,40[3]	0 ,24
Choux-fleurs....	0 ,26	0 ,11	0 ,17	0 ,02	0 ,004	0 ,13	0 ,11[4]	0 ,06
Pommes	1 ,30	0 ,95	0 ,15	0 ,32	0 ,05	0 ,50	0 ,22[5]	»

1 En plus SiO^2 = 0 gr. 14. — 2. En plus 0 gr. 06 de SiO^2. — 3. En plus 0 gr. 73 de SiO . — 4. En plus 0 gr. 128 de SiO^2. — 5. En plus 0 gr. 16 de SiO^2. — 6. Ce nombre 0,119 se rapporte à la silice SiO^2, dans ce cas, et non à SO^3.

La chair des animaux contenant une quantité d'acides phosphorique et sulfurique préexistants capable de saturer, et au delà, toutes les bases contenues dans cet aliment, il s'ensuit que les carnivores qui s'en nourrissent exclusivement ne sauraient y trouver les matériaux propres à alcaliniser leur sang. Bien plus, comme nous le disions tout à l'heure, l'oxydation des produits organiques sulfurés et phosphorés de cette chair musculaire donne encore une certaine proportion d'acides sulfurique et phosphorique libres ; enfin la désassimilation des nucléines produit un acide fixe, l'acide urique, qui tend encore à acidifier le sang et les plasmas. Incapables de trouver dans leurs aliments l'alcali nécessaire à leurs humeurs, les animaux carnivores se le procurent grâce à un mécanisme mis en lumière surtout par Schmiedeberg et Walter, puis par Hallevorden[1]. Ils ont reconnu que chez les carnivores, et aussi chez les omnivores qui reçoivent

1. *Arch. f. exp. Path.*, t. VII, p. 148, et t. X, p. 124.

une quantité insuffisante d'alcalis végétaux, l'organisme fabrique par destruction de ses albuminoïdes des bases alcalines, et tout particulièrement de l'ammoniaque, et en proportion d'autant plus forte que les acides à saturer sont plus abondants. Mais ce mécanisme, très puissant chez le carnivore, a cependant une limite; l'omnivore surtout ne saurait longtemps se passer d'aliments alcalins, et particulièrement de végétaux.

Le calcul du tableau (p. 26) des pertes minérales que subit l'adulte, en 24 heures, par les urines, les matières fécales et les sueurs, conduit, en acides et bases, aux nombres suivants correspondant aux besoins journaliers de l'organisme en chacun des principes minéraux :

Substances minérales nécessaires par 24 heures :

Bases.		Acides.	
K^2O	$3^{gr},22$	P^2O^5	$3^{gr},9$ [1]
Na^2O	$7,70$ [2]	SO^3	$2,03$ [1]
CaO	$1,47$	SO^2	$0,25$
MgO	$0,56$	Cl	$8,50$ [2]
Fe^2O^3	$0,04$	CO^2	$0,05$

Voyons comment nous arrivent ces matériaux.

Alcalis alimentaires. — La ration des vingt-quatre heures contenant 110 gr. d'albumine répond à 1 gr. environ de soufre qui, en s'oxydant pour les 4/5 dans l'économie, donnera 2 gr. d'anhydride sulfurique, SO^3. Le phosphore organique se transforme, par le même mécanisme, en environ 0 gr. 3 d'anhydride phosphorique, P^2O^5, par jour. Ces acides demanderaient en tout 2 gr. 3 de potasse K^2O (ou la quantité correspondante de Na^2O) pour être saturés comme ils le sont dans le sang et les humeurs. Telle est la quantité minimum que nous devons trouver de ces bases dans les aliments végétaux seuls capables de nous les présenter à l'état de sels organiques aptes à se transformer en carbonates dans l'économie.

Les divers aliments sont loin de nous apporter les deux principaux alcalis, potasse et soude, en quantités égales. Le tableau suivant, dressé par Bunge, donne la richesse absolue et relative

1. Nous ne recevons pas en réalité par nos aliments journaliers les 3 gr. 9 de P^2O^5 et les 2 gr. 03 de SO^3 ici indiqués; mais le phosphore et le soufre organiques de ces aliments passant dans l'économie sous cette forme, nous devons les porter ici à l'état de P^2O^5 et de SO^3.

2. Y compris le chlore et le sodium du sel marin apporté par l'alimentation des 24 heures.

en potasse et soude des divers tissus, humeurs et matières alimentaires. Tous les nombres sont ici rapportés à 1000 parties sèches de chaque aliment :

	K^2O	Na^2O
Riz....................	1	0,03
Avoine...............		
Froment..............		
Seigle...............	5 à 6	0,1 à 0,4
Orge.................		
Pommes	11	0,1
Pois	12	0,2
Lait des herbivores......	9 à 17	1 à 10
Herbes...............	6 à 18	0,3 à 1,5
Viande de bœuf........	19	3
Sang de bœuf.........	2	19
Lait de chienne........		2 à 3
Lait de femme.........	5 à 6	1 à 2
Haricots...........	21	0,1
Fraises	22	0,2
Pommes de terre.......	20 à 28	0,3 à 0,6

Sauf le sang (ou plutôt son plasma), on voit tout de suite le rôle atténué que joue la soude dans le règne vivant par rapport à la potasse. C'est en effet par la potasse que s'alcalinisent les tissus, et c'est grâce à sa présence que se réalisent les combustions que tendent à provoquer les ferments oxydants. C'est donc la potasse (bicarbonate, tartrate, citrate, etc.) et non la soude ou le carbonate sodique, qu'il convient d'introduire dans l'économie quand on veut accélérer les combustions organiques.

C'est du reste ce que réalisent les plantes. Elles jouissent de l'aptitude singulière, dans les sols les plus pauvres en potasse, et dans ceux même où prédomine la soude, de choisir les sels de potasse nécessaires à leurs besoins et de les transformer, par un mécanisme qui nous échappe encore, en sels à acides organiques.

Apportés à cet état par les aliments, ces sels sont transformés en carbonates dans les cellules et dans le sang des herbivores où ils rencontrent le chlorure de sodium. Ils font aussitôt double décomposition avec celui-ci. Il en résulte du carbonate ou bicarbonate sodique qui vient alcaliniser le plasma sanguin et du chlorure de potassium qui s'élimine en partie par les reins. Les carbonates de potasse et de soude, aussi bien que la soude mise en liberté grâce à la production de l'acide chlorhydrique stomacal que saturent les peptones, s'unissent ensuite aux acides phosphorique et sulfurique provenant de l'oxydation du phosphore et du soufre des albuminoïdes et ces phosphates et sulfates devenus inutilisables sont rejetés à leur tour avec les urines. De là l'incessant besoin de ces deux sels : de ceux de potasse, à l'état de sels organiques assimilables et combustibles; de ceux de soude, à l'état de chlorure. Chez l'omnivore, une faible partie seulement des acides originaires des combustions organiques est aussi saturée par un peu d'ammoniaque formée en petite proportion aux dépens des albuminoïdes. Ces sels ammoniacaux passent à leur tour dans les urines.

Le sel marin et les sels de potasse ayant ainsi disparu par double décomposition, puis élimination rénale, le besoin de ces alcalis indispensables au sang et aux tissus se fait de nouveau sentir d'où l'appétence continue des bases alcalines.

Quel que soit le mode d'alimentation, le sel marin reste toujours en quantité à peu près constante dans le sang, sauf dans l'abstinence complète et prolongée où il peut s'abaisser au tiers de sa valeur primitive.

C. Voit[1], Dehn[2], Schaumann[3], A. Javal ont observé que l'addition de sel marin ou de chlorure de potassium à la nourriture des animaux produit la polyurie et l'azoturie. Sous son influence, l'urée, *même si l'on n'augmente pas l'eau ingérée*, est éliminée avec plus d'abondance. C. Voit, dans une expérience qui dura quarante-neuf jours, trouva une augmentation de 106 gr. d'urée au total par rapport à l'élimination ordinaire. Les autres sels d'alcalis possèdent une action analogue, mais bien moins prononcée.

C'est grâce à ces sels, et particulièrement au chlorure de sodium, que s'éliminent par les reins la plupart des produits de désassimilation. L'urée, les amides complexes, les leucomaïnes, etc., la glycose chez les diabétiques, etc. ; toutes ces substances sont aptes à s'unir au sel marin et s'éliminent avec lui et grâce à lui[4].

De là l'influence salutaire du sel ordinaire sur la santé, en particulier sur celle des animaux d'étable, influence à laquelle vient s'adjoindre peut-être celle des faibles quantités d'arsenic que j'ai

1. *Untersuch. u. d. Einfluss des Kocksalz*, 1860.
2. *Pfluger's Arch.*, Bd. XIII, p. 367.
3. *Dissertat.*, Halle, 1893.
4. C'est un peu par le même mécanisme que le salage de la viande élimine en partie les matières extractives sous forme de saumure

toujours trouvées dans le sel marin, et qui, à ces faibles doses, influencent très heureusement comme on le sait, le mécanisme vital.

De là encore l'action bien connue du sel marin sur l'appétit et sur la fécondité.

La privation complète du sel marin a pour effet de réduire considérablement celui que nous éliminons par les urines. Dès le troisième jour cette quantité s'abaisse à 2 gr. puis à 1 gr., ou un peu au-dessous, et reste ensuite constante.

Sels terreux. — Les sels de chaux et de magnésie ne sont guère moins indispensables à la vie que les sels alcalins. Ils nous sont très inégalement fournis par les aliments. Les nombres suivants qui indiquent la richesse de ceux-ci en chaux et en magnésie sont encore empruntés à Bunge :

Pour 100 parties d'aliments secs.	CaO	MgO
Lait de vache	1,51	0,20
Jaune d'œuf	0,38	0,06
Blanc d'œuf	0,13	0,13
Lait de femme	0,243	0,05
Viande de bœuf	0,029	0,15
Cervelle	0,080	0,24
Froment	0,065	0,24
Pommes de terre	0,10	0,19
Pois	0,137	0,220

Il était intéressant de voir comment ces deux bases varient chez un même animal. Voici les quantités de chaux et de magnésie trouvées dans les divers organes d'un même chien par M. Aloy, professeur à Toulouse. Tous ces dosages sont calculés en milligrammes et se rapportent à 1000 grammes de tissus frais :

	Chien, 10 kg. 5 (3 ans).		Chienne, 13 kg. 2		$\frac{Ca}{Mg}$		Moyenne
	Ca	Mg	Ca	Mg			
Cerveau	28	84	14	72	0,33	0,19	0,26
Muscle	147	270	196	332	0,54	0,60	0,57
Sang dé-fibriné. (*Globules*.	très faible	0,05	nul	0,02	très petit		très petit
Sang dé-fibriné. (*Sérum*	80	24	50	12	3,3	2,7	3
Poils	185	19	280	22	8,2	12,7	10,4
Aponévroses	130	30	180	36	4,0	5	4,5
Os (tibia)	21 000	450	18 900	631	40,6	31,1	38,3
Cœur	357	440	380	498	0,81	0,76	0,78
Foie	175	48	259	66	3,6	3,9	3,7
Rein	238	126	350	192	1,8	1,8	1,8
Rate	392	54	448	72	7,5	6,3	6,8

On voit que la magnésie prédomine dans le cerveau, les muscles, les globules du sang, et, pour les aliments, dans le froment, le poivre, la pomme de terre, les légumes. La chaux dépasse la magnésie, dans les autres organes et matières alimentaires. Remarquons encore que dans le cerveau le magnésium est quatre fois plus abondant que la chaux; probablement il y existe (en partie du moins) à l'état organique, comme j'ai montré que cela se passe pour la chlorophylle.

Le magnésium est donc le métal spécifique des organes les plus différenciés et le calcium celui surtout des tissus de soutien. On le voit bien chez le végétal : 100 parties de cendres contiennent d'après Boussingault :

	K^2O	CaO	MgO	P^2O^5
Grain de blé	3o,12	3,o	16,26	48,3o
Paille de blé	16,17	7,28	4,7o	4,14

Il en est de même pour l'animal, comme le montrent les nombres des tableaux précédents.

Les expériences de Chossat sur l'alimentation des pigeons, de Boussingault sur celle des porcs, de Kemmerich sur celle de l'homme, démontrent que chez les jeunes animaux ou chez les adultes que l'on a privés de chaux, cette base s'assimile lors même qu'elle leur arrive sous forme de sels minéraux, phosphates et carbonates, par les aliments et les eaux de boisson [1]. Les poules, en pays granitiques, s'accommodent du phosphate ou même du sulfate de chaux et on retrouve cette base, dans leurs os à l'état de phosphate, ou dans la coquille à l'*état de carbonate*.

Toutefois l'assimilation des bases terreuses se fait infiniment mieux si la chaux et la magnésie sont offertes à l'animal sous forme *organique*, le métal restant pour ainsi dire latent dans ces combinaisons, comme dans le pain, le lait, les légumes secs, etc.... Au contraire, introduites dans l'économie à l'état de lactates, phosphates, carbonates, et peut-être glycérophosphates, de chaux ou de magnésie, ces bases ne sont que difficilement et plus incomplètement assimilées.

Fer, manganèse. — Nous éliminons tous les jours du fer, même à l'état d'inanition absolue; il est rejeté surtout par les

---

1. Un porc en expérience fixa en 93 jours, d'après J.-B. Boussingault, 150 gr. de chaux dans ses os; l'analyse de ses aliments démontra qu'ils ne contenaient en tout que 98 gr. de chaux. La différence, soit 52 gr., provenait de l'eau ingérée.

matières fécales. Il provient en grande partie de la désassimilation des globules rouges. Cette élimination augmente dans la
fièvre (*Salkowsky*). Boussingault[1] évalue à 0 gr. 060 ou 0 gr. 080
les besoins journaliers en fer de l'homme fait.

Ce métal existe à l'état organique et latent, ou simplement
à l'état minéral, dans beaucoup d'aliments. Voici quelques
nombres à ce sujet. Ils se rapportent à 1000 parties sèches :

	Fe en Fe_2O_3		Fe en Fe_2O_3		Fe en Fe_2O_3
Sang de bœuf...	$0^{gr},40$	Froment.........	$0^{gr},006$	Carottes.........	$0^{gr},012$
Viande de bœuf..	0 ,02	Seigle...........	0 ,007	Épinards........	0 ,360
Jaune d'œuf.....	0 ,024	Riz.............	0 ,003	Asperges........	0 ,028
Blanc d'œuf.....	0 ,042	Pois............	0 ,025	Laitues.........	0 ,210
Lait de vache....	0 ,003	Haricots.........	0 ,008	Pommes.........	0 ,018
Lait de femme...	0 ,003	Pommes de terre.	0 ,006	Fraises..........	0 ,013
Matière nerveuse.	9 ,080	Choux-fleurs.....	0 ,440	Feuilles de choux.	0 ,014
Pain	0 ,054				

Il est remarquable de voir certains légumes verts (choux-
fleurs, épinards, laitue) être presque aussi riches en fer que le
sang des animaux et beaucoup plus riches que la viande. Ce fer
y existe certainement sous une forme métallo-organique uni aux
protoplasmas et comparable à l'hémoglobine du sang et à l'hématogène (Voir plus bas). Il faut remarquer seulement que cette
richesse en fer, calculée ici pour l'aliment à l'état sec, est compensée par la grande masse d'eau de ces légumes herbacés. Le
vin rouge est, lui aussi, très riche en fer surtout quand il n'est
pas vieux.

Chose intéressante encore, c'est le lait qui, de tous les aliments,
est le plus pauvre en cet élément. L'explication de ce fait, en
apparence paradoxal, est due à Bunge. Il établit que durant la vie
fœtale l'embryon accumule aux dépens du sang de la mère (et
chez l'oiseau, aux dépens du jaune de l'œuf) une substance ferrugineuse organique, l'*hématogène*, véritable nucléo-albumine que
le jeune animal, à sa naissance, possède emmagasinée dans ses
organes et particulièrement dans son foie. Cette matière, très
riche en fer, est comparable à l'hémoglobine. Elle se consomme
peu à peu à mesure que se forme le sang[1]. M. Lapicque qui a
confirmé ces observations de Bunge, a trouvé pour 1000 gr. de
foie lavé de sang les quantités de fer suivantes : à onze jours,

1. *C. rend.*, t. LXIV, p. 1353.
2. M. Zalesky, *Zeitschft. physiolog. Chem.*, t. X, p. 453.

0 gr. 20 de fer; à vingt et un jours, 0 gr. 14; à trois mois, 0 gr. 043; à six mois, 0 gr. 040. Krüger a aussi montré que le foie du fœtus chez la vache est dix fois plus riche en fer que celui de l'animal adulte.

L'hématogène du jaune d'œuf contient, d'après Bunge : $C = 42,19$; $H = 6,08$; $Az = 14,7$; $S = 0,55$; $Ph = 5,19$; $O = 31,0$; $Fe = 0,29$. Une substance de même nature a été signalée aussi par Stoklasa dans le noyau des cellules végétales [1]. 1 kilogramme de pois secs en a donné 0 gr. 9. Le *Boletus edulis*, champignon exempt de chlorophylle, en contient 3 gr. 05 par kilogramme. Stocklasa trouva dans 100 gr. de cette substance 1,68 de fer.

Il est à peine douteux que les végétaux contiennent aussi une nucléo-protéine manganésienne analogue. Le manganèse a été signalé dans les cendres de beaucoup de légumes comestibles; celles du chou-fleur, des asperges, de la salade, du raisin, du blé, du maïs [2].

L'absorption du fer minéral par le tube digestif (sels de fer à acides minéraux ou organiques) est aujourd'hui résolue positivement. Ce fer passe dans ces conditions plus abondamment par les urines et peut se retrouver dans le foie. Mais la majeure partie de celui que nous assimilons par les aliments l'est sous la forme de nucléo-protéides ferrugineuses ou d'hémoglobines.

Passons maintenant aux principes minéraux acides que nous apportent les aliments.

Chlore, fluor, brome, iode. — Ces éléments nous viennent en partie (et le chlore principalement) du sel marin dont nous avons montré plus haut le rôle important. Le fluor nous arrive surtout par les eaux potables, probablement à l'état de fluorures alcalins; le brome et l'iode semblent entrer dans la constitution de nucléo-protéides bromées et iodées, comparables à celles que l'on rencontre dans la glande thyroïde ou dans l'iodo-spongine. Ces deux éléments nous sont transmis surtout par certaines plantes. Parmi les aliments végétaux iodés on peut citer particulièrement les suivants d'après le Dr Bourcet [3] :

---

1. *Bull. Soc. Chim.*, t. XVII, p. 523.
2. *C. rend.*, t. LXXV, p. 1213.
3. Voir le beau mémoire de P. Bourcet, Thèse de Paris, 1900, p. 65 (*Travaux de mon laboratoire*).

	Iode par kgr. de matières fraiches.		Iode par kgr. de matières fraiches.
Asperges	$0^{mg},24$	Oseille	$0^{mg},12$
Ail	0 ,21	Pain de ménage	0 ,000
Ananas	0 ,31	Pois verts	0 ,080
Carottes	0 ,134	Pommes de terre	0 ,010
Champignons	0 ,172	Poireaux	0 ,12
Chou blanc	0 ,21	Poires	0 ,017
Fraises	0 ,17	Raisin	0 ,020 à 0,00
Farine de froment	0 ,007	Riz	0 ,17
Farine d'avoine	0 ,009	Laitue	0 ,012
Haricots verts	0 ,32	Tomates	0 ,023
Haricots blancs secs	0 ,014	Artichauts	0 ,017

Les fruits et les aliments très fortement amylacés contiennent fort peu d'iode. Le raisin et le vin sont plus ou moins iodés suivant les terrains.

Parmi les aliments d'origine animale les plus iodés sont les suivants :

	Iode par kg. d'aliment sec.		Iode par kg. d'aliment sec.
Anguille	$0^{mg},80$	Huitre	1 ,37
Anchois	0 ,95	Homard	1 ,78
Brême	1 ,25	Merlan	0 ,31
Crabes	1 ,82	Morue fraîche	1 ,23
Crevettes grises	5 ,91	Saumon frais	1 ,40
Gardon	1 ,38	Thon frais	0 ,88
Hareng fumé	1 ,57	Truite	0 ,08

Le brome accompagne toujours l'iode et souvent augmente ou diminue comme lui sans lui être cependant proportionnel.

Soufre, phosphore et acides correspondants. — Emprunté originairement au sol, surtout à l'état de sulfate, peut-être en partie sous forme de composés organiques tels que ceux que forment les sulfuraires, le soufre nous arrive avec les albuminoïdes des végétaux et des animaux comestibles. Oxydés dans l'économie, les quatre cinquièmes environ reparaissent à l'état de sulfates ou de phénolsulfates dans les urines; un cinquième du soufre reste à l'état de cystine, taurine, et quelques autres corps sulfurés de nature inconnue. Le soufre est rejeté par nos diverses excrétions, et avec les produits épidermiques, tels que les cornes et les cheveux. L'homme adulte élimine en totalité 1 gr. de soufre par jour.

Il n'est pas démontré que celui des sulfates préexistants dans nos aliments puisse concourir à la formation des albuminoïdes spécifiques de nos tissus.

Le phosphore nous arrive à l'état de phosphates et de composés phosphorés organiques, lécithines, nucléines, protagons, jecorines, acide inosique et autres corps complexes où il peut être quelquefois très abondant. La chair de homard, par exemple, en contient jusqu'à 2,20 p. 100. Le jaune d'œuf, les laitances de poisson, le tissu nerveux, sont riches en nucléines et par conséquent en phosphore. Il est très abondant dans les graines des légumineuses, particulièrement avant leur entier développement. Il y existe surtout sous forme d'un composé qui contient de cet élément 64 p. 100 de son poids, l'acide anydroxyméthylènediphosphorique de Posternack, acide apte à se dédoubler nettement, par hydrolyse, en inosite et acide phosphorique [1]. Dans tous ces cas en traversant l'organisme le phosphore est transformé, s'il ne l'est déjà, en acide phosphorique qui s'unit aux alcalis pour être éliminé par les urines.

Soit que l'acide phosphorique provienne des combinaisons où il préexistait, mais uni à des radicaux azotés organiques comme dans les nucléines et lécithines; soit qu'il vienne de l'oxydation de composés où le phosphore est encore moins saturé d'oxygène que dans les produits précédents, dans tous ces cas, de ces dédoublements ou combustions il résulte de l'acide phosphorique qui tend à acidifier le sang ou les tissus. Il se produit, dans l'économie la même transformation que lorsque nous soumettons à l'oxydation brutale, dans le moufle porté au rouge, les matériaux phosphorés de la chair musculaire, du tissu nerveux, par exemple; les cendres qu'abandonnent ces tissus contiennent toujours un très notable excès d'acide phosphorique par rapport à celui qui saturerait (à l'état de PO^4R^2H) les alcalis et les terres alcalines présentes dans ces produits d'incinération. En voici un exemple déjà cité par Liebig .

Composition centésimale des cendres de :	Phosphates terreux.	Phosphates alcalins PO^4R^2H.	Acide phosphorique resté libre.
Chair de cheval (Weber)	16,43	80,96	2,62
Chair de bœuf privée de sang (Keller).	26,26	48,06	17,23
Jaune d'œuf (Poleck)	34,70	27,25	36,74

L'acide phosphorique provenant de la destruction des principes phosphorés est ensuite saturé par les bases fixes ou par l'ammo-

1. Voir *C. Rend.*, t. CXXXVII, p. 339 et 439.

niaque qui tend à se former dans l'économie. Ce sont les phosphates alcalins et ammoniacaux de cette origine qui vont alcaliniser le sang des carnivores; quant aux herbivores ils trouvent dans leurs aliments végétaux assez de sels organiques alcalins qui, transformés en carbonates par oxydation, alcalinisent leurs plasmas. Remarquons en passant que les phosphates existent dans les urines des carnivores et manquent dans celles des herbivores, car dans les plasmas riches en chaux et franchement alcalins de ces derniers, ces phosphates sont dans l'impossibilité de traverser le rein. Il s'ensuit que le phosphore alimentaire se retrouve chez l'herbivore presque en entier dans les fèces.

Nous éliminons par jour avec les urines 1 gr. 70 de phosphore, ou 3 gr. 9 d'anhydride P^2O^5, dont 1 à 1,3 p. 100 est incomplètement oxydé. Une grande partie de ce phosphore ne fait que traverser l'économie, entrant et sortant à l'état de phosphates.

On a dit que dans certains cas ces derniers peuvent être directement assimilés sous forme de phosphates alcalins ou alcalino-terreux, d'après les expériences de Kemmerick et d'autres auteurs.

Arsenic. — Contrairement à ce qu'on avait admis jusqu'à ce jour j'ai établi, en 1900, que l'arsenic entre en très faible proportion dans la constitution des tissus ectodermiques : épiderme, poils, cornes, glande thyroïde, cerveau, mamelle. Il en existe des traces encore plus faibles dans quelques autres organes. L'arsenic me paraît jouer dans l'économie, à un degré éminent, le rôle du phosphore. Peut-être fait-il partie de substances fort instables à réactions comparables à celles des ferments.

Quelques végétaux contiennent de très faibles quantités d'arsenic (le chou, la rave, quelques céréales). J'ai découvert que sa source alimentaire la plus abondante est le sel marin, et surtout le sel gris ou sel brut de cuisine.

Silicium. — On ne sait si le silicium joue un rôle dans l'organisme. On le trouve dans beaucoup d'aliments végétaux et quelquefois en quantité telle qu'il est impossible qu'il n'ait pas été sélectionné par certaines cellules et n'y joue un rôle spécifique encore inconnu.

Chez les herbivores, le silicium est presque totalement éliminé par les matières fécales sous forme de silice.

XXVIII

De toutes les substances minérales qui entrent dans l'alimentation animale, l'eau est la plus importante. Elle constitue le milieu où s'accomplissent les actes intimes de la vie cellulaire. Elle forme les trois quarts environ du poids de nos organes. Elle assure les échanges nutritifs, se charge des résidus de désassimilation et les entraîne au dehors. Par les urines et par la transpiration cutanée et pulmonaire nous absorbons chaque jour 2100 à 2300 gr. d'eau, au repos, et 2700 à 2800 si nous produisons du travail. Il faut donc sans cesse restituer l'eau à l'économie, car elle s'en appauvrit et l'eau ne saurait varier bien sensiblement soit dans le sang soit dans les organes. Les aliments nous en fournissent une partie (60 p. 100 environ), le reste, soit à peu près 900 gr. à 1 litre par jour, nous vient par les boissons. On comprend donc toute l'importance qu'il y a de s'assurer de bonnes eaux potables.

L'expérience universelle établit que l'eau est la seule boisson indispensable à l'homme. Bien des peuples, les Arabes mahométans, les Turcs, les Indiens, les Chinois, les Japonais ne boivent que de l'eau ou des infusions aqueuses. Ils n'en constituent pas moins des races qui ont su se conserver et prospérer, races aptes au travail ou à la conquête, et dont la longue histoire suffirait à démontrer toute la vitalité.

Le culte des bonnes eaux de boisson est de tous les temps et de tous les pays. Chez les anciens, chaque source avait sa nymphe ou son génie, et l'ancienne Rome qui avait compris l'importance des bonnes eaux et s'était donné le luxe d'en fournir tous les jours plus de 2 000 litres à chacun de ses habitants, célébrait annuellement la fête des fontaines, les *fontanalia*.

L'eau n'a pas seulement pour rôle d'apaiser la soif; elle est aussi un aliment. Elle fournit à nos tissus les quatre cinquièmes de leur substance en poids, et il n'est pas douteux que l'eau potable ne participe encore à leur constitution par ses sels minéraux, au moins dans certaines conditions chez l'adulte, et, dans tous les cas, au cours de la période de développement des jeunes animaux.

Un homme, de sa naissance à dix-huit ou vingt ans, construit son squelette. Si l'on tient compte que les os frais contiennent 36 p. 100 de chaux et qu'un squelette d'adulte pèse environ 5 000 gr., on voit que les os d'un homme fait ont emmagasiné au minimum 1 800 gr. de chaux en dix-huit années, soit en moyenne 0 gr. 250 de chaux par jour.

Ce n'est pas tout; l'adolescent perd, en moyenne, par ses urines des 24 heures, 0 gr. 220 de chaux, et il en rejette encore 0 gr. 360 avec ses excréments. Les besoins journaliers en chaux seront donc :

	CaO
Pour la formation du squelette.........	0,250
Perdu par les urines...................	0,220
— par les fèces....................	0,330
Total...............	0,825

Or l'adolescent reçoit journellement par son alimentation moyenne (voir p. 12) :

	CaO
Pour 260 gr. de viande fraîche..........	0,080
— pain, 500 gr......................	0,250
— légumes secs, 60 gr..............	0,135
— légumes frais, 200 gr.............	0,300
Soit...............	0,765

Il est donc obligé d'emprunter à l'eau le supplément de chaux qui lui manque, soit 0 gr. 065 au moins par jour. Mais dans combien de cas la ration alimentaire est-elle insuffisante et les apports de chaux plus faibles que ce que nous indiquons ici! Par conséquent aussi combien plus pressante encore est la nécessité de trouver dans l'eau potable le supplément de chaux nécessaire.

Au cours de la période de croissance de la vie humaine, l'eau paraît donc bien contribuer à parfaire le déficit sensible des aliments en chaux et probablement aussi en quelques autres matières minérales.

Pour l'adulte les besoins du squelette sont atténués puisqu'il ne grandit plus. Nous aurons dans ce cas :

CaO

	CaO
Pour réparer les pertes journalières de chaux par les urines.	0gr,245
Pour la chaux perdue par les matières fécales............	0 ,400
Besoins en chaux par jour........	0gr,645

On vient de dire que l'alimentation normale (l'eau non comprise) en fournit par jour la quantité suffisante de 0 gr. 765 environ. Mais si l'alimentation s'appauvrit, l'adulte lui-même est obligé d'emprunter en partie sa chaux à son eau de boisson.

Les calculs précédents ont été confirmés par l'expérience directe. J.-B. Boussingault[1] prend trois jeunes porcs de même poids et de même portée. Chez deux d'entre eux qu'il sacrifie, il dose la chaux des os. Le troisième est nourri 93 jours avec des pommes de terre dont la chaux a été préalablement titrée. Il abat alors l'animal et trouve dans ses os 140 gr. de chaux de plus que dans le squelette des deux porcelets pris comme termes de comparaison. La nourriture *solide* absorbée par le troisième porc n'en contenant que 98 gr. il avait donc fallu que les 42 gr. de chaux excédents contenus dans ses os eussent été fournis à l'animal par l'eau de boisson. Comme contre-épreuve, cette eau fut analysée. La chaux répondant à la totalité de celle qui avait été bue fut trouvée de 180 gr. qui, ajoutés aux 98 gr. de chaux des aliments solides, donnent le poids total de 278 gr. Or si l'on ajoute au poids de 140 gr. absorbés par les os celui de 116 gr. de chaux trouvée dans la totalité des excréments et urines rendus par l'animal, on trouve le poids de 256 gr. assez rapproché de 278 gr. de chaux fournis par l'alimentation totale.

Les 22 gr. de chaux qui paraissent ici manquer au bilan répondent en réalité à celle qui était entrée dans la constitution des parties molles de l'animal; muscles, glandes, matière cérébrale, téguments, etc.

Cette importante expérience donne la preuve de l'utilisation directe de l'un des éléments salins des eaux potables, la chaux,

---

1. *C. rend. acad. sc.*, t. XXIV, p. 486, et XXII, p. 356.

même absorbée sous forme minérale. Mais il est impossible de penser que si celle-ci est assimilée, il n'en soit pas de même de la magnésie, de la soude, des fluorures, silicates, etc., qui existent dans ces eaux, et alors que, insuffisants dans nos aliments solides, ils font cependant partie nécessaire de nos tissus.

Ces conclusions n'ont pas été acceptées par tous les hygiénistes. Quelques-uns ont fait remarquer que des populations entières se trouvaient bien d'eaux de boisson presque exemptes de sels de chaux. Cette opinion est peut-être acceptable lorsque une ville, une agglomération largement nourrie, reçoit un excès de sels de toute nature et en particulier de sels de chaux, avec ses aliments. Mais combien de populations ne disposent que d'aliments insuffisants ! Que de montagnards rachitiques ou goitreux ! Que de pauvres gens obligés de se contenter de pommes de terre, de légumes et de céréales quelquefois récoltés sur des terrains siliceux qui ne leur apportent pas la quantité de sels indispensables ! Que d'ouvriers réduits dans nos grandes villes au strict nécessaire ! A tous ceux-là, il faut que l'eau potable fournisse le supplément minéral indispensable de sels calcaires et magnésiens, en particulier.

Nous conclurons donc que les eaux de boisson, pour être bonnes et satisfaire dans tous les cas aux besoins des populations, doivent être légèrement salines, et surtout calcaires.

L'observation des faits vient apporter une confirmation remarquable à cette déduction. Partout les populations ont toujours considéré comme les meilleures les eaux potables qui sortent des terrains crétacés et jurassiques, eaux qui contiennent entre 0 gr. 100 à 0 gr. 300 de bi-carbonate calcique, avec quelques autres sels dont on va parler.

Ces préliminaires établis, tenant compte du double rôle que l'eau doit jouer et comme boisson et comme aliment minéral, il nous est facile maintenant de déterminer le caractère des bonnes eaux potables.

CARACTÈRES DES EAUX POTABLES

Toute eau potable doit être fraîche, limpide, sans odeur, faiblement saline, agréable au goût, aérée, légère à l'estomac, imputrescible, apte aux principaux usages domestiques.

Les eaux sont *fraîches* si leur température est inférieure à celle que possède le milieu ambiant durant les saisons moyennes de l'année (printemps et automne). A Paris, la moyenne du printemps est de 14°, la moyenne d'août, septembre, octobre est de 15°. L'eau est fraîche au printemps, si elle a de 9 à 13 degrés ; en automne, si elle varie de 10° à 14°.

Le sol, à 10 mètres de profondeur, ne participe plus aux variations de la température ambiante. A Paris il reste toute l'année à 10°,8. Il en résulte que l'eau amenée dans les villes par des tuyaux placés à cette profondeur sera toujours suffisamment fraîche dans nos climats.

A 5° ou 6° une eau est froide, et non pas seulement fraîche ; son usage habituel peut devenir fâcheux (voir p. 349).

La constance de température et de fraîcheur d'une eau de source est un bon indice de sa pureté. Elle indique en général que cette eau ne reçoit pas d'infiltrations du sol.

Les qualités des eaux potables, ne fussent-elles qu'apparentes, contribuent à leurs effets favorables. Les eaux bien transparentes plaisent à l'estomac et stimulent l'appétit. Une eau limpide est celle qui, sous une épaisseur de 25 à 30 centimètres et plus, permet de distinguer les arêtes vives et les formes des objets immergés. Une eau légèrement trouble n'est pas toujours impotable, mais elle est suspecte et doit être filtrée. Le limon qui colore d'un ton jaunâtre les eaux des fleuves contient généralement plus de 1 p. 100 de matières organiques ou organisées, celles-ci microbiennes et généralement vivantes.

La limpidité n'implique cependant pas la pureté : une eau limpide peut être très dangereuse.

Les bonnes eaux potables n'ont pas d'odeur. Les meilleures, lorsqu'on les garde en vase fermé presque plein ne contractent aucune odeur de marée après avoir été conservées huit à quinze jours. Au contraire, une eau qui dans ces conditions se trouble notablement en laissant déposer des matières jaunâtres ou odorantes, à plus forte raison toute eau qui se putréfie, doit être rejetée ou n'être bue qu'après avoir été soumise à la filtration, avoir été bouillie ou conservée plusieurs mois.

Chaque eau potable possède une saveur distincte bien appréciable par les personnes qui ne boivent pas de liqueurs fermentées et qui ne fument pas. Cette saveur doit être faible, fraîche, sans fadeur (*matières organiques*), ni douceur (*sels d'alumine*), ni goût de terre mouillée (*alumine*), ni saveur séléniteuse (*sulfate de chaux*), ni amertume (*magnésie*). On peut se rendre compte de ces saveurs en les comparant avec celle d'une bonne eau prise à la source, et provenant d'un terrain crétacé ou jurassique.

F. de Chaumont s'est assuré que la plupart des individus reconnaissent facilement la saveur du carbonate de chaux à la dose de 0 gr. 170 par litre ; du sulfate, à 0 gr. 36 ; du chlorure de sodium, à 1 gr. par litre. Mais autre chose est de distinguer tel ou tel sel, autre chose de juger qu'un goût plaît ou déplaît.

La fadeur sans saveur spéciale est caractéristique de l'absence ou de la grande pauvreté de sels. C'est le cas des eaux de pluie, de certaines eaux très pures sorties des granits.

L'eau doit être *aérée, légère à l'estomac*. Les bonnes eaux potables contiennent, par litre, de 25 à 35 cc. de gaz formés, pour un tiers environ, d'acide carbonique, le reste étant un mélange d'oxygène et d'azote dans la proportion, en volumes, de 31 à 33 p. 100 du premier et de 69 à 67 du second. La quantité d'oxygène est plus faible dans les eaux de source à leur émergence.

Les eaux aérées sont *légères* à l'estomac, les eaux non aérées paraissent *lourdes* ; non pas, comme on le dit très souvent, parce que ce manque d'air les rend indigestes, mais parce que cette absence d'oxygène coïncide généralement avec la présence dans ces eaux de matières organiques, et surtout organisées, en train de se décomposer en s'oxydant, matières qui font ainsi disparaître de l'eau l'oxygène qu'elles absorbent. Ces matières organiques ou organisées, de nature toujours suspecte, déplaisent à l'estomac qui les digère très difficilement ; de là, la désaération, et la sensation de lourdeur, à la fois, de ces eaux fades et déplaisantes. Elle ne tient pas en réalité à la disparition de l'oxygène, car l'eau bouillie et refroidie n'est pas lourde à l'estomac si elle est de bonne qualité et sensiblement exempte de matières organiques.

Voici, rangées à peu près par ordre de valeur décroissante, un certain nombre d'eaux avec leur teneur en gaz dissous. On verra que leur richesse en oxygène n'est pas proportionnelle à leur potabilité.

Gaz contenus dans quelques eaux potables de valeurs diverses.

	O	Az	CO_2	VOLUME TOTAL DE GAZ PAR LITRE
Source du Duc (terrains jurassiques, environs de Narbonne).................	6,2	15,4	2,0	23,6
Source de Saint-Pierre, *id*............ ...	5,3	15,3	9,1	29,7
Rhin, à Strasbourg......	7,4	15,9	7,6	30,9
Doubs, à Besançon......	9,5	18,2	17,8	45,5
Garonne, à Toulouse...................,..	7,9	15,7	17,0	40,6
Loire, à Nantes (vis-à-vis le Château).....	5,5	11.4	0,5	17,5
Seine, à Bercy...................	3,9	12,0	16,2	32,1
Puits, près le marché Saint-Honoré, à Paris.	1,4	20,7	1,0	26,2

Quoique moins riches en oxygène que les eaux du Rhône ou de la Garonne, les deux premières eaux sont meilleures et plus légères que les eaux de fleuve. Toutefois on voit l'oxygène s'affaiblir notablement dans la plus mauvaise de toutes, l'eau de puits de Paris.

L'aptitude des eaux à se prêter aux principaux usages domestiques, et particulièrement au savonnage et à la cuisson des légumes, est un très bon caractère de leur potabilité. Une eau qui, à la cuisson, durcit les aliments herbacés en formant avec les bases terreuses et la légumine de ces aliments une combinaison insoluble est une eau trop chargée de sels de chaux ou de magnésie. Elle est *dure, crue, séléniteuse*. Elle déplaît généralement au goût. Les eaux qui, versées dans une solution limpide de savon, donnent des grumeaux insolubles abondants, et qui ne peuvent, en conséquence, être utilisées pour le savonnage sont aussi, généralement, chargées de sels calcaires ou alumineux, quelquefois de sel marin. Le plus souvent elles sont peu agréables à boire.

En outre, ces eaux ne se prêtant pas aux principaux usages domestiques et industriels, ne peuvent être considérées comme utilisables dans tous les cas par les populations auxquelles on les distribuerait. Une eau trop riche en fer, par exemple, est à la fois impropre au blanchissage, à la teinturerie, à la papeterie, etc. ; elle laisse sur le linge des taches de rouille et altère les coloris. Les eaux trop calcaires nuisent aux brasseurs et aux teinturiers ; elles incrustent les machines à vapeur. Elles ont souvent un goût peu agréable, exception faite de quelques-unes qui, malgré leur excès de sels de chaux, sont bien supportées par l'estomac en raison de leur richesse en acide carbonique; telles les eaux de Saint-Galmier. Encore ne plaisent-elles pas à tout le monde et ne peuvent convenir aux usages industriels ou domestiques.

Matières minérales des eaux potables. — Nous avons établi ci-dessus que les bonnes eaux potables sont et doivent être minéralisées, et que, suivant la façon dont on se nourrit, elles nous fournissent journellement de 0 gr. 050 à 0 gr. 150 de chaux, correspondant à 0 gr. 090 ou 0 gr. 250 de carbonate calcique, en moyenne 0 gr. 170.

Si, d'autre part, raisonnant *a posteriori*, nous examinons la composition des eaux réputées par les populations les meilleures à boire, nous voyons que la somme de leurs éléments minéralisateurs ne varie qu'entre 0 gr. 150 et 0 gr. 300 par litre et que la moitié environ de ce poids répond à du carbonate de chaux. C'est ce qu'indiquent les données suivantes :

	Résidu fixe par litre.	CO^3Ca par litre.
Eau du Rhin, avant Strasbourg............	0,232	0,135
Eau de Seine (amont de Paris)............	0,224	0,165
Eau du Rhône (Genève).........	0,182	0,079
Eau de la Vanne (Paris)	0,264	0,118
Eau de la Dhuis (Paris).................	0,312	0,108
Eau de la source de Neuville (près Lyon).	0,230	0,201
Eau de Fontfroide (Narbonne).......... ..	0,212	0,090

On voit que la moyenne de carbonate calcaire contenu dans les bonnes eaux potables se rapproche singulièrement de 0 gr. 170 quantité que l'on a montré (p. 317) être journellement nécessaire.

Raisonnant de même pour les autres sels des eaux potables, nous admettrons que ceux-là peuvent être considérés comme utiles, qui se rencontrent dans les bonnes eaux de boisson, mais à cette double condition : 1° qu'ils s'y trouvent de façon constante et peu variable; 2° qu'ils fassent partie intégrante de nos tissus.

Nous conclurons donc finalement que les meilleures eaux potables sont celles qui, à peu près dénuées de matières organiques, et particulièrement de germes et microbes vivants, contiennent de 0 gr. 150 à 0 gr. 350 de matières minérales par litre. L'expérience a montré que dans les eaux de source ou de fleuve réputées les meilleures, ces matières minérales sont généralement composées, par litre, de 0 gr. 050 à 0 gr. 250 de bicarbonate de chaux, avec 0 gr. 005 à 0 gr. 015 de chlorures alcalins qui leur communiquent une saveur agréable; 0 gr. 003 à 0 gr. 028 de sulfates alcalins et terreux; 0 gr. 015 à 0 gr. 050 de silice, de 1 à 2 milligrammes de carbonate ferreux, enfin une trace seulement d'alumine, de fluorures et de phosphates.

Une bonne eau potable ne laisse généralement pas au delà de 0 gr. 500 de résidu fixe, et ne contient pas plus de 0 gr. 060 d'acide sulfurique, et de 0 gr. 010 de chlore par litre.

On a signalé plus haut les inconvénients des eaux trop riches en calcaire, en sels terreux, en chlorures alcalins, en sels de magnésie ou d'alumine, en sulfates terreux. Ces derniers sels ont l'inconvénient de se réduire au contact de certaines matières organiques qui les transforment en sulfures de goût désagréable. D'autre part, les eaux trop magnésiennes sont amères, et quelquefois peu salubres en raison des matières vivantes qui y prospèrent facilement.

Les nitrates minéraux à la dose de 0 gr. 005 à 0 gr. 060 par litre d'eau n'ont par eux-mêmes aucun désavantage. Les eaux des lacs, celles qui sortent des terrains primitifs, des grès anciens en contiennent le plus souvent. Les excellentes eaux potables des sources du jurassique, du crétacé et du trias peuvent dissoudre plus de 50 milligrammes de nitrates par litre, alors que les eaux plus impures de la Seine, de la Marne, de l'Oise n'en contiennent en moyenne que 6 milligrammes. Ces sels n'en témoignent pas moins de la souillure initiale des eaux par des matières organiques azotées ultérieurement oxydées par les ferments nitreux et nitrique. Ce qui importe donc avant tout, c'est que ces matières putrescibles aient entièrement disparu et qu'on ne retrouve plus dans les eaux de boisson les produits de la destruction incomplète de ces substances organiques, et spécialement les sels ammoniacaux qui, sans être dangereux par eux-mêmes, n'en sont pas moins des indices d'un assainissement imparfait d'eaux primitivement polluées et parfois dangereuses.

La présence dans les eaux de boisson des sels de plomb et de cuivre est toujours très fâcheuse. Les moindres quantités du premier de ces métaux doivent suffire pour les faire rejeter. Des *traces* de cuivre ou d'arsenic n'offriraient pas les mêmes inconvénients.

XXIX

EAUX POTABLES DE DIVERSES ORIGINES

Considérées au point de vue de leur potabilité et de leur constitution, les eaux de boisson peuvent se classer en *eaux courantes* et *eaux stagnantes*.

Dans la première classe, celle des *eaux courantes*, nous comprendrons :

a). Les *eaux de pluie* et l'*eau distillée*;

b). Les *eaux de sources et celles des puits artésiens*;

c). Les *eaux de rivières et de fleuves*;

d). Les *eaux de montagnes* (neiges, torrents et lacs).

Dans la classe des *eaux stagnantes* nous placerons les *eaux de puits*, d'*étangs* et de *marais*. Ce sont généralement des eaux médiocres.

a) **Eau de pluie.** — L'*eau de pluie* ne constitue pas généralement une bonne eau de table. Directement recueillie, elle ne contient que des traces d'azotates, de sulfates, de chlorures d'ammonium et de sodium et un peu d'air dissous. Mais la pluie entraîne les poussières de l'air et, avec elles, d'innombrables microbes. Recueillie sur les toits et conservée en citerne, chargée des déjections d'oiseaux, de moisissures et de bactéries, elle devient putrescible et, le plus souvent, dangereuse à boire immédiatement. Elle peut rencontrer le plomb et le zinc des couvertures et soudures métalliques des toits et les attaquer. Aussi l'eau de pluie doit être le plus souvent tenue pour suspecte à moins qu'elle n'ait séjourné quelques mois en citerne où elle se purifie. Beaucoup de villes toutefois, Venise, Cadix, Vannes, Cette, Neubourg, une grande partie de Constantinople, etc., ne boivent que des eaux pluviales, mais conservées dans des citernes couvertes enfoncées dans le sol où l'eau a le temps de se purifier à l'abri des poussières et de la lumière.

Eau distillée. — L'*eau distillée*, aujourd'hui d'un usage courant sur les bâtiments au long cours, provient généralement de la distillation de l'eau de mer. Elle peut être bue sans inconvénient pourvu qu'elle ait été produite dans des appareils distillatoires en cuivre étamé à l'*étain fin*[1], et qu'elle ait été conservée dans des réservoirs de bois ou de tôle galvanisée au zinc non plombifère. On obtient des eaux privées de tout goût nauséeux en les distillant en présence d'un léger excès de permanganate de potasse ou de chaux pour oxyder la matière organique.

Eaux de source. — Les *eaux de source*, celles surtout qui sortent des terrains profonds dont la température est presque invariable toute l'année et inférieure, au moins de quelques dixièmes de degré, à la température moyenne annuelle de l'air de la région, sont les meilleures eaux potables.

Les sources qui émergent des terrains granitiques ne laissent qu'un faible résidu (0 gr. 007 à 0 gr. 030) de sels par litre. Ce sont généralement de bonnes eaux, mais trop pauvres en substances minérales.

C'est des terrains siluriens, dévoniens, triasiques, jurassiques et crétacés, que sortent les meilleures eaux potables; toutefois elles ne sont pas toutes irréprochables. Ces eaux laissent, par litre, de 0 gr. 150 à 0 gr. 500 de résidu fixe (répondant à 10 ou 20 degrés hydrotimétriques), résidu formé pour moitié de bicarbonate calcique. Leurs éléments minéraux sont généralement en bonnes proportions. Celles dont la température varie de moins de 1° de l'été à l'hiver ont aussi une composition à peu près constante et sont les plus pures. Mais dans les terrains à couches très fendillées, telles que le crétacé et les niveaux supérieurs, il est rare que les eaux de source soient entièrement exemptes de matières organiques et même de microbes originaires du sol arable.

Voici un tableau de la composition de quelques types d'eaux de source :

---

1. Il ne doit pas contenir plus de 3 à 5 dix-millièmes de plomb.

Analyses de divers types de bonnes eaux de source.

	SAINT-MARTIAL (Granit)	CHALET DU COMPAS (Granit)	FONT-FROIDE (Jurassique)	VANNE à Montsouris (Crétacé)	MARLY-LES-VALENCIENNES (Craie)	SAINT-CLÉMENT (Pliocène)
Carbonate de chaux....	0gr,0002	0gr,012	0gr,088		0 ,254	0gr,275
— de magnésie.	»	»	0 ,014	0gr,113	0 ,018	0 ,032
— de protoxyde de fer................	0 ,0002	»	0 ,001		trace	0 ,002
Chlorure de sodium......	0 ,0018	»	0 ,052	0 ,008	0 ,018	0 ,023
— de calcium....	»	0 ,007	»	»	»	»
— de magnésium.	0 ,0054	»	»	»	»	»
Sulfate de potasse.....	»	»	0 ,0006		0 ,0015	0 ,002
— de soude.	»	»	0 ,0058		»	»
— de chaux.......	0 ,0013	»	0 ,036	0 ,136	0 ,004	0 ,012
Silicate de chaux......	»	»	0 ,007		»	»
Silicates alcalins.......	0 ,0119	»	»		»	»
Silice..	0 ,0030	traces	»		0 ,011	»
Acide phosphorique et alumine.............	0 ,00004	»	0 ,009	»	trace	»
Iodures, bromures.....	trace	»	trace	trace	»	»
Acide azotique.........	trace	»	trace	0 ,0025	0 ,029	»
Matières organiques....	trace	»	0 ,0005	0 .004	0 ,018	»
Résidu total par litre.	0gr,0238	0gr,019	0 .214	0 ,263	0 ,349	0gr,346

1. *Eau de Saint-Martial.* Sort du granit dans les environs de Limoges. Belle eau entièrement privée d'azotates et de matières organiques. Analyse de l'auteur.

Eau du Chalet du Compas. Très estimée, jaillit d'une roche de protogène au pied du grand Charnier (Isère). Analyse de Niépce.

Eau de Fontfroide. Eau potable excellente, sort des terrains jurassiques aux environs de Narbonne. Analyse de l'auteur.

Eau de la Vanne. Très estimée, goût excellent, sort de terrains crétacés. Oxygène dissous 11 milligr. en 100 cc. CaO = 112 milligr. (Analyse de l'eau du réservoir de la Vanne) (Laboratoire de Montsouris).

Eau de Marly-les-Valenciennes. Eau bien limpide, saveur agréable, bonne eau sortant des terrains crayeux.

Eau de Saint-Clément, réputée excellente. Elle jaillit dans les environs de Montpellier du terrain pliocène (analyse de Rousset).

Tant que la surface du sol reste gazonnée ou couverte de bois, les eaux d'infiltration et les sources qui en proviennent varient peu de composition. Elle devient au contraire souvent variable, du moins pour les terrains crétacés et supérieurs, si l'état de la végétation, les déboisements, les cultures viennent à changer. Lorsque la constitution et la température des eaux d'une source reste constante l'été et l'hiver, c'est qu'elle ne reçoit pas, en général de mélanges d'eaux pluviales; les contaminations d'origine superficielle sont alors bien moins à craindre. L'existence

dans ces eaux des sels ammoniacaux, l'augmentation des sulfates, l'élévation du nombre des microbes sont les signes les
plus certains de ces pollutions temporaires.

Les eaux qui sortent des terrains gypseux, salés, anthraci-
teux, pyriteux ou trop riches en humus, celles qui émergent
des terrains quaternaires les plus modernes, celles dont la température et la composition sont variables, celles qui contiennent
des sels ammoniacaux sont de mauvaises eaux de source.

Eaux de puits artésiens. — Les *eaux des puits artésiens* sont,
à proprement parler, des eaux de sources artificielles. Dans un
même lieu, elles peuvent différer quelquefois de composition
suivant la profondeur de la couche qui les fournit; si ces couches sont très inclinées, la composition de l'eau de deux puits
très rapprochés pourra être toute différente. C'est ce qui a lieu
pour les puits Robert et Bellonet de la citadelle de Calais. L'eau
du premier donne 2 gr. 51 de résidu fixe par litre, celle du
second 0 gr. 58 seulement. Le pays au sud de Constantine a été
de tout temps la région des puits artésiens : les eaux d'infiltration de la surface sablonneuse du sol y rencontrent à une faible
profondeur des couches d'argiles imperméables et s'y accumulent sous forme de nappes souterraines. Ces puits fournissent
des eaux saumâtres laissant de 2 à 12 gr. de sel par litre (sulfate de chaux, sel marin, nitrates en abondance).

Eaux de rivière ou de fleuve. — Les *eaux de rivière ou de fleuve*
ont pour origine, d'une part, les eaux de source, de l'autre, le
ruissellement des pluies de montagne et de plaine, ainsi que la
fonte des glaces et des neiges. Leur composition varie donc au
cours de leur trajet et change sensiblement avec les saisons, les
pluies, la sécheresse, les cultures traversées, etc. C'est ainsi que
le résidu fixe de l'eau du Rhône tombe de 0 gr. 18 à 0 gr. 10
par litre lors de la fonte des neiges.

Les pluies en lavant le sol arable et celui des villes vont ensuite
polluer l'eau des rivières. Elles se chargent dans les champs et
les cités de matières en décomposition et de germes innombrables. Elles s'enrichissent en sulfates, phosphates, azotates, chlorures, sels ammoniacaux, matières organiques, perdent en partie
leur oxygène, et gagnent de l'acide carbonique. A toutes ces
causes d'infériorité s'ajoutent celles qui résultent des variations
de niveau du fleuve, de ses débordements et des limons qu'en-

traînent les eaux, de leur trajet à l'air qui leur envoie ses poussières, des variations énormes de température et de débit aux diverses saisons. On voit que, presque en aucun cas, on ne saurait conseiller à une grande cité de puiser directement son eau de boisson à la rivière qui la traverse. Toutefois, pour les grands fleuves, toutes ces causes d'infériorité diminuent et disparaissent en partie en raison de l'énorme masse d'eau qu'ils charrient.

Après s'être polluée dans les villes, le fouettage de l'eau à l'air et à la lumière sur un long parcours élimine les microbes les plus nombreux et les plus dangereux; l'eau s'aère petit à petit et redevient assez rapidement bonne à boire. A la traversée de la Seine à Paris le nombre de microbes qui s'était élevé par centimètre cube de 11 500 qu'il était à Melun, avant la grande ville, à 2 512 000 après avoir reçu à Saint-Denis les égouts, tombe à Mantes au bout de 80 kilomètres de parcours seulement, à 277 500 (Miquel). L'eau de la Wüpper, près Berlin, repoussante de saleté à Elberfeld, redevient limpide à Opluden, à quelques milles plus loin.

L'oxygénation de l'eau des fleuves est du reste en raison inverse de sa pollution. Voici quelques nombres dus à Milter; ils se rapportent à l'eau de la Tamise avant et après Londres :

	CO_2	O	Az	Rapport $\frac{O}{Az}$.
Kingston............	3o,3	7,4	15,0	1 : 2
Hammersmith.	»	5,1	15,1	1 : 3,7
Greenwich..........	55,6o	o,25	14,5	1 : 6o
Erith................	57,0	1,8	15,5	1 : 8

Pour la Seine, l'oxygène dissous a été trouvé, par litre, d'après Gérardin :

A Corbeil, avant Paris...................	$9^{cc},32$
à l'entrée de Paris....................	8 ,o5
à Auteuil, avant l'égout collecteur.....	5 ,99
à Épinay, après l'égout collecteur......	1 ,o5
au pont de Poissy.....................	6 ,12
à Mantes	8 ,96

Dans ces eaux souillées par les détritus des villes, l'ammoniaque carbonatée peut se produire et faire disparaître en partie la chaux qui se précipite à l'état de carbonate insoluble, tandis que l'hydrogène sulfuré et les odeurs putrides se développent et s'exhalent à l'air. Cependant, après un trajet de 50 à 80 kilomètres, ces eaux redeviennent potables.

Voici, comme exemples, quelques analyses d'eaux de fleuves. Elles sont dues à M. Ch. Ste-Cl. Deville et sont rapportées au litre :

Composition de l'eau de fleuves.

	LOIRE (avant Orléans)	GARONNE (avant Toulouse)	RHÔNE (à Genève avant l'Arve)	SEINE BERCY (entrée de Paris)	RHIN STRASBOURG (mai)	DANUBE (avant Vienne)
Carbonate calcique.....	0gr,048	0gr,064	0gr,079	0gr,166	0gr,136	0gr,086
— magnésique.	0 ,006	0 ,003	0 ,005	0 ,003	0 ,005	0 ,013
— sodique....	0 ,014	0 ,006	»	»	»	»
— de manganèse	»	0 ,003	»	»	»	.
Chlorure sodique......	0 ,0048	0 ,0032	0 ,0017	0 ,0123	0 ,0020	0 ,0033
Sulfate de potassium ..	»	0 ,0076	»	0 ,0050	»	»
— de sodium.....	0 ,0034	0 ,0053	0 ,0074	»	0 ,0185	»
— de calcium	»	»	0 ,0466	0 ,0269	0 ,0147	»
— de magnésium.	»	»	0 ,0063	»	»	0 ,0164
Azotates.............	?	?	0 ,0085	0 ,0146	?	?
Acide silicique	0 ,042	0 ,0085	0 ,0238	0 ,0508	0 ,002	0 ,002
Alumine.............	0 ,0071	»	0 ,0039	0 ,0005	0 ,0025	0 ,002
Peroxyde de fer.......	0 ,0055	0 ,0031	»	0 ,0025	0 ,0058	
Résidu sec.....	0gr,1346	0gr,1367	0gr,1820	0gr,2544	0gr,2318	0gr,1414

Eaux de canaux, de fossés et de drains. — Les *eaux de canaux* sont généralement empruntées aux rivières, ou proviennent comme le canal du Midi, de l'aménagement des ruisseaux et des torrents de montagne. En raison de leur moindre débit et de leur origine, ces eaux participent de tous les inconvénients de celles des fleuves et des rivières. Plus que celles-ci encore, elles peuvent être polluées par des résidus d'industrie, le lavage du linge, les eaux d'égouts.

Les *eaux de fossés, rus* et *drains*, constituées par des eaux de lavage du sol arable, sont, en général, de fort mauvaises eaux potables.

Eaux de pluie, de neiges, de lacs, de marais. — Les *eaux de montagne* ont pour origine les pluies qui ruissellent sur le sol et les eaux de la fonte des glaces et des neiges.

Les pluies des hautes régions diffèrent de celles des plaines par la faible proportion des êtres microscopiques qu'elles entraînent. L'air à 2 800 mètres ne contient que 6 à 10 bactéries par mètre cube, au lieu de 480 dans la plaine (*A. Gautier*); mais la vie est partout, même à ces hauteurs, et les détritus organiques se rencontrent dans ces eaux dès qu'elles ont coulé sur le sol à ces altitudes. Les neiges entraînent en tombant tous les corpuscules flottant dans l'air des montagnes. Les couches des glaciers les englobent. Les microbes se renouvellent ainsi sans cesse à leur surface, tandis que fond la couche la plus profonde du glacier et que sa masse en glissant sur la roche, et l'usant, forme le torrent boueux qui en émerge au bas de la vallée. En étudiant les eaux de fusion du grand glacier de Jostedalsbrü en Norvège, Schmelck a trouvé par centimètre cube, à 1 800 mètres, seulement 2 microbes vivants; dans l'eau du ruisseau qui en provenait, 9 à 15, et à 5 kilomètres de là, 170 à 200 microbes par centimètre cube. Le plus abondant de ces organismes était le *bacillus fluorescens liquefaciens*. La plupart des autres microbes de la surface avaient été tués par l'action prolongée du froid.

Les torrents de montagnes emportent donc, en même temps que l'eau des pluies, celle qui provient de la fusion des glaciers et une partie de la roche broyée sur laquelle reposent ces masses de glaces. Leurs eaux, très pauvres au début en matériaux salins, s'enrichissent, aux dépens des roches qu'elles traversent, en silicates, sulfates de chaux, de magnésie, matières organiques, gaz de l'air, et vont constituer les rivières ou les lacs.

Ainsi formée l'eau des lacs s'éclaircit rapidement par dépôt; elle devient limpide, sinon toujours saine à boire parce qu'elle a reçu très souvent les déjections des troupeaux vivant à la montagne. Mais ces eaux peuvent être bonnes à la condition qu'elles aient un perpétuel écoulement. Chicago emprunte ses eaux de boisson au lac Michigan; Boston au Cochituata; Édimbourg au lac Katrine. Les eaux du lac de Genève, parcourues par le Rhône, sont aussi suffisamment pures.

Il n'en est pas de même de celles des prétendus lacs de plaines, tels que celui de Grandlieu, dans la Loire-Inférieure, cuvettes sans écoulement sensible qui sont des étangs ou des marais plutôt que des lacs.

Ces dernières eaux forment la transition des eaux courantes aux eaux stagnantes.

Les marais et les étangs qui reçoivent les eaux de pluie réunies dans les cuvettes les plus déclives des grands plateaux, constituent malheureusement la seule eau de boisson de beaucoup de populations : la Sologne, la Bresse, le pays de Caux, en France par exemple. Ce sont presque toujours de très mauvaises eaux. Leurs bactéries innombrables en réduisent les sulfates et peuvent même rendre ces eaux ammoniacales. L'élévation de la température aidant, une foule d'animalcules, les larves d'insectes, celles d'anophéles dans beaucoup de pays, d'innombrables bactéries y vivent, meurent et s'y putréfient, leur communiquant ce goût nauséeux des eaux marécageuses qu'on ne saurait boire sans dégoût, souvent même sans danger, à moins d'ébullition préalable.

Eaux de puits. — Ces eaux sont de deux sortes : Tantôt les puits sont creusés près des habitations; véritables drains verticaux, ils recueillent les filtrations du sol environnant. Ce sont là des eaux mauvaises et souvent dangereuses. Tantôt les puits sont en pleine campagne; ils pénètrent à travers les couches perméables jusqu'aux assises argileuses sur lesquelles repose la nappe d'eau souterraine plus ou moins renouvelée qui parcourt le sous-sol. Sortes de sources artificielles, ces puits peuvent fournir de bonnes eaux potables; toutefois leur nappe étant fort près de la surface du sol, leurs eaux sont passibles de toutes les objections faites plus haut aux eaux de sources trop superficielles.

Les puits creusés au milieu des villes ne fournissent le plus souvent que des eaux dangereuses; tels sont les puits de Rodez, de Laon, de Reims, véritables sources à goitre; l'eau des puits de Munich, de Paris, etc., qui peuvent transmettre la fièvre typhoïde. Dans ces eaux, le poids des azotates dépasse quelquefois 1 gr. par litre, et celui des matières animales dissoutes, originaires des déjections de l'homme et des animaux, peut s'élever à 0 gr. 10. Les microorganismes vivants y pullulent, grâce au renouvellement incessant de la matière organique, aux sels ammoniacaux et aux azotates.

Eaux minérales de table. — Glace naturelle ou artificielle. — Parmi les eaux minérales que l'on boit comme eaux de table, nous citerons en France : Saint-Galmier, Morny-Châteauneuf, Condillac, Saint-Pardoux, Vernet (Ardèche), Châteldon, etc. En

Westphalie, Pyrmont; en Alsace, Soultzmatt; en Nassau, Seltz, etc. Ce sont des eaux tantôt acidules calcaires, tantôt acidules alcalines, où prédomine surtout l'acide carbonique libre. Très pauvres en matières organiques, piquantes au goût, elles plaisent généralement et facilitent la digestion. Mais leur usage habituel ne saurait être conseillé, soit que l'action continue sur l'estomac de l'acide carbonique gazeux soit fâcheuse, soit que les sels de chaux en quantité surabondante fatiguent les reins et puissent entraîner la gravelle oxalique ou phosphatique chez les personnes prédisposées.

Voici comme exemple deux analyses de ces eaux, la première acidule calcaire, la seconde acidule alcaline :

	Eau acidule calcaire de St-Galmier (Fontforte).	Eau acidule alcaline de Soultzmatt.
Acide carbonique libre	2^{gr},082	1^{gr},946
Bicarbonate de sodium	0 ,238	0 ,957
— de lithium	»	0 ,020
— de calcium	⎫ 1 .037	0 ,431
— de magnésium	⎭	0 ,313
— de fer, de manganèse	0 ,009	»
Sulfate de potassium	»	0 ,148
— de sodium	0 ,079	0 ,023
Chlorure de sodium	0 ,216	0 ,071
Borate de sodium	»	0 ,065
Sulfate de calcium	0 ,180	»
Silice	0 ,036	0 ,063
Matière organique non azotée	0 ,024	»

Le carbonate de soude prédomine on le voit, dans l'eau de Soultzmatt, celui de chaux dans celle de Saint-Galmier qui contient, outre les éléments ci-dessus, 0 gr. 007 de bicarbonate de strontium, 0 gr. 060 de nitrate de magnésie et une trace de phosphates.

A côté de ces eaux gazeuses naturelles il faut placer les eaux artificiellement chargées d'acide carbonique, dites *Eaux de Seltz artificielles*. Elles ont divers inconvénients; le principal c'est qu'on les fabrique fort souvent avec des eaux de rivière ou de puits non filtrées, et par conséquent dangereuses. Elles peuvent aussi contenir des traces de sels de plomb en suspension, comme je m'en suis assuré. Cet inconvénient est beaucoup diminué depuis le nouveau mode de fabrication consistant à injecter le gaz carbonique dans les siphons mêmes. Mais ce dernier système a le désavantage de ne permettre que très difficilement le lavage des bouteilles qui passent de main en main sans autre appropriation.

L'eau fraîche ou glacée est très recherchée surtout l'été. Malheureusement on la rafraîchit généralement en introduisant la glace elle-même dans le verre. Or, qu'elle soit naturelle ou artificielle, la glace employée en boisson n'est pas toujours saine. Elle contient, plus ou moins, les impuretés des eaux qui ont servi à la produire. De la belle glace naturelle livrée par une société parisienne, glace originaire des étangs de la Briche, du bois de Boulogne, et de Chaville près Paris, donna les résultats suivants [1] : Un litre d'eau de fusion de cette glace [2], évaporé à l'abri des poussières de l'air, laissa 0 gr. 271 d'un résidu sec, composé de 0 gr. 146 de matières organiques et 0 gr. 125 de sels minéraux. Ce résidu fut reconnu azoté; il dégageait de l'ammoniaque par les carbonates alcalins; il donnait aussi les réactions caractéristiques des acides nitreux et nitrique. Au microscope il fut reconnu contenir une grande quantité de microcoques et de vibrions.

A la suite d'une épidémie grave de diarrhée, James Carder examinant, en 1875, la glace de Rye Beach, territoire de New-York, conclut, vu leur teneur en microbes, à l'interdiction d'utiliser désormais les glaces du lac Onondaga pour les besoins alimentaires.

Frankel, Prüdden, dans les glaces des eaux de rivière et d'étangs, signalèrent aussi plusieurs milliers de bactéries par centimètre cube. Enfin H. Anton et Rieder ont établi, en 1888, que beaucoup de microbes saprogènes ou pathogènes peuvent se conserver fort longtemps dans la glace sans perdre leur vitalité ni leur virulence (*Instit. imp. d'hygiène*, Berlin, 1888). Ces expériences ont été reprises et confirmées à Paris par MM. Chantemesse et Widal.

La glace directement consommée sur nos tables ne devra donc être réputée saine que si elle provient d'eau bouillie ou du moins très soigneusement filtrée.

---

1. A. Biche, *Rapport au conseil d'hygiène et de salubrité de la Seine.*
2. Fusion de gros blocs de glace bien transparents, préalablement lavés à leur surface à l'eau distillée.

XXX

MALADIES ATTRIBUABLES AUX EAUX DE BOISSON. CONSERVATION ET PURIFICATION DES EAUX POTABLES.

Comme conclusion de l'étude des diverses eaux potables, il faut nous demander s'il existe des maladies nettement transmissibles par les eaux de boisson; s'il y a quelques relations entre l'état de santé insuffisante ou les endémies qui frappent certaines populations et la nature des eaux qu'elles boivent. Nous traiterons ensuite de la purification de ces eaux malsaines.

MALADIES ATTRIBUABLES AUX EAUX DE BOISSON MÉDIOCRES OU IMPURES

Occupons-nous d'abord de l'influence attribuable à l'absence ou à la présence de certains principes minéraux dans les eaux potables.

Nous avons établi plus haut (p. 316) qu'un montagnard qui boit l'eau des torrents ou des glaciers, un marin qui s'abreuve d'eau distillée, un citadin qui recourt uniquement aux eaux de citerne, ne trouvent pas nécessairement toujours dans leurs aliments les quantités de matières minérales, en particulier les sels de chaux qui leur sont indispensables. Cette remarque s'applique surtout aux adultes mal nourris et aux enfants en train de former leur squelette. Le rachitisme, la scrofulose, la tuberculose peut-être, paraissent provenir de l'envahissement de l'individu par des organismes de déchéance dès que les tissus ne sont plus protégés par une assimilation calcaire, magnésienne, iodée, arsenicale suffisante, assimilation que de bonnes eaux contribuent à parfaire. Malgré leurs faibles proportions, la présence de certains éléments dont on trouve des traces dans nos organes : l'arsenic, le brome, l'iode, le cuivre, le manganèse, porte à croire, vu leur constance, que ces éléments jouent un rôle nécessaire et que, par conséquent, la faible quantité qu'en fournissent les eaux peut ne pas être négligeable. Toutefois l'importance des doses infinitésimales (1/200 de mgr. par litre), par exemple d'iode dans les eaux des pays salubres, alors que ce métalloïde disparaît, semble-t-il, totalement des eaux des pays à goitre (*Chatin*), ne nous semble pas suffisamment démontrée.

Les eaux de boisson trop riches en sulfates, bicarbonates de chaux, ou en sels d'alumine, prennent une saveur terreuse qui dispose mal l'estomac. En cuisant avec certains aliments, et spécialement avec les légumes, ces eaux les durcissent, on l'a vu, et modifient la saveur et la digestibilité de ces végétaux.

Les sulfates arrivés en abondance dans le tube intestinal peuvent y être en partie réduits à l'état de sulfures et de sulfhydrates, qui sont loin d'être inoffensifs même à faible dose.

Depuis Hippocrate, les médecins ont accusé les eaux trop calcaires de favoriser la formation de dépôts urinaires et de calculs. Les calculeux sont, paraît-il, relativement nombreux dans le faubourg d'Avignon, dit l'*Isle de Vaucluse*, où l'on boit les eaux très calcaires de la fontaine de ce nom, aussi bien que dans la campagne qui reçoit ces mêmes eaux, alors qu'ils seraient rares dans le reste de la ville et du pays. De même, depuis la substitution des eaux de montagne aux eaux trop calcaires de la Clyde, les calculs vésicaux, très fréquents auparavant à Glasgow, auraient progressivement diminué. Les mêmes faits ont été constatés à Faisley, Bolton et autres villes anglaises.

La présence de nitrates dans les eaux, même à la dose de 0 gr. 350 par litre, comme dans l'eau potable des puits du séminaire de Rodez, et même à des doses supérieures dans certains puits de Paris, n'est peut-être pas malfaisante par elle-même, mais ces sels sont le signe de la pollution originelle, et probablement actuelle, de ces eaux par les matériaux de déjections qui encombrent le sol des villes.

De toutes les substances minérales dangereuses qu'on peut accidentellement trouver dans les eaux, le plomb est la plus redoutable. Il s'y introduit par les tuyaux de conduite, les réservoirs, les soudures, les couvertures métalliques de nos demeures.

Les eaux naturelles chargées de sulfates et de carbonates attaquent mal le plomb, mais les eaux de pluies, les eaux distillées, celles qui contiennent des chlorures, des azotates et certaines matières organiques, les dissolvent beaucoup mieux.

A cet égard voici des essais fort intéressants de P. Coulier. Il plongea des lames de plomb de 16 décimètres carrés de superficie dans des récipients de verre contenant chacun 2 400 cc. d'eau à demi saturée de chacun des sels ci-dessous indiqués. L'eau évaporée était remplacée de temps en temps par son volume d'eau distillée. Il observa que les lames s'attaquaient lentement, et qu'elles avaient subi les pertes de poids suivantes[1] :

	PERTE DU POIDS DE LA LAME EN MILLIGRAMMES			OBSERVATIONS FAITES APRÈS 8 ANS
	après 64 jours	après 5 ans	après 8 ans	
Eau distillée..................	1,8	6o,1	58,9	Teinte violacée. La lame est réduite en fragments.
Eau de la Dhuis............	o,5o	o,6o	o,7o	Teinte brune de la lame avec dessins en fougère.
Eau de Seine	o,15	o,7o	o,16	Lame attaquée en quelques endroits.
Eau distillée et carbonate de chaux.....................	o,35	o,1o	1 o5	Lame intacte, teinte brune uniforme.
Eau distillée et sulfate de chaux.....................	o,3o	o,8o	o,8o	La lame a pris une teinte blanchâtre.
Eau distillée et sel marin....	1,oo	12,4o	13,9	Teinte brune, perforation aux plis de la lame.

Les eaux pures sont donc celles qui attaquent le mieux le plomb.

L'exemple le plus connu d'empoisonnement saturnin par les eaux de boisson est celui qui, en 1853, frappa la famille d'Orléans à Claremont[1]. L'eau de source qui, avant d'arriver au château, avait traversé des réservoirs et des conduits de plomb, contenait, d'après l'analyse de W. Hofmann, 4 milligrammes de ce métal par litre. Trente-quatre personnes sur 100 furent frappées ; les enfants résistèrent beaucoup mieux que les adultes.

J'ai fait moi-même de nombreuses et longues recherches relatives aux conditions que introduisent le plomb dans nos eaux potables[2]. En séjournant quelques jours, ou quelques

1. Gueneau de Mussy (*Ann. d'hygiène et de méd. légale*, 1853, t, IV, p. 318).
2. Voir mon ouvrage : *Le cuivre et le plomb dans l'alimentation et l'industrie* (Paris, 1853, p. 152 et suiv.).

heures, au contact des tuyaux de plomb neufs, les eaux de source ou de rivière se chargent d'environ 1/2 milligramme et plus par litre. Aux tuyaux vieux, même couverts intérieurement de leur croûte calcaire, elles enlèvent encore un peu de plomb en partie dissous, en partie en suspension (1/2 mgr. environ par litre pour les eaux de la Vanne). Ces incrustations plombeuses des tuyaux se détachent au moindre effort. Elles peuvent contenir jusqu'à 50 et 75 p. 100 de plomb.

Le simple écoulement à travers les branchements en plomb qui des rues montent dans les habitations n'introduit dans ces eaux aucune quantité pondérable de ce métal.

Pour la distribution générale des eaux d'une ville, particulièrement si elles sont peu calcaires, il faut renoncer aux tuyaux de plomb, recourir à ceux de poterie, ou mieux aux tubages en fer, ou même en plomb doublé d'étain fin.

Quelle est l'influence sur la santé des matières organiques des eaux potables? — Les substances organiques banales des eaux potables, les matières dites humiques, à moins qu'elles ne soient très abondantes, ne sont pas à craindre. Les eaux qui en sont souillées sont quelquefois peu agréables à boire, elles peuvent avoir un goût de vase, mais elles ne sont pas particulièrement dangereuses. On sait seulement que les eaux jaunâtres des fleuves et les eaux des terrains bourbeux, sont laxatives. C'est bien des fois leur seul inconvénient.

Certaines eaux paraissent colorées; celles des rivières qui arrosent les plateaux élevés de l'Amérique du Sud, présentent souvent, lorsqu'on les voit en masse, une teinte noirâtre qu'elles doivent à une matière humique acide empruntée aux terrains granitiques qu'elles traversent (*Müntz et Marcano*). Cependant les populations de ces contrées préfèrent ces eaux noires aux eaux blanches des mêmes régions. Les eaux nauséabondes des routoirs eux-mêmes, quelquefois assez chargées de matières organiques pour tuer le poisson, peuvent être bues sans grands inconvénients si au préalable elles ont été soigneusement filtrées.

Le vrai danger des eaux potables réside surtout dans les organismes inférieurs qui peuvent y vivre. Ils proviennent, en grande partie, des déjections animales et humaines. Sans doute, les bactéries pathogènes sont fragiles et ne se multiplient que difficilement dans les eaux déjà habitées par des microbes inoffensifs (*Meade Bolton*) ; mais elles peuvent encore y pulluler. En 1887 MM. Chantemesse et Widal trouvèrent le bacille typhique vivant et cultivable dans l'eau de la Seine à Paris[1]. Le bacille virgule du choléra fut découvert, en 1884, par R. Kock dans l'eau d'étangs de l'Inde où abondaient des milliers d'autres microbes. Celui de la septicémie fut retiré par G. Gaffky des eaux de la Sprée à Berlin. Cependant comme l'ont montré Bolton, Karlinski, puis Dubarry, les bacilles pathogènes disparaissent assez rapidement des eaux de rivière grâce aux bactéries inoffensives qui y vivent. Elles étouffent rapidement les bacilles du choléra, du charbon, de la fièvre jaune. Tandis que dans l'eau de fontaine ou de fleuve *stérilisée* au préalable, Dubarry retrouva vivant le bacille charbonneux 131 jours après qu'il l'y avait introduit, et celui de la fièvre typhoïde 81 jours après ; le premier disparaissait après 4 jours, le second après 2 jours, le bacille du choléra après un jour seulement, si l'on en versait les cultures dans ces mêmes eaux *non stérilisées*.

Ces faits et l'histoire des épidémies démontrent la possibilité et la réalité de la transmission de la fièvre typhoïde, du choléra, de la fièvre jaune, etc., par les eaux de boisson. Il faut même ajouter, pensons-nous, la transmissibilité très probable de la malaria par les eaux de marais en dehors de l'inoculation ordinaire de l'hématozoaire spécifique par les piqûres de l'anophele. Enfin il est à peu près certain que les eaux véhiculent et transmettent la dysenterie. De 1867 à 1873 les cas mortels par cette maladie s'élevèrent, dans la capitale de l'Autriche, à 84 par an. Dès 1874, époque où les eaux de montagne furent substituées à celles du Danube, la mortalité annuelle par dysenterie tomba à 22. Elle est à peu près entièrement disparue aujourd'hui.

Les endémies de goitre et de crétinisme ont été de tout temps attribuées à l'usage d'eaux malsaines. On a successivement accusé leur fraîcheur trop grande, leur désaération, leur richesse en magnésie, le manque d'iode, les matières organiques en décomposition, etc. J'ai fait autrefois la critique de ces opinions qui sont toutes mal fondées[2].

A la suite d'une enquête qui dura près de vingt ans, M\ :sup:`gr` Billet, archevêque de Chambéry, arrivait en 1850 à cette remarquable

---

1. *Arch. physiologiq.*, avril 1887.
2. *Les eaux potables*, J.-B. Baillère, éditeur, Paris, 1863.

conclusion que l'endémie goitreuse est *provoquée par une cause miasmatique qui s'élabore dans certains sols, surtout dans les sols magnésiens riches en matières organiques en train de se putréfier, miasmes qui communiquent aux eaux leurs propriétés toxiques.* En un mot, comme nous dirions aujourd'hui, la cause de cette affection est attribuable à un microbe, encore inconnu, pullulant tout particulièrement dans les sols magnésiens auxquels l'empruntent les eaux.

Il faudrait encore signaler ici les protozoaires et entozoaires qui, à l'état d'œufs ou de larves, sont véhiculés par l'eau de boisson : œufs de botriocéphale et de tœnia, d'ascaride lombricoïde ; anguillule ou amibe de la diarrhée de Cochinchine, bilharzie d'Égypte et du Cap, distome hépatique, filaire du sang, etc. Mais dans un livre sur l'alimentation, nous n'avons qu'à signaler ces faits, sans développer, même incidemment, cet important chapitre de pathologie spéciale.

DISTRIBUTION DES EAUX DE BOISSON; QUANTITÉS NÉCESSAIRES

S'il s'agit d'une agglomération urbaine, du choix de sources nouvelles, de construction de citernes ou de bassins, etc., la première question qui se pose est celle de la quantité d'eau qui peut être nécessaire par tête d'habitants et par jour.

Cette question comporte plusieurs solutions ; au point de vue strict des nécessités quotidiennes, on peut dire que pour les besoins de la boisson et de la toilette corporelle ou de celle de la maison, 100 litres d'eau sont strictement suffisants par tête et par jour. S'il s'agit des besoins d'une ville avec ses arrosages de rues et de jardins, ses machines à vapeur, ses ascenseurs et autres engins hydrauliques, ses industries, etc., il semble que 150 à 180 litres sont indispensables par jour et par habitant. D'après Graham, 128 villes anglaises reçoivent en moyenne 142 litres d'eau par tête et par jour ; Paris en a 250 litres ; Toulouse 160, New-York 300, Dijon 150. Mais avec ses fontaines monumentales et ses eaux jaillissant presque en chaque maison et à chaque carrefour, l'ancienne Rome distribuait quotidiennement 2 000 litres d'eau à chacun de ses citoyens.

Conduites, réservoirs. — Les eaux potables doivent être amenées aux villes par des conduites tubulaires ou par des canaux couverts. Ils peuvent être en poterie, en maçonnerie cimentée, en fonte revêtue ou non d'enduits intérieurs où entrent le goudron, l'asphalte, etc., mais jamais le plomb. On en a dit plus haut la raison. Les conduites en argile cuite ou en ciment, avec regards placés de loin en loin, sont excellentes. Les réservoirs urbains sont généralement en béton recouvert de ciment hydraulique bien lissé. Les meilleurs sont ceux qui s'enfoncent de plusieurs mètres dans le sol ou qu'on a creusés dans le roc. Tout réservoir d'eau doit être couvert et, s'il se peut, souterrain.

Épuration des eaux. — L'eau est impropre à la boisson de plusieurs manières : elle peut être trouble, bourbeuse, souillée de matières organiques et organisées. Elle peut contenir des sels en excès. Un mode d'épuration différent convient en chacun de ces cas.

Il est bien peu d'eaux que l'on puisse boire sans qu'elles aient été préalablement clarifiées par dépôt dans les grands réservoirs. Ce n'est qu'au bout de huit à dix jours de repos que l'eau trouble des fleuves y devient à peu près claire. Cette épuration par dépôt ne peut être considérée que comme un premier dégrossissement, à moins que les réservoirs ne soient immenses. Les microbes ne disparaissent, en effet, des eaux qu'au bout de plusieurs semaines. Il devient donc nécessaire, dans presque tous les cas, de compléter l'épuration de l'eau de boisson par une filtration soignée.

Elle peut se faire soit dans les ménages particuliers grâce aux petits filtres domestiques, soit administrativement et en grand, pour les besoins de toute une ville.

On a proposé un grand nombre de systèmes de filtres destinés aux particuliers.

Le plus simple consiste en une grosse éponge, bien lavée à l'acide chlorhydrique à 2 p. 100, qu'on tasse fortement au fond d'un cylindre de fonte, au besoin d'un conduit de poterie, percé d'un trou dans le bas. On remplit ensuite à moitié le cylindre de sable bien lavé. L'eau qu'on y verse traverse le sable et l'éponge sur 20 à 40 centimètres de hauteur, y déposant en grande partie ses souillures. Au bout de quelques jours le sable est colmaté par l'argile et par les bactéries banales des eaux. La filtration se fait alors plus lentement mais l'eau passe sensiblement privée de ses impuretés dangereuses. Ce filtre a l'avantage de pouvoir être construit rapidement et presque partout.

En campagne on peut se servir d'un tonneau de fer ou de bois au fond duquel on place un ou deux disques de laine ou de feutre bien lavés, et qu'on remplit de cailloutis et de sable fin, avec interposition de couches de charbon de bois et de rognures de fer. Un tube latéral, plongeant jusqu'au fond du tonneau, permet à l'air entraîné par l'eau qui filtre de s'échapper par le haut.

On peut, dans le filtre précédent, remplacer le sable par du charbon, en particulier par du charbon d'os. L'industrie construit de très bons filtres à charbon. Les uns sont formés par un bloc aggloméré, dense, mais poreux, muni d'une excavation centrale tubulaire à laquelle est adapté un tube de caoutchouc qui fait office de siphon. Ce bloc de charbon étant plongé dans l'eau à filtrer, on aspire par l'embout du caoutchouc et on laisse écouler l'eau qui se purifie en traversant le cylindre filtrant. L'appareil suivant (fig. 7) est préférable : on fait en toile épaisse d'amiante une sorte de poche en accordéon ou en double tronc de cône *a a* soutenue à l'intérieur par une carcasse C de grès percée

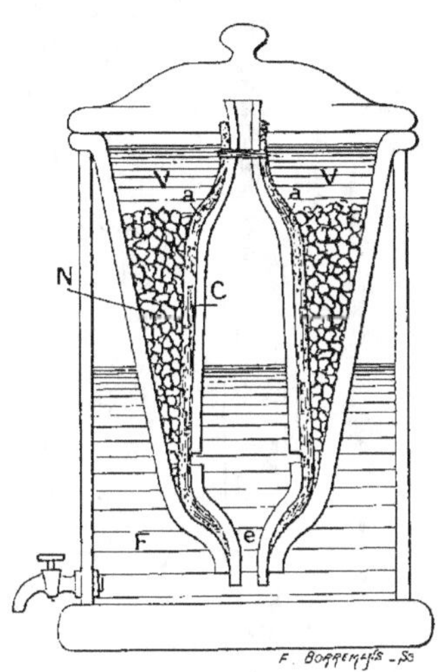

Fig. 7.

de trous dans le bas et se terminant par un embout *e* qui sert à l'écoulement de l'eau. Cet appareil est lui-même placé dans un vase cylindrique de grès, V, à tubulure inférieure fermée par un bouchon où passe l'embout *e*. Ce vase V est lui-même posé au centre d'un réservoir F muni d'un couvercle et, dans le bas, d'un robinet R. On place dans le vase central V, entre ses parois et le cône filtrant d'amiante, une couche de 30 à 40 centimètres de haut de noir animal en partie grenu, en partie pulvérulent, qui le remplit presque entièrement, et l'on verse par-dessus l'eau à filtrer. Elle traverse le charbon qu'elle ne tarde pas à colmater, puis la toile épaisse d'amiante et passe par les trous du bas dans le cône central d'où elle va au réservoir F contenant le filtre. On recueille l'eau filtrée par le robinet.

Ce filtre, surtout quand il a fonctionné quelques jours et qu'il est bien conduit, fait disparaître la plupart des microbes pathogènes qu'on y verse. Il absorbe tout ou partie des sels métalliques de zinc, de plomb, etc., que l'eau peut contenir. Il la dépouille d'une partie de sa chaux, de sa magnésie, de tout son fer, d'une quantité notable de matières organiques.

Tout le monde connaît le filtre ordinaire des ménages de Paris. Il est formé d'un réservoir de calcaire ou de grès, séparé en deux compartiments de hauteurs inégales grâce à une mince plaque inclinée, formée d'une pierre poreuse, reliée aux parois verticales par un ciment spécial. L'eau qui remplit la fontaine traverse sous faible pression ce diaphragme de pierre à la surface duquel elle dépose sa vase et ses microbes. Lorsque cette paroi filtrante est intacte et bien cimentée, on peut compter sur la purification de l'eau. Il faut seulement rincer de temps en temps l'appareil et racler modérément la face supérieure de la pierre à filtrer.

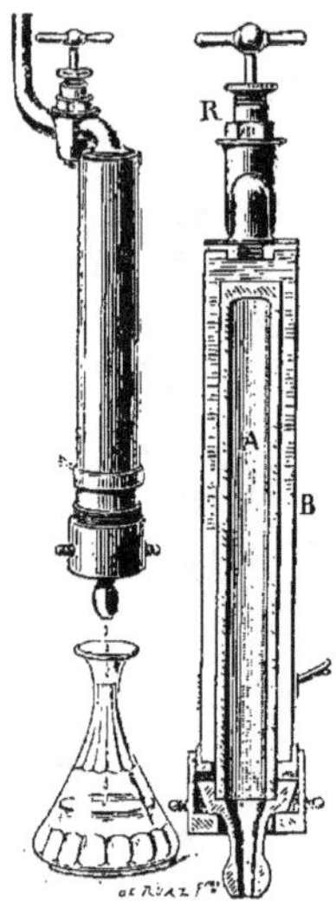
Fig. 8. — Filtre de biscuit de porcelaine dit *Chamberland*.

Le vieux filtre de Nadaud de Buffon[1] consistait déjà en tubes cylindriques poreux à travers lesquels l'eau passait sous pression. J'ai moi-même créé, en 1884, les filtres de biscuit de porcelaine ou de faïence destinés à stériliser l'eau et les liquides de culture[2]. Le filtre dit *Chamberland* (fig. 8), venu après ceux-ci, est le même appareil, sauf que la filtration s'y fait du dehors au dedans. Il consiste en un tube de biscuit de porcelaine enfermé dans un mandrin métallique, biscuit que l'eau traverse de l'extérieur à l'intérieur. Elle se débarrasse sur la paroi filtrante de la majeure partie de ses microbes. Ces filtres de pâte à porcelaine incomplètement cuite ont rendu de réels services, mais ils sont loin de présenter toutes garanties. Le public demande, et l'industrie lui fournit, des filtres toujours plus rapides. Cette apparente qualité n'est obtenue qu'en donnant

1. *C. rend.*, t. XLIV, p. 476. Voir aussi Burq, *C. rend.*, t. LIII, p. 336.
2. Voir *Bull. Acad. méd.*, t. XI, p. 314 et 352, et *Bull. Soc. chim.*, t. XLVII, p. 146, juin 1884.

aux parois de biscuit de plus en plus de minceur et de porosité. Dans quelques-unes de ces pâtes, les trous sont visibles même à la loupe. Du reste, par le passage de l'eau, le biscuit, au bout d'un certain temps se désagrège, ses pertuis vont en grandissant au lieu de diminuer, et la vitesse de filtration augmente peu à peu. Mes premières observations à ce sujet, confirmées par MM. Bourquelot, Galippe, Villejean et Miquel en France, Wolfhügel et Riedel en Allemagne, ont établi que plusieurs microbes pathogènes ou saprogènes passent peu à peu à travers ces filtres de biscuit, ou pénètrent dans leurs parois par leurs myceliums qui les traversent.

Aussi a-t-on essayé de remplacer le biscuit de porcelaine par celui d'amiante, d'un grain beaucoup plus serré et plus efficace (*Garros*). Généralement l'eau à filtrer traverse d'abord un cylindre de charbon poreux dégrossisseur pour passer ensuite à travers le filtre de biscuit d'amiante.

Lorsqu'il s'agit de purifier les eaux de toute une ville, les filtres précédents sont insuffisants ou du moins ne peuvent être regardés que comme destinés à compléter la purification de l'eau distribuée en chaque maison par les conduites urbaines. Généralement l'eau des villes est purifiée d'abord par dépôt dans de grands réservoirs d'approvisionnement, s'il s'agit d'eaux de source, ou par filtration à travers le sol, s'il s'agit de celle des fleuves et des rivières. Le type de ces derniers filtres fut celui qu'établit à Toulouse, au xviiie siècle, l'ingénieur d'Aubuisson pour les eaux de la Garonne. Grâce à une série de galeries parallèles au fleuve, l'eau, sous son propre poids, traverse un banc naturel de sable et de cailloux autrefois déposés par les eaux du fleuve. Elle se réunit alors dans des galeries en pierres sèches dont le radier est à 4 m. 30 au-dessous du niveau du sol et à 1 m. 10 *au-dessus* de la nappe d'eau des puits environnants. Cette dernière condition met l'eau reçue dans les galeries à l'abri de l'infiltration des eaux du sous-sol toujours infectées par les déjections et détritus de la ville.

Depuis, la filtration de l'eau des rivières à travers les terrains sablonneux a été adoptée à Varsovie, Berlin, Calcutta, Hanovre, Strasbourg, Londres, etc. A Berlin, les eaux empruntées au Tegelsee, au Rummelburgersee et à la Sprée déposent d'abord leurs limons dans de grands bassins où elles séjournent vingt-quatre heures. Elles sont ensuite filtrées à travers des couches de cailloux gréseux dont le grain va diminuant jusqu'au sable fin. L'épaisseur traversée est de 1 m. 40. Les eaux ainsi traitées ne contiennent plus que quelques centaines de microbes par centimètre cube. La majeure partie en a été arrêtée ou détruite grâce à l'action des couches sableuses colmatées par dépôt de zooglées très actives.

Le sol possède une merveilleuse puissance de destruction des microbes, mais à la condition qu'il ne soit pas largement fissuré et que l'eau s'y filtre régulièrement et lentement. La vitesse doit être telle qu'à travers une couche de 2 mètres d'épaisseur, il ne s'écoule pas plus de 15 000 à 20 000 mètres cubes par hectare et par an. Une surface de 1 mètre carré ne doit donc pas débiter au delà de 5 à 6 litres d'eau par jour. Dans les expériences faites par M. le Dr Miquel pour la ville de Paris, les eaux ont donné par centimètre cube : *eaux de pluie*, 35 microbes ; *eaux de la Vanne*, 62 ; *eaux de Seine*, 1 200 ; *eaux d'égout*, 20 000. Les mêmes *eaux d'égout*, au sortir des drains de Génnevilliers, après avoir filtré à travers le sol avec la vitesse précédente ne contenaient plus que 24 microbes. R. Kock, à Berlin, a trouvé : *eau distillée bouillie*, 4 à 6 colonies ; eau du Rummelburgersee, 32 000 ; eaux d'égout, 38 millions ; dans la même eau d'égout, au sortir des drains d'Osdorff, 37 800, c'est-à-dire mille fois moins.

Mais le plus souvent, dans les filtrations par passage à travers les couches de sable, la vitesse de l'eau dépasse beaucoup les quantités ci-dessus. En général on se contente pour les filtres de sable de 1 m. 50 à 3 mètres d'épaisseur et on fait traverser l'eau avec une vitesse de 15 centimètres à l'heure. Wibel a reconnu qu'après cette filtration rapide, l'eau de l'Elbe à Hambourg perd 34 à 61 p. 100 de ses matériaux dissous, et 64 p. 100 de ses substances organiques ; mais les microorganismes et leurs germes traversent en partie, et il convient, avant de boire ces eaux, de les faire passer à travers de bons filtres domestiques.

On a dit plus haut que ces derniers, même les plus parfaits, n'arrêtent pas la totalité des matières organiques dissoutes ni même des microbes. Pour obtenir une purification complète on peut recourir à deux méthodes : les actions chimiques ou la chaleur.

Bien des moyens ont été préconisés pour purifier chimiquement les eaux potables. Les plus pratiques sont : l'emploi du permanganate de chaux ou de potasse, l'ozone, le peroxyde de chlore.

Les permanganates de potasse ou de chaux doivent être ajoutés à l'eau jusqu'à ce qu'elle reste légèrement colorée en rose. On peut la filtrer alors sur le charbon. Les matières organiques, les microbes, sont en grande partie oxydés ou détruits par ce procédé.

L'ozone paraît être aussi un bon stérilisateur des eaux potables à la dose de 6 milligrammes par litre, pourvu que son action soit suffisamment prolongée et que les eaux ne soient pas trop riches en matières organiques. Seul le *bacillus subtilis* résisterait partiellement. Des expériences faites à Lille par MM. Roux et Calmette ont vérifié en partie ces résultats [1].

Le peroxyde de chlore ClO^2 a été aussi prôné pour stériliser les eaux de boisson. Il agirait suffisamment à la dose de 1 gr. par mètre cube d'eau. On l'obtient par l'action à froid de l'acide sulfurique à 28° B^c. (3 parties SO^5H^2 et 1 partie eau) sur le chlorate de potasse. L'action de ce gaz doit se prolonger quelque temps pour être efficace.

Il est d'autres modes de purification chimique des eaux potables qui permettent de se passer de filtres qu'on ne peut avoir partout, et de priver l'eau non pas de tous ses microbes, mais des substances qui la troublent ou la rendent imbuvable, et qui, en se déposant, entraînent en même temps une grande partie des microorganismes. Si l'eau est salie par des matières organiques, on peut la fouetter avec de l'argile délayée, de la terre de pipe, etc. ; on peut ajouter un peu d'alun, puis un très léger lait de chaux. Au bout de trente-six à quarante heures l'eau s'est éclaircie et le précipité a entraîné la presque totalité des matières suspectes.

Si l'eau est trop séléniteuse, on peut l'additionner de 2 millièmes de carbonate sodique, ou d'un peu de lessive de cendres de bois qui précipitent la chaux à l'état de carbonate. Est-elle surchargée de sels magnésiens, comme celles des chotts africains, on la traite par un lait de chaux clair en très faible excès ; la

---

1. Voir *Journ. pharm. et chim.*, 1er juin 1899, p. 552.

liqueur étant devenue limpide, on la décante et on l'agite à l'air pour insolubiliser enfin par l'acide carbonique les traces de chaux restée dissoute.

De tous ces procédés de purification y compris la filtration soigneuse des eaux, aucun ne vaut l'épuration par la chaleur ou par la distillation. L'eau bouillie *durant quelques minutes* peut être considérée comme absolument inoffensive ; soit qu'on la boive après refroidissement à l'air où elle s'aère suffisamment, soit qu'on l'absorbe chaude, sous forme d'infusions de thé ou de café très faibles. Les habitants du centre de l'Asie, de la Chine, de l'Inde, du Maroc, des îles du Pacifique, de beaucoup d'autres contrées, n'ont pas d'autre procédé pour rendre inoffensives les eaux dangereuses de leurs marais et de leurs rivières. En temps d'épidémie urbaine, c'est toujours à l'ébullition de l'eau qu'il est prudent de recourir. Bouillie le soir, durant trois à quatre minutes, l'eau est éclaircie et aérée le lendemain et peut être consommée sans filtration ni danger. Par surcroît de précaution on pourrait y ajouter avant l'ébullition quelques gouttes de permanganate de potasse ou de chaux jusqu'à coloration rosée persistante qui disparaîtrait par une ébullition d'un instant. Grâce à cette précaution les eaux les plus dangereuses peuvent être bues sans aucun inconvénient.

XXXI

PRÉPARATION RATIONNELLE DES ALIMENTS.
DISTRIBUTION ET COMPOSITION DES REPAS. — ADJUVANTS
DE LA DIGESTION.

Après avoir établi la composition normale du régime de l'homme en santé, et fait l'étude des divers aliments d'origine animale, végétale ou minérale qui lui servent de nourriture, il me reste, avant de passer à l'examen de la variation des régimes alimentaires dans les divers états de santé ou de maladie, à dire quelques mots de la préparation rationnelle des aliments, et de la meilleure composition et distribution des repas.

Préparation. Cuisson des aliments. — La façon dont sont préparés et présentés les aliments peut influer sur leur utilisation et leur digestibilité, plus encore que sur leur composition même. L'estomac a sa conscience sur laquelle réagissent les sens de la vue, de l'odorat, du goût, et jusqu'aux impressions psychiques, aux émotions et aux souvenirs, ainsi que l'a scientifiquement établi Pavlow. Il faut que l'aspect, l'odeur, la saveur, la variété des aliments plaisent d'abord à nos sens et satisfassent jusqu'à notre esprit pour disposer l'estomac à les bien digérer.

On aurait tort de ne pas tenir compte de ces facteurs importants. Le plaisir ou la répugnance qu'inspirent telle ou telle manière de présenter un aliment et de l'assaisonner, aiguillent, pour ainsi dire, la digestion, excitent ou entravent les fonctions stomacales, et si ceci est vrai pour l'homme bien portant, ce l'est encore plus pour le malade.

Un aliment qui plaît sera généralement bien digéré; s'il répugne, il est déjà plus qu'à moitié inutilisable et souvent indigestible et dangereux.

La cuisson des aliments est une pratique immémoriale. Depuis que l'homme sait faire le feu, il a fait cuire certains de ses mets, soit, lorsqu'il s'agit des viandes, pour développer leur arome et leur saveur, soit dans la préparation des légumes, pour les rendre digestibles. Mais la cuisson a un autre rôle, et plus important encore. Elle antiseptise les aliments en détruisant tout ce qui est vivant et qui pourrait devenir dangereux.

Au point de vue de leurs transformations chimiques, la cuisson ne modifie pas les corps gras et fort peu les sucres. Au contraire elle hydrate, gonfle et fait éclater les grains d'amidon qu'elle transforme en dextrines diverses et sucres assimilables. Elle amollit et désagrège les parties coriaces, détruit les enveloppes de beaucoup de cellules végétales, et, multipliant les surfaces, assure l'insalivation, le broyage plus complet par les dents, et la solubilisation stomacale ou intestinale des aliments par les ferments digestifs. Pour digérer le grain, le granivore est obligé de le soumettre à l'action mécanique de son énergique estomac musculaire; il suffit à l'homme de faire cuire ces mêmes aliments, ou ceux qui en dérivent, pour arriver au même résultat avec un estomac bien moins puissant.

Les matières albuminoïdes sont modifiées plus ou moins profondément par l'ébullition avec l'eau ou par le rôtissage. La chaleur coagule les albumines, gélatinise les membranes cellulaires ou les ramollit.

Le rôtissage de la viande la porte lentement, dans la profondeur à 70° et 85°. Liebig jugeait qu'elle était cuite quand elle avait atteint partout 56° à 60° seulement.

On a dit, à propos de la chair musculaire, que la cuisson la rend plus digestible, plus accessible à la mastication; mais elle lui enlève en même temps ses ferments naturels. En revanche, elle détruit les germes morbides, les ferments figurés, presque tous les parasites qu'elle peut contenir à l'état frais.

Pour les estomacs vigoureux, les viandes crues ou trop saignantes ne valent donc pas les viandes rôties ou bouillies.

Les modifications intimes que le rôtissage fait éprouver aux viandes portent à la fois sur leur composition, leur goût et leur digestibilité. Elles ne doivent pas être toutes également soumises à l'action de la chaleur. Un vieux dicton, que j'ai bien des fois entendu citer à table dans mon enfance, disait, je crois avec

raison : *agneau bêlant; mouton saignant; veau rôti; porc biscuit.*
Rien n'est plus déplaisant, et quelquefois plus indigeste et plus
dangereux en raison de leurs parasites, que certaines viandes
de bœuf ou de porc saignantes.

Température des aliments. — En général, les aliments doivent
être pris chauds, et les boissons absorbées fraîches. Mais il
ne faut pas des boissons glaciales, et des aliments brûlants.
Trop de froid ou de chaleur provoquent la craquelure de l'émail
des dents qu'ils altèrent ainsi peu à peu. Les boissons trop
froides finissent par affaiblir l'estomac par leur continuelle excitation. Elles peuvent d'ailleurs ne pas convenir, et beaucoup de
rhumatismes viscéraux, qui ne sont pas dus à une autre cause,
disparaissent, quant aux boissons glaciales ou même fraîches,
on substitue les boissons tièdes ou chaudes.

Quant aux aliments solides absorbés froids, ils ne conviennent
qu'aux estomacs vigoureux. Encore leur vaut-il toujours mieux
des repas chauds.

Les aliments pris à une température trop élevée ne sont à
recommander en aucun cas. Kostjurin puis F. Spœth ont fait à
cet égard, sur les animaux et l'homme, des recherches d'où il
résulte que tout aliment arrivant dans l'estomac à une température supérieure à 50°, occasionne du malaise, hyperémise les
muqueuses, entrave la production des sucs digestifs et com-
promet l'efficacité de leurs ferments. Les estomacs de lapins et
de chiens qui ont reçu par la sonde œsophagienne de l'eau à 60°,
même en les faisant suivre aussitôt d'une affusion d'eau fraîche,
sont enflammés, infiltrés, quelquefois ulcérés par points [1].

Les températures les mieux appropriées pour l'ingestion des
divers aliments sont les suivantes :

Eau potable......	9 à 12°
Vins blancs, bière............	8 à 10
Vins rouges..........	16 à 18
Potages	40 à 50
Purées............	40 à 43
Viandes rôties................	40 à 45
Café, chocolat................	45 à 50

Il est bon qu'un plat au moins, par repas, soit consommé
chaud, et de préférence le potage. Un repas entièrement froid

<hr>

1. St. Kostjurin. *Petersburger medizinische Wochen.*, 1879. — F. Spœth, *Arch.
f. Hygiène*, 1886, p. 68.

est une condition défavorable pour liquéfier les gélatines, les graisses, etc., permettre leur émulsionnement et leur bonne digestion. Les repas froids doivent, tout au moins, être accompagnés de l'absorption d'un breuvage chaud tel que le thé ou le café, et au besoin, de quelques centimètres cubes d'eau-de-vie pour exciter suffisamment la sécrétion gastrique.

C'est ainsi que la nécessité instinctive de réchauffer un estomac qui ne reçoit que des aliments froids, conduit ou peut conduire l'ouvrier et le paysan, souvent obligés de manger froid, à l'abus des boissons alcooliques.

Assaisonnements. — Les assaisonnements, les sauces, etc., modifient le goût des aliments et ont pour but de les rendre plus agréables, plus appétissants, plus excitants pour l'estomac. Ces cuisinages savants, quelquefois délicats, conviennent moins aux estomacs sains et vigoureux. Souvent, ils satisfont plutôt un plaisir qu'un besoin. Ils donnent à des appétits blasés ou débiles une satisfaction un peu artificielle, quelquefois une aide. Ils peuvent permettre d'alimenter certains dyspeptiques, mais ils ne conviennent pas aux fiévreux, aux gastralgiques, aux hyperchlorhydriques. Ils peuvent amener peu à peu les estomacs robustes à une consommation d'aliments exagérée et à toutes ses conséquences.

Vaisselle culinaire. — Les vases dans lesquels nous faisons cuire ou nous présentons nos aliments, doivent être convenablement choisis.

Les vases de terre recouverts d'un vernis vitrifié imperméable, la faïence, ne doivent être employés à cuire les légumes que si leur couverte ne contient pas ou ne cède pas de plomb même au vinaigre que l'on y fait bouillir quelque temps. L'eau et les aliments, surtout acides, peuvent, en effet, emprunter du plomb à la couverte des poteries grossières lorsqu'elle est plombeuse et imparfaitement cuite au feu. Plusieurs cas d'intoxication par le plomb absorbé dans ces conditions ont été publiés.

Les vases en verre et porcelaine ordinaire sont très sains. Ils n'ont pas le désavantage de se fendiller comme la faïence qui, en devenant ainsi légèrement perméable, recueille et conserve toujours dans ses fentes, malgré des lavages répétés, des traces des repas antérieurs qui, se corrompant, communiquent toujours à ces ustensiles une odeur spéciale et peuvent même quelquefois devenir, par cette voie indirecte, une cause d'altération des mets qu'on y sert ou qu'on y conserve.

Les vases de fonte donnent un goût spécial à quelques aliments qu'on y cuit. La fonte doit donc être émaillée. On fait aujourd'hui un émail formé d'un silicate alumino-alcalino-terreux inaltérable et exempt de plomb.

Les vases en cuivre rouge non étamé ne font pas courir de danger, ainsi que l'a bien établi M. Galippe; mais ils communiquent aux aliments un goût métallique de cuivre très désagréable qui suffit d'ailleurs à prévenir de la présence de ce métal et à empêcher tout accident sérieux. Les vases en cuivre étamé à l'étain fin (999 millièmes au moins d'étain, pour 0,5 p. 100 de plomb au maximum), ainsi que les vases d'argent, sont d'excellents ustensiles de cuisine. Il en est de même du nickel pur ou des vases plaqués en nickel. Mais les nombreux alliages dits : métal blanc, métal d'Alger, maillechort, packfong, britannia, métal à la Reine, etc., où entrent le cuivre, le plomb, l'antimoine, le zinc, l'étain et même l'arsenic, ne conviennent que pour d'autres usages.

La vaisselle d'étain doit être en étain fin. Tout au plus, et pour raison d'économie, certaines administrations et directions hospitalières admettent qu'elle contienne 5 p. 100 de plomb ou autres impuretés. Malheureusement beaucoup de gobelets, assiettes, et autres ustensiles d'étain, contiennent 10 et jusqu'à 40 p. 100 de plomb. J'ai dit ailleurs qu'à partir de 10 p. 100 de plomb, la vaisselle d'étain est légèrement attaquée par l'eau pure, l'eau sucrée, l'eau acidulée, qui dissolvent une partie de ce métal.

DISTRIBUTION DES REPAS

Comme les anciens Grecs, nos aïeux faisaient trois repas : deux légers, l'un le matin au lever, l'autre le soir, après la journée faite et le soleil couché, et un repas principal, celui du milieu du jour suivi le plus souvent de la sieste avec une à deux heures de repos. Les besoins de l'activité moderne ont fait remplacer le repas copieux de midi par un repas plus léger qui permet, sans sieste, le travail intellectuel ou physique presque immédiatement après, mais qui oblige à un second repas substantiel le soir, six à sept heures après celui du milieu du jour, généralement trois heures avant le sommeil de la nuit. A ces deux principaux repas, d'origine assez moderne, s'ajoutent le plus souvent, en France et en Allemagne, le léger déjeuner qui suit le lever, et quelquefois, au moins pour les enfants, le goûter, vers quatre à cinq heures (le *Five o'Clock* des Anglais, le *Vesperbrod* des Allemands). Cette division des repas, sans être absolument hygiénique, paraît assez pratique. En Angleterre dans les familles aisées, en Allemagne dans beaucoup de maisons, on déjeune à neuf heures, on dîne à deux (c'est là le repas principal), on goûte à quatre et cinq heures, avec un peu de thé, de café, de bière, de beurre, de pain ou de jambon, et l'on soupe enfin légèrement avant de se coucher.

Il y a cinquante ans, en France, les repas étaient plus logiquement distribués : lever le matin vers six heures suivi d'une très légère réfection ; dîner vers onze heures peu copieux ; principal repas ou souper vers six heures. On avait ainsi de sept à onze heures, le matin, de une heure à six heures l'après-midi, neuf heures libres pour le travail ; plus trois heures, de sept à dix le soir pour les plaisirs, la promenade et les réunions de famille, avec huit heures de sommeil. Dans ces conditions, le souper de six heures arrivait bien au moment où les pertes de substance répondant au travail corporel du jour, avaient besoin de réparations. Il se faisait assez tôt pour que la digestion stomacale de ce repas vespéral fût à peu près terminée au moment du sommeil. Celle du repas du milieu du jour était très avancée quand on revenait à ses affaires une à deux heures après.

Le dispositif des repas doit varier avec la nature des occupations. Un déjeuner suffisant, mais léger, vers midi, convient à ceux qui s'occupent surtout de travaux de cabinet ou d'affaires. Mais pour l'ouvrier, le paysan, qui, de sept heures du matin à midi ou une heure, a déjà fait un exercice fatigant, le repas du milieu du jour doit être suffisamment copieux et lui permettre non seulement de réparer ses pertes, mais de s'approvisionner de nouveau en énergie disponible.

Ce qu'il ne faut pas, c'est prendre toute la nourriture des vingt-quatre heures en une seule fois. L'estomac la digère moins facilement ; dans ces conditions il reste surchargé durant des heures, et les besoins en énergie actuelle et réserves sont moins bien satisfaits.

Il faut manger sans précipitation, en se donnant le temps de mastiquer et d'insaliver. La mastication incomplète a pour conséquence une digestion laborieuse et imparfaite; elle peut occasionner le catarrhe intestinal. Il faut surtout, durant les repas, ne pas se livrer à un travail intellectuel, lecture, calculs, préoccupations de toute nature.

Les repas pris isolément sont fâcheux à ce point de vue.

COMPOSITION DES REPAS

L'alimentation devient de plus en plus animale et riche en corps gras à mesure qu'on s'avance vers les pôles. Les populations des bords de la mer Glaciale, les Lapons, les Groënlandais, les Ostiaks se nourrissent presque entièrement de poisson, de chair et de graisse de phoques, autant par impossibilité de faire autrement que par instinct. L'Arabe, au contraire, est satisfait de quelques dattes et d'un peu de couscous; le Napolitain trouve son macaroni suffisant; tandis que les peuples de la zone moyenne mélangent dans une proportion rationnelle leurs aliments azotés, gras, sucrés et amylacés.

En France, la ration de viande par tête est, nous l'avons vu, de 38 kg. par an. On a dit (p. 65) qu'elle monte à 51 kg. en Angleterre, à 93 kg. à Paris. Elle est de 72 kg. en moyenne dans nos villes, et de 19 kg. seulement dans nos campagnes. C'est donc pour le paysan 26 gr. à peine de viande fraîche par repas. On voit que cette quantité est insuffisante pour l'ouvrier et le laboureur qui en ont le plus grand besoin. A cette heure encore, la viande n'est pour ainsi dire qu'un condiment pour le rural.

Le citadin, au contraire, consomme généralement plus de viande qu'il ne convient. Nous avons dit qu'à Paris, les principes alimentaires d'origine animale dépassent 480 gr. par jour dont 260 gr. de viande, et ce chiffre doit être au moins doublé pour beaucoup de bourgeois inoccupés. Il y a là une exagération fâcheuse de l'homme dans l'aisance qui, s'il n'a pas à compter avec sa bourse, devrait compter au moins avec sa santé.

Qu'il prenne deux ou trois plats, ou plus, à chacun de ses deux principaux repas, l'homme moyen qui ne travaille pas de ses bras, ne doit pas manger au delà de 250 à 300 gr. de viande ou de poisson par jour. Pour les autres aliments, il suffit qu'il ne s'éloigne pas trop sensiblement de la ration que nous avons expérimentalement et théoriquement établie (Voir *Première Partie*).

Le paysan, au contraire, manque de viande ainsi qu'on vient de le rappeler. Son alimentation est trop exclusivement végétale et l'oblige à une perpétuelle digestion de mets à gros volumes qui le nourrissent trop peu : pain, pommes de terre, légumes verts, fruits, etc., ne lui apportant qu'une quantité insuffisante d'azote. De là, les gastralgies, les dyspepsies, les entérites si fréquentes dans cette classe. Ce régime imparfait est heureusement contrebalancé par le travail en plein air, l'habitation ventilée, isolée, insolée, le bon repos de la nuit et quelquefois du milieu du jour, et le minimum d'excitations à l'intempérance et au vice. Et cependant, en raison de son alimentation, et malgré ces bonnes conditions, la vie moyenne du paysan est plus courte que celle du bourgeois et de l'ouvrier des villes.

Celui-ci ne se nourrit guère mieux que le paysan. S'il mange plus de viande, sa nourriture est généralement moins abondante, et de moindre qualité. Il sacrifie une trop grande partie de son pécule à l'achat d'aliments de luxe, café, liqueurs, eau-de-vie, surtout, dont l'abus dans notre état social va sans cesse croissant.

L'ouvrier se loge d'ailleurs dans des conditions antihygiéniques. Il manque de grand air et de lumière; il est soumis à un travail qui n'est pas en proportion avec son alimentation. Il perd souvent pour ses plaisirs le temps de son sommeil.

Quelle que soit la position sociale de la famille ou de l'individu, ce qu'il faut éviter surtout c'est l'alimentation exclusive. Il est des tables dont les légumes sont à peu près bannis *parce qu'ils ne nourrissent pas assez*, dit-on, ou parce qu'ils ne représentent pas suffisamment, ou parce qu'ils ne plaisent pas aux palais habitués au goût incisif des viandes; quelquefois parce que leur préparation demande plus de soins et de temps que ne peut leur réserver la ménagère, par exemple dans les familles où elle travaille. On pense par l'excès d'alimentation azotée compenser le déficit, voulu ou non, de légumes. C'est une erreur très dangereuse. Avec une telle alimentation on élève des enfants nerveux, cacochimes, eczémateux; plus tard, ce seront des arthritiques, des goutteux, des calculeux, des migraineux, des névropathes. Je ne doute pas que la dégénérescence qu'on a remarqué dans beaucoup de familles aisées ne tienne parti-

culièrement *à l'alimentation presque exclusivement carnée*. A
plus forte raison ne doit-on pas outrer encore cette tendance à
l'abus des aliments azotés en remplaçant le bœuf et le mouton
rôtis ou bouillis, par la charcuterie, les hachis, le gibier, les
poissons conservés, les ragouts épicés, les viandes salées ou
fumées, par celle des animaux trop jeunes, par les consommés,
les fromages fermentés, avec l'accompagnement obligé des apéritifs, des vins, des liqueurs, du café, etc. Une telle alimentation
entraîne toute sorte de désordres de santé, abâtardit la race et
décime les familles.

Le pain, les viandes, les légumes frais ou secs, voilà la base
solide et rationnelle de nos repas, et s'il y a lieu dans quelques
cas, pour des raisons d'hygiène ou d'économie, de donner la
préférence à l'une de ces catégories d'aliments, c'est vers les
légumes qu'il serait sage de pencher sans toutefois exclure la
viande ou le poisson, tout au moins du repas principal.

Il est un âge de la vie où les aliments azotés sont plus particulièrement indiqués et comme instinctivement recherchés.
C'est celui où s'établit la puberté. Chez la jeune fille de quatorze à seize ans, chez le garçon de seize à dix-neuf ans il faut
une alimentation particulièrement riche en viande, comme il faut
à ces jeunes gens beaucoup de sommeil et plus d'aliments qu'à
un adulte. Ce n'est malheureusement pas la règle généralement
suivie dans nos pensions et nos lycées où tout continue à se
faire non pas scientifiquement et rationnellement, mais administrativement, c'est-à-dire forcément avec économie et rou-
tine.

En dehors de ce moment de la vie, nous pensons qu'il est
sage dans l'état de pleine santé, de ne pas se laisser aller, à
chacun des divers repas, à satisfaire tout son appétit.

Nous disions plus haut que la bonne préparation et la pré-
sentation convenable du repas influent sur la digestion et l'appétit
et par conséquent sur la santé. Une table propre et bien garnie,
égaye l'esprit et satisfait déjà l'estomac. La bonne odeur des
mets, leur sapidité, leur chaleur dès qu'ils arrivent à la bouche,
excitent les sécrétions des sucs digestifs.

Les boissons fraîches ou chaudes, en raison des contractions
stomacales qu'elles provoquent emportent rapidement vers l'intestin les parties déjà solubifiées. L'excitation de la chair muscu-

laire met en train d'une façon plus active encore les sécrétions hépatiques et intestinales. La variété des mets en provoquant des sensations différentes empêche l'accoutumance et conserve son intensité à l'appétence des aliments.

Les repas doivent du reste être composés de façon qu'ils nous apportent une somme de principes alimentaires suffisants sous un volume et un poids modérés.

Le repas du parisien pèse, les boissons déduites, environ 550 gr. Il atteint à peine 1 kilogramme avec les boissons. Le poids du repas de l'ouvrier et du paysan, surtout dans les pays pauvres, boissons non comprises, monte à 1 000 et 1 500 gr. sans fournir une quantité suffisante de principes nutritifs.

On doit boire à sa soif pendant les repas, et ne pas s'arrêter devant cette considération que, chez les hypochlorhydriques en particulier, l'eau diminue encore le titre acide du suc gastrique. Les boissons chaudes ou froides, prises modérément, provoquent et augmentent plutôt qu'elles ne diminuent cette sécrétion.

Du reste suivant Von Mering et Moritz, les boissons traversent très rapidement l'estomac, les contractions de cet organe les poussant rapidement, par jets successifs, dans l'intestin grêle. 500 cc. d'eau passent ainsi chez l'homme à travers le pylore au bout d'une demi-heure, alors que le séjour des viandes dans l'estomac en présence du suc gastrique, dont la sécrétion se continue, dépasse le plus souvent trois heures.

L'usage de l'eau, et j'ajoute de la bière et du lait, durant le repas ne peut être nuisible que par son exagération. L'eau en particulier en se chargeant des parties dissoutes en rend l'absorption plus rapide et permet à ce qui reste de se digérer à son tour plus facilement.

ADJUVANTS DE LA DIGESTION ET DE L'APPÉTIT

Je me bornerai à les signaler ici en quelques mots seulement.

Pour aider ou accélérer la digestion on peut recourir aux moyens physiques, aux apéritifs chimiques ou alimentaires et aux agents médicamenteux.

Parmi les excitants physiques, il faut placer l'exercice et le travail mécanique, la promenade et la marche au grand air, le séjour à la montagne ou à la mer ; la gymnastique, l'hydrothé-rapie, le massage.

Tout le monde connaît l'influence qu'exerce sur l'appétit et la digestion la fatigue musculaire quand elle n'est pas poussée à l'extrême, les exercices corporels, les jeux et la promenade en plein air, la gymnastique, les sports de tout genre. Le simple séjour à la montagne ou à la mer, l'habitation à la campagne, suffisent pour réveiller et tonifier l'estomac. Pour les malades et convalescents, les promenades en voiture découverte agissent de même et favorisent sensiblement la digestion par l'agitation qu'elles impriment au contenu stomacal.

Les bains de mer en particulier, et même le séjour à la mer à lui seul, excitent puissamment les fonctions assimilatrices.

Au contraire, l'appétit faiblit rapidement chez l'enfant, le convalescent, le malade, privés d'air frais et pur, vivant au repos dans un milieu confiné, au sein des grandes villes.

Quant à la question de savoir s'il faut ou non faire de l'exercice immédiatement après les repas, nous répondrons que la solution de ce problème dépend de l'état de santé des sujets. Les individus jeunes, en pleine vigueur, n'ont pas besoin de repos pour digérer ; les personnes âgées, les gastralgiques, les hypo-chlorhydriques, les chlorotiques, les neurasthéniques, etc., éprouvent souvent une tendance au sommeil après leurs repas. A ceux-là, il faut accorder quelque peu de repos, une heure au moins, au début de la digestion.

Tout travail intellectuel un peu intense doit être évité immé-diatement après le repas.

Le massage modéré, le massage abdominal surtout, peut, jusqu'à un certain point, tenir lieu d'exercice, hâter la digestion et, tout particulièrement, faire disparaître la constipation.

L'hydrothérapie et les bains froids agissent de même.

Les condiments sont, comme nous l'avons déjà dit (p. 203 et suivantes), les excitateurs alimentaires des fonctions stomacales et digestives. Mais ils doivent être maniés avec prudence, parti-culièrement les condiments épicés ou âcres, parce que l'excita-tion qu'ils provoquent s'émoussant peu à peu, on est porté à exagérer de jour en jour l'usage de ces agents dangereux. Les gastrites et entérites, ou simplement la disparition de l'appétit, sont la conséquence très fâcheuse de cet abus.

Parmi les digestifs alimentaires plus inoffensifs nous citerons le vin pris à faible dose, les fromages fermentés, le sucre en quelques cas, le café, le thé, les mets aromatiques divers, ainsi que les assaisonnements, sauces ou ingrédients dont nous avons parlé déjà longuement (p. 272 et 292).

Enfin parmi les apéritifs qu'on pourrait appeler médicamenteux nous signalerons les boissons amères : houblon, quinquina, rhubarbe, écorce d'orange amère, gentiane, aulnée, tanaisie, quassia, strychnées elles-mêmes, en macération dans l'eau, quelquefois dans des vins de liqueur qui atténuent leur amertume. On ne doit user de ces excitants que par faibles quantités et au moment des repas.

On aromatise souvent ces liqueurs dites apéritives avec la cannelle, le coriandre, l'anis, le girofle, la muscade, la vanille qui sont aussi des excitants de l'estomac.

TROISIÈME PARTIE

LES RÉGIMES

XXXII

LES RÉGIMES ALIMENTAIRES. — LEUR INFLUENCE SUR LES INDIVIDUS, LES RACES, LES APTITUDES, LES TRAVAUX DE L'ESPRIT. — VARIATIONS NÉCESSITÉES PAR LE CLIMAT ET LES SAISONS.

Les *régimes alimentaires* sont les modes d'alimentation qui visent à satisfaire plus particulièrement certains besoins de l'individu, et dans les cas de troubles pathologiques, qui ont pour but de nourrir le malade et de contribuer à le ramener à la santé.

Que chez l'animal ou chez l'homme on veuille, grâce à une alimentation spéciale, faire prévaloir telles ou telles aptitudes, la force musculaire par exemple, la résistance aux climats extrêmes, l'énergie du caractère, l'activité cérébrale; ou que l'on tente de satisfaire le mieux possible les besoins que crée le rapide développement du jeune être et plus tard son arrivée à la puberté, la grossesse, l'allaitement, etc., que l'on s'applique à modifier par l'alimentation le tempérament d'un individu ou son mode de fonctionnement, à remonter les forces d'un convalescent, à soutenir le malade suivant les indications que fournit son état présent, de façon à le ramener le plus vite possible à la santé, etc., dans tous ces cas il convient de régler l'alimentation suivant un *régime* spécial, et ces règles, ainsi que les pratiques qui en découlent, méritent d'être exposées et discutées avec soin au point de vue physiologique et chimique.

Compris dans son sens le plus large, le régime embrasserait tout ce qui est relatif aux aliments et aux boissons, aux exercices du corps et de l'esprit, au sommeil et à la veille, aux vêtements, en un mot tout ce qui tend à protéger ou servir l'individu et à modifier favorablement son état. Mais, dans cet ouvrage spécial, nous nous bornerons à l'étude du régime alimentaire.

Régime strict et régime de luxe. — Leur influence sur la constitution et la santé. — Nous avons établi déjà dans notre *Première Partie*, en nous basant à la fois sur l'empirisme rationnel, et sur l'observation des besoins physiologiques et des pertes de l'économie, quelles sont, quantitativement, les rations qui conviennent à l'adulte en santé, soit au repos, soit au travail. La ration alimentaire apporte à un homme ordinaire, tous les jours, en moyenne dans nos climats, 110 gr. d'albuminoïdes, 68 gr. de corps gras et 423 gr. environ de matières amylacées ou sucrées, y comprises celles qui correspondent isodynamiquement aux boissons alcooliques. Mais nous avons établi d'autre part que la quantité des substances albuminoïdes peut être réduite, à la rigueur, à 78 grammes par jour chez l'homme qui ne travaille pas, à la condition que ses aliments lui apportent, en même temps, au moins 50 gr. de graisses et 485 gr. d'hydrates de carbone destinés à subvenir aux besoins de calorification inéluctables, qui varient, du reste, beaucoup avec la température extérieure. Pour l'ouvrier de nos pays qui fournit 8 à 10 heures de travail, la ration journalière doit contenir au moins 135 gr. d'albuminoïdes, avec 85 à 100 gr. de graisses et de 500 à 900 gr. de matières amylacées suivant qu'on exige de lui un effort fatigant ou excessif.

Ces rationnements peuvent d'ailleurs se réaliser avec les aliments les plus divers pourvu qu'ils soient suffisamment digestibles et assimilables, et que l'alcool substitué au sucre et aux substances amylacées ne dépasse pas 1 gr. à 1 gr. 25 par kilogramme du poids du corps et par jour.

Si donc dans nos climats, et pour l'homme au repos relatif, 78 gr. d'albuminoïdes (fournis pour moitié environ par la chair musculaire, pour moitié par les végétaux) sont à la rigueur suffisants, et que dans l'alimentation journalière il en entre, ainsi qu'il arrive à Paris, par exemple, 108 gr., la différence, soit 30 gr., correspond à une *consommation d'approvisionnement ou de luxe*.

Nous en dirions autant des autres principes qui entrent dans la ration alimentaire ordinaire.

Quels sont, au point de vue de la santé, la signification et le résultat de cet excès, au moins apparent, dans notre régime journalier, de principes protéiques ou amylacés?

Comme le petit ouvrier sans capital qui vit au jour le jour, l'homme qui ne reçoit en aliments que juste le nécessaire est sans cesse exposé à un déficit. Soit que le travail imposé à la machine animale vienne à augmenter par à-coups; soit que les fonctions, et particulièrement les fonctions assimilatrices puissent se troubler légèrement; soit que, la température ambiante s'abaissant, le rayonnement du corps s'exagère; soit que le sommeil apporte une réparation insuffisante, chacune de ces causes, et bien d'autres, en diminuant les recettes ou en exagérant les dépenses, viendront augmenter le déficit et c'est aux dépens de la substance même des organes que se fera dès lors une partie du travail ou l'entretien de la température animale. Nos graisses épuisées, nous détruirons alors, au moins de façon intermittente, les protéides de nos tissus, en place des sucres et des graisses défaillantes. Pour éviter ces à-coups et ces pertes, pour ne pas chauffer la maison avec les outils de travail, l'économie doit donc disposer d'une réserve, celle que crée l'alimentation dite de luxe. Il faut au moins que le gain d'aujourd'hui suffise à compenser la perte de demain, et qu'il puisse s'établir, grâce à une suffisante alimentation, une sorte d'équilibre mobile où les dépenses ne dépassent jamais les approvisionnements, surtout en albuminoïdes et en sels minéraux.

Il est donc très important qu'un léger excès de ces principes alimentaires fondamentaux nous arrive tous les jours. Mais cet excès devient à son tour un danger s'il dépasse certaines limites. Les graisses alimentaires, les albuminoïdes de la chair musculaire, par exemple, s'ils ne sont pas utilisés et brûlés grâce au travail mécanique, au fonctionnement puissant du poumon et de la peau, à une combustion suffisante et à un rayonnement de chaleur proportionnel, vont, avec leurs déchets, s'accumuler dans l'organisme y produisant l'obésité, l'arthritisme, les congestions des organes internes, les états névropathiques, les maladies de peau, etc. Ce qui sera un régime excellent pour l'ouvrier et le laboureur travaillant énergiquement au grand air, deviendra donc une alimentation déplorable pour le bourgeois sédentaire faisant peu d'exercice, ou pour l'artiste et le savant ne se livrant qu'à des travaux intellectuels. Chez les jeunes gens, chez ceux encore dont les organes, quel que soit leur âge, ont conservé à peu près leur activité normale, un léger excès d'alimentation n'aura d'autre effet que de nécessiter une plus grande activité pulmonaire, musculaire, cutanée ou rénale. Mais il n'en sera plus de même de l'homme qui vieillit, ou dont la constitution ou le tempérament sont originairement défectueux. Chez lui l'excès d'alimentation accentuera tous les jours la déchéance : les congestions hépatiques ou pulmonaires, l'artério-sclérose, l'altération des reins, les dégénérescences graisseuses des divers organes, etc., iront en s'aggravant ; il s'établira ainsi peu à peu une véritable diathèse, un tempérament morbide. Si donc il convient de manger suffisamment, l'alimentation doit être proportionnée à nos besoins et réglée par notre appétit naturel et notre raison aidée, lorsqu'il le faut, de l'observation et de la science et non par des habitudes fâcheuses ou des appétits factices réveillés par des excitations artificielles.

Influence des régimes sur les caractères des individus et des races. — Si l'alimentation agit sur la santé générale par sa pauvreté ou son excès, elle agit plus encore peut-être par sa nature. Il est de notoriété universelle que les peuples les plus actifs, les plus rudes, les plus envahissants sont gros mangeurs de viande. Je ne citerai en Europe que les Anglais et les Allemands. Les peuples granivores ou frugivores sont presque toujours pacifiques : tels la plupart des nations du centre de l'Asie dont le riz et les légumes, avec un peu de chair de porc et de poisson, forment presque uniquement toute l'alimentation. On ne peut s'empêcher de rapprocher de ces faits la remarque que les animaux carnivores sont généralement ardents et dangereux, que les herbivores, au contraire, sont faciles à vivre et à domestiquer. L'alimentation carnée plus ou moins exclusive est, plus encore que la race, un des facteurs du caractère sauvage ou violent de l'individu. On sait que les rats albinos de nos laboratoires, tant qu'ils sont nourris de pain ou de grain, ont un caractère très doux et s'apprivoisent aisément, tandis qu'ils deviennent hargneux et mordeurs dès qu'on les nourrit de viande. On a fait les mêmes observations pour le cheval, et même pour le chien, quoique omnivore. Liebig raconte qu'un ours entretenu au muséum de Giessen se montrait doux et tranquille tant qu'on le nourrissait exclusivement de pain, mais quelques jours de régime animal le rendaient méchant et dangereux pour son gardien. On sait, ajoute Liebig, que l'irascibilité des porcs peut être exaltée par le régime de viande, au point de leur faire attaquer les hommes. (*Nouvelles lettres sur la chimie*; 35ᵉ lettre.)

Le régime carné influe donc certainement sur le caractère et le rend plus agressif, plus dur, plus volontaire. Je ne parle pas de son influence sur la santé générale que je traiterai plus loin à propos des régimes exclusifs, n'ayant ici pour but que de montrer son action spéciale sur les qualités morales.

Réciproquement, il est certain qu'un régime trop exclusivement végétal affaiblit la violence des tempéraments et adoucit les mœurs. C'est ce qu'ont bien compris tous les fondateurs d'ordres religieux, aussi bien en Europe que dans l'Inde, en limitant ou proscrivant les aliments d'origine animale. La nourriture végétale est moins complètement assimilée, nous l'avons vu; elle oblige l'animal à un travail intestinal plus puissant qui dérive vers l'accomplissement de ces fonctions inférieures une partie de l'énergie dont il dispose; elle n'introduit pas dans l'économie, comme les viandes, ou n'introduit que fort peu, de ces bases amères et de ces matières extractives sapides qui sont des excitants des muscles et de l'énergie mécanique. Il est notoire que l'alimentation trop exclusivement végétale affaiblit sensiblement et assouplit les volontés. La nourriture a peut-être suffi à transformer le loup et le chat sauvage, animaux carnivores des plus dangereux, en chien et en chat domestiques.

Si le régime agit ainsi sur le développement des organes et sur le caractère, il est impossible de nier qu'il n'agisse aussi sur les races et ne les modifie. Lamarck et Darwin ont pensé que le mode d'alimentation était, avec l'influence exercée par le milieu, les causes prépondérantes des variations observées chez les animaux et les plantes. Sans partager cette opinion pour des raisons que j'ai développées ailleurs (*Revue générale des sciences*, 15 déc. 1901; p. 1046), je crois cependant que les qualités propres de chaque individu et de chaque race sont influencées sensiblement par les régimes alimentaires ; et réciproquement quand les habitudes sont prises et les tempéraments créés par un long atavisme, aux races ainsi modifiées des régimes spéciaux deviennent souvent nécessaires. On débilite bien plus rapidement en le privant de viande un Anglais ou un Hollandais, qu'un Espagnol, un Français du Sud ou un Italien ; et ceux-ci pour une même nourriture, si elle est presque exclusivement végétale, produiront bien plus de travail qu'un homme des races du Nord.

Influence du régime sur les travaux de l'esprit, et de ceux-ci sur les fonctions digestives. — L'influence des régimes sur la vigueur physique et le caractère des races comporte, comme conséquence, son action sur les aptitudes intellectuelles. Nous avons vu l'homme d'autant plus propre à fournir du travail mécanique qu'il reçoit une alimentation, d'ailleurs abondante et variée, plus spécialement riche en viande. Ce régime qui développe la force musculaire, l'énergie, la vigueur, la violence même, est par contre peu favorable à la culture des aptitudes artistiques ou scientifiques. A ceux qui se livrent aux spéculations de la pensée, qui ont besoin d'exercer leur esprit d'observation ou de généralisation, de développer et de rendre leurs sentiments d'artistes, de cultiver les sciences abstraites, etc., le pain, les légumes verts, les fruits, un peu de vin, et comme nourriture azotée, un peu de viande ou de poisson, des œufs, du lait et autres aliments de facile digestion, enfin des condiments aromatiques conviennent mieux que des régimes trop essentiellement carnés. Et cela d'autant plus que presque tous ceux qui se livrent aux travaux de l'esprit ou de l'imagination, ne font, en général, qu'un exercice physique insuffisant, et sont des candidats tout indiqués à l'arthritisme, à la goutte, aux congestions hépatiques, cérébrales et rénales. Ces prédispositions augmentent encore souvent chez eux par l'abus du café ou du thé, quelquefois de l'alcool, et par la recherche des condiments qui excitent momentanément l'appétit que les travaux de cabinet tendent toujours à débiliter.

Pour tous ceux chez qui prédominent les sentiments, les impressions, les recherches de l'imagination, les spéculations de l'esprit, les calculs de l'ambition ou des affaires, la ration alimentaire doit être celle qui correspond à leur faible activité corporelle et au climat où ils vivent, les manifestations de la pensée, nous l'avons vu, ne répondant, dans ce calcul, à aucune dépense sensible. Sans doute tout travail cérébral consomme de l'énergie, non que cette dépense soit l'équivalent de la sensation reçue ou de la pensée qui en résulte, mais bien celui de l'effort fait pour mettre la machine sensorielle en état de recevoir l'impression, de la transformer en trace matérielle, de la présenter ensuite au sens intime dans des conditions qui lui permettent de la comparer à des traces semblables déjà antérieurement produites et emmagasinées dans les centres nerveux. Tout travail psychique occasionnera donc une dépense réelle ressentie et connue par tous ceux qui savent s'observer. Toute impression, ainsi que l'a directement démontré Moritz Schiff, échauffe le cerveau et l'organisme et par conséquent a pour corollaire une dépense d'énergie. Mais cette dépense est si faible qu'elle est insensible au point de vue alimentaire. On a reconnu, en effet, que le travail intellectuel n'augmente ni la quantité d'azote total urinaire, et par conséquent le quantum d'albuminoïdes désassimilés, ni la combustion des graisses [1], ni même, quoi qu'en ait dit autrefois Byasson, le poids de phosphore éliminé en un temps donné.

Une dernière remarque : Le travail intellectuel ne doit jamais se faire au début de la digestion ni pendant le repas, alors que l'organisme a besoin que le sang afflue non au cerveau, mais à l'estomac [2].

Variations du régime avec le travail mécanique ; les climats. — Cette importante question a été déjà longuement traitée dans la *Première Partie* de cet ouvrage à propos de la détermination et des variations de la ration alimentaire chez l'homme au repos et au travail. Le Chapitre suivant donnera quelques nouveaux renseignements relatifs aux variations de régime chez les ouvriers dans les divers climats.

Variations de l'alimentation suivant la taille et le poids du corps. — Quant au proportionnement de la ration alimentaire

---

1. Speck, *Arch. f. exp. Pathol. u. Pharm.*, Bd. 15, p. 81. C. Voit, *Zeitsch. f. Biolog.*, Bd. XIV, p. 57.

2. Durant *le sommeil*, la destruction des principes azotés de nos tissus ne paraît pas varier. Mais celle des corps gras diminue beaucoup, sans que diminue toujours proportionnellement la quantité d'oxygène absorbée. Il y a souvent accumulation d'oxygène dans l'économie pendant le repos de la nuit, surtout chez le jeune enfant (*Mad⁰ Brès*; *Ch. Bouchard*).

à la taille et au poids du corps, on voudra bien se rappeler, en dehors de toute considération individuelle ou de race, que dans la *Première Partie* de cet Ouvrage, j'ai établi que les 86 centièmes environ de l'énergie virtuelle emmagasinée avec les aliments sont dissipés à l'état de chaleur rayonnée ou rendue latente et que 14 centièmes seulement sont transformés en travail. Or si celui-ci est à peu près proportionnel au développement musculaire ou au poids de l'individu, la chaleur perdue est proportionnelle, non plus au poids, mais à la surface du corps. Si donc les individus de poids moyen p, ou de taille t, ont besoin, à l'état ordinaire de la quantité d'aliments correspondant à q Calories, ceux de poids p' ou de taille t' auront besoin de la quantité q' donnée par l'équation suivante où s et s' représentent les surfaces du corps :

$$q' = q\Big(\frac{13}{100}\frac{p'}{p} + \frac{87}{100}\frac{s'}{s} \Big)$$

Quant aux rapports qui peuvent lier les surfaces s et s' aux poids p et p' et aux tailles t et t' des individus, ils sont très variables; mais on pourra se rapporter pour ce calcul aux nombres de la table suivante que M. Bordier a bien voulu dresser à ma demande d'après des mesures prises sur des hommes avec son intégrateur de surfaces.

Rapports observés entre la taille, le poids et la surface du corps de l'homme par M. le professeur Bordier.

Tailles.	Surface totale en décimètres carrés.		Poids.	
$1^m,79$	$194^{dmq},45$		$73^{kg},500^{gr}$	
$1\ ,75\,(1)$	194	$,20$	80	
$1\ ,74\,(1)$	193	$,40$	70	
$1\ ,70\,(2)$	188	$,14$	69	
$1\ ,70\,(2)$	180	$,72$	66	$,500$
$1\ ,70\,(2)$	172	$,92$	65	$,700$
$1\ ,66\,(1)$	169	$,67$	70	
$1\ ,65\,(1)$	167	$,10$	60	
$1\ ,60\,(2)$	168	$,14$	60	$,800$
$1\ ,60\,(2)$	175	$,00$	61	$,500$
$1\ ,60\,(2)$	171	$,00$	61	
$1\ ,55\,(1)$	159	$,92$	53	$,300$
$1\ ,55\,(1)$	162	$,46$	57	$,800$

Moyenne, $61^{kg},100$ (pour les trois lignes à $1,60$).

(1) Pour 2 sujets différents. — (2) Pour 3 sujets différents.

On voit que, pratiquement, le poids et la surface du corps humain sont loin d'être proportionnels à la taille; que plus celle-ci diminue, plus augmente proportionnellement la surface et par conséquent les besoins alimentaires. Les individus petits mangent plus que les gros pour un même poids, et ils semblent aussi avoir besoin d'une quantité relative plus grande de substances albuminoïdes. Rübner a dressé, un peu arbitrairement, le tableau suivant des Calories nécessaires à l'adulte suivant le poids du corps :

Poids du corps en kilogrammes.	Valeur énergétique des aliments en Calories par jour.	Calories par kilogramme.
50	2 472	49,4
60	2 792	46,5
70	3 094	42,2
80	3 372	42,1

Ces chiffres sont un peu trop élevés, surtout pour les personnes grasses chez qui les échanges nutritifs sont moins puissants que chez les maigres et qui sont généralement aussi moins actives. Ils devraient, pensons-nous, être réduits de 3,5 à 15 p. 100 suivant l'état de l'embonpoint de l'individu et ses habitudes. Avec ces nombres, on pourra cependant proportionner les régimes au poids du corps en tenant compte des rapports qui doivent exister normalement, entre les principes alimentaires albuminoïdes et ternaires des aliments dont la composition a été donnée dans les tableaux des pages 84 et suivantes.

Les calculs précédents, qui essayent de relier le régime à la taille et au poids des individus moyens, se rapportent seulement à l'adulte. Ils ne s'appliquent ni à l'enfant, ni à l'adolescent, ni au vieillard, sur le régime desquels nous reviendrons bientôt.

Variation du régime avec les climats et les saisons. — Dans les saisons et les climats froids, la chaleur rayonnée et le refroidissement pulmonaire étant plus grands, il faut nécessairement, pour un même travail extérieur, une alimentation proportionnellement plus riche; et réciproquement, une alimentation plus pauvre suffira dans un pays chaud. Et comme c'est la chaleur rayonnée ou devenue latente par évaporation de l'eau pulmonaire ou de la sueur qui diminue la proportion d'énergie disponible et transformable en travail (voir p. 48), il s'ensuit que chaque fois que cette perte par refroidissement sera faible, l'homme pourra vivre, fonctionner et travailler également avec une moindre alimentation. La ration des Malais leur fournit à peine 2 200 Calories par jour, celle des Abyssins 2 000 Calories au plus, d'après Lapicque. J'ai vu des Catalans espagnols vivre d'un régime qui ne leur apportait pas au delà de 1 900 Calories. Ce n'en était pas moins de beaux hommes, bien musclés, bien portants et fournissant un rendement élevé en travail mécanique. Les besoins diminuent encore chez ceux qui vivent de paresse ou de contemplation passive sous les climats tempérés ou tropicaux ; un pauvre hindou se contente de quelques poignées de riz ; les noirs de l'Afrique paraissent suffisamment nourris avec un peu de cassave et quelques bananes.

Ce qui convient dans les climats chauds, c'est une faible proportion de viande, des légumes herbacés, des fruits rafraîchissants, des boissons acidules, enfin l'abstinence des liqueurs fermentées et surtout de l'alcool en nature.

Dans les climats froids où l'activité musculaire devient une nécessité, la viande doit entrer dans le régime en quantité relativement abondante et parmi les corps ternaires, les graisses doivent prédominer. Au besoin l'homme peut, dans ce cas, utilement consommer une certaine proportion de liqueurs alcooliques.

Liebig pour rendre compte de ces faits a émis autrefois sa théorie dite des *aliments plastiques et respiratoires*, théorie trop absolue, il est vrai, mais dont il faut retenir une partie : « tant que le sang contient, dit-il, avec ses albuminoïdes, des matières ayant une grande affinité pour l'oxygène, cet agent ne saurait exercer son action destructive sur les principes essentiels de nos tissus... L'amidon, le sucre, la graisse servent à préserver les organes et à maintenir la température du corps. Tandis que les principes azotés des aliments conservent les organes et entretiennent ainsi la production de la force, les principes non azotés entretiennent la respiration et la chaleur. Ces derniers sont donc des *agents de respiration*... Comme la faculté que possèdent les corps de dégager de la chaleur par leur union à l'oxygène dépend de la proportion de leurs éléments combustibles à poids égaux, il est aisé de calculer approximativement la valeur de ces corps comme producteurs de chaleur... De tous les agents de respiration, la graisse est le meilleur, le tissu musculaire, le plus mauvais. » (Liebig, *Lettres sur la Chimie*, traduction française, p. 141 et 148.)

Telle est sur ce point la pensée de Liebig. Il ne dit donc pas que le muscle en fonctionnant et s'usant ne donne pas de chaleur, mais seulement que c'est de tous les aliments celui qui en donne le moins ; que si l'on cherche à produire de la chaleur c'est aux matières grasses et aux hydrates de carbone qu'il faut s'adresser ; qu'il faut revenir aux matières azotées, au contraire, si l'on cherche à obtenir du travail. Comme on l'a vu, cette dernière conclusion a été reconnue empiriquement assez exacte et conforme aux faits, mais elle n'est que relativement juste, car nous savons aujourd'hui que le travail est une forme de l'énergie empruntée elle-même à toutes les parties des aliments, azotés et surtout non azotés. Mais la viande consommée pour produire ce travail ayant avant tout pour rôle d'*exciter* et de *régénérer* le muscle, reste, comme le disait Liebig, plutôt un *aliment plastique* que *respiratoire*.

Aussi lorsqu'il s'agit dans une saison froide ou un climat glacial de résister au refroidissement, sont-ce les aliments ternaires, et particulièrement les graisses et l'alcool lui-même qu'un instinct universel accumule dans l'alimentation. On sait que les Esquimaux et les Groënlandais, lors qu'ils le peuvent, boivent avec délices plusieurs litres par jour d'huile de poisson, et que dans les croisières et pêches hivernales des mers du nord, l'alcool devient un aliment à peu près indispensable au marin. Réciproquement dans les climats tropicaux et les saisons chaudes, les graisses entrent d'instinct pour une faible part dans la ration journalière, et l'eau légèrement sucrée et acidulée vient remplacer les liqueurs alcooliques. Dans ces climats chauds, en raison de l'évaporation abondante qui se fait à la surface du corps et qui maintient la température des organes à 38°, le régime s'enrichit instinctivement en aliments herbacés, fruits, etc., auxquels vient s'ajouter, comme une sorte de constante, la proportion d'aliments protéiques indispensable à l'entretien des tissus. Mais, chose intéressante, pour les mêmes habitudes, les mêmes occupations, et un rendement analogue en travail, l'ouvrier consomme à peu près la même proportion de matières protéiques et en emprunte à peu près la même proportion aux animaux et aux plantes, *que le climat soit froid et humide ou chaud et sec*. Seul le taux des principes ternaires s'élève dans les climats froids. C'est ce que démontrent en particulier les faits réunis dans le tableau suivant, relatifs aux ouvriers agricoles des pays les plus froids et les plus chauds de la France. Nous avons déjà relevé les mêmes faits pour les ouvriers d'autres pays.

Ouvriers agricoles du département du Nord, d'après Gasparin.

Par jour :	Albuminoïdes.	Graisses.	Hydrates de carbone.
D'origine animale... ...	29^{gr},3	99^{gr},8	1 005^{gr},7
— végétale	128 ,1	20 .1	14 ,3
Totaux....	157^{gr},4	119^{gr},9	1 020^{gr},0

Ouvriers agricoles du Midi de la France (Narbonne), d'après l'auteur.

D'origine animale.......	27^{gr},0	39^{gr}	737^{gr},9
— végétale	130 ,3	46 ,9	1 ,2
Totaux....	157^{gr},3	85^{gr},9	739 ,1

Ainsi, vivant dans des climats très différents, les ouvriers agricoles des environs de Lille consomment par jour 157 gr. d'albumine alimentaire, comme ceux des environs de Narbonne; mais en revanche les premiers résistent à leur climat froid et pluvieux en ajoutant à leur ration 315 gr. de plus que les seconds de substances grasses et amylacées. Au charpentier d'Astrakan (voir p. 76 et 77) il suffit de 144 gr. d'albuminoïdes par jour, mais il lui faut 766 gr. de matières ternaires, l'*alcool non compris*; au paysan du district de Prasnysz (Russie du Nord) il faut 135 gr. seulement d'albumine en hiver, mais sa ration contient 954 gr. 7 de matières ternaires, encore abstraction faite des boissons alcooliques (*Smolensky*). Le bûcheron allemand de Liebig se contente de 135 gr. d'albuminoïdes par jour, mais il reçoit (boissons fermentées non comprises) 1 084 gr. de principes gras ou amylacés. Ce sont donc bien ces principes, et particulièrement les graisses, que l'homme accumule instinctivement dans son régime lorsqu'il doit résister au froid. Quant au travail mécanique, il est aussi fourni en très grande partie par les corps gras et les substances amylacées, mais non entièrement, car les albuminoïdes augmentent avec le travail, quoique beaucoup moins que les corps ternaires, et non pas proportionnellement au refroidissement ou au climat glacial, mais bien à la fatigue de l'ouvrier. Et même, chose bien inattendue, d'après les chiffres publiés par les auteurs russes, c'est en été et non pas en hiver, que le paysan consomme le plus de viande et de poisson.

Ces faits d'observation sont bien conformes à ceux qu'ont fait connaître les expériences de laboratoire. Un homme de 76 kg. à jeun et au repos a donné les quantités suivantes d'acide carbonique et d'azote urinaire, en vivant successivement six heures à des températures graduellement décroissantes.

Température.	CO² éliminé.	Azote total des urines.
27°	160^{gr},0	4^{gr},0
24°	164 ,8	3 ,4
16°	158 ,0	4 ,0
9°	192 ,0	4 ,2
4°	210 ,7	4 ,2

Ainsi, à mesure que le milieu se refroidit, l'homme ne perd pas sensiblement plus de substances azotées, et par conséquent n'en consomme pas davantage, mais il brûle de plus en plus de carbone emprunté aux matières ternaires qui disparaissent proportionnellement au refroidissement du milieu, matières dont le besoin se fait par conséquent de plus en plus sentir dans les climats froids. Il semble cependant qu'on ait fait la remarque qu'à *poids et travail égaux*, les habitants des pays tropicaux mangent presque autant que ceux des climats froids (*Ekyman*, *Lapicque*). L'énorme évaporation de la peau dans les climats très chauds expliquerait peut-être la nécessité d'une alimentation qui suffise à pourvoir à cette perte de calorique latent.

XXXIII

APPROPRIATION DU RÉGIME A L'AGE ET AUX FONCTIONS DE L'INDIVIDU. — IDIOSYNCRASIES

En nous plaçant toujours au point de vue de l'appropriation du régime aux circonstances où vit et se développe l'individu en santé, nous trouvons d'autres conditions que celles du milieu, du climat, des nécessités de production de travail mécanique ou intellectuel, de poids des sujets, des habitudes de race, etc., qui obligent à des régimes spéciaux. L'âge et le sexe conduisent à des modifications très importantes dans l'alimentation depuis la naissance jusqu'à la vieillesse.

L'enfant fonctionne et désassimile plus activement que l'adulte. Il lui faut, à poids égal, plus d'air, plus d'albuminoïdes, plus de graisses, car il émet plus d'acide carbonique, il produit plus d'urée et plus de chaleur. En essayant de proportionner l'alimentation aux pertes de l'économie, Flügge a apprécié, comme il suit, les nécessités alimentaires aux divers âges de la vie :

Principes alimentaires nécessaires suivant les âges.

	POIDS MOYEN DU CORPS EN KGR.	Par jour et par kilogramme de poids.			CALCUL EN CALORIES (par kgr.).
		ALBUMINE	GRAISSES	HYDRATES DE CARBONE	
Fin de la 1ʳᵉ semaine.....	3ᵏᵍ,5	3ᵍʳ,7	4ᵍʳ,3	4ᵍʳ,4	73 ,20
5ᵉ mois.................	7 ,6	4 ,5	4 ,8	5 ,6	86 ,02
12ᵉ —	9 ,6	4 ,0	4 ,0	8 ,0	86 ,40
18ᵉ —	10 ,8	4 ,0	4 ,0	9 ,0	90 ,5
2ᵉ année...............	12	4	3 ,5	10 ,0	89 ,9
4ᵉ —	15, 1	3 ,8	3 ,0	10 ,0	84 ,5
6ᵉ —	18 ,0	3 ,1	2 ,2	10 ,0	74 ,2
10ᵉ —	26 ,1	2 ,5	1 ,6	9 ,0	61 ,0
14ᵉ —	40 ,5	2 ,0	1 ,0	7 ,5	48 ,3
20ᵉ —	65 ,0	1 ,8	0 ,9	7 ,0	44 ,5

L'alimentation de l'enfant doit donc être intensive. Elle doit aussi être spécialisée aux divers âges ainsi qu'on va le montrer.

Régime du nouveau-né. — Le meilleur régime pour l'enfant nouveau-né est l'allaitement maternel. Encore faut-il qu'il soit normal et régulièrement conduit. Le jeune enfant doit téter les premières semaines chaque deux heures, puis de trois en trois heures durant le jour et faire encore 2 tétées la nuit. En tout, par conséquent, en vingt-quatre heures, 8 tétées d'environ 80 gr. chacune le premier mois, de 100 gr. le second, de 120 gr. le troisième, de 140 à 150 du 4ᵉ au 6ᵉ mois. On doit chaque jour, et deux fois au moins, vérifier le poids de la tétée et une fois par semaine, l'augmentation de poids de l'enfant. Durant les deux à trois premiers mois, il doit gagner de 28 à 34 gr. par 24 heures [1].

J'ai dit à propos du lait quels étaient les caractères extérieurs des bonnes nourrices. L'âge optimum est de vingt-un à trente-un ans. Avant tout elles ne doivent porter aucune marque ou stigmate de syphilis, de scrofulose, de saturnisme, de tuberculose. Leur lait doit être abondant, jaillir des mamelons sous une faible pression et en plusieurs jets. Il doit être crémeux, et ne pas présenter au microscope trop de globules blancs.

Si le lait de femme fait défaut, il faut, lorsqu'on le peut, recourir au lait d'ânesse et mieux encore à celui de jument non bouilli et recueilli avec tous les soins d'antisepsie possible (lavage des mamelles et brossage des mains au savon, puis à l'eau bouillie boriquée et à l'eau bouillie pure; stérilisation des vases et des verres, etc.). On peut faire prendre ce lait soit à la cuiller, soit, ce qui vaut mieux, à la tasse, par petits coups.

Si l'on n'a pas de lait d'ânesse ou de jument, on recourra au lait de vache bien plutôt qu'à celui de chèvre, trop riche en caséine et en beurre, trop odorant, trop différent de celui de la femme par sa constitution et la nature spéciale de ses protéides. Le lait sera emprunté à une vache saine, de trois à quatre ans, ayant vêlé depuis au moins deux mois. Il sera mélangé de son volume, ou de la moitié de son volume (suivant que l'enfant est plus ou moins jeune), d'une solution de 5 parties de sucre de lait, au besoin de saccharose, dans 100 p. d'eau bouillie. Ce mélange de lait et d'eau sucrée sera stérilisé à 100° au *bain-marie* dans l'un des appareils spéciaux déjà décrits (p. 164) et

1. Voir la note à la fin de ce chapitre (p. 381).

il sera chauffé à l'ébullition 15 à 20 minutes avant d'être donné à l'enfant après tiédissement. Chaque flacon ainsi stérilisé doit contenir le volume d'une tétée, soit 100 à 120 cc. Le nourrisson doit recevoir par jour de 175 à 180 gr. de lait par kilogramme de poids vif. Le bon lait stérilisé à la maison et le lait stérilisé commercial des bonnes marques (pourvu que celui-ci *ne soit pas trop ancien*) est d'une digestion plus facile que le lait frais non bouilli.

Rübner et Heubner ont fait la remarque que si l'enfant reçoit une quantité de nourriture insuffisante il ne perd que sa graisse, tandis qu'il continue à fixer les albuminoïdes qui augmentent de poids.

Pour les enfants alimentés artificiellement dès leur naissance Biedert recommande de donner au cours des deux premiers mois, par jour et par kilogramme de poids, 200 gr. d'un mélange composé d'une partie de lait de vache, de 3 parties de décoction d'avoine, et de 4 gr. de sucre. Ce mélange répondrait, par litre, à 9 gr. de substances albuminoïdes, 9 gr. de graisse et 50 gr. de sucre, soit 326 Calories.

Heubner préfère ajouter à 2 volumes de lait un volume de décoction de farine de froment ou d'avoine (une cuillerée à café de ces farines par 250 cc. d'eau). De ce mélange on donne à l'enfant :

Durant le 1ᵉʳ mois	600 cc. par jour.
De la 4ᵉ à la 8ᵉ semaine	800 cc. —
A partir de la 8ᵉ —	900 cc. —
Après le 3ᵉ mois...	1 litre —

La mélange de Heubner répond à 595 Calories par litre. Cette quantité fournirait donc à un enfant de trois mois, pesant 6 kg., en moyenne, environ 100 Calories par kg. et par jour, au lieu de 44 que reçoit l'adulte, c'est-à-dire un peu plus du double ; mais l'on sait (Ch. Richet, *Trav. du laboratoire*, t. I, *Recherches de calorimétrie*) que l'enfant perd par kilogramme et par jour 96 Calories alors que l'adulte n'en perd que 42, nombres qui correspondent exactement aux précédents. La possibilité d'alimenter ainsi le nourrisson artificiellement et sans trop de danger pour lui, enlève de l'importance à cette question : une mère malade peut-elle continuer à donner à téter à son enfant? Nous répondrons non, si l'on peut faire autrement, ou si la maladie est grave, le lait épuisé, rare, insuffisant; si l'enfant n'augmente pas de poids, s'il a de la diarrhée verte ; oui, dans le cas d'une maladie fébrile passagère, et si la mère et l'enfant peuvent n'en pas trop souffrir et seulement momentanément.

A l'enfant qui reste au sein, on peut, à partir du septième mois, donner soit du lait de vache coupé d'eau stérilisée par la chaleur et un peu sucrée, soit de légères bouillies, farines lactées, et autres mélanges de lait concentré avec le pain torréfié et pulvérisé, les farines diverses, un peu de cacao, etc. On peut lui permettre aussi les panades au pain grillé et râpé qu'on additionne d'un peu de beurre frais ou de jaune d'œuf, en augmentant de mois en mois l'usage de ces préparations jusqu'au sevrage qui se fait alors sans à-coups et de lui-même, du douzième au dix-huitième mois.

A cette époque on peut donner à l'enfant du lait de vache stérilisé ou bouilli, sucré ou salé, dans lequel on délaye à chaud des farines d'avoine, de froment, d'orge, de la fécule de riz, de l'arowroot, de la pulpe de pomme de terre légèrement grillée au four, des biscottes en poudre, etc. On passe ensuite aux jaunes d'œufs cuits à la coque ou délayés dans du lait.

J'ajoute que j'ai vu des enfants de quinze à vingt mois auxquels ce régime ne convenait pas, qui refusaient cette alimentation lactée ou végétale, faiblissaient, maigrissaient, et qui au contraire, mis au régime des soupes au bouillon de viande et à la viande râpée, rôtie ou crue, l'acceptaient avec avidité et augmentaient dès lors de poids. On voit qu'on ne saurait avoir en fait de régimes, au moins chez les enfants, des règles trop absolues.

Jeunes enfants. — Ces faits, aussi bien que l'observation des résultats de l'alimentation poursuivie en dehors de toute thèse ou théorie préconçue, me portent à penser que si le lait doit faire le fond de la nourriture de l'enfant dans les deux ou trois premières années de sa vie, la chair musculaire peut et doit lui être donnée, cuite ou crue, dès le milieu de la seconde année quoique en quantité très modérée : viande de mouton ou d'agneau, bœuf, jambon haché, plutôt que veau ou poulet. L'usage presque exclusif du lait forme des enfants gras, bouffis, lymphatiques, peu résistants. Cet état s'accentue encore par l'abus des mets sucrés. Il faut éviter aussi de donner à cet âge des aliments trop relevés, trop salés, du vinaigre, des épices, des fruits acides, des champignons, des choux, du vin, du café, du thé, de la bière.

De la deuxième à la sixième année l'enfant s'habitue peu à peu à la nourriture ordinaire; mais il faut le priver encore d'épices, de sucreries, de vin, de fromages fermentés. Le lait, les œufs, la viande rôtie, les purées de légumes, le pain doivent faire le fond de son alimentation. De six à quinze ans on doit fournir à l'enfant, par kilogramme de poids du corps, deux fois plus de matériaux albuminoïdes que ce qui répond aux besoins de l'adulte sous le même poids. En effet, l'élimination de l'azote urinaire est par kilogramme et par jour de 0 gr. 74 chez l'enfant de deux ans, de 0 gr. 61 chez celui de trois à quatre, de 0 gr. 4 chez celui de cinq à sept ans, tandis qu'elle n'est que de 0 gr. 23 chez l'adulte. Les graisses doivent être aussi proportionnellement plus abondantes chez l'enfant qui se refroidit bien plus vite que l'adulte. Voici, d'après différents auteurs, les quantités de principes alimentaires reconnues nécessaires aux divers âges de l'enfance, pour 24 heures et pour des individus de poids moyen.

	ALBU-MINOÏDES	GRAISSES	HYDRATES DE CARBONE	CALCUL EN CALORIES
Enfants de 6 à 15 ans (moyenne d'après Voit)......................	79ᵍʳ	37ᵍʳ	250ᵍʳ	1 639
Enfants de 5 à 16 ans (moyenne d'après Camerer)................	70	40	236	1 627
Garçon de 10 ans et demi pesant 25 kg. (Uffelmann)................	65	46	206	1 539

Ces nombres nous semblent un peu trop élevés.

Chez l'enfant qui grandit certains éléments minéraux, spécialement les sels de potasse et de chaux, aussi bien que le phosphore alimentaire, deviennent particulièrement nécessaires à l'accroissement des tissus. Le pain, les farines de céréales, le lait, les cervelles, le poisson, les légumes en grains, le bouillon, fournissent ces éléments en quantités notables. Il ne faut pas perdre de vue que de sa naissance à un an l'enfant doit fixer 600 gr. de matières minérales dans ses os, et de 200 à 150 gr. les années suivantes. D'après Forster il lui faut la première année près de 0 gr. 5 de chaux par jour.

De trois à sept ans, il convient que l'enfant reçoive des aliments toutes les quatre ou cinq heures. Il faut que son régime soit peu excitant, peu varié, ni trop sucré, ni trop salé, mais suffisamment azoté, en même temps que riche en pain et légumes qui apportent entre autres le supplément de sels minéraux nécessaires.

A partir de cinq à six ans, on peut donner l'eau vineuse et la bière. De sept à douze ans il faut encore éviter les mets excitants, échauffants, trop azotés, trop épicés, ne permettre ni liqueurs alcooliques, ni café.

Adolescence ; puberté. — L'adolescent doit avoir la libre disposition du pain, des œufs, de la viande et des mets de toute sorte s'il les digère bien ; mais il doit éviter encore les épices et les vins trop généreux. Chez la jeune fille et chez le garçon il est inutile, en effet, de provoquer prématurément le développement hâtif des fonctions de reproduction qui arrêterait ou troublerait la croissance normale et les autres fonctions. Le meilleur des excitants de l'appétit à cet âge, c'est la fatigue pour les garçons, l'exercice modéré, la marche au grand air pour les filles.

L'établissement de la puberté est généralement celui des besoins exceptionnels de nutrition. De seize à dix-huit ans un garçon doit manger autant qu'un adulte, quelquefois plus (*Panura* ; *Uffelmann*). Il a besoin d'un grand excès de viande. Le jeune homme doit donc pouvoir pleinement satisfaire son appétit. A cet âge tout travail, y compris le travail intellectuel, est accompagné d'une énorme dépense. On ne restreindra que l'usage des excitants, des épices et des liqueurs fermentées.

Nous avons établi dans la *Première Partie* de cet Ouvrage la composition quantitative et qualitative de la ration journalière d'entretien de l'adulte, soit qu'il reste au repos relatif, soit qu'il travaille, et dans le précédent chapitre, nous avons vu que le travail intellectuel représentait un effort qui doit être couvert par un supplément, mais un supplément minime, d'alimentation. La sobriété chez l'homme de cabinet, avec le choix des mets et leur facile digestibilité, est plus que pour l'homme de sport, ou le travailleur manuel, la sauvegarde de la santé. Alliée à un exercice modéré, si la constitution originaire est normale et la vie régulière, elle éloigne pour longtemps la vieillesse.

Le sexe ne fait pas varier ces principes ; mais le poids de la femme n'étant en moyenne que de 75 à 80 p. 100 de celui de l'homme, son alimentation doit se proportionner à ce poids [1]. Le

---

1. Toutefois, d'après Camerer et aussi Schmidt, à *poids égal*, les filles et les femmes auraient besoin de moins de nourriture que les garçons et les hommes.

changement de régime n'intervient chez elle qu'aux époques de la grossesse, de la lactation et de la ménopause.

Grossesse. — Pendant sa grossesse la femme doit manger ce qui lui plaît le mieux, surtout au cours des premiers mois où elle est souvent sujette aux nausées et aux vomissements : le café, le thé, le cacao, les extraits de viande, le gibier, la bière, le vin ne lui sont pas défavorables, sauf modération dans leur mesure. Mais la femme enceinte doit particulièrement insister sur le pain, les légumes en grain, les œufs, le lait, la viande et le poisson. Ces derniers cependant, ainsi que les corps gras, doivent être pris en quantité modérée, le foie et le cœur tendant à ce moment à être envahis par la graisse, et la viande obligeant le foie congestionné à un travail supplémentaire d'élimination des toxines issues de la chair musculaire. Celle-ci devra être entièrement supprimée si des traces même d'albumine apparaissaient dans les urines et le régime lacté serait sévèrement appliqué s'il y avait des menaces d'éclampsie (p. 397). C'est une idée fausse de Prochovnik, et d'autres accoucheurs avant lui, que l'enfant prend moins de développement si la mère est privée de viande ou d'autres aliments. Généralement elle seule en pâtit et le fœtus arrive à terme presque comme si la mère n'avait pas souffert.

La femme enceinte doit autant que possible éviter les condiments épicés et salés, le café, et même le thé fort, aux moments correspondants à la fin des sixième, septième et huitième mois de sa grossesse ; ces aliments favorisant les accouchements prématurés.

Immédiatement après la délivrance on peut nourrir la femme avec des œufs, du lait, des biscuits ; les jours suivants on l'alimentera avec du pain, du lait, de la viande en petite quantité. Elle reviendra ensuite au régime qu'elle préfère, en évitant toutefois les mets indigestes, les choux, et pendant les deux ou trois premières semaines, les légumes en grain, et tout particulièrement les haricots.

Nourrices. — Le régime des nourrices doit être surveillé, mais non pas tellement transformé en nature et quantité qu'il devienne une gêne ou une perturbation trop grande des habi-

---

Camerer fixe à 84 à 90 p. 100 les besoins alimentaires de la femme de même poids que l'homme. Schmidt admet le nombre de 89 p. 100. Je ne sais sur quelles données expérimentales ils se fondent.

tudes. Il faut donner aux femmes qui allaitent de la viande et du poisson modérément, mais ni moules, ni crustacés ; leur permettre les corps gras sous toutes les formes et en abondance si elles les digèrent bien ; des aliments amylacés tels que pommes de terre, pain, riz, légumes en grains, pois verts et secs, lentilles, etc., qui excitent la sécrétion lactée, mais pas de haricots. Les légumes verts, à l'exclusion des choux et du cresson, les fruits bien mûrs et mieux encore les fruits cuits, les farines dites de croissance de bonnes marques, les poudres de caséine, pourvu que leur goût plaise et qu'elles ne soient pas trop anciennes, peuvent rendre aussi des services.

Il faut laisser les nourrices user abondamment d'eau coupée d'un peu de vin ou de cidre, mais leur défendre de boire au delà *d'un demi-litre de vin* ou *d'un litre et demi de bière ou de cidre* par jour ; jamais d'alcool ni de liqueurs ; un peu de thé, peu ou pas de café, de vinaigre, de salades, de fruits acides, d'oseille.

La femme en lactation doit se nourrir sans excès mais largement : une alimentation journalière lui fournissant 100 gr. d'albuminoïdes, 100 gr. de graisse et 450 à 500 gr. d'hydrates de carbone est pour elle un régime moyen. Cette ration composée surtout de pain, viande, légumes secs et amylacés, corps gras, bière, etc., revient aux poids suivants de principes alimentaires fondamentaux :

	Poids.	Albuminoïdes.	Graisses.	Hydrates de carbone.
Pain	600^{gr}	50,0	5,1	300
Viande	400	80	28	2
Fèves, pois, lentilles..	100	23	2	59
Pommes de terre	150	2,4	0,5	30
Beurre	65	»	60	»
Bière (1 litre et demi..	»	7	»	20
		162,4	95,6	411

La nourrice peut donner le sein au nourrisson, lorsque ses règles reviennent, si son appétit se conserve bon, si l'enfant continue à gagner normalement du poids, s'il ne pâlit pas, s'il n'a pas de diarrhée ni d'exanthèmes. Il n'en est pas de même lorsque la femme commence une nouvelle grossesse. Il faut, dans ce cas, dès qu'on le peut, donner à l'enfant une autre nourrice, ou suppléer à l'insuffisance du lait par un lait étranger. J'en dirai de même des femmes chlorotiques, anémiques, neurasthéniques. Dans leur intérêt et dans celui de l'enfant il est préférable qu'elles ne nourrissent pas.

Ménopause. — L'époque où cesse la menstruation oblige à quelques précautions dans le choix des aliments. La femme doit ne prendre que ceux qu'elle digère le mieux, éviter les alcooliques, les mets épicés, les excès de viande, les condiments, la trop grande abondance d'aliments.

Vieillards. — Chez les vieillards, l'alimentation doit être réduite, mais non autant que paraîtrait l'exiger l'affaiblissement de leur activité, car d'une part le rayonnement de la peau et la perte du calorique par l'évaporation pulmonaire et cutanée restent presque normaux chez eux; de l'autre, l'assimilation étant moins régulière, l'utilisation moindre des aliments exige que ceux-ci soient pris en quantités relatives plus grandes.

Forster [1] a donné les chiffres suivants comme mesure de la ration moyenne quotidienne des vieillards en principes alimentaires :

	Albumines.	Graisses.	Hydrates de carbone.	Calories correspondantes.
Hommes	92	45	340	2 173
Femmes	80	49	270	1 883

Les repas trop abondants, les mets difficiles à digérer doivent être évités par les vieilles gens. Les bouillies et aliments faciles à mâcher, les farines de légumineuses, le lait, les viandes râpées, les œufs leur sont particulièrement favorables. Le vin doit être permis aux vieillards et même dans une mesure assez large, à moins qu'il n'y ait des signes d'artériosclérose évidents.

Le lait, les crèmes, les viandes de facile digestion, les mets qu'un long usage leur a fait choisir, le café, le thé, l'alcool lui-même en très faible quantité, sont plutôt à recommander qu'à craindre à cet âge.

Idiosyncrasies. — Les règles relatives à l'alimentation ne peuvent être absolues. Pour des raisons qui nous échappent, mais où l'atavisme et l'accoutumance entrent pour une très grande part, il est des individus auxquels il faut plus ou moins d'aliments, il en est aussi qui ne peuvent s'habituer aux aliments les plus naturels.

1. *Zeitsch. f. Biolog.*, Bd. IX, p. 401.

Il y a de grands et des petits mangeurs, des races qui ont besoin d'une abondante nourriture et des races sobres. Du reste l'appétit est une fonction qui se développe quand on la cultive et inversement. Après le siège de Paris, beaucoup de personnes ont eu de la peine à reprendre leur alimentation antérieure devenue pour elles trop abondante. A l'inverse, les habitudes de bien-être créent des besoins factices, surtout lorsqu'elles ont été suivies durant des générations.

Au point de vue de la nature des aliments les dispositions particulières ou *idiosyncrasies* peuvent être extraordinaires et fort imprévues. Fonssagrives a cité une famille dans laquelle les œufs, quelle que fût la forme sous laquelle ils étaient préparés, amenaient des accidents d'indigestion cholériforme. J'ai connu un jeune officier chez qui le jaune d'œuf, alors même qu'on en ajoutait que fort peu et à son insu dans ses aliments, amenait une sorte de suffocation, puis de l'indigestion. Cet état durait depuis son enfance sans que ses ascendants, ni ses sœurs, eussent présenté rien de semblable. On a cité des personnes prises de dérangement d'entrailles quand elles essayaient de manger du pain, même de la mie introduite sans les avertir, dans leurs ragouts, alors qu'elles supportaient les féculents et les bouillies de pommes de terre.

On sait qu'il est des répugnances invincibles chez certains sujets pour des mets généralement bien supportés par tout le monde : les coquillages, les crustacés, le poisson, les poires, le fromage, les truffes, les fraises. Et chose intéressante, ces idiosyncrasies sont quelquefois héréditaires et familiales comme si elles se rattachaient à une constitution ou adaptation spéciale des protoplasmas cellulaires transmis par la génération.

Note relative à l'alimentation du nourrisson (voir p. 373). — M. le professeur Maurel, de Toulouse, fixe à 75 Calories par kg. la ration du nourrisson durant les 4 premiers mois, ce qui revient à 102 gr. environ de lait de vache par kg. de poids. M. G. Variot, d'après ses observations sur les enfants du dispensaire de Belleville, donne les nombres suivants pour l'alimentation de l'enfant au lait stérilisé de vache :

Par jour :	Lait pur.			Lait pur.
1re semaine	240gr	Couper ce lait de 1/3 d'eau bouillie.	3e mois...............	960gr
2e —	360		4e —	1 080
3e —	415		5e —	1 280
4e —	545	Couper ce lait de 1/4 d'eau bouillie.	7e —	1 440
6e —	672		9e à 12e —	1 600
2e mois........	758			

Donner le biberon toutes les 2 heures les premières semaines, chaque 2 heures et demie du 2e au 4e mois, puis chaque 3 heures.

XXXIV

Nous avons vu (p. 66 et suivantes) que la ration alimentaire apte à entretenir l'adulte au repos en état de santé et sans perte de poids, doit contenir *au minimum* par jour :

Albuminoïdes................... 78^{gr} à 80^{gr}
Graisses .... 50 à 60
Hydrates de carbone............ 460 à 480

ration qui représente, en énergie calorifique, 2 775 unités.

Ces nombres concordent suffisamment avec les pertes en Calories et le travail minimum (calculé en chaleur) de l'adulte au repos. Cette quantité de matières protéiques satisfait aussi à l'excrétion de l'urée et des autres matériaux azotés qui se produit au cours des premiers jours d'abstinence complète. Elle correspond à la destruction de 75 à 80 gr. d'albumine par vingt-quatre heures. Mais un tel régime est tout à fait à la limite des besoins quotidiens de l'économie. Dès que les quantités de chacun des principes alimentaires tombent au-dessous des chiffres ci-dessus, l'individu dépérit. Il détruit d'abord, non pas uniquement, mais principalement, ses réserves de graisses ; il emprunte ensuite à ses muscles et plasmas la quantité de matières protéiques qui lui fait défaut dans ses aliments ; et si les graisses viennent à lui manquer presque totalement, les albuminoïdes des tissus eux-mêmes servent de combustible pour entretenir la chaleur indispensable à la vie ; les muscles s'atténuent dès lors rapidement, les os se raréfient, tous les tissus dépérissent à la fois. C'est le régime de l'inanition et de la disette.

Lorsqu'on soumet l'homme ou les animaux à l'abstinence absolue, leur température reste d'abord longtemps normale à un demi-degré près; mais pour les raisons qu'on vient de dire, la masse du corps diminue peu à peu et divers troubles graves se produisent. D'après les expériences de Chossat, quand l'animal à sang chaud a perdu ainsi du quart au tiers de son poids, sa température baisse alors très rapidement, et la mort arrive lorsque le sang atteint la température de 25 à 26°. Fort rarement l'animal meurt avant de s'être refroidi au-dessous de 29°. Chez l'homme, au bout de douze à quinze jours, surviennent des vomissements, de la diarrhée; l'estomac, auquel manque la présence des excitants alimentaires, sécrète un mucus glaireux et devient petit à petit incapable de produire un suc gastrique digestif. A ce moment, si l'on vient à nourrir l'affamé, on risque de provoquer chez lui des désordres graves, des diarrhées incoercibles.

A mesure que se prolonge l'épreuve, la sensibilité générale s'obscurcit, le cœur faiblit, des troubles des fonctions cérébrales apparaissent: les muscles perdent de leur puissance; le sang tend à s'extravaser et coule sans se coaguler par la moindre blessure. Il arrive à contenir moins de 100 gr. de globules rouges (calculés à l'état sec) au litre. L'eau s'accumule dans les organes où elle vient remplacer les graisses et le muscle disparu; l'œdème envahit le tronc et le cerveau; finalement le malheureux affamé est saisi par les convulsions et le coma et meurt décharné et squelettique.

Tel est le tableau des désordres causés par la disette absolue. On peut les analyser de plus près en soumettant de jour en jour divers lots d'animaux, et chacun de leurs organes, à la pesée, et dosant en même temps leurs excrétions.

Les tissus et organes spécialement atteints sont : le tissu adipeux qui disparaît le premier, puis le foie, les muscles, le sang, la peau; le tissu osseux résiste un peu plus; il n'a perdu que 14 p. 100 de son poids, d'après Voit, à la mort de l'animal. Le cerveau n'a diminué que de 3 p. 100.

Pettenkoffer et Voit (I) puis Ranke (II) ont calculé les pertes faites durant les premières vingt-quatre heures de jeûne par des hommes normaux. Ils ont trouvé :

Pertes en :	I Ouvrier horloger pesant 71^kg.	II Ranke, pesant 69^kg,6.
Albumine..............	78^gr (1)	51^gr
Graisses	215	204
Eau.................	880	874

Ainsi de ces deux hommes presque de même poids, l'un, Ranke, qui était gras, a perdu seulement les 2/3 de l'albumine qu'a perdu l'autre. Les choses se passent toujours ainsi chez les sujets riches en tissu adipeux. La graisse protège contre l'usure des muscules.

Si l'inanition se prolonge, la perte en corps gras devient à peu près constante ou diminue à peine, tandis que la consommation des tissus albumineux baisse notablement et continuement pendant plusieurs semaines. Voici comme exemples, d'après Zuntz, C. Lehmann, Munck, F. Müller[2] et Lucciani[3] les pertes de poids, en albumine et graisses des célèbres jeûneurs Cetti, Breithaupt et Succi. Ces sujets ne buvaient que de l'eau :

		Poids du corps.	Perte en albumine.	Perte en graisses.
1° Breithaupt.	1er jour..........	59^kg,5	63^gr	162^gr
	2e —	58 ,8	62	160
	6e —	56 ,4	60	160
2° Cetti.....	1er jour..........	56 ,5	95	170
	5e —	52 ,6	67	166
	10e —	50 ,6	60	165
3° Succi....	1er jour..........	62 ,4	104	»
	10e —	56 ,7	51	170
	20e —	52 ,8	33	170
	29e —	50 ,2	31	169

Chez l'homme ainsi privé de tout aliment, les chlorures des urines diminuent rapidement, le sel marin éliminé tombe à 2 gr. par jour et s'y maintient. La chaux empruntée aux os continue à rester assez abondante.

1. L'ouvrier de Pettenkoffer perdait 215 gr. de graisses dans les 24 heures de diète absolue. Si on lui en eût fourni 50 gr., il n'eût perdu que la différence ou 165 gr. de graisses qui correspondent isodynamiquement à 380 gr. d'hydrates de carbone. On peut donc dire que cet ouvrier eût ainsi consommé le 1er jour : *albuminoïdes*, 78 gr., *graisses*, 50 gr.; *hydrates de carbone*, 380 gr., nombres qui concordent suffisamment avec ceux que j'ai donnés plus haut (p. 382) pour la ration d'entretien minimum de l'homme au repos.

2. *Virchow's Arch.*, Bd. CXXXI, Supplém.

3. *Fisiologia del digiuno*, Firenze, 1889.

L'urée, qui monte à 20 ou 25 gr. les premiers jours d'abstinence, si l'individu était resté jusque-là normal et bien nourri,
tombe à 13 gr. vers le 10ᵉ jour et à 8 à 10 gr. au 20ᵉ jour, pour
se maintenir à ce dernier chiffre presque jusqu'à la mort. L'urée
augmente de 2 à 3 gr. par jour si le patient boit de l'eau.

Chez le chien, tant qu'il y a des graisses en réserve, l'albumine se désassimile moyennement. Mais, le plus souvent, vers
la 4ᵉ semaine, sa destruction devient rapide ; les tissus albumineux se brûlent dès lors eux-mêmes pour assurer la calorification et ce phénomène précède de peu la fin. Bidder et Schmidt
avaient déjà remarqué que chez les chats (qui, bien nourris,
excrètent par jour, et par kilogramme, 3 gr. d'urée environ),
celle-ci tombe à 2 gr. 5 le 1ᵉʳ jour de jeûne, à 1 gr. 9 le 2ᵉ, pour
se maintenir à 2 gr. environ du 3ᵉ au 15ᵉ jour avec quelques
légères variations. Comme dans les cas ci-dessus, une élévation
notable du poids de l'urée annonce une mort prochaine.

Quant à l'acide carbonique exhalé par le poumon, il diminue
de moitié jusqu'au 4ᵉ ou 5ᵉ jour de jeûne, puis devient à peu
près constant.

On sait par les expériences de Regnault et Reiset, puis de
Ch. Richet, que les animaux consomment une quantité d'oxygène
et produisent un volume d'acide carbonique proportionnellement
d'autant plus grand qu'ils sont de plus petite taille, c'est-à-dire à
mesure que leur surface augmente relativement à leur poids. Le
même phénomène s'observe, et pour les mêmes causes, pour
les pertes de graisse et d'albumine. Les gros animaux font une
consommation de graisses et d'albumine d'autant plus grande,
et par conséquent s'épuisent, par le jeûne, d'autant plus vite de
ces matériaux, qu'ils sont plus petits. En voici deux exemples :

Animaux mis à la diète absolue.	Poids du corps.	Chair perdue par kg. du poids et par jour.	Graisse perdue par kg. du poids du corps et par jour.
Chien	31ᵏᵍ,7	5ᵍʳ,2	3ᵍʳ,25
Autre chien.......	17 ,2	7 ,0	3 ,7
Chat.............	2 ,83	10 ,8	3 ,6
Autre chat... ...	1 ,86	27 ,16	4 ,1

Dans l'inanition avec privation d'eau, l'homme continue à
excréter 250 à 260 cc. d'urine. Il perd de 800 à 900 gr. d'eau
en tout (urination, perspiration, expiration) empruntés à la

combustion de ses principes albumineux et gras ainsi qu'à la déshydratation partielle de ses tissus, du moins au début.

Dans l'*alimentation insuffisante*, réduite par exemple chez l'homme à la demi-ration normale, la perte du poids est de 2 à 2,5 kg. la première semaine pour l'adulte moyen. Elle tombe à 1,5 et 1 kg. les semaines suivantes. La somme des pertes en albumine et graisses est moins élevée que la perte totale, qui comprend en même temps l'eau éliminée. Plus tard, au contraire, comme on l'a dit, les tissus se réhydratent, il y a de l'œdème, et la perte apparente diminue. Cet état d'empâtement aqueux a été observé dans toutes les disettes, et provient en partie de l'abus que font les malheureux affamés des aliments herbacés ou de l'eau qui calme momentanément leur besoin d'aliments et fait grossir leur ventre. A propos de la disette qui désola le centre de la France au printemps de 1817, Gaspard (*Journal de Magendie*, t. I, p. 237, cité par A. Bouchardat) écrit : « On vit pendant les mois d'avril, mai et juin, les prés et les champs couverts d'infortunés qui disputaient la pâture aux herbivores ; le résultat fut une hydropisie de tout le système cellulaire, sans ascite, sans ictère, sans lésions du foie ou des viscères abdominaux. Il tombait de temps en temps quelques-uns de ces malheureux le long du chemin ; toutefois il n'y eut parmi eux aucune autre maladie épidémique grave. »

ALIMENTATION EXAGÉRÉE. — SURALIMENTATION

Ainsi qu'on le verra plus loin, *la suralimentation* modérée est indiquée dans certains états morbides : dans la prétuberculose et la tuberculose, dans quelques formes graves de l'hystérie et du diabète et, en général, dans les états d'amaigrissement tenant à des causes diverses.

L'alimentation exagérée, qu'il ne faut pas confondre avec la suralimentation, est celle qui dépasse les besoins. Elle a presque toujours pour conséquence prochaine l'obésité ou l'arthritisme.

L'atonie stomacale, les dyspepsies, les congestions hépatiques et cérébrales, l'arthritisme, la goutte, la gravelle, l'hypertension vasculaire, l'artériosclérose, la neurasthénie frappent ceux qui mangent trop, et particulièrement trop de viande. Chez eux le cœur s'affaiblit le plus souvent et le cerveau ne fonctionne qu'imparfaitement, surtout en pleine digestion.

L'exagération dans l'apport des divers principes alimentaires agit différemment sur chaque tissu.

Un excès de viande ne fait croître légèrement la musculature de l'individu que si cet excès est accompagné d'une augmentation des principes ternaires, en particulier des graisses. Mais la surproduction du tissu musculaire chez l'adulte n'est que très faiblement influencée par l'exagération de la ration de viande *à moins qu'en même temps le sujet ne se livre régulièrement aux exercices physiques* sans toutefois jamais arriver à une grande fatigue.

Le tissu adipeux, au contraire, se développe sous l'influence des aliments gras et plus encore, par l'excès des hydrates de carbone, des matières amylacées en particulier. Mais il reste établi que l'abus de chair musculaire, même maigre, contribue aussi, quoique pour une moindre part, à l'engraissement. Claude Bernard, et Subbotin après lui, ont démontré depuis longtemps que les animaux nourris uniquement de viande dégraissée produisent du glycogène dans leur foie, et l'on sait que tous les hydrates de carbone sont susceptibles à leur tour de se changer en graisses, dans l'économie, en perdant de l'acide carbonique[1].

Quant aux graisses alimentaires, elle sont un peu plus difficilement résorbées et assimilées que les sucres et les matières amylacées, mais une partie s'en emmagasine certainement dans tissu adipeux.

Dans les cas où l'on veut intentionnellement suralimenter soit un animal, soit un malade, les remarques générales précédentes ne doivent pas être perdues de vue. Il existe pour les appliquer des méthodes pratiques que nous exposerons en parlant de la suralimentation chez les malades, et spécialement chez les tuberculeux.

Si la suralimentation azotée devient nécessaire, 150 à 250 gr. de viande par jour, rôtie, et mieux encore crue et râpée, de mouton et non de bœuf, constituent un supplément maniable et moyen de l'alimentation ordinaire. La chair musculaire avalée crue et pulpée, *sans la mâcher*, sous forme de bols de 25 à 30 gr. chacun, est beaucoup mieux supportée par les estomacs affaiblis que sous toute autre forme. Les œufs frais et peu cuits, le lait

---

1. Voir Soxhlet, *Zeitsch. d. landwisch. Vereines in Bayern*, 1881. — Meissl, *Zeitsch. f. Biolog.*, Bd. XXII, p. 63. — Henneberg, *Ibid.*, Bd. XVII, p. 295. — Münk, *Wirchow's Arch.*, 1885, Bd. XXIII, p. 273. — Henriot, *C. Rendu*, 1888.

(1 500 à 2 000 cc. par jour) peuvent la remplacer partiellement.

Il vaut mieux en général recourir, quand on le peut, aux aliments naturels qu'aux préparations de viande desséchée ou peptonisée, dont l'origine et la composition sont souvent douteuses, variables. Ces préparations d'ailleurs ne sont pas toujours obtenues dans des conditions d'antisepsie parfaites. J'en dirai autant des farines de marques diverses, des aliments dits complets, etc.

Si l'on veut réaliser une suralimentation en graisses, le poisson gras, la crème de lait et le beurre (80 à 100 gr. par jour), les pommes de terre, le sucre, le vin en faible proportion, les soupes de légumineuses, etc., permettent de donner aux malades, sous une forme relativement légère et très digestible, d'importants excès de nourriture apte à produire de la graisse.

Voici, comme exemple, un régime de suralimentation moyenne :

		Albumine.	Graisses.	Hydrates de carbone.
Viande râpée............	300^{gr}	61^{gr}	16^{gr}	1^{gr},8
Pain de froment........	300	25	2 ,5	150
Légumes verts..........	100	2	0 ,3	6
Légumes secs.......... .	80	16	1 ,5	30
Lait....................	1 500^{cc}	53	45	60
Beurre.................	70^{gr}	»	65	»
Vin (ou un litre de bière).	500^{cc}	»	»	80
Sucre	40^{gr}	»	»	39
		157^{gr}	130^{gr},3	366^{gr},8

Cette ration, de digestion facile, apporterait à l'économie l'énergie équivalente à 3 357 Calories.

A propos des liqueurs fermentées et du vin, on a vu combien l'alcool, à faible dose, est précieux pour protéger les tissus contre l'usure provoquée par l'action destructive des toxines en général, et de quel usage il peut être pour remplacer momentanément les graisses dans l'alimentation des malades (tuberculeux, diphtériques, typhiques, etc.), et leur fournir dans beaucoup de cas et rapidement le quantum d'énergie nécessaire.

Il résulte des expériences de Hirchfeld et de Krug : 1° que si les apports alimentaires dépassent de moitié et plus la ration normale ordinaire, le poids du corps augmente de 3,5 à 5 kg. en vingt jours; 2° qu'au début de la suralimentation l'augmentation de poids des sujets dépasse (pendant la première semaine) la somme des poids réunis de la chair musculaire et de la graisse consommées; qu'en un mot, à ce moment, il y a rétention d'eau. Plus tard, au contraire, c'est l'inverse qui se produit. Voici les observations d'Hirchfeld à ce sujet; ces expériences, faites sur l'homme, ont duré trois semaines.

	ALIMENTS CALCULÉS EN CALORIES	AUGMEN-TATION DE POIDS DU CORPS	AUGMEN-TATION DES MUSCLES	AUGMEN-TATION DES GRAISSES
Homme de 30 ans vigoureux, maigre, 68 kg..........................	4 000	3^{kgr},4	0,87	2,84
Homme de 49 ans moyen, 56 kg.....	4 140	4 ,5	1,01	3,49
Ouvrier de 59 ans vigoureux, bien musclé, 50 kg....................	4 380	5 ,1	2,03	4,82
Homme de 51 ans assez obèse, 89 kg. (durée 15 jours seulement)........	3 590	1 ,3	0,45	1,68
Jeune homme de 22 ans, convalescent d'une fièvre typhoïde, 47 kg.......	3 130	4 ,1	2,80	2,98

Ces nombres montrent que chez les suralimentés la quantité d'albumine assimilée est essentiellement variable et dépend de l'état antérieur des sujets. Dans les cas ci-dessus, chez le jeune convalescent d'une fièvre typhoïde et chez l'ouvrier de cinquante-neuf ans mal nourris avant leur suralimentation, il y a eu gain en chair musculaire de 2 kg. 8 et de 2 kg. 03, en trois semaines, alors que l'obèse de cinquante et un ans ne gagnait que 0 kg. 450 et l'homme de trente ans en pleine santé que 0 kg. 870. Ceci fait prévoir (et l'expérience le confirme) que, si la suralimenta-tion vient à se poursuivre, le gain en albumine diminuera consi-dérablement et le corps, tout en augmentant de poids, ne gagnera plus que de la graisse.

La suralimentation continue devient rapidement une alimen-tation exagérée. Elle charge de graisses le foie, le cœur, les reins, etc., et s'oppose à leur fonctionnement régulier. Si l'ali-mentation est trop riche en viande, elle est de plus une source de déchets encombrants et de toxines. Elle congestionne la glande hépatique et les reins; elle excite et fatigue le cœur en augmentant la pression vasculaire; elle sature les tissus de résidus d'autant plus difficiles à éliminer qu'elle a eu pour effet de rendre le sang moins alcalin et les oxydations moins puissantes.

XXXV

RÉGIMES EXCLUSIFS : RÉGIME VÉGÉTARIEN.
RÉGIME LACTÉ. RÉGIME CARNÉ

Depuis les temps les plus lointains, l'homme s'est alimenté des fruits de la terre et de la chair des animaux. Mais à certaines époques, sous l'influence de théories philosophiques ou d'idées religieuses, quelquefois en raison de considérations hygiéniques, ou même forcé par la nécessité, il s'est, volontairement ou non, soumis à des régimes spéciaux : tantôt ne mangeant que des fruits et des herbages, tantôt ajoutant le lait à ces végétaux, tantôt au contraire se nourrissant presque uniquement de viande, ou bien adoptant un régime mixte, mais dont était retranchée la chair des animaux. Ces modes exclusifs d'alimentation ont donné des résultats hygiéniques ou sociaux qui trouvent des applications dans le traitement diététique des maladies et que nous allons faire connaître.

RÉGIME VÉGÉTARIEN

S'abstenir entièrement de la chair des animaux fut d'abord une pratique religieuse. Les Hindous, sectateurs de Brahma ou du Bouddha, croyaient et croient encore que *le souffle* ou l'*âme* peut transmigrer de l'homme aux animaux qui seraient nos frères inférieurs, et il a toujours répugné à ceux qui ont cette opinion de se livrer, en mangeant la chair des bêtes, à une sorte d'anthropophagie sacrilège.

Pour une raison semblable, déjà la religion des anciens Égyptiens défendait l'usage de la viande (*S. Sharpe*). C'est la doctrine que Pythagore importa de ce pays en Grèce d'où elle s'est transmise jusqu'à nous en se modifiant à travers les âges. Son écho philosophique le plus retentissant s'est produit dans l'*Émile* de J.-J. Rousseau.

Mais l'espèce humaine est omnivore par son instinct, par sa dentition, par ses sécrétions digestives, par son besoin d'activité. Pour travailler vite et bien, il faut à l'homme moderne surtout, des aliments excitants qui lui fournissent la matière plastique la plus active et la plus digestible sous le plus petit volume. Un régime mixte de viande et de végétaux semble lui convenir à tous les points de vue.

On aurait tort cependant de croire que la privation de chair musculaire compromette l'énergie physique ; mais l'atavisme et les habitudes jouent ici un grand rôle [1].

D'après J. Sinclair, les hindous pattamars, porteurs de dépêches, qui ne mangent que du riz, parcourent, chaque jour, d'une ville à l'autre l'espace de vingt lieues, au moins et continuent ainsi durant des semaines. Les cultivateurs russes qui vivent de légumes, de pain noir, de lait et d'ail travaillent 16 à 18 heures par jour, et leur force dépasserait souvent celle des matelots américains (*Bremner et Howland*). Les paysans norvégiens connaissent à peine l'alimentation animale ; ils franchissent cependant, en accompagnant les voitures des touristes, de trois à quatre lieues, courant sans cesse. Les ouvriers et bateliers égyptiens modernes, qui de temps immémorial se nourrissent presque exclusivement de melons, d'oignons, de fèves, de lentilles, de dattes et de maïs, ont une force musculaire remarquable (*Lane et Catherwood*). Les mineurs de l'Amérique du Sud, qui ne mangent pas de viande, portent sur leurs épaules des fardeaux de 200 livres avec lesquels ils montent douze fois par jour, en moyenne, des échelles verticales de 60 à 80 mètres (*F. Head* ; *L. Playfair et Darwin*). Suivant H. Ranke, les bûcherons de la Haute-Bavière se nourrissent presque exclusivement de farine (1 100 à 1 200 gr. par jour) cuite avec du saindoux (90 gr.), sans œufs ni fromage ; le dimanche seulement un peu de porc. Ils fournissent cependant un énorme travail [2]. Le soldat turc est d'une sobriété étonnante ; il ne boit que de l'eau ou des

---

1. Nous extrayons la plupart des faits suivants de l'intéressant travail de Mme *A. Kingsford* (Thèses de Paris, 1880).

2. *Zeitsch. f. Biolog.*, Bd. XIII, p. 130.

limonades, se nourrit de pilaf au riz et de figues, et ne touche presque pas à la viande. On sait que sa vigueur est remarquable et son courage indomptable. Les portefaix de Salonique et de Constantinople, qui se nourrissent de même, sont d'une force proverbiale. De là le dicton : *fort comme un Turc.*

J'ajoute que j'ai connu des personnes, hommes ou femmes, fort intelligentes, qui, devenues végétariennes par principe ou par hygiène, après avoir mangé autrefois de la chair, comme tout le monde, m'ont assuré s'être admirablement trouvées de son abstention absolue au point de vue de leurs forces et de leur santé.

Le végétarisme est donc une pratique acceptable, suffisante, utilisable même en certains cas, mais il faut reconnaître ses inconvénients comme ses avantages.

Ses avantages sont ceux qui résultent de la tempérance : par ce mode d'alimentation, la tendance aux diathèses arthritique, goutteuse, rhumatismale, à la neurasthénie... disparaît ou s'affaiblit ; le caractère s'assouplit, l'esprit semble jouir de plus de quiétude et peut-être d'acuité.

J'ai montré (p. 362) quelle est l'influence de la nourriture carnée sur le caractère des animaux. Quant à l'action du régime végétarien sur l'intelligence, voici l'opinion de deux hommes célèbres qui savaient s'observer.

S'adressant à son ami Firmus, qui abandonne la doctrine pythagoricienne pour manger de la viande, le célèbre philosophe Porphyre[1] lui écrit : « Ce n'est pas parmi les mangeurs d'aliments simples et végétaux, mais parmi les mangeurs de chair que l'on rencontre les assassins, les tyrans, les voleurs... je ne puis croire que votre changement de régime soit sous la dépendance de raisons de santé, car vous-même vous avez constamment l'habitude d'affirmer que le régime végétal est bien plus apte que tout autre, non seulement à donner une santé parfaite, mais encore un entendement philosophique et pondéré, ce qu'une longue expérience vous avait enseigné. »

Et Sénèque, qui, préoccupé des mêmes considérations, avait tardivement adopté le végétarisme, écrit (*Epistol.*, 108) : « Frappé de tels arguments, moi aussi j'ai quitté l'usage de la chair des

1. Porphyre, de son vrai nom Malk, né à Tyr en 233 de J.-C., enseigna la philosophie à Rome, où il mourut en 304. Il publia une vie de Pythagore.

animaux, et *au bout d'une année*, mes nouvelles habitudes m'étaient devenues non seulement faciles, mais délicieuses ; et même il m'a semblé que mes aptitudes intellectuelles s'étaient de plus en plus développées. »

Après avoir montré les avantages du régime végétarien, analysons ses inconvénients. Ils résultent des remarques suivantes :

Il est aujourd'hui reconnu que l'alimentation, pour permettre à l'adulte de produire la chaleur et l'énergie mécanique qui lui sont nécessaires et réparer ses pertes d'azote, doit fournir chaque jour, dans nos climats, de 80 grammes (à l'état de repos) à 150 grammes (à l'état de travail) de substances protéiques, accompagnées de quatre fois environ leur poids de matières ternaires, amylacées ou grasses. Si l'on s'en tient au régime strictement végétal, sans doute on pourra associer le pain, les légumes et les fruits de façon à obtenir les proportions normales de principes alimentaires fondamentaux, mais pour avoir 100 gr. d'albuminoïdes, quantité que nous prendrons comme moyen terme, il faudrait (si l'on veut s'abstenir de matières animales), absorber des masses quelquefois énormes d'aliments végétaux. J'en ai fait le calcul, pour quelques-uns, dans le tableau suivant :

Aliments.	Albuminoïdes.	Matières amylacées et grasses.	Poids d'aliments frais contenant 100^{gr} d'albuminoïdes.
Pain	100^{gr}	562^{gr}	1 205^{gr}
Pommes de terre	100	1 536	7 690
Fèves	100	245	424
Haricots	100	240	512
Pois	100	279	454
Salade	100	170	7 142
Pommes	100	1 750	25 000
Cerises	100	2 140	14 300
Châtaignes	100	617	1 661

Ainsi 1 205 gr. de pain, 7 690 gr. de pommes de terre, 424 gr. de fèves, 1 661 gr. de châtaignes, 7 kg. de salade, 25 kg. de pommes, seraient nécessaires pour nous fournir chaque jour la quantité de 100 gr. d'albuminoïdes nécessaire. Il est vrai que l'excellente association alimentaire de 603 gr. de pain, et de 222 gr. de fèves nous procurerait 100 gr. d'albumine, et 403 gr. de matières ternaires pour un poids de 815 gr. seulement d'aliments frais. De même 1 kg. de pommes de terre et 450 gr. de haricots apporteraient 100 gr. d'albuminoïdes et

395 gr. de matières ternaires. Une association semblable de pain ou de bouillie de farine avec les fèves, pois chiches, etc., constituait, en effet, la nourriture rationnelle et presque unique de peuples de l'ancienne Italie, le *pulmentum* des vieux Latins. Encore à cette heure, elle suffit à quelques associations ouvrières. Les populations agricoles de Siebenbürgen (Allemagne) se nourrissent ainsi, même au moment très fatigant de la moisson[1]. Mais, sauf les cas où le gros travail et la fatigue suffisent à assaisonner les aliments, on ne saurait tous les jours recourir aux mêmes végétaux, fussent-ils très nourrissants ; le végétarien est donc obligé de s'adresser, non pas seulement au pain et aux légumes secs, mais aux autres aliments végétaux, fruits, tubercules et légumes herbacés, nourritures pauvres qui ne sauraient fournir un contingent d'albuminoïdes suffisant que sous un poids énorme, puisque, pour avoir 100 gr. d'albuminoïdes, il faudrait 25 kg. de pommes, 14 kg. de cerises, 7 kg. et demi de pommes de terre, etc. Il s'ensuit que pour obtenir une alimentation végétale suffisamment nutritive et variée, on est obligé de recourir, tôt ou tard, à des poids d'aliments exagérés ; mode d'alimentation d'autant plus fatigant pour l'estomac et le tube digestif qu'il les encombre d'une quantité de matières inutilisables et particulièrement de cellulose. L'herbivore est construit pour digérer les végétaux, mais l'homme ne les digère que très incomplètement et péniblement. Nous savons d'ailleurs que les albuminoïdes qui ont cette origine ne sont pas utilisés par l'intestin humain aussi bien que ceux d'origine animale (p. 39) et de ce seul chef, il faudrait encore augmenter la ration de 15 à 20 p. 100.

Il est vrai qu'on peut mitiger le régime végétarien absolu par l'introduction de mets originaires des animaux, tels que le beurre, la graisse, le lait, les œufs, mais en en excluant absolument la viande. C'est l'alimentation *maigre* du vendredi catholique, celle de beaucoup d'ordres monastiques dans tous les pays du monde chrétien, musulman ou bouddhiste. Cette alimentation est bien plus rationnelle et participe des avantages divers de l'alimentation ordinaire et du végétarisme exclusif. Le tableau suivant montre que ce régime mitigé est suffisamment pratique :

1. Ohlmuller, *Zeitschr. f. Biolog.*, Bd. XX, p. 393.

Aliments.	Albuminoïdes.	Matières amylacées et grasses.	Poids des matières fraîches contenant 100 gr. d'albumine.
Pain......................	100gr	562gr	1 205gr
Lait de vache.............	100	156	1 852
Lait et pain par poids égaux.	100	435	1 528
OEufs.....................	100	90	819
Fromage de Gruyère.......	100	86	308
Pain, 807 gr.; fromage, 103 gr.	100	401	910

Ainsi, parties égales de lait et de pain nous fourniraient à peu près les quantités de principes protéiques et ternaires de la ration normale sous le poids total de 1 528 gr. par jour. De même, 807 gr. de pain et 103 gr. de fromage nous apporteraient pour 100 de matières protéiques, 401 de matières ternaires [1], proportions très satisfaisantes sous des poids de nourriture fort acceptables. On aurait donc bien tort de reprocher à l'alimentation végétarienne mixte de surcharger toujours le tube intestinal de matières inutilisables. Si l'on ajoute des aliments aqueux, tels que les fruits, le poids journalier de la nourriture augmentera, il est vrai, mais la quantité d'eau de boisson nécessaire diminuant, la surcharge n'existera pas davantage. L'alimentation végétarienne mixte peut se varier d'ailleurs suffisamment, grâce au lait, aux œufs, aux corps gras, aux fromages, etc. Elle constitue un régime très rationnel, très acceptable, et l'on peut, comme nous le verrons, y recourir en quelques cas pathologiques, ou encore lorsqu'il s'agit d'assouplir les caractères des individus ou des collectivités, but vers lequel nos mœurs actuelles et les nécessités de l'heure présente nous dirigent mal, je le reconnais, mais où nous tendrons tôt ou tard, ne fût-ce que par intérêt de défense sociale bien entendue. C'est ce que les sociétés végétariennes ont compris et poursuivent, quoique sans trop de succès encore. On objecte, il est vrai, que le régime végétarien diminue l'énergie physique et morale. Il est certain qu'un repas de viande soutient mieux les forces qu'un repas maigre; mais faisons la part de l'atavisme et de l'accoutumance, et ne résolvons pas

---

1. Le blé et les fromages à pâtes cuites (spécialement l'emmenthaler ou gruyère) peuvent se conserver en magasin durant des années. Leur association pour un poids de blé égal à six fois environ celui du fromage, constitue sous le volume le plus petit et en proportions normales, le maximum de principes alimentaires, que l'on puisse réunir sous le plus petit poids. On voit donc qu'un tel approvisionnement représente, avec le sel marin nécessaire, la réserve nutritive optimum des places fortes et des camps retranchés en cas d'investissement.

cette importante question par un *a priori*. J'ai signalé plus haut la force physique de certaines populations, ou associations, privées de viande depuis un temps indéfini. Quant à l'énergie des caractères, il faut savoir éviter les extrêmes. La pondération désirable n'est-elle pas entre la personnalité agressive de la race ou de l'homme essentiellement mangeur de viande qui va droit devant lui sans que rien n'arrête ses actes et ne provoque ses hésitations, et l'énergie passive de l'Hindou, mangeur de riz, qui accepte sa destinée et protège jusqu'à la vie de la bête nuisible elle-même? Le régime de l'un le porte à la violence et aux abus de la force; celui de l'autre à la pacification, mais aussi à la passivité.

On a dit que le régime végétarien provoquait l'artériosclérose en raison de l'excès de chaux qu'il fournit; par exemple, on a observé que cette maladie était plus commune dans l'Orléanais sur un sol calcaire, que dans l'Auvergne, où le sol est granitique. Mais, en admettant que cette remarque soit bien fondée, qui ne sait que, de ces deux pays, c'est le second qui est le plus pauvre et mange le moins de viande et le plus de légumes et comment attribuer à la composition, calcaire ou non, du sol ce qui peut tenir à des habitudes alimentaires très différentes dans les deux cas.

Le régime végétarien herbacé exclusif peut provoquer le catarrhe intestinal et la viscéroptose. Il peut inutiliser une partie importante des principes assimilables emportés avec les sécrétions intestinales qu'il exagère. D'après Rübner, tandis que pour 100 parties d'amidon 1,4 seulement se retrouve dans les matières fécales, si le pain sert d'aliment exclusif, 7,6 sont éliminés avec la pomme de terre, 3 à 7 avec les lentilles et 18,2 avec la carotte, le plus riche en cellulose des aliments précédents. Il en est à peu près de même des matières protéiques : sur 100 parties, 20 restent dans le fèces si ces matières sont empruntées au pain de froment, 17,5 si elles viennent des pois, alors que la perte est à peine de 3 à 5 p. 100 lorsqu'elles sont originaires du lait ou de la viande. Mais ces chiffres changeraient beaucoup si l'aliment, au lieu d'être dégluti en bloc et souvent mal mâché, était pris sous forme de poudres ou de purées, et plus encore, si le tube digestif avait reçu depuis des siècles une autre éducation.

De ces considérations nous conclurons que le régime végétarien absolu ne répond pas bien aux besoins et aux intérêts de nos races européennes; mais que, mitigé par l'adjonction du lait, de la graisse, du beurre, des œufs, il a de grands avantages : qu'il alcalinise le sang, accélère les oxydations, diminue les déchets organiques et les toxines, qu'il expose beaucoup moins que le régime ordinaire (surtout si celui-ci est trop riche en viandes) aux maladies de peau, à l'arthritisme, aux congestions des organes internes. Ce régime tend à faire de nous des êtres pacifiques et non pas agressifs et violents. Il est pratique et rationnel. Il doit être accepté si l'on poursuit l'idéal de la formation et de l'éducation de races douces, intelligentes, artistiques et cependant prolifiques, vigoureuses et actives.

RÉGIME LACTÉ

Le régime lacté exclusif est celui où l'on ne se nourrit que de lait. L'aliment par excellence du nouvel être, le lait, répond à des besoins si précis et rend des services si évidents que l'on est arrivé à l'essayer exclusivement dans beaucoup de cas que nous déterminerons plus loin. Toutefois le régime lacté, tel qu'il est souvent trop radicalement appliqué, ne supporte pas l'analyse critique. En effet, si, à l'état normal, comme nous l'avons si souvent démontré, l'adulte doit recevoir par jour, en moyenne, 100 gr. d'albuminoïdes et 400 gr. de principes ternaires (gras ou amylacés), pour tirer entièrement ces principes du lait, il lui faudrait de cet aliment les quantités suivantes que je mets en parallèle avec celles qui existent dans 3 litres de ce liquide, quantité généralement accordée à l'adulte quand on le soumet au régime lacté exclusif :

	1850 cc. de lait contiennent :	4750 cc. de lait contiennent :	3 litres de lait contiennent :
Albumine............	100gr	258gr	162gr
Matériaux ternaires....	154	400	250

Donner 3 litres de lait par jour à un adulte c'est donc lui fournir une quantité surabondante, inutilisable, d'albuminoïdes, en même temps qu'une proportion beaucoup trop faible, très insuffisante, de matériaux gras et amylacés. Si l'on voulait recevoir de ceux-ci la quantité de 400 gr. nécessaire par 24 heures, il faudrait consommer par jour 4750 cc. de lait, auquel cas on introduirait dans l'économie la quantité énorme, fâcheuse, de 258 gr. de matières protéiques calculées à l'état sec. L'alimentation logique et bien équilibrée de l'adulte *par le lait* seul est donc impossible à atteindre. Pour nourrir pratiquement avec le lait, il faut l'enrichir en matières ternaires, telles que le sucre, les féculents, la pomme de terre, le pain lui-même, et il n'y a aucune raison, parce qu'on a intérêt à exclure la viande de l'alimentation et à la remplacer par du lait, de prendre le parti absolu de rejeter du même coup les aliments qui complètent et parfont avec avantage les bons effets du régime lacté.

Cette alimentation, en effet, a pour effet principal, tout en nourrissant le malade, de réduire au minimum les matières extractives et toxiques qui dérivent presque uniquement de la désassimilation des viandes : corps purique, leucomaïnes, amides complexes, matières azotées extractives, etc., autant de substances qui vont engorger le foie, irriter les centres nerveux, fatiguer et congestionner les reins. Ces composés nocifs dérivent bien de la viande et non de la fécule, du sucre ou même du pain; il n'est donc ni logique ni bon à aucun point de vue de priver le brightique ou l'ictérique de ces derniers aliments.

Donner par jour à un malade 2 litres de lait sucré à 40 gr. par litre, et 100 gr. de biscuit ou de pain grillé répond aux quantités suivantes de principes alimentaires :

		Calories.
Albumine	83^{gr},3	354
Graisses	74 ,0	695
Hydrate de carbone	200 ,0	820
		1869

principes en quantité et rapports normaux, dont on peut augmenter proportionnellement la dose s'il le faut.

Naturellement on pourra remplacer le pain et le biscuit par le tapioca, le riz, les pâtes et farines de céréales, ne pas sucrer le lait, l'additionner d'un supplément de crème, de caséine en poudre, permettre les fromages à pâte cuite, les préparations de caséine, autant d'aliments qui contribuent à faire digérer le lait, et accroissent la proportion des albuminoïdes de la ration sans changer leur nature.

Nous excrétons tous les jours, en moyenne, 13 gr. 5 de sel marin par les urines.

L'alimentation précédente nous fournit :

```
Pour   83 gr. d'albumines ou 2 000 cc. de lait.   1gr,20 NaCl
  —    74 gr. sucre....................:........    0 ,00
  —   100 gr. pain...........................      0 ,07
                                                  ─────────
                        Total........   1gr,27 NaCl
```

Faut-il ajouter à cette alimentation lactée le chlorure de sodium qui lui manque, c'est-à-dire environ 7 à 8 gr. de sel par jour, si l'on tient compte des chlorures déjà contenus dans le lait et le pain?

Il résulte des expériences de MM. F. Widal et Lemierre et surtout de F. Widal et A. Javal,[1] que chez les malades atteints de néphrite parenchymateuse ou épithéliale, l'addition de sel au lait ou aux aliments ordinaires augmente l'albumine urinaire et provoque l'œdème; que la soustraction de ce sel au régime, celui-ci fût-il composé de pain et de viande, fait au contraire disparaître l'œdème et l'albumine urinaire. Chez les brightiques, les œdémateux, il convient donc tout particulièrement, non seulement de ne pas saler le lait, mais d'éviter autant que possible que le sel entre dans aucun de leurs aliments.

L'expérience n'a pas encore établi combien de temps un malade peut ainsi supporter une alimentation entièrement ou presque entièrement déchlorurée.

Si l'on veut s'en tenir au régime lacté absolu, on pourra vaincre la répugnance de quelques personnes en additionnant le lait d'un peu d'eau de chaux ou de Vichy, de sous-nitrate de bismuth s'il y a diarrhée, d'une cuillerée de cognac ou de kirsch; en l'aromatisant de vanille, de citron, d'essence de fleur d'oranger; en substituant à une partie de lait une même quantité d'une émulsion d'amandes douces. On reviendra plus tard, avec prudence, au régime ordinaire en passant par les purées de légumes, les œufs, les fromages à pâte cuite, les biscuits, le pain.

Ajouter au régime lacté strict, des légumes herbacés, du fromage, du pain (mais sans sel) donne cet avantage qu'on dispose d'une gamme beaucoup plus variée d'aliments, et qu'on arrive, sans introduire les résidus toxiques de la viande, à combattre utilement la constipation qu'amène souvent le régime lacté radical.

---

1. *Soc. méd. des hôpitaux*, 12 juin 1903, et *Presse médicale*, 27 juin 1903, p. 469.

On peut semble-t-il, comme l'ont proposé MM. F. Widal et A. Javal, remplacer le régime lacté par le simple régime ordinaire avec viande, pain, etc., mais à la condition que tous ces aliments soient préparés sans sel.

Les applications du régime lacté au traitement des diverses maladies seront indiquées dans les chapitres suivants.

Le lait pris seul amaigrit par défaut de corps gras et de principes amylacés et sucrés. Par sa lactose, ses sels et son eau, il agit comme un léger diurétique. Il possède enfin une action antiseptique sur l'intestin. Ces heureuses propriétés expliquent la vogue de ce régime et ses exagérations.

RÉGIME CARNÉ

Le régime carné exclusif est quelquefois accepté par nécessité. Il a été mis bien des fois à l'essai par ceux qui sont restés hantés de cette thèse que la viande constitue l'aliment le plus plastique et le plus puissant. En fait, quelques hommes obligés à une vie physiquement très fatigante, les trappeurs et chasseurs des pampas de l'Amérique et des steppes sibériennes, les habitants des climats très froids, les populations riveraines des mers glaciales, peuvent manger presque exclusivement, sans en souffrir, des quantités énormes de viande ou de poisson, mais à deux conditions, c'est que cette viande soit accompagnée de sa graisse et que les individus soumis à ce régime mènent au grand air une vie très active. D'après Darwin les gauchos des pampas américaines peuvent se nourrir des mois entiers avec la viande grasse des bœufs qu'ils surveillent. Un Esquimau peut dévorer durant des semaines 5 à 6 livres, par jour, de chair de renne ou de phoque. Mais cette alimentation est absolument insupportable si la viande est maigre. C'est ce qu'on a reconnu souvent, particulièrement en Angleterre, sur les malades soumis à ce régime prétendu *fortifiant*. Nous avons rapporté ailleurs les expériences faites sur les animaux avec le régime carné exclusif (p. 61) et montré que pour un chien de 20 kg. par exemple, il faut journellement la dose énorme de 1 500 gr. de viande maigre pour entretenir son poids constant alors que 400 gr. de viande et 200 gr. de lait, ou 100 gr. de viande, 100 gr. de lait et 300 gr. de pain suffisent pour obtenir le même résultat.

Il en est de même de l'homme. Pour trouver les 210 gr. de carbone qui lui sont chaque jour nécessaires et réparer ses organes, il faudrait à un homme moyen 1 600 gr. de viande (sans graisse). Cette quantité introduirait en pure perte quatre fois plus d'azote ou d'albumine qu'il n'en est journellement détruit. Ce sont là des conditions défavorables au double point de vue hygiénique et économique; et personne d'ailleurs ne pourrait consommer longtemps de pareilles masses de chair musculaire.

L'alimentation mixte, où la viande entre même en quantité un peu abondante, est celle qui permet de fournir à l'économie, sous le plus petit poids, le plus de principes excitants et utiles; c'est celle qui nous soutient le mieux, du moins étant données nos habitudes actuelles. Mais nous venons de rappeler qu'il ne faut pas en conclure que si cette alimentation s'enrichissait en viande au point de devenir trop exclusivement carnée, la puissance efficace de ce régime en fût accrue. Le régime carné exagéré acidifie le sang et diminue les oxydations. Il charge les humeurs de l'économie d'une surabondance de déchets azotés, d'acide urique en particulier; il augmente les alcaloïdes urinaires; il congestionne le foie; il entretient souvent une constipation opiniâtre et amène ainsi la dyspepsie, les embarras gastriques et intestinaux, l'entérite; il pousse au psoriasis, à l'eczéma, etc.; il développe les tendances rhumatismales, arthritiques, goutteuses et nerveuses. Une alimentation non pas même exclusive, mais seulement trop riche en viande, ne saurait être longtemps supportée sans danger pour l'économie. Elle produit l'hypertension artérielle, la fatigue du cœur et devient une des causes prédisposantes les plus actives à la neurasthénie et à l'artériosclérose.

XXXVI

Le régime et le repos contribuent souvent autant et plus que les drogues médicinales à rendre la santé aux malades. Aider la *nature médicatrice* à revenir sans à-coup à l'état normal et par les moyens les plus naturels, tout en évitant autant que possible les excitations fâcheuses, la fatigue, les hautes températures et les refroidissements, en réparant les pertes par un régime approprié; n'introduire dans l'économie ni substances indigestes ou en excès, ni médicaments inutiles; donner au malade des aliments qui répondent à cette triple indication de relever les forces, de produire le minimum de toxines, de faire concourir les organes à se débarrasser de celles qui dérivent du fonctionnement anormal, ce n'est certes pas s'abstenir et abandonner le patient à son sort. C'est le servir prudemment et le mieux possible; c'est éviter de troubler intempestivement le travail interne, complexe et délicat, d'où résulte le plus souvent le retour normal à la santé.

Que peut-on faire de mieux dans la plupart de ces maladies aiguës, fièvres éruptives, typhoïde, pneumonie, etc., où l'on ne dispose d'aucune médication spécifique et mieux encore dans beaucoup de maladies chroniques où l'habitude fâcheuse d'une alimentation anormale, soit personnelle, soit familiale, soit de race, constitue souvent le facteur le plus direct de la tare acquise, personnelle ou héréditaire, dont souffre le patient et dont il faut atténuer ou faire disparaître les effets?

De même qu'au point de vue clinique, il faut, au point de vue des convenances du régime alimentaire, séparer les maladies en *chroniques* le plus souvent apyrétiques, et en *aiguës ou fébriles*. Ces dernières comportent un régime assez peu variable, dont l'abstinence plus ou moins complète d'aliments et l'usage des boissons aqueuses forment la partie principale et commune. Au contraire, dans les maladies chroniques, le régime doit différer à peu près avec chacune d'elles, et sa composition, quelquefois sa spécificité, est le plus souvent essentielle dans ces cas. C'est donc par l'alimentation au cours des maladies chroniques que nous commencerons cet exposé.

Auparavant une remarque générale doit trouver ici sa place. L'alimentation du malade doit être particulièrement soignée, ses aliments de bonne qualité, plaisants à l'odorat et au goût, préparés avec les condiments permis et quelquefois nécessaires. La variété des aliments, comme leur qualité et leur bonne préparation est, nous l'avons vu, une des conditions de leur bonne digestion et de leur assimilation. Déjà difficile à faire accepter des malades qui n'ont que peu ou pas d'appétit, leur alimentation deviendrait impossible ou précaire sans ces soins.

RÉGIME DANS LES MALADIES CHRONIQUES EN GÉNÉRAL

Au point de vue de leur pathogénie et corrélativement du régime qui leur convient le mieux, nous étudierons l'alimentation au cours des maladies chroniques, dans l'ordre suivant :

a. — Obésité, arthritisme, gravelle, goutte, artériosclérose.

b. — Dyspepsies, gastralgies, hyperchlorhydrie et hypochlorhydrie, dilatation et atonie stomacales, gastrites, ulcère stomacal, entérites, dysenterie.

c. — Congestion du foie, cirrhose, maladies du pancréas, diabète, azoturie, phosphaturie.

d. — Néphrites, affections des voies urinaires.

e. — Pléthore, hémorragies, hémophylie.

f. — Anémies, chlorose, affections du cœur et des poumons ; hydropisie.

g. — Cachexies, maladies de la peau, cancer; rachitisme, ostéomalacie.

h. — Surmenage, neurasthénie, pertes séminales; folie.

OBÉSITÉ

La graisse est le seul principe de l'organisme qui puisse subir des variations énormes. Elle oscille chez l'homme entre 5 et 24 p. 100 du poids du corps. C'est autour du cœur et des reins, dans la cavité abdominale, et surtout dans le tissu sous-cutané qu'elle s'accumule. Elle s'infiltre aussi dans les cellules des divers tissus, du foie par exemple, sous forme de gramulations microscopiques plus ou moins azotées. Les personnes chez qui la graisse envahit ainsi anormalement les tissus deviennent obèses.

Peut-on déterminer les causes de l'obésité? Et suffit-il de manger modérément pour voir cette infirmité disparaître?

Beaucoup d'obèses mangent peu; ils sont obèses de constitution, quelquefois par hérédité. Il semble que chez eux les oxydations et en général les actes de désassimilation restent insuffisants, peut-être par manque d'activité ou de quantité des ferments oxydants. On sait aujourd'hui qu'un de ces ferments, et des plus actifs, est versé dans le sang par la glande thyroïde; un autre par le testicule et l'ovaire; un autre par les globules blancs.

Le manque d'exercice suffisant joint à l'alimentation exagérée peuvent créer aussi l'obésité. L'appétence pour les aliments gras, amylacés ou sucrés suffit à la produire quelquefois passagèrement. Mais le tableau suivant, emprunté à J. Hirchfeld, montre qu'avec une alimentation libre, dans la classe aisée (où il y a plus d'obèses que dans l'ouvrière), et chez les obèses eux-mêmes, la consommation des graisses ou des matières amylacées ne dépasse souvent ou n'atteint pas celle des personnes non obèses :

	Par jour :			
	Albumine.	Graisses.	Hydrates de carbone.	Total des composés ternaires.
I. Ouvrier (non obèse)........	98ᵍʳ	69ᵍʳ	490ᵍʳ	559ᵍʳ
II. Médecin (non obèse), 76 kg..	112	92	340	432
III. Femme pauvre, 54 kg......	67	61	344	405
IV. Femme aisée, 66 kg........	81	74	220	274
V. Homme obèse de 91 kg.....	124	112	320	432
VI. Femme obèse de 97 kg.....	88	82	250	332

Ainsi, d'après ces nombres, voici une femme obèse (vi) pesant 97 kg. ne prenant par jour que 332 gr. de graisses et de matières amylacées, alors que la non obèse (iii), ne pesant que 54 kg., en consomme 405 gr. L'obèse (v) de 91 kg. consomme 432 gr. par jour d'aliments ternaires, comme le médecin non obèse de 76 kg. qui prend presque la même quantité de principes protéïques. L'ouvrier non obèse (i) est celui qui consomme le plus de matières ternaires ; mais il les fait disparaître en les oxydant rapidement grâce au travail mécanique auquel il se livre.

Les vrais obèses paraissent être ceux qui, pour une recette alimentaire normale ou supérieure à la normale, brûlent ou consomment moins que les individus normaux. Voici des chiffres donnés par A. Robin, pour les enfants [1] :

Par kg. de poids et en 24 h.	Normaux.	Obèses.
Quantité d'urine	28^{cc}	10^{cc}
Extrait urinaire total	1^{gr},37	0^{gr},622
Azote total	0 ,32	0 ,150
Urée	0 ,261	0 ,270
Acide phosphorique	0 ,067	0 ,022
Sel marin	0 ,310	0 ,130

Les sujets obèses sont généralement lymphatiques, anémiés, souvent ils ont de l'anorexie, ils se plaignent de faiblesse musculaire et cardiaque, de troubles nerveux, etc. Beaucoup mangent modérément ; mais tous leurs aliments *tournent à la graisse*. La désassimilation azotée peut être chez eux quelquefois exagérée. Ils ne sauraient rester longtemps sans aliments ; il leur faut surtout des albuminoïdes.

Il est d'autres obèses, que l'on pourrait appeler faux obèses, ou obèses volontaires, chez qui les plaisirs de la table, les excès d'aliments et de boisson, associés au manque d'exercice, au sommeil exagérément prolongé, font que les recettes dépassent les dépenses, les matières ternaires s'accumulant dans tous les tissus [2].

On voit que si, dans les deux cas, il faut exciter les oxyda-

---

1. *Bulletin de thérapeutique*, Paris, 1897.
2. Ebstein, (*Die Fettleibigkeit*. Wiesbaden, 1883) permet les graisses et leur exagération même espérant diminuer ainsi l'appétit de ces malades et parce que, dit-il, les graisses animales et végétales ne sont pas celles qui se déposent dans nos organes. Mais, ce sont là des motifs plus que contestables.

tions et dépenser les réserves, surtout les graisses, grâce à un exercice suffisant, c'est dans le second qu'il faut diminuer les aliments, particulièrement ceux qui introduisent des graisses ou qui les produisent, à savoir les matières sucrées et amylacées qu'on pourra remplacer par un petit supplément de viande. De là, la cure dite de Banting, ou plutôt de Harvey. Il faut en rapprocher celle plus efficace et plus raisonnée d'Albert Robin, fondée sur les observations de Voit et surtout de J. Ranke [1]. Leurs expériences ont établi que si dans l'alimentation ordinaire on supprime autant que possible les composés ternaires, non seulement les graisses accumulées dans l'économie disparaissent assez rapidement, mais encore l'assimilation des matériaux azotés elle-même diminue très notablement. M. A. Robin laisse donc ces malades se nourrir, à peu près dans la mesure qui leur convient, et quatre fois par jour, avec des œufs, du poisson, de la viande maigre (celle-ci prise froide, sauf au repas du soir). Mais il a soin de réduire au minimum le pain, et tous les aliments amylacés, et de supprimer presque totalement les corps gras. Il les remplace par des salades, du cresson, des légumes herbacés cuits à l'eau salée, et assaisonnés seulement avec une quinzaine de grammes de beurre frais. Quelques fruits crus complètent ces repas. Comme boisson, un à deux verres d'eau faiblement rougie ou mieux du thé léger et sans sucre.

A ce régime M. A. Robin ajoute l'exercice modéré, sous forme de marche durant trente à quarante minutes à la suite de chaque repas.

C'est là un traitement très rationnel de l'obésité ; il répond bien aux deux desideratum principaux, de satisfaire l'appétit et d'empêcher la formation des réserves. Le besoin d'aliments est, en effet, satisfait par les deux repas de viande prise à volonté deux fois par jour et par les deux petits repas intercalaires qui trompent et amusent l'estomac. Si la faim se réveille on peut, deux heures avant le repas du soir, prendre un bol de thé sans sucre qui est en même temps un tonique du cœur, et je ne verrais aucun désavantage à le remplacer par un peu de bouillon léger. Mais avec ce régime l'appétit est notablement modéré par le manque de variété des mets, la suppression de tout condi-

---

1. *Arch. f. Anat. u. Phys.*, 1862, p. 345.

ment (sauf le sel marin), des corps aromatiques, du café, de l'alcool, etc., et surtout la répétition des petits repas.

Calculons ce qu'un régime ainsi institué (ou l'une ou l'autre de ses variantes) apporte chaque jour à l'obèse :

		Aliments.	Albumine.	Graisses.	Hydrates de carbone.
Matin.	8 h.	1 œuf..................	7^{gr},5	3^{gr},6	»
		5 gr. de pain..............	0 ,4	0 ,04	2^{gr},5
		20 gr. de viande ou jambon..	4 ,2	0 ,5	0 ,08
id.	10 h.	2 œufs...................	15 ,0	7 ,2	»
		5 gr. de pain..............	0 ,4	0 ,04	2 ,5
		150 cc. d'eau rougie au 1/3...	»	»	10 ([1])
id.	12 h.	200 à 250 gr. de viande maigre.	48	5 ,5	0 ,92
		35 gr. de pain..........	3	0 ,30	18
		150 gr. de légumes...........	3	1 ,20	7 ,0
		150 cc. d'eau rougie au 1/3...	»	»	10 ([1])
Soir.	4 h.	Thé sans sucre.............	»	»	»
id.	7 h.	250 gr. de viande............	53	6 ,2	1 ,10
		35 gr. de pain..............	3	0 ,30	18 ,0
		150 gr. de légumes..........	3	1 ,20	7
		20 gr. de beurre.............	»	18	0 ,00
			140^{gr},5	44^{gr},08	77^{gr},20

Ces quantités d'aliments répondent à 1 300 Calories par jour ; et comme il est établi que chez l'adulte moyen, à l'état de repos relatif, 2 200 Calories *au minimum* sont nécessairement perdues par perspiration à la surface de la peau et par refroidissement direct du corps, il s'ensuit, qu'avec un tel régime, 1 100 Calories environ *devront être forcément empruntées par l'obèse à la combustion des graisses emmagasinées*, d'où comme conséquence *leur disparition rapide et forcée*.

L'expérimentation physiologique ainsi que les observations cliniques confirment ces conclusions théoriques. Dapper[2], en expérimentant sur lui-même, constata qu'avec une ration quotidienne de 127 gr. d'albumine, 36 gr. de matières hydrocarbonées et 60 gr. de graisses (régime répondant à 1 350 Calories), il perdait 2 kg. 7 en huit jours (il pesait 95 kg. au début), tout en fixant par jour 5 gr. 17 d'albumine en moyenne. Pour une ration de 153 à 187 gr. d'albumine, avec un peu plus de graisse et un peu moins d'hydrates de carbone, le résultat fut à peu près le même. On peut donc obtenir chez les obèses un amaigrisse-

1. Comptés en sucre correspondant à l'alcool.
2. *Zeitsch. f. klin. Med.*, t. XXIII, p. 115.

ment en graisse, sans qu'il y ait en même temps perte des matériaux protéiques.

On a essayé dans le traitement de l'obésité de réduire beaucoup les boissons (*Œrtel*; *Schweninger*). Ils n'en donnent pas de raison convaincante, quoique Œrtel ait affirmé que la privation d'eau aide à faire disparaître les graisses. Mais la prétendue bouffissure de certains de ces malades ne tient pas à une augmentation d'eau des tissus. L'isotonie cellulaire règle l'eau retenue dans l'économie et celle-ci n'augmente ni ne diminue quand on boit plus ou moins. D'autre part l'eau est nécessaire, pour entraîner les déchets et assurer une désassimilation régulière, assez languissante chez ces malades souvent arthritiques, graveleux ou goutteux. Les eaux alcalines, en particulier, me semblent leur convenir, leur sang étant dans la plupart des cas insuffisamment alcalinisé.

Je ne vois, en faveur de cette suppression des liquides, prônée par quelques médecins allemands, que les remarques faites sur les gros buveurs de bière. Mais on sait que la bière nourrit non par son eau, mais par son extrait, ses dextrines et son alcool.

La viande permise aux obèses peut être crue, rôtie, bouillie, salée, mais toujours le moins grasse possible. Les poissons maigres : aiglefin, sole, brochet, rouget, morue, etc., leur conviennent mieux. Les fromages de laits écrémés peuvent remplacer une partie de la viande ; les œufs doivent être donnés avec modération en raison des graisses du jaune. Les légumes en grains, haricots, pois, fèves, etc., doivent être évités vu leur richesse en amidons, graisses et nucléines.

Je trouve excessif d'exclure absolument le lait du régime des obèses, à cause de son beurre. Le lait écrémé ne contient que 1,2 à 1,5 p. 100 de matières grasses. Il a le grand avantage d'être diurétique et il peut être utilement substitué à une partie de l'eau et du vin. Un demi-litre de lait écrémé au lieu des 300 gr. d'eau rougie, remplacerait dans le régime précédent 20 gr. de matières sucrées (ou l'alcool correspondant) par 6 gr. environ de matières grasses et 16 gr. de sucre, et n'augmenterait les Calories du régime que de 42 unités ou de 3 p. 100. Cette petite quantité de lait, en même temps qu'elle excite la diurèse, permet, sans inconvénients sensibles, d'introduire dans le régime des obèses un peu plus de variété.

On peut enfin aider la cure par l'exercice, la marche et par de légères purgations répétées[1]. On réalise ainsi le traitement dit *de Marienbad*. Mais il faut bien remarquer que l'exercice augmente l'appétit; que s'il se prolonge, il fatigue le cœur affaibli déjà par l'infiltration adipeuse, et que ce n'est que lentement et progressivement, surtout chez les obèses lymphatiques, qu'il faut essayer de débarrasser ces malades de leur graisse, sans leur demander ni d'exercices fatigants, ni d'abstinence exagérée, ni des purgations trop répétées qui pourraient augmenter les désordres nerveux, la faiblesse ou la dilatation du cœur. Les bains chauds et prolongés à 37°-38° amènent, il est vrai, des sueurs et diminuent l'appétit, mais leurs effets, dans la cure de l'obésité, sont très inconstants.

L'étude de l'action thérapeutique de la thyroïdine, qui accélère fortement les oxydations, comme on le sait, et produit un rapide amaigrissement, n'entre pas dans notre cadre. C'est là une médication et non un régime. Je dirai cependant que cette pratique me semble intempestive surtout parce qu'elle suscite souvent des troubles cardiaques chez des patients dont le cœur est gras et déjà affaibli; parce qu'on a vu ces troubles se prolonger même après la cessation du traitement; parce qu'aussi une glycosurie, passagère ou non, peut être la conséquence de cette médication très active; parce qu'enfin, à son action incertaine. on peut substituer les moyens diététiques, plus sûrs et moins dangereux, que nous avons indiqués et discutés plus haut.

Un bon traitement de l'obésité doit faire diminuer le poids du corps, la première semaine, de 2 kg. dont 800 gr. à 1 200 gr. aux dépens des graisses et 800 à 200 gr. perdus par les muscles, suivant que le malade est plus ou moins gras. La perte de poids tombe ensuite à 100 ou 150 gr. par jour dont un quart environ répond à la diminution de poids des chairs proprement dites.

ARTHRITISME. — GOUTTE. — GRAVELLE

Ces maladies sont caractérisées par l'accumulation dans le tissu cutané, les articulations, les humeurs, etc., d'urates ou d'oxalates dont le dépôt, dans les divers organes, produit des sen-

1. La cure de raisin, consistant à manger de 2 à 5 kg. de ce fruit par jour, agit en tant que laxative. Mais ses effets sont inconstants et douteux.

sations douloureuses, directes ou réflexes. Pas plus que pour les obèses on ne peut poser en règle absolue que les arthritiques, graveleux et goutteux mangent toujours trop ; mais il est certain que la plupart mangent au delà du strict nécessaire et de l'aptitude qu'ils ont de détruire et comburer l'excès d'aliments qu'ils reçoivent.

L'hyperacidité organique étant la règle chez les arthritiques, on comprend la nécessité des alcalins et particulièrement des aliments qui alcalinisent le sang.

Dans ses leçons sur la *Nutrition retardante*, M. Ch. Bouchard conseille aux personnes en imminence de goutte, les bains chauds, les lotions froides avec frictions énergiques, l'exercice, la gymnastique, la modération dans l'usage des viandes ; l'addition journalière au régime des aliments herbacés qui tempèrent l'acidité provenant de la viande et assurent mieux l'assimilation des substances protéiques. Garrod avait déjà observé que l'alimentation végétale substitue les acides hippurique et benzoïque à l'acide urique. On ne sait pas encore si toujours, chez le goutteux, ce dernier acide est produit plus abondamment ou s'il se dépose plus facilement pour une raison inconnue qui entraverait sa solubilité. Chez ces malades le sang ne paraît pas être sensiblement plus acide qu'à l'état normal.

Aux goutteux, il ne faut ni vin généreux, ni bière, ni liqueur, ni café, ni chocolat, ni épices. Une boisson aqueuse abondante (Eaux de Contrexéville, Vittel, Evian, Wilbad), plutôt chaude que froide, coupée à peine d'un peu de vin léger ou mieux de cidre. Il faut aussi des eaux alcalines prises modérément ou des solutions étendues de bicarbonate potassique à 4 gr. par litre ou de citrate de lithium (50 à 75 centigr. en 24 heures).

C. Bouchard a excellement résumé les causes principales de l'arthritisme. « L'acide urique augmente par la bonne chère, par les repas trop copieux, par l'abus des aliments azotés, par la dyspepsie acide, par les boissons trop peu abondantes, gazeuses, acides, sucrées, par le vin de Champagne et le cidre, par l'exercice musculaire insuffisant ou exagéré, par l'insuffisance de l'activité cutanée, par le froid, par la vie sédentaire, le séjour habituel dans l'air confiné, l'atonie nerveuse, la tristesse, l'hypocondrie. »

Quelques renseignements complémentaires précis sur les

divers aliments permis ou défendus aux arthritiques et aux goutteux sont ici nécessaires.

Pour les viandes, les manger de préférence bouillies; éviter celles des animaux jeunes : veau, pigeon, poulet; renoncer au gibier, surtout faisandé; rejeter les parties gélatineuses (tête, pied, tissu cutané), ainsi que les ris de veau et la cervelle qui apportent des nucléines en abondance. C'est de ces parties des animaux que procèdent plus particulièrement l'acide urique et les corps de sa famille (*Weintrand*; *Kossel*). Les arthritiques et les goutteux ne doivent recourir au bouillon ou à l'extrait de viande que très modérément.

Les œufs sous toutes les formes leur sont permis.

Ils doivent éviter les aliments trop gras et les sucreries.

Le lait est excellent pour eux, comme diurétique, mais sans café.

Il faut se garder des mets trop succulents qui excitent le goût et l'appétit; il faut se priver de tous les condiments, sauf du sel, du vinaigre et du citron.

Tous les légumes verts très riches en eau peuvent être recommandés à ces malades; mais il faut qu'ils s'abstiennent des végétaux incomplètement développés, ou riches en acide oxalique (petits pois, haricots verts, oseille, épinards, rhubarbe en branche, chocolat et cacao surtout). *La tomate leur est défendue à tort* lorsqu'elle est bien digérée par leur estomac. Elle ne contient qu'une trace à peine d'oxalates et ses malates et citrates acides vont alcaliniser le sang.

L'usage de l'oignon cuit, et surtout cru, paraît très favorable aux goutteux. On sait du reste que cet aliment est un excitant des fonctions de la peau et que l'activité respiratoire s'accroît avec le fonctionnement cutané.

Les vins légers, le cidre lui-même, les petites bières en excitant la sécrétion rénale seront utiles pourvu qu'on les prenne avec grande modération. En revanche, le cognac et les liqueurs proprement dites ne conviennent nullement.

Les épices sont presque tous nuisibles. L'eau pure, et en abondance, est la meilleure boisson des arthritiques et des goutteux.

Les fruits acides sont excellents pour eux, ainsi que les jus et compotes de fruits cuits : raisins, prunes, oranges, pommes, poires, citrons, etc., dont les tartrates, malates, citrates, etc., se transforment en carbonates dans l'économie, carbonates qui vont alcaliniser les humeurs et dissoudre les dépôts uratiques.

Pour ce qui est du pain, *il faut en modérer beaucoup l'emploi.* J'ai montré, en parlant de cet aliment (p. 204), que sa destruction dans l'organisme met en liberté un excès de 0 gr. 239 d'acide phosphorique par 100 gr., acide qui ne trouve pas dans le pain de bases qui puissent le saturer. Le pain acidifie donc le sang par son phosphore et par son soufre; il apporte de plus ses nucléines et par conséquent enrichit les humeurs en corps uriques, deux conditions qui doivent en faire restreindre l'usage chez ces malades.

Rjasantzeff a établi du reste que, pour une même dose d'azote introduit, le pain produit plus d'acide dans l'estomac (acide lactique et autres), plus de déchets azotés urinaires que beaucoup d'autres aliments, trois fois plus que le lait par exemple.

Le pain doit être remplacé, en partie, par la pomme de terre cuite à l'étuvée qui alcalinise le sang au lieu de l'acidifier.

L'exercice modéré, une marche d'une demi-heure à une heure après les principaux repas, régularise la digestion et favorise la désassimilation. Le surmenage, au contraire, augmente l'acide urique.

La gravelle est une des complications de l'arthritisme. Elle peut être urique ou oxalique ou successivement revêtir ces deux formes chez un même malade[1].

Tout ce que nous avons dit du régime de l'arthritique et du goutteux s'applique donc sensiblement au graveleux. Il doit se priver des aliments ci-dessus indiqués, trop riches en nucléine; éviter l'excès de viandes, surtout jeunes ou gélatineuses, etc. et particulièrement lorsqu'il se forme dans ses urines des dépôts d'urates ou d'oxalates; il doit se priver des aliments riches en acide oxalique : le chocolat, le café, l'oseille, les haricots verts, les épinards, tout particulièrement. Voici du reste, d'après Esbach, puis Cipolina, la teneur des aliments usuels en acide oxalique. Tous les nombres se rapportent au kilogr. de matière fraîche.

---

1. L'adulte sécrète journellement à l'état normal de 0 gr. 35 à 0 gr. 80 d'acide urique et 0 gr. 002 d'acide oxalique; ces nombres varient beaucoup d'un individu à l'autre et chez le même individu.

Richesse des aliments usuels en acide oxalique [1].

Cacao	4gr,50	Chicorée	0gr,10
Chocolat	0 ,90	Escarole	0 ,02
Thé noir	3 ,75	Mâche	0 ,02
Infusion de thé	2 ,06	Cresson	traces
Poivre	3 ,25	Laitue	0 ,00
Café (infusion)	0 ,13	Tomates 0gr,002 à	0 ,05
Oseille 2gr,74 à	3 ,63	Carottes	0 ,03
Épinard 1 ,91 à	3 ,17	(C) Cerfeuil	0 ,035
Rhubarbe en branche	2 ,47	(C) Figues sèches	0 ,270
Haricots verts 0gr,06 à	0 ,21	(C) Cerises	0 0,25
Haricots blancs	0 ,31	Groseilles	0 ,13
Betteraves	0 ,39	Pruneaux	0 ,12
(C) Concombre	0 ,25	Prunes	0 ,07
(C) Chou-rave	0 ,310	Frambroises	0 ,06
(C) Fève de marais	0 ,280	Oranges	0 ,03
(C) Pain blanc	0 ,130	Citrons	0 ,03
(C) Croûte	0 ,020	Fraises	0 ,01
(C) Mie	0 ,270	Pommes	0 ,01
Choux de Bruxelles	0 ,02	Raisins	traces
Choux-fleurs	0 ,00	Vin rouge	0 ,00
Fèves	0 ,16	Poires, abricots, pêches, me-	
Pomme de terre	0 ,05	lons	traces
Farine de sarrasin	0 ,17	(C) Lait	0 ,00
Seigle	0 ,00	(C) Foie 0gr,006 à	0 ,011
Lentilles	0 ,00	(C) Chair	traces
Petits pois	0 ,00	(C) Ris de veau 0gr,011 à	0 0,25

On remarquera, dans ce tableau, combien est relativement
forte la proportion d'acide oxalique contenu dans le chocolat, le
café, les haricots verts, qui favorisent beaucoup la production
ou les dépôts d'urates. La tomate proscrite, à tort par la plupart
des praticiens, ne contient presque pas d'oxalates et *ne donne
jamais d'acide urique dans l'économie, comme je m'en suis directement assuré.* Elle doit être classée avec les fruits qu'on peut
au contraire conseiller aux uratiques.

La pomme de terre étuvée, en place de pain, les légumes
herbacés de toute sorte, l'eau pure, doivent entrer aussi dans le
régime des graveleux. L'eau doit être prise par eux en abondance
aux repas. Cette condition seule, lorsqu'elle vient à manquer,
suffit pour faire apparaître l'acide urique dans les urines, soit
qu'il ne trouve pas dans les humeurs le dissolvant nécessaire,

1. Presque tous les nombres de ce tableau sont d'Esbach, sauf ceux qui sont
précédés de (C) et qui sont dus à Cipolina.

soit que l'eau régularise le fonctionnement des organes. Cette eau peut du reste être coupée soit d'une très petite quantité de vin rouge ou blanc, soit de cidre qui la fait mieux supporter. Ils contribuent à alcaliniser le sang et excitent la diurèse. Le kéfir paraîtrait agir dans le même sens.

Tous les aliments excitants, tous les condiments, parfums aromatiques, liqueurs, eaux-de-vie doivent être supprimés.

Le vin ne doit être pris que très modérément; une demi-bouteille par jour au plus.

L'acide oxalique à l'état d'oxalates se trouve en faible proportion dans les urines normales où il est maintenu en demi-solution grâce à l'acidité légère du milieu. Nous en excrétons 0 gr. 010 à 0 gr. 002 par 24 heures. Dans l'oxalurie il convient d'éviter avant tout les aliments riches en acide oxalique (nous venons de citer les principaux) et ceux qui, tels que le lait, apportent beaucoup de chaux et acidifient en même temps le sang. Il faut à ces malades donner des eaux potables décalci-fiées si elles sont trop calcaires, ou veiller à ce qu'ils ne boivent que des eaux à très faible titre hydrotimétrique : eaux de pluie, eaux distillées, eaux des sources granitiques.

L'hyperacidité du sang résultant d'une alimentation trop azotée ou d'autres causes mal connues; l'oxydation incomplète dans l'organisme des graisses et des féculents; une alimentation trop épicée, trop riche en légumineuses; l'usage habituel du chocolat, du thé, du café, de l'oseille, etc., peuvent déterminer les dépôts d'oxalates. Il faudra donc éviter, autant que possible, tous ces aliments.

XXXVII

Le terme *dyspepsie* peut comprendre tous les troubles de la digestion, qu'ils aient leur siège dans l'estomac ou l'intestin, qu'ils soient d'ordre nerveux, mécanique ou chimique.

Dyspepsies gastriques. — La dyspepsie gastrique a donné lieu à beaucoup de recherches. Nous ne les exposerons pas, n'ayant ici qu'à traiter des régimes. Nous ne parlerons de la pathogénie des dyspepsies, que lorsqu'elle pourra devenir la source d'indications diététiques.

L'abus des aliments et des boissons en provoquant une surcharge continue de l'estomac, et plus particulièrement l'excès des viandes, des féculents, des graisses, qui allongent les digestions et font qu'elles s'accompagnent souvent de fermentations anormales à produits acides ou plus ou moins toxiques ; l'usage répété des condiments âcres ; celui des liqueurs, des apéritifs, des vins amers et prétendus toniques (vins de quinquina et autres), l'habitude de boire du vin pur et de la bière entre les repas ; l'abus du tabac, du café, du thé, de la glace en mangeant ; les aliments trop chauds ; les eaux gazéifiées ; les excès de toute sorte ; l'irrégularité et la trop grande rapidité des repas où l'on ne s'accorde pas le temps de mastiquer les aliments ; les exercices violents et très fatigants ; les travaux de cabinet immédiatement en sortant de table, le surmenage intellectuel, le manque de sommeil ; le sédentarisme et l'ennui, la vie de bureau, etc., sont autant de causes de dyspepsies. Encore je ne parle pas ici de celles qui sont l'apanage d'une foule d'états pathologiques, chroniques ou aigus : chlorose, anémie, maladies fébriles, arthritisme, goutte, tuberculose, etc.

Au point de vue du traitement et du régime, aussi bien que de la symptomatologie, nous diviserons les dyspepsies stomacales en *nerveuses, chimiques* et *mécaniques.*

Les *dyspepsies nerveuses* (type que nous accepterons sauf les réserves que nous allons faire) sont celles qui ne paraissent s'accuser que par du malaise et de la douleur sans qu'on puisse, avec certitude, les rapporter ni à la faiblesse des actions mécaniques, qui déchargent, dans ces cas, régulièrement et périodiquement l'estomac de ses produits chimifiés, ni à la fatigue due à la réplétion de l'organe, ni aux troubles apparents de son chimisme. Les sécrétions stomacales ne sont pas exagérées, l'acidité du suc gastrique semble normale *ou à peine diminuée,* mais l'estomac est hyperexcitable, sujet aux crampes, douloureux même entre les digestions. Celles-ci ne s'établissent que lentement; elles traînent; il y a souvent de la constipation, l'appétit est irrégulier.

Nous rattacherions volontiers ce type à celui des perversions fermentatives gastriques de A. Robin [1]. Chez presque tous ces malades, en effet, la digestion tarde à s'établir, il peut y avoir à un moment donné de l'hyperchlorhydrie, une sécrétion abondante de suc gastrique acide, mais cette sécrétion est lente à se produire au contact des aliments, condition qui permet à ceux-ci de subir sous l'influence de leurs microbes et de ceux dont l'estomac a pu être antérieurement ensemencé, des fermentations anormales d'où résultent des acides lactique, butyrique, etc., ainsi que les toxines formées corrélativement. De là, chez ces malades, à la fois une sensation de *pesanteur* indicatrice de la lenteur de la digestion, souvent de la tension gazeuse et la douleur stomacale due aux produits des fausses fermentations.

A ces malades qui sont surtout des surmenés, des névropathes, des épuisés, des morphinomanes, des intellectuels abusant des travaux de l'esprit, il faut des aliments choisis, légers, et qui plaisent à leur estomac : la viande s'ils l'aiment et la digèrent, quelquefois les mets les plus imprévus : le jambon râpé, cru ou fumé, les huîtres, le poisson bouilli, ou grillé, mais jamais frits, dont on rejettera la peau. Les poissons trop gras : anguille, saumon, maquereau, hareng frais, etc., doivent être

____

1. *Les maladies de l'estomac,* Paris, 1900. Rueff, éditeur, p. 114.

évités. Les purées de légumes frais (mais non pas celles de légumes secs en grains), les crèmes et bouillies pas trop chaudes, les soupes maigres aux herbes, le beurre frais, le pain bien cuit mais en faible quantité, les fruits bien mûrs leur conviennent en général.

Pour boissons, les eaux légèrement alcalines et bicarbonatées, de Vals, Saint-Galmier, Soultzmatt, etc. ; durant le repas, les vins rouges légers (les blancs sont généralement trop acides) ; la bière faible, mais en très petite quantité et jamais entre les repas.

Ni truffes, ni champignons, ni charcuterie, ni ragoûts trop relevés, ni jus de rôtis toujours trop gras ou trop riches en acides gras et en aromes excitants. Peu ou pas de condiments, à l'exception du sel et du vinaigre. Encore vaut-il mieux remplacer ce dernier par le jus de citron.

Le chocolat tout particulièrement, le bouillon concentré, les fromages fermentés, les sucreries et pâtisseries sucrées, les épices, les vins généreux, les alcools et les liqueurs sont absolument contre-indiqués chez ces malades. Le café peut être bien supporté par eux lorsqu'ils ne sont pas arthritiques.

A tous ceux qui s'alimentent peu il ne faut demander que peu d'exercice et quelquefois le repos complet. C'est le cas des neurasthéniques, des chlorotiques, des anémiés, etc.

La disparition des habitudes d'alimentations vicieuses, dont nous parlions plus haut, l'abstinence des condiments en général, des prétendues boissons apéritives ou toniques, et dans bien des cas après le repas, quelques décigrammes d'un antiseptique insoluble (benzonaphtol, iodure de bismuth et de cinchonidine, par exemple, mélangé d'un peu de bicarbonate sodique) dans le but de s'opposer aux fermentations microbiennes et d'activer les sécrétions stomacales, l'usage, s'il le faut, des boissons chaudes, suffiront pour faire disparaître beaucoup de ces dyspepsies dites nerveuses.

C'est là, du reste, comme nous le disions, un type un peu théorique, car il n'est pas de trouble de la digestion qui ne s'accompagne d'une modification des sécrétions stomacales et même intestinales.

Au point de vue de l'agent naturel qui favorise à la fois le mieux la digestion et l'antisepsie stomacale, c'est-à-dire l'acide chlorhydrique, les *dyspepsies chimiques* peuvent se diviser en hypochlorhydriques et hyperchlorhydriques.

Le plus souvent l'hypersthénie stomacale est entretenue par une sécrétion excessive d'acide chlorhydrique qui arrive à son summum 3 à 4 heures après le repas, surtout la nuit, et qui peut même se continuer l'estomac étant vide ou presque vide d'aliments. A un certain moment il se manifeste chez ces malades du pyrosis avec vive douleur au creux épigastrique, une salivation exagérée, quelquefois des éructations, des régurgitations brûlantes d'une acidité excessive ; il peut même y avoir des vomissements. Tous ces troubles se calment pour quelques heures ou totalement avec un verre d'eau, surtout alcaline, un peu de bicarbonate de soude, et mieux encore un cachet de quelques décigrammes d'un mélange de craie et de magnésie. Ces crises se produisent après chaque repas, surtout celui du soir, et acheminent le malade vers la sécrétion stomacale acide continue, la gastrite chronique et l'ulcération de l'organe. On peut dans les cas graves trouver dans l'estomac à jeun depuis 7 à 8 heures, jusqu'à un litre d'un suc gastrique très riche en acide chlorhydrique.

Mettant ici de côté la thérapeutique que nous n'avons pas à envisager dans cet Ouvrage, quel est le régime qui convient le mieux à ces malades ?

La question a été étudiée et résolue en divers sens par les auteurs. Boas, Penzoldt, Einhorn, Ewald, etc., recommandent, dans ces cas, surtout la viande crue ou saignante qui est en effet l'aliment le mieux digéré ; Dujardin-Beaumetz, Rosenheim, Fleiner, Moritz, Bachmann, au contraire, préfèrent l'alimentation par les légumes et les amylacés qui excitent moins les sécrétions gastriques. Mais tout le monde semble aujourd'hui d'accord pour conseiller avant tout le régime lacté plus ou moins strict. Le lait peut lui-même être pris chaud ou froid, coupé ou non d'eau ou de décoction de fruits, de pommes, poires, etc. ; mélangé d'eau de chaux, de sous-nitrate de bismuth, de quelques gouttes de laudanum s'il y a diarrhée ; d'un peu de magnésie calcinée dans le cas contraire. Le lait privé de beurre par battage est à recommander dans les cas graves. Il contient tous les éléments plastiques azotés de cet aliment.

Lorsque l'état aigu aura disparu on passera peu à peu aux huîtres, si c'est la saison, au poisson bouilli, en évitant ceux qui sont trop gras (voir plus haut), puis on pourra arriver à la viande, surtout à la viande crue ou légèrement fumée de mouton ; à celle de bœuf ou d'agneau rôtie, hachée et bien mastiquée, au jambon peu salé, aux œufs. Plus tard on essayera des légumes herbacés, des légumes en grains (pois, fèves, lentilles, etc.), mis en purée. Ces aliments permettront de combattre l'acidité des humeurs due au régime carné qui a souvent provoqué ces troubles. Sont défendus à ces malades, le chou, l'oseille, les haricots verts, les épinards, la rhubarbe. Les fruits, surtout bien mûrs et cuits, peuvent être recommandés.

Le pain ne doit être pris par eux qu'en faible quantité.

Les meilleures boissons sont l'eau pure ou coupée de lait écrémé, les infusions tièdes très légères de thé ou de tilleul, les eaux minérales de Saint-Galmier, Condillac, Alet, Évian.

On exclura du régime les sauces au beurre brûlé ou relevées d'épices, les fritures, les gibiers, les viandes marinées, les fromages faits, les condiments âcres ou acides, la charcuterie, les poissons gras, les champignons ; les aliments trop féculents tels que pommes de terre, haricots, lentilles ; les entremets sucrés, etc., qui peuvent fermenter rapidement dans l'estomac et donner des acides lactique ou butyrique. Le chocolat et le cacao doivent aussi être entièrement proscrits. Il faut éviter encore les vins et les cidres acides, et ne faire qu'un usage très modéré de la bière. Il convient enfin de renoncer aux liqueurs alcooliques, aux vins généreux et aux boissons glacées.

On est souvent porté à ordonner à ces malades des eaux alcalines ou des alcalins dans le but de diminuer l'acidité du suc stomacal. Mais ces alcalins ne doivent pas être pris en mangeant, ce qui exciterait encore l'hypersécrétion gastrique, mais bien trois heures après le repas. Il vaut encore mieux remplacer les carbonates alcalins par de la craie mélangée de magnésie hydratée qu'on avale après avoir délayé la poudre dans de l'eau tiède.

Chez les hyperchlorhydriques, les lavages de l'estomac peuvent bien faire disparaître la crise aiguë, mais ils n'en empêchent pas le retour. J'ai au contraire remarqué que le salicylate et surtout le benzoate de soude en cachets de 0 gr. 20 pris un peu avant la crise, mais trois heures au moins après le commencement de la digestion, en substituant à l'acide chlorhydrique, très corrosif, un acide presque inerte et antiseptique, calment la douleur, et diminuent peu à peu les sécrétions gastriques acides.

L'exercice après le repas convient généralement assez peu à

ces malades. La plupart, après avoir mangé, ont besoin d'une heure au moins de repos et supportent mieux ensuite leurs occupations et la fatigue.

L'atonie chimique stomacale avec hypochlorhydrie est pour ainsi dire l'état contraire et parfois la conséquence lointaine du précédent : l'asthénie chronique de l'estomac s'établit le plus généralement dans l'anémie, la chlorose, le lymphatisme, la scrofulose, les neurasthénies, au cours des maladies fébriles et dans les maladies chroniques avancées. La crise douloureuse : pyrosis, pesanteur, crampes, brûlures, constriction d'estomac, etc., commence avec la digestion, et non, comme dans les cas précédents, trois ou quatre heures après le repas. Comme nous le disions pour les dyspepsies appelées nerveuses, cet état est dû en grande partie aux fermentations acides, lactiques, butyriques et autres qui s'établissent aux dépens d'aliments qui se digèrent mal. Chez ces malades la constipation est la règle. L'acidité du suc gastrique n'est souvent que de 0,30 à 1 p. 1000 et dépasse rarement 2 p. 1000 au lieu de 4 à 6 p. 1000 qu'elle doit être normalement. Les malades sont affaiblis.

Il semble que chez eux la digestion se fasse presque tout entière dans l'intestin. A ces estomacs inertes il ne faut donner que peu d'aliments à la fois, et ne pas craindre d'user des antiseptiques, car le suc gastrique, en raison de sa faible acidité, n'entrave pas suffisamment les fermentations stomacales microbiennes. Les meilleurs antiseptiques sont les plus insolubles : le benzonaphtol (que l'on peut prendre indéfiniment à la dose de 0 gr. 10 à 0 gr. 20 par repas); l'iodure de bismuth et de cinchonidine de A. Robin (2 à 10 centigrammes). Ils agissent l'un et l'autre sur place. Il faut éviter les salicylates particulièrement au début de la digestion qu'ils arrêtent presque complètement.

Sous l'influence de considérations chimiques, les médecins allemands, surtout, avaient pensé pouvoir remplacer l'acide chlorhydrique stomacal qui fait défaut chez ces malades par de l'eau contenant 1 à 3 ou 4 millièmes de cet acide libre dont l'action digestive et antiseptique est bien connue. Mais on remarqua bientôt que cette pratique avait l'inconvénient de déshabituer l'estomac de sécréter son acide naturel (*Du Mesnil, Jaworski, Linnossier*). On y a donc renoncé et avec raison.

Aux hypochlorhydriques, conviennent les viandes crues ou

rôties, le bœuf, le poulet, le porc, l'agneau, les chairs légèrement fumées, le jambon, les poissons maigres cuits à l'eau et
arrosés d'un peu de citron, le lait s'il est bien supporté, les œufs
sous toutes les formes, les bouillons maigres ou gras.

Comme aliments végétaux sont permis : les farines et purées de
céréales et de pommes de terre, les *tomates*, les légumes herbacés
cuits à l'eau mais sans épices âcres analogues au poivre ; le beurre
frais, les fromages à la crème ; les fruits cuits s'ils ne sont pas
acides, le riz et les entremets très peu sucrés ; le pain, celui-ci
très modérément.

Les bières fortes, les vins rouges ou blancs à la condition qu'il
y ait accoutumance et qu'ils soient mélangés de 3 à 4 volumes
d'eau, le thé, le café, peuvent aussi être permis à ces malades.

Sont défendus les poissons gras, les viandes faisandées, la charcuterie, les choux, les concombres, l'oseille (mais non les
tomates), les fritures, les farines de légumineuses, surtout diastasées, qui, à la façon du pain, fermentent avec grande rapidité
dans ces estomacs débiles, les condiments âcres, les sauces relevées et en particulier les sucs de rôti. Pour tonifier l'estomac,
il est préférable de remplacer les condiments par des amers
(teinture de noix vomique ou d'ipéca, quelques gouttes) associés à un peu de fluorure de sodium ou d'ammonium, excellent
antiseptique que l'on prend, à la dose de 1 à 2 centigr. immédiatement après le repas.

Ne rien manger qui ne soit bien cuit et bien mâché.

Il semblerait qu'à ces malades les préparations de peptones
doivent convenir. Puisque l'estomac est inapte à les fabriquer
de lui-même il paraît logique de les lui fournir toutes faites.
Cependant les peptones commerciales réussissent généralement
assez mal dans ces cas : elles irritent l'estomac et l'intestin. Il
en est ainsi surtout des peptones à goût amer, de la somatose,
et de l'albumose-peptone d'Autweiler produite par digestion
papaïque de la viande. Celles de Koch ou de Kemmerich résultant de l'action de l'eau surchauffée sur la chair de bœuf
sont plus agréables et mieux supportées. La première contient
51 p. 100, la seconde 56,4 p. 100 d'albumine et de matières
extractives. A côté d'elles on peut citer aussi les préparations de
caséine dont nous avons déjà parlé (p. 171), mais il faut ne
pas trop forcer un estomac paresseux et se souvenir que la

digestion stomacale peut être suppléée par l'intestinale qui peut suffire, en somme, à la digestion.

L'*atonie musculaire stomacale*, la sténose du pylore, due à diverses causes, en particulier à l'hyperacidité du suc gastrique, et, comme suite éloignée, la dilatation de l'estomac, ont pour effet la stagnation dans cet organe de produits mal digérés, quelquefois de liquides hyperacides sécrétés par la muqueuse gastrique. Dès que la fonction motrice de l'estomac s'affaiblit, qu'il se dilate, que les sucs chymifiés ne sont pas chassés régulièrement vers le duodénum à travers le pylore qui s'entr'ouvre, il y a continuité de séjour dans l'estomac de produits de digestions incomplètes, chevauchement de ces digestions l'une sur l'autre, souffrance de l'organe, altération de ses sécrétions, surtout en raison des matières provenant de fermentations anormales qui irritent la muqueuse. C'est ainsi que ces dyspepsies mécaniques passent peu à peu à l'état de dyspepsies nerveuses ou plutôt chimiques.

Nous n'avons pas à déterminer ici les causes premières de cette asthénie de l'organe ni à décrire les ferments et fermentations qui s'emparent de l'estomac débile (sarcines, bactéries, microbes saponificateurs des graisses, producteurs d'acides gras, d'hydrogène, d'hydrogène sulfuré, d'acide carbonique, d'ammoniaque, etc.). Mais puisqu'il y a fermentations anormales, la première indication est de les empêcher. On y arrive par deux moyens : 1° l'antisepsie chimique (2 à 6 centigr. de fluorure d'ammonium par repas [*A. Robin*], 2 à 10 centigr. d'iodure double de bismuth et de cinchonidine [*id.*]; 0 gr. 2 à 0 gr. 3 de benzonaphtol, etc.), et 2° l'antisepsie mécanique (lavages de l'estomac, vomitifs, etc.).

Il faut ne donner à ces malades que les aliments les moins fermentescibles et sous les formes qui permettent leur prompte dissolution. Les plus avantageux sont : les viandes bouillies ou rôties, légèrement fumées ou salées, mais toujours râpées, les œufs, le lait stérilisé et mieux encore le café au lait stérilisé, les préparations de caséine et les fromages à pâte cuite, les poissons maigres dépouillés de leur peau (sole, merlan, barbue, turbot, brochet, rouget, etc.) mais non frits; le beurre frais; les légumes verts, les fruits bien cuits et peu sucrés; le pain grillé en quantité modérée. On doit s'abstenir des purées et légumes en grains.

Les boissons aqueuses à recommander sont : l'eau stérilisée par ébullition, les eaux minérales d'Alet, d'Évian; le thé faible et chaud; les infusions d'orge, de riz, additionnées de jus de citron; la bière légère, le vin rouge ou blanc; le tout en petite proportion.

Les mets défendus sont : tous les aliments trop farineux, trop sucrés, trop fermentescibles, les choux, les viandes faisandées, le gibier, les fritures, les fromages avancés, les fruits trop sucrés ou trop amylacés, les boissons gazeuses, la bière, le lait cru, le chocolat.

En ce qui touche aux condiments, on doit se rappeler que quelques-uns sont des excitants de la digestion qu'ils rendent plus rapide, et que plusieurs, en particulier les préparations de moutarde, souvent bien supportées au début, constituent des antiseptiques de premier ordre, propriété précieuse dans des états où les fermentations stomacales secondaires dues à la stase gastrique des aliments sont toujours à craindre.

Rosenheim recommande, avec raison, je crois, à ces malades de faire autant que possible leur digestion dans la position horizontale, où le poids des aliments fatigue le moins l'estomac.

Dans les cas graves consécutifs ou non à l'hyperchlorhydrie, quand il y a tendance à l'ulcération intestinale, le lait, le lait de beurre, la viande crue, les poudres de viande bien aseptisées, les œufs, les potages légers, doivent seuls être permis; en même temps on donnera un peu de sous-nitrate de bismuth pour agir localement comme antiseptique et anti-ulcératif et diminuer l'acidité gastrique sans enrayer la digestion.

S'il y a ulcération avec tendance aux hémorragies, on peut alimenter le malade à la gélatine stérilisée, mêlée de bouillon ou de lait (10 à 20 gr. par jour); mais le plus sûr est de recourir aux lavements nutritifs; nous reviendrons plus loin sur la technique de ce mode d'alimentation. Ils doivent se composer essentiellement de peptones à peu près insapides et autant que possible pancréatiques. On en délaye la poudre dans l'eau, on émulsionne avec un jaune d'œuf, enfin on ajoute un peu de dextrine (20 gr. par litre), du sel marin (environ 7 gr. par litre) et un peu de vin fort (malaga, roussillon, etc., 3 cuillerées à bouche par litre). Le tout est additionné de quelques gouttes de laudanum. J'ai nourri ainsi un malade de ma famille pendant trois semaines sans qu'il reçût le moindre aliment ou boisson par l'estomac qu'un peu d'eau de glace fondue destinée à arrêter les vomissements de sang. Ses forces et son poids, qui était de

86 kg., ne diminuèrent pas. C'était un médecin fort intelligent, âgé de soixante ans ; dix à douze minutes après chaque lavement il ressentait une sorte de légère excitation indiquant l'absorption des substances nutritives et du malaga. L'ulcération intestinale fut guérie et les hémorragies disparurent sans qu'il eût pris, durant plus de trois semaines, aucun aliment par l'estomac.

Dans le *cancer stomacal*, ce qui convient surtout au malade ce sont les aliments qui ne laissent que très peu de résidu, tels que le lait, la viande crue, les œufs, etc., le tout avec usage des antiseptiques tels que le sous-nitrate de bismuth, le sel marin, le chlorate de soude, la moutarde elle-même qu'on aurait grand tort de négliger sous prétexte d'irritation de la plaie que rien n'irrite plus que ses propres toxines.

RÉGIMES DANS LE FONCTIONNEMENT PATHOLOGIQUE DE L'INTESTIN

Les états pathologiques de l'intestin qui se rattachent à la digestion ou qui influent sur elle sont : la constipation chronique, la diarrhée aiguë ou chronique, la dysenterie, la typhlite et l'appendicite, le cancer. Examinons quels doivent être les régimes en ces divers cas.

La *constipation chronique* peut résulter de trois causes : ou de l'atonie intestinale entretenue souvent par un état morbide général (neurasthénie, chlorose, tuberculose, etc.) ; ou de la déséquilibration, dans le régime journalier de l'individu, entre les aliments d'origine animale et les aliments végétaux, ceux-ci étant exclus en tout ou en partie ; ou d'habitudes trop sédentaires.

La constipation doit être combattue par l'alimentation herbacée et grasse, par l'exercice (marche, bicyclette, canotage, etc.) et par le massage intestinal.

Nous avons fait connaître l'alimentation herbacée dans notre *Seconde Partie* et, à propos du végétarisme, nous en avons montré les avantages en certains cas (p. 306 et 391). Mais il n'est pas nécessaire que ce dernier régime soit appliqué avec rigueur, bien au contraire. Aux aliments animaux il faut associer une quantité suffisante (4 à 5 fois leur poids) d'aliments végétaux ; les plus convenables sont : le pain de froment égrugé et mieux encore celui de seigle ; le pain noir ; les bouillies de légumineuses, les épinards, bettes, choux, choux-fleurs, salades, asperges, les fruits acides cuits ; les aliments gras et les mayonnaises, ainsi que le beurre en léger excès. Comme aliments laxatifs : la bouillie d'avoine ; le sucre de lait, le petit-lait en boisson ; le miel, le pain d'épice, les pruneaux, la lactose prise le matin à jeun dans une limonade ou avec un peu de café ou de kola, qui agissent pour régulariser les mouvements péristaltiques de l'intestin ; enfin les eaux gazeuses.

Une bonne pratique consiste aussi à prendre à jeun, avant le petit déjeuner du matin, deux verres d'eau froide ou d'eau légèrement bicarbonatée, et même du lait froid.

Je ne cite ici que pour mémoire les laxatifs médicamentaux.

Éviter le riz, le cacao, les vins très colorés et trop généreux, tous les mets riches en tannins, ainsi que le bouillon de viande trop concentré. Quelques auteurs demandent de s'abstenir de pommes de terre ; je ne vois que des raisons contraires.

La stase trop prolongée des aliments dans l'intestin peut amener une inflammation locale ou typhlite stercorale qui souvent intéresse l'appendice iléo-cæcal. Le lait, additionné de lactose, le kéfir, le petit-lait, les légumes en purées légères, servent à alimenter ces malades et peuvent contribuer, avec les laxatifs, à rétablir le cours des matières. Mais ici l'intervention médicamenteuse doit passer au premier plan.

Lorsqu'il y a menace d'appendicite, le repos du sujet et de l'organe avec médication opiacée et diète presque complète, sont nécessaires. Ne doivent être permis à ces malades qu'un peu de lait, s'il est bien supporté, des bouillons légers aux herbes avec farines de semoule ou de riz, des laits d'amande, de l'eau albumineuse. L'abstinence absolue d'aliments est de rigueur s'il y a des vomissements.

Si ces symptômes sérieux se dissipent et si les aliments légers semblent devoir être supportés, on peut essayer d'un peu de bouillon de veau ou de poulet à la semoule ou au tapioca, de la farine lactée, des panades, des purées claires de pommes de terre ou de pommes cuites, plus tard d'un peu de viande crue de mouton râpée. Cette alimentation s'applique aussi dans la péritonite.

La stase des matières stercorales, l'abus des épices irritantes, des aliments trop excitants, des repas trop copieux, de certains légumes flatulents, peut amener l'*état hémorroïdaire* avec ou sans hémorragies. Dans ce cas, il faut supprimer tout excès de régime, surtout tout excès de viande, le vin et *tous les condi-ments*, sauf le sel et le vinaigre. Pendant quelques jours, on devra s'en tenir aux laitages, aux purées de pommes de terre, carottes, riz, compotes, fruits bien mûrs. Ne revenir que lentement aux viandes de volailles bouillies, au jambon, au poisson, au vin léger, à la bière, et supprimer d'ailleurs du régime tout condiment de haut goût, ainsi que le café fort, l'alcool, etc.

La *diarrhée chronique*, ou catarrhe intestinal, est souvent causée ou entretenue par une alimentation irrationnelle; l'usage des fruits verts ou des végétaux herbacés grossiers et peu substantiels, du pain noir ou de son, de la salade, des mets trop salés, l'abus du café à la chicorée; les aliments de toute nature mal cuits, indigestes, trop sucrés, trop salés, trop acides; les eaux de mauvaise qualité non filtrées ou non bouillies, ou trop froides. Les refroidissements des pieds ou du ventre peuvent aussi provoquer le catarrhe intestinal. Dans tous ces cas, le meilleur régime consiste à supprimer d'abord, et dès qu'on le peut, ces habitudes nuisibles.

Le lait quand il est bien supporté, la viande de mouton crue râpée, le jambon râpé, les œufs à la coque ou pochés, sont à recommander dans ces cas. Plus tard on pourra permettre la viande grillée, les purées de légumes, les bouillies de farine de riz et de froment (mais non pas celles d'avoine), les farines diastasées, le blanc d'œuf cuit ou mêlé à l'eau de boisson, les soupes au sagou ou aux farines de céréales; le bouillon avec les pâtes diverses; le cacao; les gelées de coing, de groseille, les conserves de cerise et de fruits rouges bien mûrs. En boisson les vins rouges, riches en tannin comme ceux de Bordeaux ou les bons vins du Midi étendus d'eau, le thé, l'eau de riz, le café aux glands doux.

Mais il faut agir avec prudence, en tâtonnant; ne nourrir ces malades que très modérément au début, si l'on ne veut les exposer aux rechutes. Je rappelle que, dans ces états, 10 à 15 p. 100 des aliments passent dans les fèces (au lieu de 5 p. 100 à l'état normal), et peuvent irriter l'intestin.

Mêmes observations pour la diarrhée aiguë passible de la diète et des moyens médicamenteux.

L'*entérite muco-membraneuse* est un catarrhe intestinal avec élimination abondante de mucosités et coliques intermittentes.

Les malades atteints sont le plus souvent des névropathes, et le régime qui leur convient est celui qui fait disparaître les vices de leurs habitudes alimentaires tout en s'adressant à leur état général.

Dans la *dysenterie*, vu l'état du gros intestin hyperémié et ulcéré, il faut éviter toute boisson froide. L'eau de riz ou d'orge acidulée d'un peu de citron légèrement sucrée et tiède; l'eau panée, le thé faible, le lait d'amande ou l'orgeat, seront donnés en boisson avec exclusion des eaux de Seltz, des limonades trop acides, du café.

Comme aliment fondamental, le lait cuit ou stérilisé, s'il est bien supporté, auquel on peut ajouter plus tard les décoctions de farine de riz, la semoule, les poudres de caséine et même les jaunes d'œuf, les fromages à pâte cuite râpés (Gruyère, Parmesan), et finalement la croûte de pain et le jambon maigre pulpé. Si le lait est mal supporté, la viande de mouton crue et râpée, par petites quantités à la fois, pourra être permise. On essayera aussi des poudres de caséine, etc., la farine lactée, les laits de poule pourront suppléer le lait; les décoctions épaisses d'orge et d'amandes douces, le riz, réussissent moins bien.

Dans la diarrhée des tuberculeux on procédera de même; dans ce cas les substances constipantes et nutritives sont indiquées : viande râpée, cacao, thé, vin rouge. Comme dans le cas précédent, on adjoindra les médicaments tels que l'opium enrobé dans les substances riches en tannin (ratanhia, café), qui empêchent l'absorption stomacale de ce médicament, et font porter directement ses effets sur l'intestin.

Les troubles prémonitoires du *choléra* sont utilement combattus, au point de vue diététique, par les boissons acidulées d'acide chlorhydrique (*acide médicinal 6 gr.*, *eau 1 litre*) ou d'acide lactique (*6 gr. par litre*) mélangées d'un peu de cognac et de sucre, ou par la glace en petits morceaux qu'on laisse fondre dans la bouche s'il y a tendance aux vomissements. Comme aliments, un peu de bouillon à la farine de riz, de l'eau albumineuse, etc. Si la maladie progressait, si le collapsus s'accentuait, le vin chaud, les grogs, la limonade au citron additionnée de rhum et de vanille, le café légèrement sucré et mêlé de cognac, etc., sont particulièrement indiqués. Après la crise on reviendra à une alimentation plus substantielle en se conformant aux règles ci-dessus.

XXXVIII

RÉGIME DANS LES MALADIES DU FOIE ET DU PANCRÉAS. — DIABÈTE SUCRÉ. — AZOTURIE. — PHOSPHATURIE

RÉGIME DANS LES MALADIES DU FOIE ET DU PANCRÉAS

Presque toutes les maladies de l'estomac et de l'intestin ont un retentissement sur les fonctions du foie ; et réciproquement les vices de nutrition qui modifient le fonctionnement hépatique influent sur les organes digestifs.

Parmi les causes alimentaires qui contribuent à congestionner le foie, il faut citer particulièrement : 1° l'abus des liqueurs fermentées alcooliques ; l'usage des vins plâtrés ou mousseux (*Lancereaux*) ; 2° l'alimentation trop abondante, trop azotée, trop grasse, trop épicée qui, en provoquant l'hypersécrétion chlorhydrique, retentissent sur le foie en irritant au passage l'ampoule de Vater ; 3° les fermentations anormales, gastriques ou intestinales, qui ont même résultat.

Le régime de ces états congestifs et de l'ictère résulte de ces remarques : il faut éviter dans ces cas l'abus des aliments trop succulents et trop gras qu'on vient d'indiquer, des épices et de tout ce qui peut provoquer l'hyperchlorhydrie (p. 418), diminuer les toxines azotées qui se forment dans le tube intestinal sous l'influence d'une alimentation trop carnée ou de digestions anormales, toxines que le foie, après leur absorption par les chylifères, est ensuite obligé de séparer et de détruire.

Les mêmes remarques s'appliquent *a fortiori* s'il y a ictère avec gravelle ou calculs biliaires.

Dans la congestion hépatique et l'ictère il faut manger modérément, s'abtenir de viandes de toute nature, et particulièrement des crustacés; éviter les aliments trop amylacés ou trop gras, les épices, les fromages avancés, l'alcool, les vins trop généreux ou trop abondants ou plâtrés; renoncer au café, au chocolat; ne prendre que fort peu de légumes secs (haricots, lentilles, fèves).

Les légumes herbacés et farineux, y compris les salades, le cresson, les radis, les tomates, et même les choux-fleurs (mais non les haricots verts, l'oseille et les épinards), surtout le lait et ses préparations, le fromage frais, les poissons maigres (sole, merlan, bar, turbot, aiglefin, etc.), les fruits de toute sorte, sont les aliments qui conviennent le mieux dans ces cas. S'il y a des coliques hépatiques, ne permettre que le lait écrémé, les tisanes et les soupes maigres.

Dans la *cirrhose atrophique* on doit suivre le même régime.

Dans les *maladies du pancréas* l'assimilation des graisses se fait en général très mal; on les retrouve indigérées dans les matières fécales. On peut les remplacer par les matières amylacées, à moins qu'il n'y ait en même temps glycosurie. Dans ce cas, le régime des diabétiques conviendra le mieux.

RÉGIME DANS LE DIABÈTE SUCRÉ

Le diabète est un état anormal des fonctions de nutrition dont la cause première échappe encore ou du moins est fort discutable. Il consiste en une excrétion urinaire anormale de glycose avec azoturie concomitante. L'indication principale dans cette maladie, est d'éviter tout ce qui peut exciter cette perte de sucre et son accumulation dans le sang.

Dans les formes légères (glycosurie) le malade peut perdre de 10 à 80 gr. de sucre par jour et rendre 2 000 à 2 500 cc. d'urine; généralement dans ces cas il conserve son embonpoint et les apparences de la santé; si l'on supprime presque entièrement de son alimentation les hydrates de carbone, la majeure partie du sucre disparaît bientôt des urines. Dans les formes graves, qui coïncident très souvent avec l'altération du pancréas (diabète maigre), les malades peuvent perdre 300 gr. et jusqu'à 1 000 gr. et plus de sucre par jour, avec 3 à 4 et jusqu'à 10 litres d'urine. Dans ces cas, quoi qu'on fasse, le sucre ne disparaît jamais des urines; le malade n'a plus l'aptitude d'utiliser ou de détruire celui qu'il forme aux dépens de ses substances protoplasmiques. Il maigrit rapidement en subissant comme une fonte de ses tissus, et succombe bientôt, le plus souvent emporté par la tuberculose.

Les deux indications diététiques principales dans le diabète sont : 1° d'éloigner tout aliment qui puisse fournir du glycose, et 2° de remédier à l'exagération des pertes azotées par un régime animal approprié.

De là les règles suivantes : suppression du sucre de canne et de la glycose ; réduction au minimum des féculents ordinaires ; suralimentation en viande proportionnelle à la désassimilation azotée ; remplacement par des corps gras des aliments amylacés habituels.

Nous disons : suppression du succharose ou sucre ordinaire et de la glycose, mais non de la lévulose, sucre spécial qui ne passe pas sensiblement dans les urines ; réduction des aliments amylacés ordinaires, mais non de ceux que Külz a reconnus inoffensifs et qui sont riches, non pas en amidon ordinaire, mais en inuline ou en inosite impropres à se changer en glycose : tels sont les topinambours, artichauts, crosnes, scorsonère, salsifis, haricots verts, chicorée, laitue, cardon, oignons, poireaux, beaucoup de champignons.

Quant aux autres aliments végétaux, tels que l'asperge, le radis, le cresson, les raves, les navets, le raifort, et surtout les légumes proprement dits, épinards, oseille, concombre, choux verts et choux-fleurs, choucroute, ainsi que quelques fruits, pêches, abricots, framboises, groseilles, amandes, noix, olives, leur teneur en sucre et en amidon varie de 1 à 7 p. 100 et, pourvu qu'on n'en abuse pas, ils pourront être permis dans les cas moyens. Du reste la cuisson enlève aux légumes une grande proportion de leurs sucres et dissout en partie leurs hydrates de carbone. Voici quelques chiffres qui le démontrent :

Hydrates de carbone pour 100 parties.

	Avant cuisson.	Après cuisson.
Choux-fleurs	3,2	1,4
Épinards	3,0	0,8
Choux cabus	5,7	3,2
Asperges	2,6	1,6
Raves	3,1	2,4
Choucroute	»	1,2

Ces aliments, surtout après cuisson, ne sauraient donc être sensiblement désavantageux pour les diabétiques.

Au contraire, le pain, avec ses 45 p. 100 d'amidon, n'est pas bon pour eux.

On fabrique pour ces malades un pain dit de *gluten* (p. 207); mais les malades s'en arrangent assez mal, et ces pains contiennent, en réalité, de 8 à 25 p. 100 et quelquefois plus d'amidon. Moussu a montré que le remplacement du pain par la pomme de terre généralement défendue aux diabétiques, faisait diminuer le sucre urinaire, et que cet aliment était encore de tous les amylacés celui qu'ils tolèrent le mieux, au moins dans les cas moyens, et pourvu qu'ils n'en abusent pas.

On a fabriqué aussi des pains à l'inuline, aux amandes (fruit presque entièrement dépourvu d'amidon), à l'aleuronal mêlé de farine, dit *pain d'Ebstein* [1], au gluten mêlé de poudres de légumes; presque toutes ces préparations contiennent un peu d'amidon et le malade s'en fatigue malheureusement très vite.

Les hydrates de carbone ordinaires doivent être remplacés, chez les diabétiques, par des corps gras. On y arrive pratiquement en ajoutant largement le beurre, le lard, les graisses, l'huile d'olive, aux légumes ci-dessus cités. La crème de lait bien centrifugée contient à peine de sucre et rend de grands services. On peut facilement faire ainsi accepter à ces malades jusqu'à 200 gr. de corps gras par jour.

On a dit que l'alimentation du diabétique doit être riche en azote et proportionnée à la quantité qu'ils en excrètent par les urines. Admettons une perte moyenne de 42 gr. d'azote par jour, on les trouvera dans 266 gr. d'albuminoïdes secs contenus dans 1300 gr. de chair musculaire ou leur équivalent, par exemple une ration composée de : 800 gr. de viande de bœuf; 70 gr. de pain de gluten, 150 gr. de poisson, 60 gr. de fromage aliments faciles à digérer, et quelques légumes, arrive aux chiffre de 266 gr. de matières albuminoïdes exigible.

S'il y avait un déficit journalier d'azote, la différence serait empruntée aux tissus du malade lui-même.

L'alimentation animale du diabétique peut être d'ailleurs très

---

1. Préparé avec la partie du gluten adhérent à l'épisperme. Il contient 8 à 20 p. 100 d'hydrates de carbone.

variée : viandes, gibier, poissons, crustacés (ceux-ci recommandés par A. Bouchardat), mollusques, fumaisons et salaisons, abats (sauf le foie), œufs sous leurs multiples formes, fromages de toute nature, etc.

Quant au lait, il ne faut en user que rarement et modérément et il vaut mieux le remplacer, quand on le peut, par la crème de lait, le kéfir et le fromage.

Pour la partie végétale du régime, il convient d'utiliser spécialement les aliments herbacés que j'indique plus haut.

Les épices et condiments de toute nature sont nécessaires aux diabétiques pour faciliter la digestion des graisses. Il en est de même du café et du thé. On pourra, s'il le faut absolument, sucrer ces derniers légèrement avec très peu de saccharine ou de dulcine, quoique ces médicaments fatiguent assez rapidement l'estomac du diabétique.

Les vins généreux, et même le cognac, apportent avec l'alcool un élément précieux de calorification. On ne doit permettre la bière à ces malades qu'exceptionnellement en raison de ses dextrines. Le cacao sans sucre, très pauvre en amidon, peut leur être concédé.

Les aliments qu'il faut proscrire sont : les féculents et farines de céréales et de légumineuses, le riz, le tapioca, le pain ordinaire ; 60 à 80 gr. tout au plus seront permis par jour, dans les cas graves, où il faut, avant tout, faire absorber au malade de grandes quantités d'aliments azotés. Sont aussi défendus, les pois, carottes, betteraves ; tous les fruits doux, le lait pur (au besoin tâter pour le lait la susceptibilité du malade), le sucre de canne, le miel, les vins doux, le chocolat, la bière, les limonades sucrées.

Je donnerai maintenant comme exemple (on pourrait les varier beaucoup) le calcul d'un régime de diabétique. Voici un malade qui perd chaque jour en moyenne 42 gr. d'azote urinaire total, correspondant à 266 gr. d'albuminoïdes secs. Il pèse 70 kg. et consomme environ 3 000 à 3 200 Calories par 24 heures (chiffre moyen pour ces malades).

L'alimentation suivante satisfera parfaitement à ces pertes et besoins :

ALIMENTS	QUANTITÉS	Contenant :		
		Albu-minoïdes.	Graisses.	Hydrates de carbone.
Viande de bœuf ou de mouton (sans os)...............	900^{gr}	180^{gr}	40^{gr},8	3^{gr},2
Pain de gluten...............	70	35	»	10 ,3
Légumes verts...............	300	16	2 ,7	13 ,0
Pommes de terre...........	60	0 ,8	0 ,07	12
Poisson	150	23	2 ,1	»
Crème de lait...............	100	3 ,7	22 ,7	4 ,2
Beurre et graisses...........	100	1 ,0	85	0 ,7
Fromage	60	19	17	»
Vin	500^{cc}ou 40 gr. d'alcool	1	»	2
		273^{gr},5	170^{gr},37	45^{gr},4
Calories correspondantes :	Pour 40^{gr} alcool 320 C.	1 121^{C}	1 600^{C}	186^{C}

Ce régime qui n'introduit que 45 gr. 4 de matières amylacées ou sucrées par jour (au lieu de 380 gr. qui est le taux ordinaire, fournit cependant à ces malades 3 227 Calories par 24 heures, y compris la quantité de chaleur attribuable à la combustion de 40 gr. d'alcool. On peut d'ailleurs modifier cette alimentation en remplaçant le poisson par les œufs, et une partie des pommes de terre par un peu de pain ordinaire dont sont avides les diabétiques.

AZOTURIE. PHOSPHATURIE.

Dans la polyurie avec perte d'azote immodérée sans qu'il y ait sensiblement de sucre dans les urines (*Diabète insapide*), l'état du malade n'exige plus l'abstinence des hydrates de carbone (sucres et amidons). Dans ce cas encore, le régime doit être riche en matières azotées, mais sans excès pour ne pas trop augmenter la polyurie. On établira le mode d'alimentation, en se fondant sur les considérations précédentes et particulièrement sur la perte d'azote urinaire total. Je rappelle que le sel marin, le café à doses élevées, la glycérine, les aliments et médicaments aromatiques diminuent toutes les sécrétions azotées.

La *phosphaturie* avec excès d'élimination journalière des phosphates se produit, plus ou moins temporairement, chez les malades atteints d'affections nerveuses ou pulmonaires, chez les polyuriques, les diabétiques, choréiques, leucocythémiques, chlorotiques, dyspeptiques, chez les malades atteints d'atrophie du foie, enfin après l'attaque d'épilepsie. Le régime est, en chacun de ces cas, celui qui convient à ces maladies. Les aliments qui permettent le mieux de récupérer le phosphore ainsi perdu sont les viandes, le poisson, les crustacés, les cervelles, les laitances, les œufs, le ris de veau, le pain, les graines de légumineuses.

Il ne faut pas confondre la phosphaturie vraie avec le dépôt de phosphates qui se forme visiblement dans les urines chaque fois que celles-ci perdent leur acidité normale et sans que pour cela soit modifiée la quantité d'acide phosphorique total éliminé. Ce phénomène se produit dans bien des cas, en raison du manque d'acidité des urines (neurasthénie, polyurie, inflammation des voies urinaires, etc.) et sans que la quantité des phosphates éliminés par 24 heures s'élève sensiblement.

L'excès d'élimination de ces sels par les urines peut tenir quelquefois à l'exagération de l'alimentation phosphorée; ce n'est point encore là une vraie phosphaturie. Il n'y a phosphaturie proprement dite que si la quantité d'acide phosphorique dépasse 18 p. 100 du poids de l'azote total excrété. Il y a azoturie et phosphaturie à la fois si, avec ces proportions d'acide phosphorique, l'azote moyen éliminé par 24 heures dépasse 24 à 28 gr., *l'alimentation restant d'ailleurs moyenne.*

XXXIX

RÉGIMES DANS LES NÉPHRITES;
LES MALADIES DES VOIES URINAIRES, L'URÉMIE

Néphrite. — Dans les néphrites occasionnées par certaines toxines (choléra, diphtérie, scarlatine) ou par divers poisons (arsenic, phosphore, cantharidine, etc.); dans la néphrite parenchymateuse, et dans la néphrite interstitielle, le rein fonctionne comme un filtre engorgé, qui ne laisse que difficilement passer les substances de déchet provenant de la désassimilation azotée, et ne débarrasse que lentement l'économie de ses produits d'excrétion. En revanche, il peut laisser exsuder une proportion variable des albumines du sang. Les matières protéiques alimentaires elles-mêmes peuvent le traverser quand elles sont absorbées en trop forte proportion, ou quand on soumet le patient à un exercice violent.

L'imperméabilité relative du rein se reconnaît au retard qu'éprouvent les matières de déchet à passer dans les urines quand on augmente tout à coup les matières protéiques de la ration. Elle peut se mesurer aussi par le temps que met le rein à débarrasser l'économie du bleu de méthylène que l'on fait avaler au sujet. Voici un tableau emprunté à Hirchfeld :

| | *Albumine alimentaire par jour.* | *Elimination journalière* | | |
| | | Rein sain. | Rein malade. | |
		Azote.	Azote.	Albumine.
1er jour.........	70^{gr}	10^{gr},1	9^{gr},3	2^{gr},6
2e jour.........	130	14 ,5	11 ,7	»
3e jour.........	130	18 ,6	12 ,7	»
4e jour.........	130	19 ,2	14 ,0	3 ,6
5e jour.........	130	19 ,9	14 ,8	4 ,03
6e jour.........	70	16 ,2	14 ,2	»
7e jour.........	70	12 ,9	15 ,2	»
8e jour.........	70	10 ,9	14 ,4	»

On voit, d'après ces nombres, l'élimination de l'azote tomber rapidement, chez le sujet sain, le 6ᵉ jour, aussitôt qu'on diminue l'albumine alimentaire ; au contraire, dans le cas du rein malade, la surcharge du sang entretient jusqu'au delà du 8ᵉ jour l'excès de désassimilation azotée.

L'imperméabilité du rein se révèle plus complète encore si, après injection ou absorption de 8 à 10 gr. de sel marin, on observe les jours suivants une élimination incomplète de cette substance (*Achard*, *Clade* et *Mauté*), surtout si le chlorure de sodium n'apparaît que 12 à 20 heures après et si son élimination persiste plusieurs jours encore.

La néphrite chronique est le plus souvent accompagnée d'albuminurie (0 gr. 5 à 3 gr. 5 d'albumine, rarement plus, par jour). Les urines des 24 heures sont réduites à 800 et même à 500 cc.

De ces remarques nous conclurons que puisque le rein malade ne peut, dans ces divers cas, purifier facilement le sang et les tissus de leurs toxines et autres produits offensifs, il faut réduire ceux-ci au minimum en diminuant la consommation des principes dont ils sont originaires.

Il faudra donc faire disparaître de l'alimentation le poisson, les crustacés, le gibier, le ris de veau, les rognons, le foie surtout et autres abats ; le bouillon et les jus de viande, les fromages fermentés ; les aliments très salés, les épices fortes ; la bière, le café, le thé, les eaux-de-vie, et au besoin le vin. Parmi les végétaux seront interdits les oignons, l'ail, les raiforts, le céleri, les choux, les asperges, les navets, les truffes, les champignons.

Le régime lacté est ici tout indiqué. Depuis Chrestien et Sémmola, on sait que le repos et le lait sont les grands remèdes de la néphrite chronique. Mais on applique ce régime, en France du moins, avec une sévérité exagérée. Les troubles digestifs qu'il peut provoquer, l'abondance de liquide qu'il introduit, la fatigue du cœur et l'anémie qu'il provoque, enfin la nécessité de remonter les forces du malade, obligent souvent de recourir à un régime mixte que Von Norden, Senator, Lecorché et Talamon, Hale, White, Polidoro Lucci, etc., ont reconnu plus favorable que le lait pris seul, du moins si le rein est moyennement perméable. Dans ce cas, les fromages à pâte cuite, les fromages frais, le pain, les pâtes, les purées de légumes, le riz, les légumes herbacés frais, tous les fruits proprement dits peuvent être pris sans inconvénient. Ils ne produisent pas ou que bien peu de toxines urinaires. Il en est ainsi des œufs bien cuits, d'après les observations d'Œrtel [1], Lowenmeyer [2], Hartmann, et de la viande elle-même dans les cas moyens.

Il résulte aussi d'un remarquable travail de MM. F. Widal et A. Javal [3] que l'on peut faire entrer dans le régime des brightiques la viande de bœuf, le pain, etc., si ces aliments *sont pris sans sel*, condition qui suffirait à faire diminuer l'albumine urinaire ou disparaître l'œdème. Ce serait, en effet, bien plus par sa faible proportion de sel marin que par la nature des principes mêmes du lait qu'agirait le régime lacté dans les maladies du rein.

Certaines viandes sont plus dangereuses que les autres : le veau, la volaille, le poisson, le gibier, surtout avancé. La mieux supportée de toutes par les brightiques c'est celle de porc (*Potain*).

Lorsque dans le mal de Bright il y a beaucoup d'albumine (3 à 4 gr. par litre), filtration difficile et lente du sel marin donné comme épreuve, poussées subaiguës de néphrite, œdème, signes d'urémie, danger d'éclampsie (et chez la femme enceinte les moindres quantités d'albumine dans les urines accentuent la menace), le médecin a le devoir de recourir au régime lacté exclusif; encore le lait peut-il être additionné de poudres de caséine, de fromages frais ou à pâte cuite, mais non salés. *Il semblerait*, d'après les observations de MM. Widal et Javal, qu'on pourrait aussi, dans ces cas, recourir au régime ordinaire, mais en en excluant autant que possible le sel marin. La déchloruration des aliments, celle des plasmas, la déshydratation des tissus et la disparition de l'œdème, s'il y en a, suivent d'après eux la même courbe.

Pour repasser au régime ordinaire on reviendra au pain et aux légumes verts, puis aux pommes de terre, aux œufs, aux légumes secs, plus tard à la viande de porc, enfin de bœuf, tout en surveillant les urines au point de vue de la réapparition de l'albumine.

Dans l'albuminurie aiguë ou chronique, un régime composé de 2 litres 5 de lait, 200 gr. de pain et 50 gr. de gruyère donnerait :

1. *Handbuch der allg. Ther. der Kreislaufstörungen*, 1884, p. 108.
2. *Deuts. Zeitsch. f. klin. Med.*, Bd. X, 3, p. 252.
3. *Presse médicale*, 27 juin 1903, p. 469. — Voir aussi p. 399 de ce volume.

	Albumine.	Graisses.	Hydrates de C.
2 500 cc. lait..................	70	85	130
200 gr. pain ou 100 gr. biscuit.	20,8	1,7	127
50 gr. fromage..............	16,2	14	»
	107,0	100,7	257

c'est-à-dire une quantité bien suffisante d'albuminoïdes et 2 420 Calories par jour. Un tel régime fatiguerait moins le rein et l'estomac que s'il fallait emprunter uniquement à 4 litres de lait la totalité des principes alimentaires. Ce régime lacté exclusif, si souvent conseillé, amène une surcharge en eau et en graisses inutiles, de l'estomac, de l'intestin, des vaisseaux et du cœur, et bien souvent la satiété et la répulsion. Il peut même conduire à la stéatose rénale.

Dans le cas où le lait provoque de la diarrhée, on pourra l'additionner d'un peu de sous-nitrate de bismuth, ou essayer le lait d'amandes, le lait de poule, les potages à la caséine, le kéfir, le lait peptonisé, etc.

Cystite. — La cystite est passible du régime qui convient aux néphrites. Le régime lacté mitigé, les eaux alcalines, l'abstention des épices fortes, des jus et extraits de viande, des liqueurs alcooliques, du café, du vin est ici encore indiquée. Des aliments d'origine animale, il ne faut user qu'avec modération. Le malade devra diluer le plus possible ses urines en buvant abondamment de l'eau pure ou très faiblement alcaline (Soultzmatt, Saint-Galmier, Seltz), des décoctions d'orge ou de sommités mâles de maïs, des tisanes balsamiques, du lait, etc. Les fruits (raisins, poires, pommes, etc.) sont favorables dans ce cas parce qu'ils alcalinisent les urines et saturent les acides originaires de la désassimilation des albuminoïdes.

S'il y a tendance à la formation de dépôts d'urates, calculs urinaires, phosphaturie, oxaturie, goutte, on conformera le régime du malade à ce qui a été dit à propos de ces maladies.

Blennorrhagie. — Le même régime doux, avec abstention ou diminution des viandes, prédominance du lait, exclusion des mets excitants, relevés ou trop salés, du café, des épices, du vin et de la bière convient surtout au début de la blennorrhagie. Plus tard, les purées de légumes en grains, les légumes herbacés, les œufs, le jambon peuvent se substituer au lait. Quelques aliments végétaux : ail, oignons, céleri, moutarde, raifort, asperges, doivent être particulièrement évités.

XL

RÉGIME DANS LES MALADIES CHRONIQUES DU CŒUR
ET DES VAISSEAUX; — MALADIES PULMONAIRES

RÉGIME DANS LES MALADIES DU CŒUR ET DES VAISSEAUX

Maladies du cœur. — Suivant M. Huchard, dans les affections cardiaques les modifications de la tension artérielle jouent le principal rôle. Il divise les cardiopathies organiques en valvulaires et artérielles, « les premières caractérisées par leur tendance continuelle et progressive à l'abaissement de la tension artérielle ; les secondes caractérisées, surtout au début, par une tendance contraire à l'hypertension »[1].

L'asystolie, la tachycardie, l'affaiblissement du cœur, l'embryocardie, le collapsus sont les signes de l'hypotension. Elle paraît résulter de l'action de toxines, généralement d'origine bactérienne, sur les centres bulbaires qui commandent au cœur. On rencontre ces caractères dans la fièvre typhoïde, le typhus, la broncho-pneumonie, la méningite, les fièvres éruptives graves, la grippe, la tuberculose, certains empoisonnements (trinitrine, opium à haute dose, etc.).

Le régime, dans ces cas, sera celui qui correspond à ces diverses maladies. Le vin ou l'alcool en quantité suffisante (*Stockes*), le bouillon léger (*Ewald*)[2], le café et la caféine (*Huchard*)[3],

---

1. *Traité des maladies du cœur et des vaisseaux*, 2ᵉ édition, p. 10.
2. M. Huchard n'est pas partisan du bouillon, qui introduit, pense-t-il, les toxines de la chair musculaire. Mais je remarquerai que les parties solubles de la viande ne sont toxiques que par leur excès et sont au contraire d'excellents toniques du cœur à dose faible comme celles qu'on trouve dans quelques tasses de bouillon. Si le rein est sain, le bouillon léger est donc plutôt à recommander comme le veut Ewald.
3. Comme médicaments, l'ergot de seigle, la strychnine, les injections d'éther.

sont particulièrement utiles. Il faut s'abstenir des aliments gras et trop amylacés si le cœur est menacé de dégénérescence graisseuse, des aliments salés, s'il y a œdème. Les boissons abondantes quand le malade les supporte bien, et s'il le faut les injections de sérum artificiel (eau 1000 gr., sel marin 8) peuvent être fort utiles.

Il en est tout autrement dans les maladies avec hypertension artérielle : sclérose et hypertrophie du cœur, artério-sclérose; cardiopathies artérielles du rhumatisme aigu, de la goutte, du diabète; myocardite, aortite, angine de poitrine par altération des artères du cœur ou par action de toxines diverses, insuffisance rénale ou hépatique, etc.

Non seulement ici le régime peut avoir une grande influence sur le cours de la maladie, mais c'est à lui, c'est dans l'application d'une alimentation irrationnelle, mal équilibrée, ou mal utilisée par le sujet qu'il faut souvent chercher la cause initiale des troubles du cœur et de la circulation artérielle. C'est, par conséquent, en agissant d'abord sur le régime, qu'il faut essayer d'enrayer le cours des modifications pathologiques qui lentement et continuement tendent vers l'artério-sclérose et la myocardite. « Je suis convaincu, dit M. Huchard, que les excès et surtout les erreurs d'alimentation, en jetant dans l'organisme un grand nombre de substances toxiques, telles que les ptomaïnes non éliminées par le filtre rénal devenu de bonne heure insuffisant et imperméable, sont une cause fréquente d'artério-sclérose... Il en résulte, dans tout le système artériel, un état de spasme plus ou moins permanent, lequel produit d'abord l'hypertension et consécutivement l'artério-sclérose. La conclusion est celle-ci : il faut prescrire un régime d'où sont exclus les aliments plus ou moins riches en ptomaïnes et en matières extractives[1]. »

Comme causes déterminantes de l'artério-sclérose et se rattachant à l'hygiène ou au régime, nous citerons : l'alcoolisme, le tabagisme; les excès de table et particulièrement l'alimentation trop riche en viandes qui acidifie le sang, diminue les oxydations et tend à former des dépôts d'urates, de phosphates, etc. Ces sels en diminuant l'élasticité des vaisseaux, augmentent, par contre-coup, la fatigue du cœur obligé de lutter contre ces résis-

1. Huchard, *loc. cit.*, p. 788.

tances passives. Le surmenage, intellectuel ou physique, en retardant la nutrition et la désassimilation, peut agir dans le même sens.

De ces considérations découle tout naturellement le régime de ces malades. Il faut les soutenir par des aliments qui laissent le minimum de déchets, qui n'acidifient pas le sang et qui n'encombrent ni les artères, ni le rein, ni le foie, c'est indiquer en principe le *régime lacté* (*Huchard, Mitchell, Schombert,* etc.). Mais, en parlant de ce régime (p. 397 et 436) nous avons montré comment on doit rationnellement l'appliquer. Ici surtout où il faut combattre l'hypertension artérielle ce n'est pas le régime lacté absolu qui convient : il faut le mitiger par addition au lait, de sucre, de légumes, de crème de lait, de préparations de caséine, etc., et même d'un peu de cognac, de curaçao, de rhum. On peut ainsi nourrir parfaitement le malade non avec trois litres, mais avec 1 800 gr. et moins de lait, sans trop affaiblir le cœur, augmenter la tension artérielle qu'accroîtraient de grandes quantités de liquides, ni forcer le rein à sécréter de trop grandes proportions d'urines.

C'est bien à tort que Rumpf et Karell ont rejeté le régime lacté comme apportant aux tuniques des artères une trop forte proportion de chaux. Cette objection théorique tombe devant les faits cliniques, et aussi devant cette remarque que la chaux nous est fournie en proportion bien plus grande encore par le régime végétal dont on ne saurait se passer dans ces cas.

Au lait on peut ajouter une petite quantité de viande, viandes de bœuf ou de poisson bouillies et en grande partie privées ainsi de leur extrait et qu'on mangera avec les légumes et fort peu de sel, jambon cuit, œufs, fromages frais ou à pâtes cuites, etc., car il faut soutenir le cœur qui se fatigue. A cet ensemble de produits azotés on ajoutera la plupart des aliments d'origine végétale à l'exception du céleri, des choux, des navets, des fraises et de tout mets trop aromatique ainsi que des crudités.

Il faut exclure de l'alimentation tout ce qui peut surexciter le cœur : café, thé, chocolat, liqueurs, vin généreux, vanille, cannelle, épices, nourriture trop salée, extrait de viande, consommés, potages trop relevés ou trop chauds, fromages avancés, salaisons, charcuterie, etc., tout ce qui augmenterait la tension des artères et les difficultés qu'éprouve déjà le cœur, dont la musculature altérée est affaiblie, à faire circuler la masse sanguine. De là cette nécessité encore de diminuer les quantités de lait en modifiant le régime lacté comme on l'a dit plus haut, et de boire peu, choisissant particulièrement les eaux diurétiques telles que Martigny, Vittel, Contrexéville, Capvern, etc.

Au contraire, lorsque le cœur s'épuise et qu'est arrivée la période d'asystolie et de dyspnée, le café, le thé, le vin, le cognac, les injections de sérum artificiel sont indiqués.

Dans l'œdème cardiaque il faut s'abstenir autant que possible de tout aliment salé.

Dans les grandes angines nerveuses ou réflexes, la viande est plutôt utile. Il convient d'éviter seulement les repas trop abondants, les mets indigestes, les aliments trop excitants, les fritures, les poissons trop gras, les légumes trop fibreux ou trop aromatiques; la vanille, le café, les liqueurs, le chocolat, etc.

Dans ces cas, il est prudent aussi de ne faire le soir qu'un repas frugal et de s'abstenir de thé et de café.

Si avec l'hypertension artérielle il y a de la *pléthore* : cœur gros hypertrophié, pouls fort, palpitations, tendances aux congestions cérébrales, aspect sanguin, signes plus ou moins développés d'artério-sclérose, il y a lieu de recourir à une réduction notable de l'alimentation, surtout de l'alimentation azotée, ainsi que de tous les condiments qui excitent l'appétit et la circulation, du vin, du café, etc., en un mot il faut soumettre le patient au régime sévère ci-dessus indiqué pour l'hypertension cardiaque.

Les purgatifs légers et répétés font dans ces cas presque partie du traitement alimentaire.

Artério-sclérose. — L'envahissement des tuniques artérielles par les sels de chaux, les urates et autres résidus qui encombrent peu à peu les tissus normaux auxquels les vaisseaux doivent leur élasticité et leur résistance, constitue un vice de nutrition des artères que l'on rencontre souvent chez les goutteux, les arthritiques, les rhumatisants, les pléthoriques, les buveurs, surtout les buveurs de bière, les gros mangeurs et plus particulièrement les gros mangeurs de viande. Cette dernière remarque suffirait pour ne pas accepter l'opinion de Karell et de Senator qui, en raison de l'excès de chaux trouvée à l'état de phosphates, urates et carbonates, dans les tuniques artérielles de ces malades, rejettent l'emploi du lait dans le traitement de ces

malades. Le lait et les légumes, si riches en chaux, n'ont pas sur
la goutte, le rhumatisme musculaire, l'arthritisme et par contre
l'artério-sclérose, l'influence fâcheuse des viandes qui ne contiennent que fort peu de chaux, ni surtout que l'abus des aliments trop excitants : café, alcool, vins généreux, bière, épices,
condiments âcres ou aromatiques, en un mot de tout ce qui tend
à produire dans l'économie des corps puriques (acide urique,
adénine, etc.), et surtout à enrayer le mouvement de désassimilation cellulaire. Le régime des arthritiques et des pléthoriques est donc bien celui qui convient à ces malades.

Hémorragies. — Au cours de toute hémorragie il faut restreindre l'alimentation et suivre les règles ci-dessus indiquées
pour les cas d'artério-sclérose et de pléthore. — Éviter surtout
les boissons, soupes et aliments trop chauds, les condiments
excitants du cœur, le café, le thé, les eaux gazeuses, les boissons
aqueuses abondantes. S'il y a hémorragie intestinale, s'en tenir
au lait et potages très légers, aux décoctions de gélatine, au riz,
à l'orge, et dans les cas graves, recourir aux injections de sérum
et se nourrir, s'il le faut, par le rectum, comme il a été déjà dit
à propos de l'ulcère rond.

MALADIES CHRONIQUES DU POUMON; TUBERCULOSE

Les maladies chroniques et apyrétiques du poumon, comme
l'asthme et l'emphysème, paraissent peu accessibles au traitement diététique. Il leur faut avant tout une médicamentation
spéciale, que je n'ai pas à traiter ici; nous n'avons donc rien à
dire de bien précis au sujet de l'alimentation de ces malades.

Il n'en est plus de même de la tuberculose pulmonaire, soit
apyrétique ou presque apyrétique, soit fébrile. On ne séparera
pas ici ces deux formes.

Chez les tuberculeux, l'alimentation prime la médicamentation. Ce qu'il faut avant tout, c'est leur faire prendre une nourriture substantielle qui répare, autant que possible, les pertes
souvent énormes d'azote et de carbone qu'ils font tous les jours
par le rein, la peau et le poumon. Malheureusement, surtout chez
les fiévreux, l'appétit disparaît rapidement; un état de dyspepsie chronique, le plus souvent avec hypochlorhydrie, atonie
de l'estomac et de l'intestin, constipation opiniâtre, et plus tard

diarrhée, viennent rendre toute alimentation rationnelle difficile ou précaire.

Toutefois lorsque par des soins d'hygiène, la vie au grand air, le repos, la médication tannique et iodée, les préparations d'arsenic organique surtout, on a tonifié le malade, réveillé les fonctions et particulièrement les fonctions intestinales, ramené le sommeil, fait disparaître les sueurs nocturnes si affaiblissantes, et tomber en partie la fièvre, on peut alors appliquer le traitement alimentaire qui assurera soit la guérison, soit une très longue résistance au mal.

Si le tuberculeux est apyrétique, il faut l'alimenter largement; mais, quoiqu'on en ait dit, l'excès d'aliments même digérés, la surcharge de l'estomac et l'engraissement ne guérissent pas ces malades. Si, après avoir maigri beaucoup sous l'influence du traitement médical et diététique, le tuberculeux a peu à peu regagné presque le poids qu'il avait avant de tomber malade, il ne faut pas essayer d'aller au delà.

Dans ces cas, les aliments les plus utiles sont : le lait, les œufs, la viande et le poisson, le pain, les légumes en grains, les corps gras, le vin rouge, le cacao, le café.

Les meilleurs laits sont ceux de jument et d'ânesse. Ce sont ceux que l'estomac digère le mieux; le lait de vache ne vient que bien après. Les laits de jument ou d'ânesse doivent être pris tiédis seulement au bain-marie et mieux encore directement au sortir du pis, le matin et le soir, mais non en mangeant ou en pleine digestion. Crus ces laits sont beaucoup plus utiles que cuits; *ils ont alors une très remarquable efficacité.* Le lait de vache peut être pris cru (si la vache est saine) ou cuit, sous forme de boisson ou de bouillies avec le riz, les farines d'orge, de seigle, de blé, d'avoine, avec ou sans addition de jaune d'œuf, de sucre, de café, de cacao, etc. On peut mélanger le lait à un peu de cognac, de curaçao, de vanille; le prendre stérilisé ou non; froid, s'il y avait tendance aux hémorragies. On devra se rappeler que beaucoup d'estomacs digèrent le lait stérilisé, mais non le lait cru.

La quantité de lait à donner au malade dépend à la fois de son aptitude à le supporter et des autres aliments. Mais il doit en prendre au minimum 700 à 800 cc. par jour.

Certains malades ne peuvent digérer le lait qu'additionné de cognac (30 à 60 cc. par jour) ou de bon kirsch. Ce mélange leur est favorable.

Le kéfir et le koumys sont des succédanés du lait. Seul le premier se prépare aujourd'hui dans nos grandes villes. Beaucoup de personnes qui ne peuvent digérer le lait acceptent le kéfir. Il peut se prendre en guise de boisson, mais on ne saurait le donner toujours en quantité suffisante, vu son acidité ; tous les estomacs du moins ne s'y habituent pas. Mais rien n'empêcherait de la saturer avec un peu de bicarbonate de soude.

Les œufs peuvent être donnés sous toutes les formes compatibles avec les goûts du malade. Il vaut mieux, quand on le peut, n'utiliser que le jaune ; après l'avoir séparé du blanc sans détruire sa membrane d'enveloppe, on l'arrose d'un peu de jus de citron, on le sale très légèrement à la surface, et on l'avale d'un trait comme on ferait d'une grosse pilule, au déjeuner du matin, au goûter, etc., et toujours à la fin du repas. On peut ainsi facilement absorber 6 à 8 jaunes d'œufs frais par 24 heures.

Le poisson, aliment généralement très phosphoré, peut être donné tous les jours, soit grillé, soit bouilli, mais non frit. Les poissons de mer surtout, cuits à l'eau salée avec force condiments, et mieux encore les crustacés (homard, écrevisses) apportent à l'économie une dose de phosphore organique très sensible qui vient remplacer celui que le malade désassimile rapidement.

Quant à la viande, elle doit être mangée en partie rôtie, en partie crue. Pour celle-ci, il faut du mouton ou même du cheval : on la râcle au couteau, et on en fait une pulpe dont on forme 5 à 6 grosses boulettes de 20 à 25 grammes chacune [1], qu'on arrose de quelques gouttes de citron ou de cognac *et qu'on avale sans mâcher à la fin du repas alors que l'appétit est déjà satisfait.* C'est le seul moyen de bien supporter ce supplément très important d'aliments. La viande crue apporte avec elle non seulement ses principes alibiles, mais des ferments assimilateurs et excitateurs très actifs de la nutrition.

Le pain, surtout le pain très cuit, presque entièrement formé de

1. 250 grammes de viande de boucherie râpée ne donnent que 120 à 140 grammes de pulpe bien homogène, privée de tendons, membranes, etc.

croûte, est un excellent aliment pour les tuberculeux. La croûte contient, on le sait, 13 p. 100 environ de matières azotées très facilement digestibles, et 67 p. 100 d'amidon et de dextrines. Le pain est du reste riche en nucléines et autres principes phosphorés qui viennent combler le déficit qu'entraîne la désassimilation rapide du phosphore organique de l'économie. Les biscuits, biscottes, etc., remplissent le même rôle.

Les farines de légumineuses, diastasées ou non, et les légumes en grains (pois, haricots, lentilles, fèves décortiquées, etc.) sont aussi des aliments aptes à refaire rapidement les pertes en azote, phosphore et carbone qui épuisent ces malades.

Quant aux légumes herbacés ils remplissent dans ces cas une triple indication. Ils combattent la constipation souvent opiniâtre qui tourmente ces malades; ils leur apportent du fer sous forme d'hématogène, c'est-à-dire sous la forme la plus apte à combattre l'anémie et l'altération des globules sanguins *sans exciter la toux*; ils contribuent à introduire une grande proportion de chaux et de magnésie nécessaires aux tissus qui perdent abondamment ces deux bases.

Les corps gras sont indispensables aux tuberculeux, surtout s'ils ont de la fièvre. On leur faisait autrefois absorber de l'huile de foie de morue que leur estomac atone supportait et digérait mal. Aujourd'hui on insiste sur la crème de lait, le beurre et les autres aliments gras lorsqu'ils peuvent les digérer, ce que facilite un peu de vin vieux. La crème de lait et le beurre frais, de si facile digestion, permettent ainsi de faire accepter assez facilement à ces malades 80 à 100 gr. et plus, par jour, de matières grasses.

Le café, le thé, le cacao, le vin rouge qui apportent du fer organique ainsi que leurs précieux tannins, les mets sucrés, le cognac et l'alcool sous toutes ses formes, mais toujours en petite quantité[1], en un mot tous les aliments d'épargne leur sont particulièrement utiles.

Si toutefois il y avait tendance aux congestions, crachats sanguinolents, menaces d'hémorragies, ou palpitations douloureuses du cœur, il faudrait interdire le café et le thé trop forts, le vin, et les aliments aromatiques, ainsi que le koumys, dans les pays où l'on peut s'en procurer.

---

1. Voir, au sujet de l'alcool considéré comme très avantageux pour les phtisiques, le travail de M. Mircoli in *Münch. med. Wochens.*, 1902, n° 9.

Le vin et la bière, chez les consomptifs, sont au contraire généralement indiqués ; il faut choisir les vins généreux, mais non les vins doux qui déplaisent rapidement, chargent l'estomac et diminuent l'appétit.

A l'application de ces règles d'alimentation il y a des difficultés qui naissent des divers cas particuliers. La principale est le manque d'appétit, la constipation opiniâtre au début, plus tard la diarrhée.

Nous avons dit plus haut comment il faut combattre le manque d'appétit par la vie au grand air, la promenade en voiture, l'arsenic sous ses formes organiques. La variété dans les aliments, l'emploi des condiments de toute nature, les épices, etc., sont aussi des moyens non négligeables s'il n'y a pas de dyspepsie.

Comme stimulants de l'estomac inerte, on devra recourir aux amers, aux bouillons mêlés de jus de viande, aux gelées de volaille, au jambon fumé et râpé, aux anchois et condiments analogues, aux sauces relevées de moutarde, de jus de citron ou d'autres fruits acides, etc. Quelquefois les viandes froides sont mieux tolérées par les malades que les chaudes. La viande crue râpée, *avalée sans la mâcher* comme je disais plus haut, est acceptée le plus souvent des estomacs qui refusent toutes les viandes cuites (*Debove*). L'inaptitude à digérer, la lourdeur d'estomac, etc., peuvent disparaître, si, après le repas, on donne au malade quelques grammes de pancréatine et une cuillerée à bouche d'une solution, dans l'acide chlorhydrique aux 4 millièmes, de phosphate d'ammoniaque et de magnésie à laquelle on ajoute un peu de cognac, de sucre et de jus de citron.

Contre la constipation habituelle, quelquefois très opiniâtre, les moyens diététiques sont : les aliments herbacés, les jus ou bouillons d'herbes en abondance, la décoction d'avoine, le lait frais à jeun et précédé d'un verre d'eau ; le petit-lait (500 à 600 gr. par jour) mélangé de 15 à 20 gr. par litre de lactose et, s'il le faut, d'un peu de sel de Seignette ou de tamarin.

S'il y a au contraire diarrhée, on pourra nourrir le malade soit au lait seul, s'il le digère bien, soit à la viande crue râpée, au jambon râpé, avec vin rouge, thé, cacao, etc. Si la diarrhée continuait, on mettrait le malade au régime des soupes au lait, au bouillon tiède additionné de jaune d'œuf ou de gélatine

(10 gr. à 15 gr. par jour), aux décoctions de riz, à la gelée de coings, aux laits d'amande, aux consommés de viande, etc. La pâtisserie, les bonbons, les fruits, l'eau de Seltz, sont défavorables.

Ces diarrhées s'accompagnent souvent d'ulcérations intestinales qu'il ne faut pas beaucoup espérer guérir.

S'il y a des vomissements en mangeant, il faut essayer des toniques de l'estomac et surtout de la glace en tout petits morceaux qu'on avale sans la sucer. Il faut aussi fractionner les repas et ne pas négliger la médicamentation dont je n'ai pas à traiter ici.

On a déjà parlé de ces états à propos des dyspepsies stomacales.

La toux intense sera combattue par des gorgées d'un mélange chaud de lait et d'eau d'orge à peine sucrée et par les calmants habituels, en particulier par l'extrait de jusquiame qui affaiblit moins l'appétit que l'opium ou la morphine.

J'ai dit plus haut ce qu'il convient de faire en cas d'hémoptysie. S'il y avait des hémorragies, le repos complet au lit le buste relevé; les potions au chlorure de calcium, l'opium à haute dose, et la diète sont indispensables pour laisser la réparation des vaisseaux se parfaire. En cas d'hémorragie abondante, on recourrait aux injections d'ergotine et de sérum artificiel, celles-ci pour soutenir, au besoin, le cœur défaillant.

Si la fièvre est vive et monte le soir à 39° et plus, si l'on ne peut la faire tomber par les arsenicaux (la quinine est mauvaise pour ces estomacs et d'ailleurs impuissante; le pyramidon ne saurait être bien longtemps continué; la créosote diminue la température, mais affaiblit rapidement les forces) il faut rationner les malades, ne leur imposer que le peu d'aliments qu'ils digèrent, insister surtout sur le lait, au besoin leur permettre un peu de cognac mêlé d'un jaune d'œuf, qui, avec la viande crue, les gelées, les décoctions de céréales en boissons, le pain, les crèmes d'orge ou de riz feront le fond de leur alimentation.

Pour un tuberculeux de poids moyen mis, grâce au régime et à la médication, en état de se nourrir, l'alimentation quotidienne, telle que celle que nous indiquions plus haut, peut se chiffrer en calories. Voici ce calcul :

NATURE DES ALIMENTS	QUANTITÉS A L'ÉTAT FRAIS	Contenant :		
		Matières albuminoïdes	Matières grasses	Hydrates de carbone.
Lait......................	750ᶜᶜ	20ᵍʳ,0	25ᵍʳ,5	38ᵍʳ,5
Quatre jaunes d'œuf........	70ᵍʳ	11 ,2	21 ,4	0 ,6
Viande rôtie ou poisson... .	125	25 ,0	6 ,4	0 ,5
Viande crue..........	120	26	7	0 ,6
Légumes farineux..........	60	12 ,0	1 ,2	35 ,4
Légumes herbacés..........	100	2 ,0	0 ,3	6 ,0
Pain (très cuit).............	300	28 ,0	3, 0	180
Beurre, graisse............	50	0 ,0	43 ,0	0 ,0
Cacao......	50	7 ,0	24 ,0	9 ,0
Cognac.................,.....	30	0 ,0	0 ,0	30
Sucre......................	25	»	»	24
Vin.....	500ᶜᶜ	0 ,0	0 ,0	80
Fruits.	100	0 ,2	0 ,1	7 ,0
Totaux.................		131ᵍʳ,4	131ᵍʳ,9	411ᵍʳ,6
Calories correspondantes.		538 ,7	1 222 ,7	1 687 ,5

Cette ration correspond à 3 453 Calories. Elle est très suffisante dans la plupart des cas et fournit largement au consomptif, pourvu qu'il reste au repos, les principes azotés, ternaires, phosphorés et minéraux propres à réparer ses pertes. On remarquera d'ailleurs combien est dissimulée dans cette alimentation l'énorme proportion de matière grasse destinée à enrayer la désassimilation et à fournir les calories nécessaires.

Autant qu'il se peut, l'alimentation du phtisique doit être largement salée, le sel marin s'opposant très efficacement à la désassimilation des albuminoïdes et facilitant l'élimination des déchets azotés.

On a écrit et répété : Tout tuberculeux qui se nourrit bien et gagne en poids est un malade qui guérit. C'est là malheureusement une affirmation qui n'est pas exacte. Mais on peut dire que chez ces malades la résistance est proportionnelle à l'appétit et aux forces digestives. Ceux-là seuls se conservent longtemps qui peuvent se bien nourrir.

XLI

RÉGIMES DANS L'ANÉMIE, LA CHLOROSE,
LA SCROFULOSE, LE RACHITISME, L'OSTÉOMALACIE.
LES MALADIES DE PEAU, LA SYPHYLIS, LES CACHEXIES.

ANÉMIE, LEUCÉMIE, CHLOROSE.

L'*anémie*, qui provient d'une alimentation insuffisante ou de mauvaise nature, aussi bien que celle qui suit les pertes de sang quelles qu'en soient les causes, cède à un régime sain et abondant. Il faut se rappeler seulement que dans l'anémie chronique le système nerveux mal entretenu réagit sur l'estomac qui perd en partie, et peu à peu, sa puissance digestive. Les mets excitants, les viandes rôties, la viande crue (150 à 250 gr. par jour), les vins généreux, la bière de bonne qualité et en général toutes les substances nourrissant sous un faible volume : œufs frais, farine de légumineuses en purées, jeunes pousses de légumes herbacés, viandes saignantes, bouillon de viande, poissons, etc., peuvent satisfaire ces estomacs débiles.

Il faut du fer aux anémiques, et nous avons déjà dit plusieurs fois qu'en dehors des médicaments, le vin rouge et les légumes verts en fournissent une proportion sensible et sous forme organique facilement assimilable. Voici du reste, d'après Bunge, la teneur en fer des principales substances alimentaires. Ces nombres sont rapportés à 100 gr. de matière sèche; le fer est exprimé en milligrammes.

	Fer.		Fer.
Blanc d'œuf	traces	Choux (feuilles décolorées du cœur)	4,5
Riz	1 à 2	Froment	5,5
Farine de froment	1,6	Pommes de terre	6,4
Lait de vache	2,3	Pois	6,2 à 6,6

	Fer,		Fer.
Haricots blancs	8,3	Viande de bœuf	17
Carottes	8,6	Asperges	20
Fraises	8,6 à 9,3	Jaune d'œuf	10 à 24
Pommes	13	Épinards	33 à 35
Choux (feuilles vertes)	17	Sang de porc	226

Le lait, on le voit, est l'un des aliments les plus pauvres en fer. Le grand volume de lait qui est nécessaire pour se nourrir suffisamment, apportant en même temps beaucoup de liquide, fatigue le cœur et l'estomac déjà généralement affaiblis dans leur musculature en raison de la constipation opiniâtre dont souffrent souvent les anémiés et des chlorotiques. On doit les traiter dans ce cas, comme il a été dit ailleurs (p. 424).

D'après Danford, Fraser, Ehrlich, l'ingestion de moelle osseuse crue de jeunes animaux (moelle fraîche de tibia de veau) combattrait utilement certaines anémies graves, y compris la chlorose, et régénérerait rapidement les globules du sang.

L'influence de l'alimentation sur la *leucémie* est assez faible. Les préparations de fer (oxalates, lactates) et les aliments ferrugineux, sont encore indiqués ici; mais il faut avant tout combattre la cause primitive de cet état où les éléments hématogènes semblent avoir perdu leur aptitude à former des globules rouges.

J'en dirai autant de la *chlorose*, qui se complique le plus souvent d'anémie, et qu'il faut traiter comme telle au point de vue alimentaire. Ici les viandes saignantes, et mieux encore la viande de mouton ou de cheval, crue et râpée, donnent les meilleurs résultats. A côté de ces aliments il faut placer les légumes verts, le jus de viande, les œufs, le fromage, et le bon vin rouge, de deux ans au plus, de Roussillon ou de Bordeaux, toujours très riches en fer. Le sel marin, surtout le gros sel de cuisine, le plus arsenical d'après mes recherches, et généralement les aliments salés, sont favorables dans ces cas. Ils excitent l'appétit et s'opposent à l'excès de désassimilation azotée. Mais avant tout, il faut faire manger ces malades; et c'est ici que l'arsenic organique à très faible dose, 1 à 2 centigr., par jour, de méthylarsinate disodique (Arrhénal) rend les plus grands services.

N'emmagasinant généralement que peu d'aliments, ces malades ne doivent pas faire beaucoup d'exercice; ce qu'il leur faut ce sont les promenades en voiture au grand air, le séjour à la campagne, à la mer, la vie en plein air et l'exercice, mais sans fatigue.

SCROFULOSE, RACHITISME, OSTÉOMALACIE

Scrofulose. — La scrofulose est le plus souvent la conséquence d'une alimentation défectueuse, insuffisante, trop riche en aliments herbacés ou amylacés. Elle sévit dans les familles pauvres mangeant du pain de qualité inférieure, quelquefois moisi, peu de viande, ne buvant pas ou trop peu de vin ou de bière, habitant des locaux humides, insalubres, surtout privés de lumière. L'usage de laits de mauvaise qualité provenant de vaches malades, tuberculeuses, ou les laits mélangés d'eaux malsaines, concourent aussi à développer cette affection.

Ce qu'il faut aux scrofuleux c'est l'air, la lumière, le soleil, la mer, des aliments riches en azote et en phosphore (viandes grillées, jambon, poissons, bouillon, œufs, fromages, vins rouges, café, cacao), et les excitants alimentaires : les amers, l'iode, l'arsenic.

Il faut interdire à ces malades les aliments de mauvaise qualité, les sucreries, les fruits acides, les légumes trop aqueux, les laits écrémés et d'origine douteuse.

Rachitisme, ostéomalacie. — Dans le *rachitisme* la quantité de chaux du tissu osseux diminue considérablement. Le phosphate calcique des os peut tomber de 57,5, chiffre normal, à 14,5 p. 100, tandis que la matière organique passe de 33,5 à 72 p. 100. Mais, quoiqu'il ait été démontré, en particulier par les expériences de Haubner et celles de Voit [1], que les jeunes animaux que l'on prive de sels de chaux deviennent rachitiques, Rüdel [2], Uffelmann et Baginsky [3] ont établi d'autre part que le rachitisme peut se produire chez les enfants même avec une alimentation riche en sels de chaux qu'ils excrètent, dans ces cas, abondamment par leurs urines. En réalité, cette maladie consiste essentiellement en une prolifération exagérée des éléments de la partie des cartilages du jeune animal destinée à s'ossifier et qui n'arrive pas à se transformer en os et à absorber la chaux, et cela en raison d'une cause qui nous échappe encore. Est-ce l'insuffisance de la sécrétion stomacale d'acide chlorhydrique qui

1. *Zeitsch. f. Biolog.*, Bd. XVI, p. 62.
2. *Arch. f. Path. u. Pharm.*, Bd. XXXIII, p. 90.
3. *Prakt. Beitr. z. Kinderheilk.*, 1882.

entraverait l'assimilation des aliments, comme on l'a prétendu? Est-ce la production trop abondante d'acide lactique se formant dans l'estomac en vertu de fermentations secondaires, acide qui, résorbé dans l'intestin, acidulerait ensuite le sang et empêcherait les dépôts de phosphates et la calcification? Cette thèse a été soutenue, avec quelque raison, par Heitzmann, Hofmeister et Baginsky.

Il semble donc nécessaire d'éviter à ces malades tous les aliments pouvant subir dans l'estomac de fausses fermentations acides : sucreries, aliments indigestes trop riches en cellulose et en amidon, fruits verts, laits douteux de vache trop souvent substitués à celui de la mère, fréquents changements de nourrice, farines lactées ou autres. Il faut examiner si, nourri au sein ou avec du lait stérilisé, le nourrisson gagne régulièrement de poids autant qu'il convient à son âge. Il faut surtout éviter de charger l'estomac du jeune enfant de mets qu'il ne digère pas. A défaut du lait de femme, le lait d'ânesse, au besoin le lait fraîchement stérilisé de vaches saines, peuvent être employés, mais ce dernier avec prudence. La pulpe de viande crue dès le 12ᵉ mois, les œufs, le bouillon et les panades au pain blanc torréfié, les purées de pois ou de lentilles, sans oublier les soins d'hygiène, la vie au grand air, surtout à la mer, et la thérapeutique spéciale à ces cas, sont les adjuvants les plus convenables de ce régime.

Dans l'*ostéomalacie*, les sels terreux de l'os diminuent et la substance organique se modifie. Elle augmente un peu de poids et paraît ne plus pouvoir donner de gélatine par coction.

Le manque de matière calcaire dans les aliments amène chez l'adulte une véritable raréfaction de l'os qui devient non pas mou, comme dans le cas précédent, mais cassant : c'est l'*ostéoporose* facile à combattre par les aliments calcaires (lait, pain, légumes herbacés, préparations de glycérophophates, etc.). Ce régime convient d'ailleurs aussi dans l'ostéomalacie.

MALADIES DE LA PEAU ; — SYPHILIS

Beaucoup de maladies de peau résultent d'un régime alimentaire défectueux : l'abus des corps gras, du poisson, des crustacés, des épices, des viandes, du gibier, font naître l'urticaire. l'eczéma, l'impetigo, etc.

Si une alimentation vicieuse n'est pas toujours suffisante pour produire l'eczéma, elle l'aggrave toujours et le développe chez les prédisposés, chez les arthritiques par exemple. Ce qu'il faut éviter chez eux c'est le poisson, les crustacés, le porc, le gibier, les fraises, les fromages fermentés, la charcuterie, le chocolat, le café, la bière, tous les mets trop épicés, trop gras, trop nourrissants. C'est chez ces malades que l'alimentation végétale est surtout indiquée sans que la viande de bœuf ou de mouton leur soit cependant défendue pas plus que le vin. On peut conseiller comme adjuvants l'usage des eaux alcalines et des eaux ou des préparations arsenicales.

Les laits trop gras, trop riches, de quelques nourrices font apparaître la gourme eczémateuse chez les jeunes enfants. Dans ces cas, il vaut mieux, si leur âge le permet, les mettre au lait stérilisé et même à la viande crue râpé, aux panades, aux farines lactées.

Dans les maladies de peau il faut en général éviter les mets irritants ou aptes à provoquer une élimination de matières irritantes par la surface cutanée ou par les muqueuses. De ce nombre sont les épices aromatiques, les condiments âcres, le poisson, surtout s'il n'est pas absolument frais ou s'il est trop gras, les crustacés, les moules, quelquefois les jaunes d'œuf, etc. Les fraises peuvent chez beaucoup de personnes donner de l'urticaire.

L'abus de l'alimentation azotée avec exclusion d'aliments végétaux agit surtout en provoquant la constipation et la résorption dans l'intestin de matières en fermentation putride, particulièrement irritantes, que la peau élimine ensuite en les oxydant en partie.

La *pellagre vraie*, ou endémique, est liée à l'alimentation par le maïs qu'envahit une moisissure, le *verderame* ou *Ustilago carbo* (*Balardini, Th. Roussel, Costallat*).

Quoique la consommation du *pain de seigle* soit en décroissance en France, 2 millions d'hectares sont encore consacrés à cultiver cette céréale et beaucoup de personnes mangent aussi, comme rafraîchissant, du pain de seigle à certains repas. On sait que le grain de seigle peut être envahi par le mycélium scléroïde d'un champignon vénéneux, le *Claviceps purpurea*, et que le pain qu'il donne alors peut provoquer des endémies d'ergotisme avec gangrènes des extrémités.

Syphilis. — Dans cette maladie, le traitement spécifique prime de beaucoup le régime qui doit être celui de tout le monde. Toutefois il est bien évident que si l'on a affaire à un arthritique, à un obèse, à un anémique, à un cardiaque, etc., les régimes correspondants à ces états sont avant tout indiqués.

Pour les jeunes nourrissons syphilitiques, il faut, si leur mère ne les élève pas, les mettre au régime du lait d'ânesse ou de vache stérilisé, qu'on peut mélanger avec un tiers ou une moitié d'eau panée additionnée d'un peu de sucre de lait.

CACHEXIES. — SCORBUT. — CANCER

Cachexies, scorbut. — Comme dans l'affection précédente, les cachexies sont passibles, avant tout, de la médication spécifique répondant à la cause dont elles dérivent. La cachexie strumiprive, par exemple, sera utilement combattue par l'ingestion de glande thyroïde; la cachexie alcoolique peut céder à la privation de liqueurs fermentées; les cachexies mercurielles et saturnines, à la cessation de l'abus des préparations de mercure ou à l'arrêt dans l'absorption du plomb par les muqueuses et la peau.

Dans presque tous ces états cachectiques, la viande rôtie ou crue, les œufs, le lait, le bon pain, les vins rouges en proportion modérée, sont des aliments précieux.

Il est une cachexie spéciale qui dépend tout particulièrement d'une alimentation vicieuse : c'est le *scorbut* qui paraît résulter de l'insuffisance d'alimentation comme quantité et qualité, combinée avec le manque de soins d'hygiène, l'excès de fatigue et la dépression morale, autant de causes qui rendent l'assimilation et la nutrition défectueuses.

On a cité des épidémies de scorbut disparaissant presque aussitôt avec la viande ou les légumes. De ce que les viandes salées étant remplacées par la viande fraîche et les aliments herbacés le scorbut guérissait le plus souvent, on a conclu que ces viandes salées sont la cause de cette maladie. De ce que les légumes frais étant rendus à un équipage ou à une ville assiégée, l'épidémie scorbutique ne tardait pas à s'amender, on a déduit que le scorbut était la conséquence du manque de légumes frais, et particulièrement du manque de ceux qui, tels que la pomme de terre et les légumes proprement dits, sont riches en sels de potasse. Mais rappelons encore une fois que l'assimilation de la viande fraîche se fait mieux que celle de la viande salée, que celle-ci n'est réparatrice que si elle est dans un bon état de conservation, bien exempte de produits de décomposition plus ou moins avancée et de toxines ; que la viande seule, fraîche ou salée, n'est *pas bien assimilée s'il n'entre pas en même temps dans l'alimentation une certaine proportion d'aliments herbacés et amylacés.* Les végétaux ne semblent donc agir ici qu'en excitant et améliorant cette assimilation que l'association de diverses causes avait contribué à compromettre, et en alcalinisant le sang en même temps.

Le régime qui permettra d'éviter le scorbut est donc un régime suffisamment réparateur, à la fois animal et végétal. Si l'on y fait entrer des viandes conservées et salées, il faudra s'assurer que celles-ci sont dans un bon état de conservation ; qu'elles n'ont pas fermenté avant la salaison ; qu'elles plaisent à l'œil et au goût ; que les approvisionnements n'ont pas été altérés par une trop longue conservation qui, permettant aux diastases d'agir sur elles, a modifié profondément ces viandes en les transformant en partie en corps amidés peu ou pas assimilables sinon toxiques. A ces conserves trop anciennes, il faudra substituer la viande fraîche dès que l'occasion se présentera. Il faudra surtout faire entrer en quantité suffisante dans l'alimentation du marin, du soldat, de l'assiégé, de l'explorateur, les conserves de légumes et, mieux encore, les légumes herbacés frais. Les pommes de terre, à leur défaut, rendront de grands services. Au besoin, faute de pois, de lentilles, de choux, d'oignon, d'ail, d'épinards, d'oseille, de cardons, de chicorées, de laitues ou de fruits divers, les décoctions de bourgeons de sapins, d'airelles, et s'il le faut, d'herbes vulgaires, de mousses, de lichens, de conferves amenées par la mer pourront en tenir lieu. Parmi les fruits, les plus précieux sont les pommes, les prunes, les poires, et surtout les citrons, oranges et raisins. Le lait, les laits conservés et concentrés, les grains et les farines de céréales sont aussi très indiqués. Enfin et surtout on recourra au vin et à la bière dès qu'on le pourra. Le vin par sa richesse en tartrate acide de potasse et sa facile conservation est la boisson alimentaire la plus précieuse pour les scorbutiques.

Quant à la bière, elle est plus difficile à transporter et à conserver. Une sorte de petite bière, l'*épinette*, peut être faite sur place, au moins dans les pays à pins et sapins, d'après la formule suivante donnée par Duhamel du Monceau. Dans un grand chaudron d'eau bouillante, on plonge une forte gerbée de feuilles de pin ou de sapin. D'autre part, on fait rôtir dans une marmite placée sur le feu un boisseau d'avoine, et l'on grille aussi, sur une plaque chaude, 7 kilos de pain coupé en tranches assez minces. Le tout est émietté dans l'eau du chaudron qu'on porte 30 minutes à l'ébullition. On écume alors la liqueur, on la laisse refroidir et la verse dans une barrique bordelaise. On y ajoute encore une solution aqueuse de 5 à 6 livres de mélasse et de 12 à 15 livres de sucre. Quand le mélange n'est plus que tiède on additionne au moût précédent un litre ou deux de levûre de bière délayée dans de l'eau (on peut, au besoin, conserver d'avance cette levure à l'état sec) ; on remplit le tonneau d'eau tiède jusqu'à quelques centimètres de la bonde et on laisse fermenter. Après quelques jours la liqueur est prête à boire. Elle constitue une sorte de bière légère qui peut rendre de vrais services.

Cancer. — L'évolution du cancer *et la cachexie cancéreuse*, qui en est la suite, peuvent être retardées par une alimentation suffisante. En général, il faut aux cancéreux rendre l'appétit, dont ils manquent le plus souvent, grâce aux amers ou même aux préparations d'arsenic organique. Il faut ensuite les laisser disposer autant que possible de l'alimentation qui leur convient et qu'ils digèrent le mieux. D'une façon générale, le régime que nous avons indiqué (p. 444) pour les consomptifs tuberculeux convient dans cette cachexie.

Il n'est pas établi que le régime végétarien, qui a été recommandé à ces malades par Beneke, leur soit bien favorable.

XLII

Le travail intellectuel excessif, les préoccupations de tout ordre, les excitations nerveuses répétées et l'épuisement qui en est la conséquence nécessaire, contribuent à faire les surmenés et les névropathes. La faiblesse congénitale, toutes les causes d'anémie, les vices d'alimentation, l'abus des excitants nerveux, tels que l'alcool en particulier, peuvent modifier peu à peu les cellules nerveuses jusqu'à créer une foule d'états pathologiques, depuis le nervosisme et l'hyperexcitabilité, jusqu'à la démence l'une des suites fréquentes de l'abus des boissons fermentées. Dans tous ces cas le régime mérite d'être examiné, soit comme cause occasionnelle plus ou moins directe et continue de ces troubles nerveux, soit comme moyen d'y remédier.

Neurasthénie. — Le surmenage physique amène la lassitude, la dépression, le manque d'appétit, mais conduit très rarement à la neurasthénie. Le surmenage intellectuel, associé au manque d'exercice, agit autrement : si l'alimentation est abondante ou même modérée, les apports peuvent dépasser très sensiblement les pertes; la désassimilation organique, les oxydations, deviennent incomplètes, et les matériaux d'excrétion à poids moléculaires élevés, généralement offensifs, s'accumulent bientôt dans les tissus et les plasmas, et rendent le fonctionnement anormal.

La répétition fréquente des émotions de toute sorte, les chagrins, les préoccupations d'affaires, l'exagération et la culture des sentiments excessifs, depuis les littéraires et les artistiques jusqu'aux érotiques, l'abus des plaisirs, le manque de sommeil, agissent de même sur la nutrition et la désassimilation, etc.

Tout ce qui trouble directement ou indirectement les fonctions digestives et assimilatrices paraît avoir pour conséquence une production exagérée de déchets offensifs que démontre l'augmentation de la toxicité urinaire. Ces substances, presque toutes nocives, agissent sur les centres nerveux dont elles produisent l'irritation et la déséquilibration. En particulier, l'irrégularité des fonctions de l'estomac, de l'intestin, du foie, des reins, des organes générateurs et de leurs annexes sont des causes fréquentes de neurasthénie.

Sans avoir à nous occuper ici des moyens médicamenteux, physiques ou moraux qui peuvent être utilisés dans tous ces cas, il résulte des considérations précédentes que, chez ces malades, il faut fournir à l'estomac des aliments faciles à digérer, nutritifs, mais produisant le moins possible de déchets azotés.

La neurasthénie étant, comme l'arthritisme, la goutte, la chlorose, l'obésité, une maladie de dégénérescence par affaiblissement des fonctions de nutrition ou par exagération de l'alimentation azotée sans qu'un exercice suffisant assure la désassimilation, il semble qu'il faut alimenter les neurasthéniques, comme dans le cas de ces diverses maladies, d'autant mieux que la dyspepsie est leur apanage commun et qu'elle suffit à conduire à la neurasthénie lorsqu'il y a tare héréditaire.

Si l'on remarque enfin que les neurasthéniques confirmés n'arrivent à manger suffisamment qu'à l'aide des excitants et en particulier des condiments, et qu'ils n'assimilent, en fait, qu'une faible proportion de la nourriture qu'ils ingèrent, comme en témoigne la petite proportion d'azote qu'ils éliminent par les urines, on doit conclure, à ce point de vue encore, qu'il faut à ces malades un régime de facile digestion, plutôt modéré qu'excessif, régime que l'on pourra augmenter progressivement à mesure que les forces digestives et nerveuses reviendront et que les détritus organiques auront été en partie éliminés.

De là le traitement de Weir-Mitchell et de Playfair. Le malade isolé, mis au repos complet au lit, reçoit d'abord, par petites portions à la fois, 1 à 2 litres de lait par jour. Ces conditions ont pour but de réduire au minimum la consommation des principes azotés, et de les donner sous la forme qui produit le minimum de déchets et de toxines. Le lait peut être écrémé, froid ou chaud, sucré, salé, additionné d'un peu de vanille ou de caramel, etc., suivant les goûts du malade. Au bout de 3 à 4 jours, on permet ajouter quelques plats farineux : légumes en purée, œufs; puis un peu de viande et de thé ou de café et même de vin, de pain ou de biscuit. On se guide surtout sur l'état de l'estomac et des fonctions digestives que l'on excite par l'électrisation et le massage. On augmente ainsi peu à peu la proportion d'aliments jusqu'à atteindre par jour 400 à 500 gr. de viande, 200 à 250 gr. de légumes, compotes, etc., dans ces conditions on peut, dès la 3ᵉ ou 4ᵉ semaine, laisser le malade se lever un peu et marcher.

C'est, on le voit, une cure qui tend à réduire au minimum les dépenses et les matériaux azotés de désassimilation.

Elle ne réussit pas dans les cas de mélancolie vraie ou de démence, ni dans certaines formes d'hystérie avec vomissements, ni dans l'épilepsie.

Mais dans aucun cas il ne faut permettre un régime succulent, surtout un régime de viandes, qui agirait sur les centres nerveux par les substances azotées irritantes qui en dérivent nécessairement, substances dangereuses en particulier chez ces malades où la digestion et l'assimilation sont toujours imparfaites.

A fortiori faudra-t-il éviter, sinon l'usage, au moins l'abus des boissons alcooliques dont l'excitation répétée suffit chez ces prédisposés à provoquer des altérations des centres nerveux.

Le petit-lait, le bouillon de veau, de poulet, de muscles de grenouille, les compotes, les fruits, le régime végétarien mitigé; comme boisson l'extrait de malt, le vin léger coupé de beaucoup d'eau, les boissons acidulées, peuvent entrer dans l'alimentation de ces malades. C'était bien le régime des gens atteints autrefois de *vapeurs*. On peut y adjoindre les préparations de caséine qui ont ce grand avantage de ne pas fatiguer le foie et de ne pas donner de résidus azotés sensibles de nature offensive (voir p. 171).

Affections nerveuses diverses. — Les affections douloureuses des nerfs (sciatique, névralgies faciales, névralgies dentaires, névralgies viscérales, etc.), sont fortement influencées par l'alimentation. Tout le monde sait que bien souvent les douleurs s'aggravent au moment où la digestion fournit au sang le maximum de matériaux nutritifs. Les régimes trop succulents, trop azotés, alliés à la vie oisive, exaspèrent l'histéralgie; ils entretiennent les gastralgies, s'ils ne les produisent pas. Le régime lacté mitigé, avec 100 à 120 gr. de viande au plus par jour, les bouillons de légumes, les gelées végétales, les fruits, et en général le régime végétarien, sont favorables dans ces cas. Il faut d'ailleurs à ces malades des aliments qui les nourrissent suffisamment, l'anémie étant une condition qui surexcite la susceptibilité nerveuse.

Dans l'asthme essentiel, en dehors du traitement médical où l'arsenic, sous ses formes organiques surtout, fait toujours merveille, il faut peu de viande, des aliments de facile digestion, pas d'alcool. Le thé et le café sont plutôt utiles que nuisibles.

Les déments, les mélancoliques, les épileptiques sont presque tous anémiques, dyspeptiques, arthritiques, et le plus souvent uricémiques et oxaluriques. Adler (*Med. Record*, 1893, XLIII; 673) a trouvé par jour, dans les urines d'un neurasthénique 0 gr. 44, dans celles d'un mélancolique 0 gr. 75 d'acide oxalique au lieu de 0 gr. 015 qui est le taux normal. Aussi est-ce en général le régime qui convient aux diverses affections précitées qu'il faut leur appliquer. Il semble que chez les agités, et les épileptiques en particulier, le lait, les légumes secs, si nourrissants sous un faible volume, les œufs, la viande en très petite quantité, l'abstention des excitants diffusibles et en particulier de l'alcool, constituent le régime le plus favorable.

Si l'on se rappelle les exemples que j'ai donnés des changements de caractère des animaux sous l'influence de l'alimentation (p. 362), l'ours et le rat nourris de viande devenant violents et féroces, alors qu'ils se maintiennent doux et maniables avec une alimentation végétale, on comprend tout le parti que l'on peut tirer du végétarisme chez les agités et les fous dangereux.

Pour l'aliéné qui refuse les aliments on est obligé de recourir à la sonde œsophagienne introduite par la bouche ou par les fosses nasales (voir chap. XLVII, p. 501). Les poudres de viande sèche et de caséine, le lait, les jaunes d'œufs délayés dans du bouillon, les légumes en purée, aliments qui nourrissent beaucoup sous un très petit volume, sont tout naturellement indiqués dans ces cas. Mais il ne faut pas trop user de féculents que ces malades digèrent assez mal, et ne leur donner les graisses que déjà émulsionnées.

XLIII

Les maladies aiguës fébriles se terminent, en général, favorablement s'il n'y a ni imprudences commises, ni complications imprévues. Contrairement à ce qui a lieu pour les maladies chroniques, ici le régime ne vient qu'au second plan en ce sens que pour tous les fiévreux il varie peu, la diète ou plutôt une alimentation très légère, qui permette de soutenir le malade, sans enrayer les efforts de l'organisme vers l'état normal, étant la règle dans la plupart de ces cas. Aussi peut-on dire qu'en général (à la quantité près) presque tous les fiévreux peuvent être alimentés semblablement. Graves a fort bien résumé leur régime dans les termes suivants :

« Chez ces malades l'alimentation doit être dirigée avec soin et précaution surtout au début de la fièvre. Du premier au troisième jour, particulièrement si le malade est jeune et robuste, de l'eau, de l'eau d'orge faible, du petit-lait, suffiront. Ensuite on devra passer à une alimentation douce. Ce que je donne généralement c'est du gruau d'avoine bien cuit, édulcoré avec du sucre, et j'y joins, s'il n'y a pas tendance à la diarrhée, une petite quantité de jus de limon. Je suis aussi dans l'habitude d'ordonner une très légère panade, soir et matin, pendant la dernière partie de la première période et vers le milieu du cours de la fièvre. Le malade en prend deux ou trois grandes cuillerées par jour... Plus tard on peut donner un peu de jus de viande, du bouillon. Un des meilleurs moyens d'alimentation dans le milieu ou vers la fin d'une fièvre, c'est le bouillon de poulet, donné en petite quantité à la fois et avec précaution.

S'il survient de la pesanteur, du mal d'estomac, de la rougeur de la face, de l'agitation dans le pouls et un redoublement de fièvre, cessez et revenez au gruau et à la panade... Il n'y a pas que des boissons simples qu'on puisse administrer dans la fièvre : la bière, l'ale, le porter, le vin léger et coupé d'eau, le thé, le café, sont fréquemment donnés aux malades atteints de fièvre et sont d'un usage très utile lorsqu'ils sont employés à propos. »

Cette citation d'un des plus autorisés praticiens anglais résume très bien le régime des fiévreux, et l'on voit bien ici que Graves ne fait pas de distinction essentielle entre tel ou tel état aigu.

Toutefois quelques explications et réserves sont nécessaires.

Dans quelle mesure les aliments doivent-ils être fournis aux fiévreux? — Autrefois la diète d'aliments, mitigée par l'usage des tisanes et du bouillon, était le régime imposé aux fiévreux. L'abstinence plus ou moins complète épargne les voies digestives, elle décongestionne le foie, l'intestin, le poumon, le cerveau ; elle diminue le travail du cœur ; elle favorise la résorption des toxines. Mais la diète a aussi ses inconvénients : la fièvre consume les tissus ; la démonstration en est donnée d'une part par l'élévation de la température des malades et la grande quantité de chaleur perdue, même dans l'état d'abstinence absolue d'aliments, de l'autre par l'analyse de leurs excrétions. Kraus et Loevy ont établi que, chez les fiévreux à la diète, l'absorption d'oxygène et l'élimination d'acide carbonique sont au moins égales, quelquefois supérieures, à ce qu'elles sont à l'état normal. Il est établi aussi que dans les fièvres aiguës la désassimilation de l'azote total, et par conséquent des substances protéiques, ainsi que la production de leurs déchets, dépasse de huit, dix, quinze grammes par jour, au début et surtout à la période critique, la quantité d'azote fournie par les aliments. Le fiévreux brûle, mais il brûle ses tissus, aussi bien ses matières protéiques que ses graisses, comme en témoignent les matériaux urinaires azotés. Quant à la chaleur perdue, elle est presque la même que chez les bien portants laissés au repos, c'est-à-dire de 2 000 à 2 400 Calories par jour.

La diète anémie profondément. Denis a trouvé par 1 000 parties de sang chez un jeune homme : avant la diète, *globules secs* 154, eau 770 ; après 40 jours de diète : *globules secs* 111, *eau* 804.

Il faut donc que le fiévreux s'alimente. D'ailleurs on sait que l'abstinence d'aliments, lorsqu'elle se prolonge trop, altère la muqueuse stomacale et fait disparaître son aptitude à sécréter le suc gastrique. Une diète trop sévère a pour effet d'affaiblir le malade et d'allonger les convalescences. Autrefois où l'on abusait de l'abstinence d'aliments, on a vu des malades mourir ainsi d'inanition. Mais Buss, Von Noorden, Albrecht ont établi que les typhiques, et les fébricitants en général, perdent moins en poids, ont moins de fièvre et une convalescence plus courte lorsqu'on les nourrit, fût-ce avec des aliments azotés, que lorsqu'on les soumet à une diète sévère, à la condition seulement que les aliments soient liquides et de facile digestion, tels que sont les bonnes marques de peptones, le lait, les potages légers, etc.

« Il m'a paru évident, disait déjà Piorry (*Pneumonies des vieillards*), que les pneumoniques alimentés guérissaient mieux et plus vite que ceux qui ne l'étaient pas. » Trousseau et Pidoux s'expriment à leur tour ainsi : « Il faut garder une diète sévère tant que les forces altérantes de l'économie ont à exécuter le travail pathologique nécessaire... plus tard la diète nuit; elle engendre la débilité et les maux de nerfs, ce qu'elle ne fait pas tant que les forces de la chimie vivante sont occupées à digérer et à nourrir les produits pathologiques [1] »,

Il faut cependant procéder avec prudence, car la digestion et l'assimilation, qui apparaissent comme un travail à peine sensible à l'état normal, sont une lourde charge pour les malades. Le fiévreux, comme l'homme surmené, digère mal, il est sans appétit, son suc gastrique, sécrété dans de mauvaises conditions, est presque inerme, pauvre en pepsine et en acide chlorhydrique (*Rosenthal, Ewald, Klemperer, Wolfram*). Une nourriture trop riche fatiguerait l'estomac de ces malades qui souvent la rejettent. C'est ce qu'on observe pour la viande, les jus de viande, les corps gras, le vin, etc. La dyspnée, les syncopes qui peuvent résulter de l'affaiblissement de la nutrition et du cœur sont aussi plus à craindre durant le travail digestif.

Le meilleur guide à consulter pour alimenter les malades, c'est leur faim; et sauf les altérations de l'estomac et de l'intestin, comme dans les cas d'ulcère rond, de fièvre typhoïde,

---

1. Cités par Lorrain, thèse d'agrégation de Paris, 1857, p. 26.

de dysenterie, etc., et les cas de démence, l'appétit du malade doit servir à mesurer l'alimentation qu'on lui octroie. La faim durant la fièvre n'est du reste pas très rare. On la voit apparaître chez les jeunes gens et surtout chez les enfants. A ce signe du besoin d'aliments, se joignent le plus souvent la dépression du pouls, les troubles circulatoires et un commencement de chute de température. Ce sont autant d'indications concordantes qu'il faut nourrir le patient. Ces observations s'appliquent avec bien plus de force encore au tout jeune enfant qui dépense rapidement sa substance et doit être alimenté, même en état de fièvre, avant même que ces signes commencent à se montrer. Il ne saurait supporter longtemps la diète d'aliments ; il digère dans la fièvre et l'on ne doit être arrêté chez lui que par le dégoût, les vomissements et la diarrhée. Le bouillon, le lait dilué d'eau, les soupes très légères, les crèmes, les gelées de fruits et de viande formeront le fond de l'alimentation du jeune fiévreux.

D'autre part chez quelques malades qui ont besoin de se nourrir, les tuberculeux, par exemple, la faim peut manquer et ne pas indiquer suffisamment les besoins réels de l'économie.

Régime des fiévreux en général. — A des estomacs inanitiés, déshabitués des aliments, affaiblis par la fièvre, il faut un régime léger et de facile digestion.

Les faits ont démontré que, de tous les aliments, ceux que les fiévreux digèrent le mieux sont les hydrates de carbone ; ceux qu'ils acceptent le moins bien sont les corps gras ; les substances protéiques restent intermédiaires. Il s'ensuit que le régime devra fournir à ces malades surtout des sucres, des matières amylacées, du bouillon et même du jus de viande, mais de ceux-ci toujours en petite quantité et aussi privés de graisses que possible. Encore certains corps gras, comme la crème de lait et le beurre, peuvent-ils être utilisés dans une assez large proportion (40 à 60 gr. par jour). La crainte que l'alimentation élève la température des malades n'est fondée que si les aliments étaient mal digérés ou trop abondants, ou si le tube intestinal était particulièrement atteint (péritonite, fièvre typhoïde, gastrite, entérite). Les albuminoïdes eux-mêmes conviennent, surtout si la fièvre dure et si l'économie a perdu ses réserves nutritives. Dans une série de bonnes recherches faites à ce sujet,

Bauer et Künstley [1] essayèrent sur un typhique d'un régime d'abord très pauvre en albuminoïdes, puis successivement plus riche. Voici les pertes d'azote qu'ils observèrent :

Albuminoïdes dans les aliments.	Pertes d'azote par jour.
0gr,8	13gr,9 à 16gr,4
39 ,5	11 ,2 à 11 ,5
51 ,7	6 ,3 à 6 ,9

On voit ici ce résultat inattendu, presque paradoxal, que la désassimilation azotée diminue à mesure qu'on nourrit ces malades de produits plus riches en azote.

En général, il vaut mieux ne permettre aux fébricitants qu'une alimentation semi-liquide. Les mets solides qu'il faut mâcher les fatiguent et la mastication aussi bien que la digestion restent insuffisantes dans ces cas. C'est donc sous forme de bouillons, de soupes, de purées, de jus nutritifs, de boissons, qu'il convient d'alimenter les fiévreux. Il faut veiller aussi à ce que les repas ne soient jamais abondants ; ils devront être séparés par des intervalles de trois heures environ et répétés quatre à cinq fois par jour en les rapprochant dans les périodes de rémission de la fièvre, le matin par exemple. Mais l'estomac doit être vide quand il reçoit une nouvelle dose d'aliments.

Il faut respecter le sommeil du malade et, même dans l'insomnie, ne pas l'alimenter la nuit s'il se peut, à moins qu'il ait été impossible de le nourrir le jour. Agir autrement c'est retarder le moment où le malade revient à ses habitudes régulières de sommeiller la nuit et de s'alimenter le jour. Toutefois cette règle ne doit pas s'appliquer dans les cas d'inanition ou de besoin pressant de nourriture.

Quant aux quantités d'aliments elles doivent être réglées sur l'appétence du malade et sur l'état de ses fonctions. Relativement au poids du patient, ces quantités devront être plus élevées pour l'enfant qui dépérit rapidement et même pour le vieillard qui n'a pas de réserves.

Il nous reste maintenant à parler de la qualité, de la *nature des aliments* qui conviennent le mieux aux fiévreux,

On vient de voir que tous les aliments d'origine carnée ne doivent pas être défendus aux fiévreux. Le bouillon et l'extrait de viande contiennent une série de principes qui agissent comme

1. *Deutsch. Arch. f. klin. Med.*, Bd. XXIV, Heft 1.

des toniques du cœur et de l'estomac, des excitants de l'appétit, des peptogènes, des aliments légers. Ce n'est rien dire de nouveau que de constater que depuis longtemps on a reconnu que le bouillon était agréable aux fébricitants et soutenait leurs forces. Mais le bouillon est comme le vin et le café ; il faut en user sans abus. Il fut un temps où l'on surchargeait d'extraits, de jus de viande, de bouillons concentrés, de consommés, de gelées, etc., des estomacs affaiblis, rassasiés d'ailleurs de ces substances, introduisant ainsi dans le sang des malades, déjà chargé des déchets de la fièvre, non pas la partie essentielle de la chair musculaire, comme on le pensait alors, mais un excès des principes extractifs, irritants et dont la désassimilation restait imparfaite et fatiguait tout au moins les reins et le cœur.

Il ne faudrait pas croire en effet alimenter beaucoup le malade avec les jus de viande et les bouillons concentrés de bœuf, de veau ou de poulet. Ils contiennent à peine quelques grammes par litre de matières protéiques. Comme nous l'avons dit (p. 117) le bouillon est un condiment et un tonique par ses matières sapides et ses sels, bien plus qu'un aliment. La gélatine qu'il contient en faible proportion et dont on peut d'ailleurs l'enrichir soit par concentration, soit par addition directe, ne saurait être assimilée sans qu'elle ait subi une peptonisation préalable. Elle ne constitue du reste qu'un aliment très incomplet. Les gelées de viande, salées, sucrées, aromatisées, peuvent jouer un rôle dans l'alimentation sommaire de ces malades, mais on ne saurait les leur donner en proportion un peu élevée sans provoquer la satiété et le dégoût.

Les bonnes peptones sans amertume, les aliments bien peptonisés, les poudres de caséine, peuvent être ajoutés au bouillon en petite quantité pour le rendre un peu plus nutritif. Dans le bouillon tiède on peut délayer un jaune d'œuf ; on peut enfin obtenir des soupes au bouillon, moins nutritives et moins azotées que les précédentes, en l'additionnant de sagou, de tapioca, de crème de riz, de pain grillé, etc.

Le bouillon de viande n'est pas toujours supporté par l'estomac des fiévreux ; dans ces cas, on peut recourir aux décoctions ou bouillons de légumes, dits aussi *bouillon d'herbes*. On l'obtient en cuisant à l'eau salée les légumes habituels du pot-au-feu (carotte, laitue, pomme de terre, poireau, etc., à l'exception du chou), passant à la manche et ajoutant au besoin les matières d'alimentation légère que nous venons de signaler à propos du bouillon de viande.

Le lait n'est pas d'une digestion très facile pour les fiévreux. Il doit être, dans tous les cas, donné écrémé, coupé d'eau ou de tisane, additionné au besoin d'un peu de thé, de cognac, de kirsch si les indications de ces excitants sont formelles. Le mélange de lait écrémé bouilli et de cognac est la nourriture indiquée, quand le malade la supporte, dans les maladies septiques, les fièvres éruptives, etc., où il faut nourrir, relever les forces défaillantes, sans surcharger le sang de produits azotés. L'alcool, à faibles doses, agit du reste à la fois comme aliment, comme antiseptique et comme dépresseur modéré de la température (*Binz, Schmicdeberg, Riegel*). Enfin le lait est un diurétique assez actif. Mais à doses un peu élevées, il provoque des troubles gastriques et cardiaques. Le kéfir, qui présente réunis sous une forme avantageuse les éléments azotés du lait, avec une faible dose d'alcool, pourrait être utilisé en bien des cas si la proportion assez élevée de ses matières grasses n'en restreignait les indications. Le lait d'amande, le lait de poule, le petit-lait et le babeurre, peuvent être substitués au lait si celui-ci est mal toléré par le malade.

Les légumes en purée claire (pommes de terre, pois, fèves, carottes, panais, tomates, à l'exception des haricots et des choux), aussi bien que les panades, peuvent être donnés à ces malades pour varier leur alimentation dès que la chute de la fièvre permet de les nourrir de façon un peu plus substantielle. Il est presque inutile d'ajouter que la plupart des condiments, sauf le vinaigre, le sel, la vanille, sont contre-indiqués dans l'alimentation des fébricitants dont ils fatiguent l'estomac, le cœur et les reins.

Le sucre ne plaît généralement pas longtemps aux fiévreux, sauf en limonades rafraîchissantes. Il est inutile de le leur imposer et s'ils craignent son goût trop accentué et qu'on veuille quand même faire entrer les sucres dans leur ration, on peut remplacer le saccharose ordinaire par la glycose et même par le sucre de lait, l'un et l'autre beaucoup moins doux sous le même poids. On peut administrer de ces sucres 20 à 60 gr. par jour.

Les fruits acides, tels que raisins, oranges, limons, groseilles, framboises, pommes, poires, etc., *pourvu qu'ils soient très mûrs* et que le malade n'en avale que le suc, ne doivent pas être défendus aux fébricitants, à moins que l'état du tube digestif ne les contre-indique. Il en est de même des conserves et marmelades de fruits. Ces aliments ont l'avantage de permettre de varier l'alimentation de ces malades, de diminuer leur dégoût et la sabure stomacale, d'être rafraîchissants, d'augmenter l'alcalinité du sang qui tend à s'acidifier pendant la fièvre. Ils sont de facile digestion s'ils sont cuits et si l'on en prend peu.

A côté de ces aliments qui sont presque des boissons, il faut citer le vin, surtout le vin blanc, mélangé de 4 à 5 volumes d'eau et pris à doses très modérées; il apporte sa crème de tartre, ses acides libres, sa saveur acidule, son alcali; il tonifie par ses tannins, par son alcool; il contribue à abaisser légèrement la température, à nourrir le malade, à relever ses forces. Blanc ou rouge, mais toujours en très faible proportion, le vin n'est utile que si l'estomac du malade peut le bien supporter. Il s'en faut que ce soit toujours le cas. « La bière, l'ale, le vin, le thé, le café sont fréquemment administrés aux malades atteints de fièvre, dit Graves, et sont d'un usage très utile s'ils sont employés à propos. » Il est certain que dans l'adynamie, quelle qu'en soit la cause, dans les fièvres septiques, la pneumonie, la grippe, la fièvre catarrhale surtout au début, les envenimations avec tendances à l'algidité, la période de frisson de l'accès de malaria, les convalescences, etc., on peut tirer grand avantage de l'usage du vin et de l'alcool, étendus d'eau, pris glacés ou chauds, mélangés de thé, etc. Les boissons alcooliques ne sont contre-indiquées absolument que dans les maladies cérébrales, la gastro-entérite, la typhlite aiguë, chez les enfants et chez les nerveux.

Le vin et l'alcool, beaucoup trop abandonnés en France, beaucoup trop prônés en Allemagne dans les maladies fébriles, n'agissent pas seulement comme antifébriles légers et toniques généraux: ils ont encore deux qualités importantes : ils fortifient le cœur et excitent la sécrétion rénale, effets très précieux dans les maladies septiques.

La bière peut être donnée dans presque toutes les maladies chroniques ou aiguës. Elle doit être proscrite seulement dans la méningite, la péritonite, la typhlite, la dysenterie, et aussi chez les malades soumis au régime lacté. On sait que la faible tension cardiaque, soit qu'elle résulte de l'état fébrile, soit qu'elle provienne de celui du cœur, diminue les sécrétions rénales et contribue à la rétention des matériaux urinaires toxiques. En augmentant la tension sanguine et la force du cœur, le vin, la bière, le thé léger, le café dilué de beaucoup d'eau, le bouillon, et leurs alcaloïdes (caféine, théophylline, théobromine, xanthines, etc.), aident au rétablissement de l'état normal.

Les boissons habituelles des fébricitants sont l'eau, les tisanes et les limonades.

L'eau pure n'est pas à recommander si la fièvre se prolonge. Elle contribue à déminéraliser les tissus. Les infusions de violette, de mauve, d'orge, de riz, les décoctions de pommes, poires, etc., prises froides ou chaudes, sont indiquées pour calmer la soif et décharger l'économie de ses toxines. Mais les tisanes et l'eau pure agissent mal dans ce dernier sens s'il y a une trop faible tension du cœur. L'eau mêlée d'un peu de café, de thé, de vin blanc très léger en quelques cas, d'un peu de bouillon froid, vaut mieux qu'une infusion sucrée de violette ou de bourrache, et à celle-ci le malade peut même préférer l'eau pure. Il convient ici de suivre son caprice ou plutôt son instinct.

Sous prétexte de lavage du sang, il ne faut pas gorger le patient de liquides aqueux qui surchargent l'estomac et l'intestin, augmentent la tension vasculaire, prédisposent aux congestions et fatiguent les reins.

Aux tisanes habituelles on peut souvent substituer les limonades acides froides ou chaudes de citron, d'orange, de grenade, pomme, groseille, cerise, etc., qui plaisent à l'estomac et favorisent ses sécrétions. Ces boissons doivent être données ou franchement chaudes, ou froides; mais, dans ce dernier cas, à la condition qu'il n'y ait pas congestion du poumon, diarrhée, dysenterie, etc. Les boissons simplement tièdes affadissent l'estomac. On recourra aux boissons chaudes surtout lorsqu'il y aura nécessité d'exciter la sudation et de réchauffer le malade.

Le régime du fébricitant qui entre en convalescence est souvent difficile à régler. C'est ici qu'administrés judicieusement le lait, les soupes amylacées (sagou, orge, tapioca, crème de riz, etc.), les purées de légumes, les viandes blanches de poulet, d'agneau, le poisson bouilli, les mets légers, les cervelles, le jambon râpé, les fromages à pâtes cuites, les pulpes de fruits, les vins vieux et toniques pourront rendre de véritables services.

XLIV

Quoiqu'on doive reconnaître que dans les états fébriles aigus le régime, tel que nous venons de le présenter, reste toujours à peu près le même, il est des variantes que nécessitent l'état des malades aussi bien que la nature et le siège de la lésion, en particulier lorsqu'elle siège à l'intestin ou au cerveau. Ce sont surtout ces cas spéciaux que nous allons passer en revue.

Maladies aiguës du poumon. Pneumonie. Grippe. — Dans la pneumonie les décoctions d'orge ou l'eau panée suffisent les deux premiers jours ; mais dès que le pouls devient petit, faible, rapide, irrégulier, et même avant que ces symptômes de l'affaiblissement du cœur se produisent, et qu'il y ait tendance au collapsus, il faut soutenir le malade par les boissons alcooliques prises par très faibles doses à la fois, mais répétées (vins vieux étendus d'eau, cognac (30 à 120 gr. par jour chez l'adulte), champagne, etc., mélangés de thé ou de bouillon. Au besoin, le café avec très peu de lait, et le lait lui-même coupé d'eau, sont excellents si les malades les supportent. Le lait est diurétique et sa digestion produit le minimum de toxines. On peut donner encore à ces malades des décoctions de farines alimentaires dans le lait, l'eau ou le bouillon, surtout si la pneumonie se prolonge. Ainsi que nous le disions dans le précédent chapitre, il ne faut pas, en alimentant, craindre d'élever la température, l'expérience ayant démontré le contraire.

Dès que la fièvre faiblit il faut revenir aux potages, purées de légumes, crèmes, viande crue. Ce régime tonique, diurétique, antiseptique et suffisamment substantiel est plus nécessaire encore chez le vieillard et chez l'enfant malades du poumon.

Dans les pneumonies à forme infectieuse grave, les boissons alcooliques, la potion de Todt, etc., sont particulièrement indiquées. Avec la quinine et l'extrait de quinquina, elles relèvent les forces du malade en combattant l'intoxication (*Huxham, Laennec, Behier, Todt*).

Il faut dans ces cas éviter tout ce qui peut provoquer la toux : les boissons trop sucrées, ou trop salées, ou trop froides, les mets épicés, etc.

La décoction d'orge, l'eau panée ou légèrement sucrée sont indiquées les deux premiers jours dans la pneumonie lobulaire des enfants, surtout s'il y a tendance aux vomissements et à la diarrhée ; on les nourrira plus tard avec des décoctions de farines. Le lait est souvent pour eux la cause de troubles intestinaux.

Le même régime convient dans la pleurésie.

Dans la pneumonie croupale, les règles précédentes sont applicables. On devra seulement remplacer le lait par la viande crue râpée, mélangée ou non de bouillon tiède, de vin blanc ou rouge, de cognac.

Dans la *grippe*, il faut distinguer entre les formes nerveuses et cardio-pulmonaires et la forme intestinale.

Dans les premières, l'alimentation est à peu près la même que dans la pneumonie franche ; on doit soutenir les forces du malade, soulager le cœur, exciter le fonctionnement rénal. Le lait remplit ces trois indications. On peut y joindre le vin, l'alcool en faible proportion, le café même, à moins que les phénomènes cérébraux, nerveux ou nauséeux ne prédominent, auquel cas il vaut mieux s'en tenir au lait coupé de tisane de tilleul, de violettes, de fleur d'oranger, etc.

Dans les formes intestinales de la grippe le régime est celui des gastro-entérites.

Enfin lorsqu'il y a de l'adynamie, il convient d'insister sur les toniques, l'alcool, le café, la caféine.

Tuberculose fébrile. — Nous avons déjà dit (p. 443) comment on doit nourrir les tuberculeux fébriles. La fièvre n'est pas dans ces cas une contre-indication à l'alimentation, bien au contraire. Il faut seulement ne laisser faire à ces malades que de petits repas et les multiplier en les espaçant de quatre en quatre heures. La dyspepsie, l'anémie entravent souvent l'alimentation. Mais on a déjà dit que la pulpe de viande de mouton crue et râpée prise à la fin du repas et sans la mâcher (100 à 120 gr. deux fois par jour), est supportée par presque tous ces malades. C'est pour eux le plus précieux des aliments. Après la viande, viennent le lait, les jaunes d'œufs, le beurre et la crème de lait s'ils sont bien digérés. Le lait doit être pris en boisson en mangeant ou entre les repas, dans ce dernier cas, mélangé s'il le faut, d'un peu de café, de cacao en poudre. Le pain, qui apporte aussi ses phosphates, les vins généreux, le cognac au besoin (30 à 50 gr. par jour), le kéfir, peuvent être aussi recommandés.

Le régime des dyspeptiques hypochlorhydriques (p. 420) sera de mise chez ces malades s'ils manquent d'appétit.

Si la diarrhée survient, il faut provisoirement abandonner les viandes cuites, le lait, les œufs, et les remplacer par la viande crue ou le jus de viande fraîche pressée crue, l'eau albumineuse, l'eau et la crème de riz, la décoction blanche de Sydenham, et ne revenir que lentement au régime ordinaire quand la diarrhée a disparu. S'il y a tendance aux hémoptysies, il faut éviter le vin et les boissons trop chaudes ou gazeuses...

Ces malades doivent être d'autant mieux nourris qu'il y a plus de fièvre; mais à la condition que les aliments qu'on leur offre soient bien acceptés, bien digérés et sans excès.

RHUMATISME; PÉRICARDITE, ENDOCARDITE.

Rhumatisme articulaire aigu. — Dans la période aiguë de cette maladie le régime lacté est le seul logique. Il donne le minimum de toxines et augmente la diurèse. Comme boissons, la citronade ou les eaux alcalines.

Le reste du régime est celui des pyrexies ordinaires. Quand la température est tombée, on alimente le malade comme dans la convalescence des fièvres éruptives.

Péricardite, endocardite aiguë. — Le lait constitue aussi le meilleur des régimes dans la péricardite aiguë, mais il faut en réduire la quantité à un litre par jour, au maximum. On peut l'additionner de farines, d'un peu de cacao, de café, de thé, et même de cognac ou de kirsch. Le bouillon est peu favorable.

Dans les troubles de compensation on peut à ce régime ajouter un peu de viande crue ou légèrement grillée et râpée (200 à 250 gr. par jour), mais il faut se souvenir que dès que la tension artérielle est insuffisante, l'élimination rénale le devient aussi, et que par conséquent il faut réduire au minimum les substances qui, telles que la viande et le bouillon, sont pour l'économie l'origine de déchets nocifs azotés.

Méningite aiguë. — Dans les affections aiguës du cerveau, les malades ont le plus souvent des nausées ou des vomissements, de la constipation, de la soif. Il faut, les premiers jours, les nourrir d'autant moins que l'appétit est nul, qu'il y a beaucoup de fièvre et qu'il convient de diminuer la congestion cérébrale. La diète est donc indiquée à ce moment et l'on ne permettra que l'eau glacée ou les infusions froides d'orge, de fruits, de pruneaux, les limonades, l'eau vinaigrée ou aromatisée d'un peu de menthe. Il faut surtout éviter les spiritueux, le café, le thé, le vin, les boissons trop chaudes, le bouillon. Quand la fièvre est tombée, on pourra recourir à l'eau panée, aux gelées de fruits, etc. Plus tard on arrivera progressivement aux panades, aux soupes farineuses, au lait coupé de beaucoup d'eau, au bouillon froid additionné d'un jaune d'œuf. Mais il faut refuser au malade, même à ce moment, les liqueurs vineuses et la bière qui pourraient rappeler les vomissements et augmenter l'agitation. On ne doit lui permettre que très tardivement de revenir au café.

Dans la méningite cérébro-spinale le même régime est de mise.

Si l'alimentation par l'estomac continuait à provoquer des vomissements, il faudrait recourir aux lavements de peptones.

Affections aiguës du tube digestif. — Dans les cas de gastro-entérite aiguë avec fièvre, surtout s'il y a vomissements et diarrhée, et même chez le jeune enfant, la suppression momentanée de toute nourriture est nécessaire. Durant 24 à 48 heures un peu de glace qu'on laisse fondre dans la bouche, un mélange d'eau glacée avec 1/20 à peu près de café légèrement sucré qu'on prend à très faibles doses à la fois, seront permis. On pourra recourir ensuite avec prudence à l'eau d'orge acidulée de citron faiblement sucrée, aux bouillons de légumes, à l'eau albumineuse, à l'eau panée et plus tard aux soupes farineuses légères, au lait coupé d'eau pris presque froid et non bouilli, enfin à la viande crue râpée.

Mais il faut, au début, éviter le bouillon et le lait. Le premier

provoque les contractions péristaltiques, le second est, dans ces cas, de difficile digestion, surtout à cause de ses graisses, et peut augmenter dès lors la diarrhée.

Si les vomissements persistaient, on recourrait aux lavements nutritifs de peptones, de laits peptonisés, etc.

Nous plaçons ici la *dysenterie*, quoiqu'elle soit assez rarement fébrile.

Dans l'état aigu, il faut s'en tenir au régime lacté à peu près absolu. On donnera le lait écrémé et stérilisé, bouilli et tiède, mélangé ou non d'un peu d'eau de chaux ou de sous-nitrate de bismuth. Ce lait (de 1 à 2 litres par jour) doit être pris par portions de 150 à 200 cc., à 3 heures d'intervalle environ, par petites cuillerées à café, ou à la paille, en un mot, il doit être avalé lentement, jamais par verrées à la fois. On pourra remplacer au besoin le lait, s'il y a intolérance absolue, par le lait de poule, les bouillons d'herbes mêlés d'un peu de farine de riz (non d'avoine), l'eau de riz. La viande fraîche de mouton râpée, et le lait écrémé étendu d'eau constituent une alimentation généralement bien supportée et qui conserve les forces de ces malades souvent très affaiblis. Il faut surtout éviter les boissons froides, acides ou alcooliques, le bouillon, les eaux gazeuses, les condiments. Le café fort, par très faibles quantités, peut seul être employé si le cœur avait besoin d'être tonifié.

Plus tard, s'il n'y a pas de fièvre et que la diarrhée diminue, on pourra revenir aux potages, aux crèmes, aux bouillies, aux décoctions de cacao, de lentilles, etc.

Dans la *péritonite aiguë*, la diète d'aliments est indispensable, au moins dès le début. On ne permettra que la glace, l'eau glacée, ou l'eau froide très légèrement sucrée et alcoolisée. On défendra le thé, le café, l'eau de Seltz, les eaux alcalines, les boissons acides, les bouillons de viande froids ou chauds. Quand tombe la fièvre, on ne devra prescrire que des aliments ne laissant presque aucun résidu : l'eau de riz, l'eau panée ou albumineuse, les bouillons d'herbes, les soupes farineuses légères, au sagou, aux caséines alimentaires, au fromage. On pourra passer ensuite au lait, au jaune d'œuf délayé dans un peu de bouillon d'herbes, aux biscuits, aux panades, etc.

On se comportera de même dans les troubles intestinaux de l'*appendicite*. La diète d'aliments solides, et l'eau sucrée, mélangée ou non de très peu de lait, l'eau panée, les soupes amylacées légères constituent tout le régime dans ces cas où l'intestin doit être ménagé et ses sensations apaisées par les opiacés.

Dans la *fièvre typhoïde*, la diète absolue ne convient pas ; il faut, malgré la température et les ulcérations intestinales, alimenter modérément le malade, avec du lait, des soupes au gruau et au sagou, des gelées de viande, du bouillon mêlé de vin et même du champagne, du cognac, du thé et du café, s'il y a prostration, tremblements, stupeur, adynamie, si la fièvre dure depuis longtemps, si le cœur faiblit. Les boissons alcooliques sont contre-indiquées chez les enfants, lorsqu'il y a de hautes températures, une céphalalgie intense.

Dans cette longue maladie, les tisanes sucrées, glycérinées même, et les décoctions de céréales, rendent des services. On peut les additionner des sucs des divers fruits usuels (pommes, pêches, poires, groseilles, etc.), de jus de viande fraîche obtenu à forte pression (voir p. 113), de gelées de viande et, lorsqu'il est possible, de lait. Mais celui-ci est rarement supporté, surtout à l'état pur ; il provoque souvent du tympanisme, des coliques, des vomissements. Il faut d'ailleurs le donner toujours écrémé, additionné d'un peu de cognac, de rhum, de café, de quelques gouttes d'eau de laurier-cerise, etc.

Les tisanes diurétiques, les boissons aqueuses et l'eau elle-même ne doivent être prises que par petites quantités à la fois, et en y revenant souvent. Il convient d'en donner jusqu'à deux et trois litres par jour. S'il y avait des vomissements, on les remplacerait par de la limonade et des eaux gazeuses.

Dans les formes sudorales, rénales, hémorragiques ou hématuriques, le lait écrémé est plus particulièrement indiqué.

Depuis Brown et Graves, les médecins en Angleterre ont nourri les fiévreux et particulièrement les typhiques. Trousseau, Aran, Behier, Piorry, Lorrain conseillèrent cette méthode et les essais récents faits en France (*Vaquez*), en Allemagne (*Bauer et Küntsley ; Puritz*), en Russie (*Gournitzki, Botkin*) pour nourrir plus substantiellement ces malades, même avec le lait (1 demi-tasse chaque deux heures) semblent avoir généralement réussi. La soupe à la farine de riz, le bouillon additionné d'un peu de fromage râpé, de caséine, de jaune d'œuf, les soupes panées, les gelées de viande, et même les boulettes de viande crue

râpée ou de viande très légèrement grillée, et, d'une façon générale, tous les aliments faciles à digérer ne laissant que très peu
de résidu intestinal, pris par petites quantités à la fois de façon
à ne pas provoquer de diarrhée, peuvent convenir à ces malades.

Naturellement il faut éviter tout excès d'aliments ; la température remonte dès que la diarrhée augmente. Dans le cas où il y
a des indigestions, des rechutes, des hémorragies surtout, il faut
revenir à une diète plus sévère.

S'il y a des pertes de sang par l'intestin, l'abstinence d'aliments, les boissons froides, les tisanes glacées de riz, d'orge,
de citron, tout au plus l'eau panée ou l'eau albumineuse, doivent
être seules permises au malade. S'il faut absolument le soutenir,
ce sera au moyen de lavements nutritifs ; si le cœur faiblit, on
recourra aux injections de sérum artificiel et de caféine. Plus
tard, on pourra revenir aux soupes de farine, de crème de riz,
de sagou, aux gelées, au lait, et même à la viande crue et aux
œufs en coque, etc., mais en mettant le plus possible de côté
les aliments qui laissent des quantités notables de résidus
solides, comme la viande ordinaire ou les légumes herbacés.

C'est dans les états adynamiques et la convalescence de cette
grave maladie que le vin, et particulièrement les bons·vins
vieux de Bourgogne et de Bordeaux, blancs et *surtout rouges*.
peuvent rendre de grands services. Le vin rouge agit à la fois
par son alcool, par ses tannins et ses matières colorantes toniques,
par son fer organique qui permet la reglobulisation du sang, par
ses parfums qui réveillent l'estomac. Mais, blanc ou rouge, il ne
doit être permis que par petites cuillerées à la fois, coupé ou
non d'eau, et toujours à la suite d'un léger repas ou d'un peu
de lait.

Fièvres éruptives. — Elles ne donnent pas lieu à des indications spéciales au point de vue du régime. On doit se guider
d'après les principes généraux, sur les signes présentés par le
malade, sur l'intensité de la fièvre et l'état du cœur. Sauf dans
la période aiguë fébrile de la scarlatine, il faut satisfaire le
malade s'il a faim. Dans la rougeole en particulier, et malgré la
fièvre, on peut l'alimenter avec du bouillon, des panades, des
œufs, du jus de viande. Comme boissons, des limonades, des
infusions diverses prises tièdes, de l'eau rougie. S'il est besoin
de relever les forces, on donnera du thé, du café, même un

peu de cognac. Dans la scarlatine, au contraire, en raison de la complication possible de néphrite, il est bon, durant toute la période aiguë, de se borner aux boissons aqueuses acidules, aux décoctions de céréales, au lait écrémé coupé de beaucoup d'eau. Mais dans cette maladie, à une période quelconque, il faut, pour soulager les reins, éviter le bouillon et les extraits ou jus de viande qui apportent leurs leucomaïnes et autres déchets azotés. Il convient aussi de défendre l'alcool, les mets relevés et salés, d'insister sur le régime lacté et en général sur les règles d'alimentation que nous avons données à propos des néphrites.

Dans beaucoup de maladies fébriles infectieuses, on doit tenir compte de ces dernières recommandations nécessitées par l'état des reins congestionnés, menacés d'inflammation et de dégénérescence, irrités qu'ils sont par le poison qu'ils excrètent.

Il en est de même si, au cours de ces fièvres, l'intestin est enflammé ou atteint d'éruptions spécifiques et d'ulcérations, comme dans la variole. Il convient dans ces cas de nourrir le malade uniquement au lait, aux panades, aux gelées, aux soupes amylacées et, s'il le faut, se borner aux tisanes de céréales et aux opiacés.

Fièvre puerpérale, septicémie, érysipèle. — Dans la *fièvre puerpérale*, dès qu'on le peut, il faut soutenir les forces de la malade par du bouillon, pris tiède, avec ou sans jaune d'œufs, mais surtout par des boissons alcooliques, du champagne frappé, du jus de viande, du café au lait. S'il y a de la péritonite, la malade doit être nourrie comme il a été dit à propos de cette maladie.

C'est aussi le régime des septicémies, de la fièvre jaune, de la peste, de l'érysipèle, maladies où il convient de tenir à la fois compte des complications gastro-intestinales (voir *fièvre typhoïde*, p. 476) et de soutenir les forces du malade par les excitants diffusibles, le bouillon, les jus de viande, les toniques de toute nature, l'alcool même avec accompagnement de boissons acidulées abondantes.

Dans le typhus exanthématique il faut, dès le troisième jour, alimenter le malade avec le lait, en l'accompagnant au besoin de bouillies, panades, œufs, gelées de viande, thé, café, sans crainte d'ajouter du vin et des grogs lorsqu'ils sont bien supportés. Encore ici, les boissons acidules abondantes sont nécessaires.

Fièvres intermittentes et rémittentes. — Dans les *fièvres intermittentes*, le malade doit être nourri le mieux possible ; dans l'intervalle des apyrexies, son régime sera celui des anémiques et c'est plus que jamais le cas de recommander les aliments fortifiants tels que la viande et les toniques comme le café et les vins généreux dont leur estomac s'accommode généralement.

Dans les *fièvres rémittentes*, comme dans la fièvre *hectique*, il faut nourrir les malades surtout au moment où fléchit la température. Ainsi que dans le cas précédent, les aliments qui conviennent le mieux à leur goût, et par-dessus tout les aliments toniques, tels que les jus de viande obtenus à la presse, la viande saignante, les œufs, le poisson, le lait, le cognac par petites quantités, les vins de Bordeaux et de Bourgogne sont tout particulièrement indiqués.

Dans la diphtérie, surtout dans les formes graves, il faut soutenir le malade par le café, les vins alcooliques, le cognac dilué et sucré. Même aux enfants de trois à quatre ans on peut donner de 3 à 6 gr. de cognac mêlé de deux volumes d'eau sucrée quatre fois par jour. Aux diphtériques il faut une alimentation aussi riche que possible, et l'on doit, au besoin, exciter leur appétit par les amers.

XLV

RÉGIME DES CONVALESCENTS, DES OPÉRÉS
DÉMINÉRALISATION ET REMINÉRALISATION DE L'ORGANISME

Le régime des convalescents et des opérés doit fournir aux tissus non seulement les principes organiques qui leur manquent, mais encore les matières minérales nécessaires à leur reconstitution. Aussi traiterons-nous dans un même chapitre le régime de la convalescence et les méthodes de reminéralisation de l'organisme.

RÉGIME DES CONVALESCENTS, DES OPÉRÉS.

Régime des convalescents. — Les pertes faites par l'organisme au cours des maladies fébriles peuvent être énormes, surtout chez les enfants et les jeunes gens. Elles portent à la fois sur les principes azotés, ternaires et salins. Le malade inanitié par l'abstinence ou la fièvre a donc grand besoin d'aliments. Mais il faut les lui fournir avec prudence : les convalescents souffrent souvent d'un état dyspeptique qui empêche de les bien alimenter ; l'intestin peut rester encore irritable, ulcéré, et les centres nerveux ne reçoivent qu'avec une super-excitabilité morbide l'impression de la nourriture nouvelle.

Au cours de la période fébrile, les malades ont d'abord perdu leurs graisses, en même temps et dans une moindre mesure, une partie de leurs principes albuminoïdes et de leurs sels. Il s'agit de restaurer tous les tissus le plus vite et le mieux possible.

Pour les graisses, on sait qu'elles sont facilement récupérées grâce aux hydrates de carbone. Nul besoin, par conséquent, d'insister pour faire accepter par les convalescents le beurre et autres aliments gras qu'ils ne digéreraient pas toujours. Les soupes légères au gruau, à la farine de riz, au riz, au tapioca; les laitages et crèmes faites d'un mélange de jaunes d'œufs, de lait et de farines de céréales; le miel, les confitures sucrées, les fruits bien mûrs et particulièrement le raisin, etc., permettent d'introduire dans l'économie assez d'hydrates de carbone facilement assimilables pour régénérer les graisses perdues.

En ce qui touche aux matières protéiques, il ne faut les permettre qu'avec réserve. Elles ne s'assimilent que plus difficilement et chez les convalescents des quantités assez faibles suffisent. Le lait, les œufs, le jambon râpé, donnés en petite quantité à la fois, quelques purées de légumineuses, le pain, suffisent amplement. En général, 50 à 60 grammes de corps protéiques par jour, c'est-à-dire à peu près la moitié des albuminoïdes de la ration alimentaire de l'homme bien portant, sont un maximum. Il faut n'alimenter le convalescent que par petits repas, de quatre en quatre heures par exemple, pour tâter l'estomac sans jamais le surcharger. Seront interdits la salade, les choux, les champignons, les fruits acides, ou coriaces, ou huileux, les condiments épicés, le gibier faisandé, les viandes de porc et même de bœuf, les poissons trop gras, les crustacés, le chocolat[1].

Le lait est par excellence l'aliment des convalescents; s'ils ne le supportent pas, (ce qui est rare), il faut essayer de le leur faire tolérer, sucré ou salé, soit par addition d'un peu de cognac, de kirsch, d'eau de laurier-cerise, de fleur d'oranger, de café, de thé, même de cacao partiellement dégraissé. Il peut être cru ou cuit, coupé ou non d'eau, d'eau de chaux, d'eau de Vichy, etc.

Après le lait, les semoules, les soupes, les purées aux légumes, vient le poisson maigre (sole, limande, merlan, turbot) cuit à l'eau salée. C'est un aliment riche en albuminoïdes et en phosphore, de facile digestibilité. Pris avec un peu de citron, il plaît généralement beaucoup plus aux convalescents que la viande ordinaire, surtout que celles de bœuf, de veau ou de porc qui, d'ailleurs, semblent de digestion plus laborieuse et être plus aptes à former, dans l'intestin, des composés toxiques

---

1. Le chocolat pur, surtout cuit à l'eau, est très indigeste; le cacao dégraissé l'est un peu moins.

(*E. Cassaet*). La chair de poulet bouillie est aussi très facilement digestible.

Les sels minéraux sont la troisième espèce d'aliments indispensables aux convalescents. Les phosphates, les sels de potasse surtout, ont été perdus au cours de la maladie, et en quantité souvent très grande; la déglobulisation a frappé les hématies et fait, de ce chef encore, disparaître ces sels dont l'élimination est, d'après Salkowski, trois à quatre fois plus énergique durant la fièvre qu'à l'état normal; la chaux, la magnésie sont passées dans les urines pendant la fièvre, sans qu'une réparation suffisante ait pu les restituer. Il faut donc aux convalescents, surtout à ceux qui ont été longtemps soumis à la diète, aux enfants, aux adolescents, à tout malade qui a subi des hémorragies, une nourriture franchement reminéralisante.

L'un des aliments de reminéralisation les plus efficaces est le bouillon de viande, qui apporte avec lui les sels du tissu musculaire, c'est-à-dire du tissu dont la masse est de beaucoup prépondérante. Le bouillon est particulièrement riche en phosphates de potasse et en sels de magnésie. Le pain, le lait et les purées de légumes fournissent encore le moyen d'introduire dans l'économie les substances minérales sous une forme assimilable. Enfin on peut recourir à des liqueurs ou poudres artificielles de reminéralisation de composition analogue à celle des cendres du sang, et contenant dans les mêmes rapports qu'elles les chlorures, phosphates, carbonates... de potassium, sodium, chaux, magnésie. Nous y reviendrons plus loin.

Les boissons sont aussi fort importantes. La meilleure est l'eau additionnée d'un peu de vieux vin rouge de Bordeaux qui agit comme léger tonique et ferrugineux organique. Plus tard on permettra un peu de bourgogne ou de bière légère, par faibles quantités à la fois.

Régime des opérés. — Il rappelle celui des convalescents toutefois avec quelques variantes qui ont leur importance.

Le patient à opérer doit avoir l'estomac libre d'aliments depuis six à huit heures au moins, et par conséquent n'avoir pas mangé depuis huit à douze heures, l'action du chloroforme provoquant généralement, durant les 24 à 48 heures qui suivent l'opération, un état nauséeux et quelquefois des vomissements qu'il faut prévoir. Après l'opération, on lui donnera, par cuillerées, de l'eau glacée mêlée ou non d'une très faible quantité de café, et plus tard un peu de bouillon et même de vin. Cette alimentation suffit pour les premières vingt-quatre heures. On pourra permettre ensuite des purées, panades, ou autres aliments semi-liquides et de très facile digestion, pour arriver vers le troisième ou quatrième jour, au laitage et à l'alimentation des convalescents plus haut indiquée.

Si l'opération avait eu pour siège l'estomac, il faudrait donner l'opium pour faire disparaître l'appétit, et n'alimenter l'opéré que par le rectum durant trois à quatre jours. Nous avons déjà dit, à propos de l'ulcère rond de l'estomac, comment on doit s'y prendre dans ces cas. On peut ensuite revenir à l'alimentation directe, le cinquième ou sixième jour, avec le bouillon, les farines, le lait, le tout par petites quantités à la fois.

Les mêmes précautions seront prises à la suite des opérations sur l'intestin. Les viandes crues râpées, le lait, les bouillies, les œufs, peuvent être administrés dès le quatrième ou cinquième jour.

RÉGIME DE REMINÉRALISATION

L'inanition minérale se produit dans la convalescence de presque toutes les maladies aiguës et dans beaucoup de maladies chroniques, plus particulièrement dans la phtisie pulmonaire, dans beaucoup d'anémies avec ou sans chlorose, dans certaines formes de l'hémoglobinurie, des dyspepsies, du diabète, de l'azoturie. A un degré plus ou moins marqué, elle existe chez tous les malades.

On sait que l'organisme privé de sels ne se défend que difficilement contre l'action des toxines; un chien nourri de viande épuisée de substances minérales meurt plus rapidement que celui qui a été mis à la diète absolue (*Forster*). On sait aussi que le tissu musculaire, et surtout le nerveux, ont besoin principalement de phosphates, de potasse et de magnésie, pour se restaurer; que les globules rouges disparaissent ou ne se reproduisent plus si les plasmas s'appauvrissent en sels de potasse; que l'élimination des matériaux azotés toxiques est assurée par les sels de soude; enfin que les oxydations intra-cellulaires ne peuvent s'accomplir qu'au sein de plasmas alcalinisés par les carbonates alcalins.

Pendant qu'elle épuise les plasmas de sels minéraux, la maladie en enrichit les urines, momentanément au moins, et l'on peut, par l'étude des plasmas et de la sécrétion rénale, avoir la preuve de ces deux actions continues qui mesurent la déminéralisation.

Elle est, en effet, caractérisée par l'appauvrissement du sang en sels, d'une part, et par l'enrichissement des urines en produits minéraux, de l'autre. M. A. Robin donne le nom de *coefficient de déminéralisation urinaire* au rapport existant entre le poids des principes minéraux et le résidu total des urines. Ce rapport varie à l'état normal de 29 à 32 p. 100. Sa moyenne générale est de 30, c'est-à-dire que, à l'état de santé, pour 100 parties de résidu urinaire sec, 30 parties sont formées par les sels minéraux. Chez les malades qui se déminéralisent, 50 p. 100 du résidu urinaire peut être formé par les sels minéraux. De même le rapport des sels inorganiques du sang au résidu total est à l'état normal de 5 p. 100 ; mais, s'il y a déminéralisation de l'organisme, ce rapport peut baisser à 3 p. 100 et au-dessous.

Voici, pris chez une femme malade, un exemple d'anémie par déminéralisation des humeurs :

Par litre.	Sang déminéralisé.	Sang normal.
Densité	1,040	
Résidu total	191,2	
Résidu organique	186	
Résidu minéral	5,6 p. 100	9 p. 100
Rapport. $\dfrac{\text{Résidu minéral.}}{\text{Résidu total.}}$	2,91 p. 100	5 p. 100

Les urines présentaient les caractères suivants :

	Urine de déminéralisation par 24 heures.	Par kg. de poids du corps.	Urine normale par kg. de poids.
Densité	1,017	"	1^{gr},018
Résidu total (par litre)	36^{gr},6	0^{gr},852	0^{gr},810
Résidu organique id.	18 ,8	0 ,458	0 ,605
Résidu minéral id.	17 ,8	0 ,414	0 ,289
Rapport. $\dfrac{\text{Matière minérale.}}{\text{Résidu total.}}$	48 ,5 p. 100	48 ,5 p. 100	31 p. 100
Rapport. $\dfrac{P^2O^5}{\text{Azote total.}}$	"	"	8 ,5 p. 100
Azote éliminé (par litre)	"	0 ,288	0 ,161
Azote éliminé (par kg)	"	0 ,240	0 ,146

Ce coefficient de déminéralisation urinaire qui s'élève ici à 48,5 p. 100 suffirait donc à bien caractériser, dans le cas précédent, l'état d'appauvrissement actif de l'organisme en sels minéraux. Au cours de quelques maladies il devient remarquablement supérieur à la normale (31 p. 100) : dans la *tuberculose*, par exemple, il monte à 45 et 46 p. 100 au début, tombe ensuite à 38 et 35 et n'arrive à 30 p. 100 que lorsque, arrivé à la troisième période, l'organisme est presque épuisé de toutes ses réserves et de ses sels. Dans l'hémoglobinurie, qu'elle soit cause ou effet, la déminéralisation s'exprime encore par des coefficients élevés atteignant 43 p. 100. Dans certaines variétés de dyspepsies avec hyperchlorhydrie, le coefficient de déminéralisation augmente aussi, et peut se maintenir élevé alors même que l'hypochlorhydrie succède au premier état. Le scorbut est encore une maladie de déminéralisation, ou peut-être de *non minéralisation* faute des sels végétaux, de potasse en particulier.

La déminéralisation des plasmas agit nécessairement sur les éléments anatomiques qu'ils sont chargés de conserver et de nourrir. Dans un plasma sanguin déminéralisé les globules du sang s'altèrent. Au sein d'un tissu irrigué par un sang déminéralisé, l'anémie organique, la déglobulisation, la destruction cellulaire anaérobie succèdent à l'anémie minérale et en sont la conséquence. De là les hémorragies, la méthémoglobinurie, les décharges d'acide urique et de toxines, la diminution des oxydations, et particulièrement du coefficient d'oxydation du soufre, l'abaissement du poids de l'urée des 24 heures, que l'on observe dans ces cas.

Comment reminéraliser l'organisme? Évidemment tout d'abord en combattant les causes de déminéralisation : hyperchlorhydrie, dyspepsie, leucocytose, anémie, phosphorisme, etc.; d'autre part, en fournissant avec abondance à l'organisme les sels qui lui font défaut.

Ceux-ci peuvent lui arriver par les aliments ou par la voie médicamenteuse. Pour choisir entre ces deux moyens, il faut tenir compte de l'état de l'estomac : s'il peut digérer les légumes frais ou secs, le pain, le vin, ceux-ci suffiront, au besoin, pour fournir au malade les quantités de sels de potasse, de chaux, de magnésie, d'acide phosphorique, etc., dont il manque. Sinon, on devra recourir d'abord à la voie médicamenteuse et donner au malade les mêmes sels par l'estomac sous forme de poudres ou de solutions, car la voie hypodermique a de nombreux inconvénients. Elle ne permet pas aux éléments minéraux de *s'organifier* en traversant le tube digestif, c'est-à-dire de prendre, en se combinant à la matière azotée ou ternaire en train de se digérer, la forme qui convient le mieux à leur prompte assimilation.

Par l'estomac on pourra donner le phosphore à l'état de phosphates ou de glycérophosphates, ou sous les formes plus digestibles encore qu'il possède dans certains aliments : graisses de l'œuf, légumineuses, poissons, crustacés, cervelle, etc., riches en produits phosphorés organiques très facilement assimilables.

On peut recourir aussi à la poudre minéralisante formulée par M. A. Robin, poudre complexe à laquelle il a donné le nom de *thériaque minérale* et qu'il compose de la façon suivante :

Sel marin	15gr
Chlorure de potassium	10
Phosphate de soude	13
— de potasse	6
Fluorure de sodium	1
Glycérophosphate de chaux	}
— de magnésie	} āā 1
Sulfate de potasse	}
Hémoglobine en poudre	2 ,50
Glycérophosphate de fer	15
Jaune d'œuf sec	15
Lactose	10
Caséine	5
Poudre de fèves de St-Ignace	1
— de rhubarbe	4

Dans ce mélange complexe, à la fois médicamenteux et alimentaire, chaque élément joue son rôle spécial. Le fluorure de sodium (1 centigr. par paquet) est ajouté dans le but d'empêcher les fausses digestions et fermentations bactériennes de l'estomac.

On peut prendre de cette poudre 2 à 3 gr. par jour.

Quand l'anémie se prolonge et que la reglobulisation s'alanguit, l'organisme se trouve souvent très bien d'un supplément de sels de fer, soit sous forme d'oxalate, soit sous celle de tartrate ferricopotassique ou d'hématogène si abondant dans les jeunes feuilles des légumes comestibles, épinards, salades, etc., soit à l'état où il se trouve dans les bons vins toniques de Bordeaux ou de Bourgogne. La faible proportion d'arsenic minéral ou organique des aliments peut aussi jouer son rôle.

Dans le cas de la malade de A. Robin qui était anémiée par déminéralisation, et que nous avons précédemment citée (p. 484), la cure reminéralisatrice que nous venons d'exposer s'est affirmée, *après traitement*, par les résultats suivants :

	ÉTAT DES URINES		ÉTAT DU SANG (*Par litre*)
	Par 24 heures	Par kg. de poids du corps	
Densité des urines..	1^{gr},009	»	Densité............ 1,050
Résidu total.........	41 ,25	0,993	Résidu solide par litre........... 204
— organique...	29	0,632	
— minéral.....	16 ,25	0,361	Résidu organique.. 195^{gr},5
Rapport. $\frac{Mat.\ min.}{Résidu\ total.}$	35 ,59 p. 100	35,59 p. 100	— minéral.... 8 ,85
NaCl éliminé........	11 ,26	0,247	Rapport. $\frac{Sels\ minéraux}{Résidu\ total.}$ 4 ,33 p. 100
Rapport. $\frac{P^2O^5}{Azote\ total.}$	7 :9 p. 100	7,9 p. 100	
Azote éliminé par kg.	»	0,146	

Après le traitement minéralisateur, la somme des échanges était devenue normale (0 gr. 994 par kg.), les matières organiques éliminées avaient passé de 0 gr. 438 à 0 gr. 632 par kg. de poids du corps, tandis que les matières *minérales diminuaient*, passant de 0 gr. 414 à 0 gr. 361 par kg.; le sang s'était enrichi à la fois en principes organiques et en principes minéraux, mais ceux-ci avaient progressé plus que ceux-là, et le rapport $\frac{Sels\ minéraux}{Résidu\ total}$ s'était élevé pour le sang de 2 gr. 91 à 4 gr. 33 p. 100, c'est-à-dire que les matières minérales du plasma sanguin avaient augmenté de plus de moitié.

XLVI

ALIMENTATION DANS LES HOPITAUX, HOSPICES ET PRISONS

Nous ne pouvons pas négliger dans cet Ouvrage de traiter de l'alimentation dans les hospices et hôpitaux, non plus cette fois comme nous venons de le faire dans les chapitres qui précèdent, en considérant le régime qui convient à chaque maladie et à chaque constitution spéciale, mais en nous plaçant au point de vue de l'ensemble des hospitalisés, aigus ou chroniques, des vieillards, des assistés, des infirmes, des invalides ou valides de toute nature.

A l'étude générale de l'alimentation des hospitalisés, nous joindrons quelques considérations sur l'alimentation dans les prisons : le malade vit un peu à la façon du prisonnier et celui-ci est souvent malade. On ne saurait entièrement séparer l'étude de leurs régimes respectifs.

ALIMENTATION DANS LES HÔPITAUX

Ici deux importantes remarques préliminaires doivent être faites tout d'abord : d'une part le malade, soit manque d'appétit, soit manque d'exercice, soit impressionnabilité exagérée, est plus difficile à nourrir de mets vulgaires ou mal apprêtés que l'homme sain vivant au dehors, à l'estomac solide, tonifié par le grand air et un suffisant exercice physique. Il faudra donc au malade, sinon des mets recherchés, au moins des aliments de bonne qualité. D'autre part, les blessés, les convalescents, et, les premières semaines, l'homme du peuple mis au repos relatif et à un régime autre que le sien, mangent en général plus qu'à l'état normal et augmentent souvent très sensiblement de poids à l'hôpital. Il faut donc que, pour l'hospitalisé qui n'a pas la fièvre, les quantités d'aliments administrativement concédées soient au moins égales à celles de l'homme sain de même poids. On peut donc admettre que ces aliments doivent fournir à ceux qui reçoivent la ration entière (*4ᵉ degré* ou *quatre portions* des Hôpitaux de Paris) un régime répondant aux quantités de Calories suivantes :

	POUR UN POIDS DU CORPS DE		
	50 kg.	60 kg.	70 kg.
Hommes......	»	2 400ᶜ	2 007ᶜ
Femmes......	1 900ᶜ	2 200	»

Sauf pour la nourrice et la femme en couches, à poids égal, la femme a besoin environ d'un cinquième en moins d'aliments que l'homme. Au contraire on a vu que, pour un même poids, les enfants doivent être nourris deux fois plus que les adultes. Un garçon de 30 kg. doit recevoir autant d'aliments qu'un homme fait, de 60 kilogrammes.

Alimentation des malades. — D'après le *Règlement* de 1867, signé de Husson, rapporteur [1], *sur le régime alimentaire des hôpitaux de Paris*, règlement resté depuis en vigueur, les malades peuvent être soumis, selon les prescriptions journalières du médecin, aux quatre modes d'alimentation suivants : *a, diète absolue*; *b, diète simple au bouillon*; *c, alimentation aux potages*; *d, alimentation solide*.

a. Diète absolue. — Les malades soumis à ce régime ne reçoivent que des liquides non alimentaires et des tisanes.

b. Diète simple au bouillon. — Les malades reçoivent quatre portions de 25 centilitres chacune (en tout 1 litre) de bouillon gras par jour; les enfants 800 centilitres en tout.

c. Malades aux potages. — Les adultes hommes soumis à ce régime reçoivent par 24 heures :

Bouillon gras.... ..	500ᶜᶜ
Potages gras...... ..	600
Vin............	120

Nous verrons plus bas comment sont faits ce bouillon et ce potage.

d. Malades aux aliments solides. — Ces malades, qui reçoivent de la viande et du pain, sont à leur tour alimentés à *quatre degrés* différents suivant leur état, depuis le *premier degré*, pour ceux

1. *Règlement sur le régime alimentaire des hôpitaux et hospices civils de Paris*, 1867.

qu'on alimente le moins, jusqu'au *quatrième* qui répond à l'alimentation des convalescents en pleine guérison. Je donnerai dans les tableaux qui suivent les nombres relatifs aux hommes, le régime correspondant pour les femmes étant le même, mais diminué d'un quart à un sixième, suivant les cas, et celui des enfants le double de celui que nécessite un même poids d'adulte. Je n'indiquerai aussi que le poids des *mets préparés*. On admet que la viande rôtie ou bouillie correspond à un poids double de viande crue; que les fruits cuits perdent un quart de leur poids, le poisson un tiers, les légumes frais un tiers après épluchage et cuisson; que les légumes secs augmentent au contraire de moitié; que le riz cuit quintuple de poids en absorbant de l'eau. Ces coefficients permettront de passer, quand on le voudra, des poids indiqués ici à ceux de chacun des aliments avant cuisson. Les assaisonnements ne sont pas comptés dans ces tableaux.

Voici donc la composition des quatre régimes des hôpitaux parisiens, pour les malades mis à 1, 2, 3 et 4 portions.

A. MALADES AU 1ᵉʳ DEGRÉ (DITS A 1 PORTION)

			Hommes.	Adolescents (12 à 15 ans).
a. *Pour*	Pain blanc		120^{gr}	90^{gr}
la journée.	Vin		240^{cc}	160^{cc}
b. *Petit déjeuner avant la visite.*	Lait		250^{cc}	200^{cc}
c. *Repas*	Potage gras		300^{cc}	250^{cc}
du matin.	Viande rôtie		60^{gr}	40^{gr}
d. *Repas*	1° Potage gras		300^{cc}	250^{cc}
du soir.	2° Volaille	(2 fois par semaine)…	60^{gr}	40^{gr}
	ou viande rôtie	(2 fois —)…	60^{gr}	60^{gr}
	ou poisson	(2 fois —)…	80^{gr}	50^{gr}
	ou œufs frais	(1 fois —)…	1 œuf	1 œuf

B. MALADES AU 2° DEGRÉ (DITS A 2 PORTIONS)

			Hommes.	Adolescents (12 à 15 ans).
a. *Pour*	Pain blanc		240^{gr}	180^{gr}
la journée.	Vin		240^{cc}	160^{cc}
b. *Petit déjeuner avant la visite.*	Soupe maigre		300^{cc}	»
	ou lait		»	200^{cc}
c. *Repas*	Soupe maigre		»	250
du milieu	1° Viande rôtie	(5 fois par semaine)…	60^{gr}	40^{gr}
du jour.	ou ragouts	(2 fois —)…	60^{gr}	40
	2° Œufs frais	(2 fois par semaine)…	1 œuf	1 œuf
	ou fruits cuits	(1 fois —)…	100^{gr}	60^{gr}
	ou pruneaux	(2 fois —)…	90^{cc}	60^{cc}
	ou riz au lait	(2 fois —)…	100^{gr}	50^{gr}

Malades au 2ᵉ degré (suite). — Hommes. — Adolescents (12 à 15 ans).

			Hommes.	Adolescents (12 à 15 ans).
d. Repas du soir.	1° Soupe grasse		300ᶜᶜ	250ᶜᶜ
	2° {	Viande bouillie (5 fois par semaine).	60ᵍʳ	40ᵍʳ
		ou poisson (2 fois —).	80ᵍʳ	50ᵍʳ
	3° {	Légumes de saison {(5 fois par semaine).	80ᶜᶜ	»
		{(Enfants, 4 fois)....	»	50ᶜᶜ
		ou pommes de terre au lait (2 fois par semaine)	120ᵍʳ	80ᵍʳ
		ou confitures (1 fois par semaine)...	»	30ᵍʳ

Chaque soupe ou potage comprend 300 cc. de bouillon, 30 gr. de pain ou 20 gr. de pâtes, pour les adultes ; 250 cc. de bouillon, 20 gr. de pain et 10 gr. de pâtes, pour les enfants.

C. MALADES AU 3ᵉ DEGRÉ (DITS A 3 PORTIONS)

		Hommes.	Adolescents.
a. Pour la journée.	{ Pain blanc	360ᵍʳ	270ᵍʳ
	{ Vin	360ᶜᶜ	240ᶜᶜ

b. Petit déjeuner du matin. Soupe maigre — 300ᶜᶜ — 250ᶜᶜ

			Hommes.	Adolescents.
c. Repas du milieu du jour.		Soupe maigre	»	250ᶜᶜ
	1° {	Viande rôtie (3 fois par semaine).....	60ᵍʳ	40ᵍʳ
		ou abats (1 fois —).....	80ᵍʳ	50ᵍʳ
		ou viande bouillie accommodée (3 fois par semaine.....	60ᶜᶜ	40ᵍʳ
	2° {	Légumes de saison (1 fois par semaine).	120ᶜᶜ	80ᶜᶜ
		ou légumes secs (5 fois —).	120ᶜᶜ	80ᶜᶜ
		ou œufs accommodés (1 fois —).	1 œuf 1/2	1 œuf

			Hommes.	Adolescents.
d. Repas du soir.	1° Soupe grasse		300ᶜᶜ	250ᶜᶜ
	2° {	Viande bouillie (6 fois par semaine).	90ᵍʳ	60ᵍʳ
		ou poisson (1 fois —).	120ᵍʳ	80ᶜᶜ
	3° {	Légumes frais (3 fois par semaine).	120ᶜᶜ	88ᶜᶜ
		ou pommes de terre (2 fois —).	180ᶜᶜ	120ᶜᶜ
		ou riz au lait ou au gras (2 fois —).	150ᶜᶜ	75ᶜᶜ

Les *assaisonnements*, pas plus que dans le cas suivant, ne sont comptés dans ces poids.

D. MALADES AU 4ᵉ DEGRÉ (DITS A 4 PORTIONS)

		Hommes.	Adolescents.
a. Pour la journée.	{ Pain blanc	480ᵍʳ	360ᵍʳ
	{ Vin	480ᶜᶜ	240ᶜᶜ

b. Petit déjeuner du matin. Soupe maigre.... — 300ᶜᶜ — 250ᶜᶜ

Malades au 4ᵉ degré (suite).

			Hommes.	Adolescents (12 à 15 ans).
	1° Soupe maigre......................		»	250
c. *Repas du milieu du jour.*	2°	Viande rôtie (3 fois par semaine).	90ᵍʳ	60ᵍʳ
		ou abats (1 fois —).	120ᵍʳ	80ᵍʳ
		ou bouilli accommodé (3 fois —).	90ᵍʳ	60ᵍʳ
	3°	Légumes de saison (1 fois par semaine).	160ᶜᶜ	100ᶜᶜ
		ou légumes secs (5 fois —).	160ᵍʳ	120ᵍʳ
		ou œufs accommodés (1 fois —) .	2 œufs	1 œuf 1/2
	1° Soupe grasse........................		300ᶜᶜ	250ᶜᶜ
d. *Repas du soir.*	2°	Viande bouillie (6 fois par semaine).	120ᵍʳ	80ᵍʳ
		ou poisson (1 fois —).	160ᵍʳ	100ᵍʳ
	3°	Légumes frais (3 fois par semaine).	160ᶜᶜ	100ᶜᶜ
		ou pommes de terre (2 fois —).	240ᶜᶜ	160ᶜᶜ
		ou riz au lait ou au gras (2 fois —).	200ᶜᶜ	100ᶜᶜ

Alimentation des valides, des infirmes et des vieillards. — Les valides, infirmes, vieillards incurables, aliénés, reçoivent dans nos hospices les quantités d'aliments suivantes [1] :

NOURRITURE DES ADULTES (HOMMES) VALIDES OU ALIÉNÉS, DANS LES HOSPICES DE PARIS

			Valides.	Aliénés.
a. *Pour la journée.*	1° Pain pour soupe.......................		100ᵍʳ	100ᵍʳ
	2° Pain blanc...........................		500ᵍʳ	570ᵍʳ
	3° Vin.................................		140ᶜᶜ	120ᶜᶜ
b. *Déjeuner.*	Bouillon maigre........................		500ᶜᶜ	500ᶜᶜ
	ou lait...............................		250ᶜᶜ	250ᶜᶜ
c. *Dîner.*	1°	Légumes secs....................	200ᶜᶜ	200ᶜᶜ
		ou légumes frais...................	220ᵍʳ	220ᵍʳ
		ou pommes de terre................	330ᵍʳ	330ᵍʳ
		ou riz...........................	200ᵍʳ	200ᵍʳ
	2°	Fromage	40ᵍʳ	40ᵍʳ
		ou pruneaux......................	150ᶜᶜ	150ᶜᶜ
		ou raisiné........................	60ᵍʳ	60ᵍʳ
d. *Souper.*	1° Bouillon gras pour soupe..............		450ᶜᶜ	450ᶜᶜ
	2° Viande bouillie......................		120ᵍʳ	140ᵍʳ

Le régime dans nos hôpitaux spéciaux de femmes enceintes et de nourrices peut être, comme toujours, spécialement modifié par ordonnance du médecin, mais dans les cas ordinaires il est ainsi constitué :

1. On rappelle encore que ces quantités sont calculées pour *l'aliment préparé* et pour les adultes hommes; que, pour les femmes, il y a une différence de 1/4 à 1/6 en moins.

RÉGIME DES FEMMES ENCEINTES ET DES NOURRICES

a. *Pour la journée.*	Pain blanc	720^{gr}
	Vin	200^{cc}
b. *Déjeuner.*	Bouillon maigre pour soupe	600^{cc}
c. *Diner.*	1° Bouillon gras pour soupe	600^{cc}
	2° Viande bouillie	140^{gr}
	3° Légumes secs	360^{cc}
	ou légumes frais	440^{cc}
	ou pommes de terre	660^{cc}
	ou riz	350^{cc}
d. *Souper.*	Viande bouillie accommodée	120^{gr}

A ces régimes concernant les adultes, et pour les maladies aiguës, les adolescents de 12 à 15 ans, nous ajouterons le régime alimentaire des jeunes enfants de nos hospices.

RÉGIME DES JEUNES ENFANTS DE 2 A 6 ANS

a. *Pour la journée.*	Pain pour soupe	100^{gr}
	Pain blanc	300^{gr}
	Vin	
b. *Déjeuner.*	Bouillon maigre pour soupe	300^{cc}
c. *Diner.*	1° Bouillon gras pour soupe	300^{cc}
	2° Viande bouillie	70^{gr}
d. *Souper.*	1° Légumes secs	120^{cc}
	ou légumes frais	140^{cc}
	ou pommes de terre	210^{cc}
	ou riz	200^{cc}
	2° Fromage	40^{gr}
	ou pruneaux	12^{cc}
	ou raisiné	50^{gr}

De six à douze ans, le régime des garçons et des filles est augmenté d'un tiers par rapport au précédent.

Étant entendu que les quantités indiquées aux tableaux précédents sont bien celles des aliments *après préparation* et non celles des aliments frais, dont les poids sont plus élevés dans les rapports indiqués plus haut (p. 490), il est évident que l'alimentation de nos hôpitaux fournit aux malades une nourriture réparatrice sous une forme convenable, et très suffisante. En effet, si nous calculons, en *aliments frais* et en principes nutritifs fondamentaux correspondants, la journée et l'alimentation moyenne du malade ou du convalescent à quatre portions (comparables à celles de l'adulte non hospitalisé), nous trouverons qu'il reçoit :

Aliments.		Contenant :		
		Albumine.	Graisses.	Hydrates de carbone
Pain blanc......	540 gr	44gr,8	5gr,0	275gr,4
Viande fraîche.................	420	88 ,2	21 ,46	1 ,9
Légumes verts.................	170	2 ,4	0 ,51	10 ,2
Légumes secs.................	126	28 ,22	2 ,4	70 ,0
Beurre ou huile	30	»	28	»
Vin.....................	480cc	»	»	78 [1]
Total.............		163gr,62	57gr,36	435gr,5

On voit, si les rations administratives sont bien distribuées aux malades, combien est riche cette alimentation en albuminoïdes et en aliments ternaires dont le poids s'élève, comme il convient, à près de 4 fois celui des aliments azotés. L'alimentation à 4 portions de nos hôpitaux est apte à développer 2 989 Calories par jour. Les quantités d'aliments dont disposent nos malades et convalescents à 4 portions sont donc amplement suffisantes, la ration d'entretien de l'homme sain ne lui fournissant en moyenne que 2 700 Calories.

Aux données précédentes, et pour que l'on puisse trouver ici les indications pratiques nécessaires pour calculer, et au besoin reproduire, le régime alimentaire de nos malades, nous ajouterons les données suivantes empruntées aussi au travail de l'ancien directeur de l'Assistance publique à Paris :

Bouillons gras pour malades.

		I. Bouillon pour malades à la diète mitigée (sans aliments solides)	II. Bouillon pour malades à 1, 2 et 3 portions	III. Autre formule.
Viande......	Bœuf...... 60kg Porc....... 36 Foie ou os. 4	100k12	100kg	100kg
Sel.....................		3 ,0	3 ,5	3 ,6
Légumes verts.....		20	36	27
Caramel sec.................		0 ,150	0 ,180	0 ,200
Eau..........		240 litres	300 litres	350 litres

Laisser réduire, à une faible ébullition, de un douzième à un quatorzième.

1. Calculé en sucre correspondant.
2. Dans le cas des malades à la diète, le bouilli est fait avec de la viande sans abats et comptée sans os.

Soupes maigres des hôpitaux parisiens.

	Soupe aux légumes secs.	Soupe aux poireaux et pommes de terre.	Julienne.
Eau....................	100 litres	100 litres	100 litres
Beurre et graisse........	2^{kg},75	2^{kg},75	3^{kg}
Sel....................	1 ,20	1 ,20	1 ,20
Poivre...........	0 ,005	0 ,005	0 ,005
Légumes secs...	10 litres	0 ,00	4 (carottes, navets, etc.)
Légumes frais....... ...	0^{kg},00	0 ,00	4 ,00
Poireaux.............. .	0 ,500 (oignons)	6 ,00	0 ,00
Pommes de terre...	0 ,00	12 ,00	4 ,00

Nous ajoutons à ces données la composition du régime à quatre portions, ou régime maximum, de quelques hôpitaux français non parisiens, en nous bornant à l'alimentation des malades adultes du sexe masculin.

Régime à quatre portions de divers hôpitaux français.

PAR JOUR	FRANCE MARINE	FRANCE GUERRE	LYON	LILLE	ROUEN	DIJON	BOR- DEAUX	MAR- SEILLE
Pain	750^{gr}	750^{gr}	500^{gr}	310^{gr}	480^{gr}	500^{gr}	600^{gr}	450^{gr}
Vin	230^{cc}	250^{cc}	400^{cc}	0 ,0	600^{cc} (cidre)	500^{cc}	400^{cc}	380^{cc}
Viande........	280^{gr}	280^{gr}	250^{gr}	130^{gr}	180^{gr}	250^{gr}	238^{gr}	150^{gr}
Soupe.........	93$\frac{7}{}$^{cc}	100^{cc}	300^{cc}	250^{cc}	300^{cc}	500^{cc}	550^{cc}	400^{cc}
Légumes frais.	0 ,0	0 ,0	300^{cc}	250^{cc}	240^{cc}	250^{cc}	0 ,00	120^{cc}
Légumes secs..	250^{cc}	250^{cc},0	300^{cc}	100^{cc}	240^{cc}	150^{cc}	0 ,00	750^{cc}
Lait...	0 ,0	0 ,0	0 ,0	200^{cc}	0 ,0	500^{cc}	200^{cc}	125^{cc}

On voit la grande différence qui existe entre les régimes des hôpitaux des diverses régions, comme pain, viande, vin, lait, etc.

Il est presque inutile de répéter encore que, dans tous les cas, le médecin peut, sur prescription particulière, modifier ou augmenter l'alimentatoin de ses malades avec inscription au cahier de visite.

Voyons comparativement comment se fait l'alimentation des malades dans les hôpitaux étrangers.

A l'hôpital de la Charité, à Berlin, il y a 5 sortes de régimes.

Nous en empruntons le détail à Ewald (*Die naturwissenschaft-lichen und medicin Staatsanstalten*, Berlin, 1886, p. 354).

Les régimes I et II s'appliquent aux fébricitants ; les régimes III, IV et V sont pour les non-fébricitants et les convalescents :

Régime des fébricitants (Hôpital de la Charité à Berlin).

		I	II
Matin.	Café au lait......	500cc	500cc
Midi.	Bouillon.,.................	250cc	500cc
Après-midi.	Café au lait..............	500cc	500cc
Soir.	Soupe à la farine ou au lait.	250cc	500cc
En outre pour la journée.	Pain blanc..............	80gr	250gr

Régime des non-fébricitants (Hôpital de la Charité à Berlin).

		III	IV	V
Matin.	Café au lait.	500cc	500cc	500cc
Midi.	Bouillon	500cc	0 ,00	0 ,00
	Légumes cuits.......	500cc	500cc	1000cc
	Viande	167gr	167gr	167gr
Après-midi.	Café au lait.........	500cc	500cc	500cc
Soir.	Soupe..............	500cc	500cc	1000cc
En outre pour la journée	Pain blanc ou grossier.	250gr	375gr (1)	500gr (1)

A l'hôpital Moabit à Berlin, il y a quatre degrés d'alimentation.

Le premier, le plus substantiel, est celui du petit personnel et des convalescents : les malades ont à midi un plat de viande avec légumes, le soir des œufs, des harengs, des saucisses ; en tout 40 à 45 gr. d'albuminoïdes correspondant à 200 ou 220 gr. de viande fraîche. Ils reçoivent en plus :

Pain de seigle........................	250gr
Pain de froment......................	150gr
Beurre..............................	50gr
Bière	330cc

Dans l'alimentation au 2ᵉ degré, les soupes prédominent : le soir, on ne donne que 200 gr. de pain, généralement du pain de froment ; les viandes et légumes indigestes sont mis de côté.

Les bouillons gras au riz, vermicelle, œufs, etc., composent principalement le 3ᵉ degré. Au 4ᵉ degré, le moins substantiel, on distribue presque uniquement au malade du lait et des soupes

1. Pain grossier.

au lait, le médecin ajoutant en chaque cas ce qu'il juge nécessaire.

Les quantités calculées d'albumine et de matières ternaires correspondant à ces quatre degrés sont les suivantes :

	Albumine.	Graisses.	Hydrates de carbone.	Alcool.	Calories correspondantes.
1er degré...	83	85	340	10	2 600
2e degré [1]..	70	80	300	«	2 260
3e degré [1]..	»	»	»	»	800
4e degré...	»	»	»	»	600

A l'hôpital de Halle (Saxe prussienne) l'alimentation des malades comporte aussi quatre degrés de régimes. Le plus riche leur fournit par jour 103 gr. d'albuminoïdes, 96 de graisses et 314 d'hydrates de carbone. Il répond à 2 613 Calories.

La composition moyenne des quatre sortes de rationnement des hôpitaux militaires bavarois comprend, tous calculs faits, les quantités de principes alimentaires suivants :

	1re ration.	2e ration.	3e ration.	4e ration.
Albumine..............	110gr	90gr	70gr	20gr
Graisse...............	42	40	45	19
Hydrates de carbone...	370	340	230	21

La ration la plus élevée est bien comprise, un peu faible peut-être pour des convalescents. Elle ne fournit à des hommes jeunes et vigoureux que 2 362 Calories, alors que l'adulte qui n'a pas à refaire ses tissus dépense, au repos, de 2 200 à 2 500 Calories.

Il est facile de voir que nos malades français, et particulièrement les malades des hôpitaux de Paris, sont mieux nourris que les malades allemands, surtout aujourd'hui où, grâce aux efforts des médecins et de l'Administration, un peu plus de variété s'est introduite dans nos régimes hospitaliers.

ALIMENTATION DANS LES PRISONS

Il est évident que si l'on ne doit pas le confortable au prisonnier, mais seulement l'entretien, encore faut-il qu'il soit placé dans des conditions normales d'hygiène et suffisamment alimenté. Au point de vue de l'équité et de l'humanité, nul ne saurait s'attribuer le droit d'ajouter à la juste peine que le condamné subit de par la loi, une punition nouvelle provenant d'une alimentation impropre à le nourrir, qui aurait bientôt fait, dans

1. Non compris les additions facultatives du médecin.

GAUTIER. — Alimentation.   32 les conditions, en général déplorables, où il subit sa peine, d'altérer la santé du condamné et d'en faire un malade à charge à l'Administration en raison des soins qui lui seraient plus que jamais nécessaires.

Puisqu'on doit au prisonnier une nourriture d'entretien suffisante, il suffit de revenir aux considérations exposées, p. 65 et suivantes, pour remarquer qu'à un adulte placé dans les conditions de l'homme au repos relatif (au cas où le prisonnier ne travaillerait pas) il faut au minimum 80 gr. d'albuminoïdes, 40 gr. de corps gras et 400 gr. de matières amylacées. Cette ration lui fournit 2 310 Calories. S'il travaille, et surtout s'il est obligé à un travail fatigant, il doit être nourri comme un ouvrier ordinaire avec un minimum de 130 gr. d'albuminoïdes et 500 à 600 gr. de matériaux ternaires. Exiger du travail d'un homme, même condamné, sans le nourrir suffisamment c'est une faute grave au point de vue moral et social, une erreur fâcheuse au point de vue économique et physiologique. Le prisonnier doit payer sa peine par la perte de sa liberté, mais non par celle de sa santé ou de sa vie, ce qui n'arrive que trop souvent comme le démontrent les statistiques.

Ce n'est jamais de la nourriture de première qualité qu'on donne aux prisonniers, leurs aliments sont comptés à l'état brut; dans ces viandes, légumes, pain de seconde et souvent de troisième catégorie, les déchets sont considérables; l'aliment végétal qui domine dans la nourriture des prisons tient moins l'estomac, on l'a vu, et donne moins de force que l'aliment animal; le régime est fort peu varié, et, par conséquent, pour toutes ces raisons, les quantités de principes ci-dessus rappelées doivent être considérées comme bien au-dessous des nécessités réelles.

Le régime des prisons en France est le suivant par jour moyen :

	Quantités.	Albumine.	Graisses.	Hydrates de carbone.
Pain.................	820ᵍʳ	68,0	8,2	311
Légumes frais........	70	1,8	0,2	4
Pommes de terre.....	110	1,8	»	20
Viande..............	38	7,6	2,0	»
Riz.................	19	0,5	»	7,2
Légumes secs........	60	14,1	1,2	31
Oignons.............	10	»	»	1
Graisse.............	12	0	11	0
		93,8	22,6	374,2

Ce régime, trop pauvre en viande, contiendrait la dose d'albuminoïdes nécessaire s'il était fourni par des aliments de bonne qualité, s'il était plus animalisé, s'il ne péchait pas par la nature de ses principes azotés presque tous empruntés au pain, enfin s'il ne manquait trop de corps gras. Il ne répond *théoriquement* qu'à 2 127 Calories, énergie à peine suffisante pour l'adulte qui ne travaille pas, très insuffisante s'il travaille. Le calcul théorique de ces Calories doit être d'ailleurs réduit de près d'un tiers, si l'on tient compte des coefficients de digestibilité des aliments herbacés (dont se compose surtout la ration des prisonniers) par rapport aux aliments d'origine animale, ainsi que des déchets considérables pour une nourriture principalement végétale et de seconde qualité.

En Angleterre, les prisonniers militaires condamnés à plus de 2 mois, reçoivent par jour 283 gr. de farine d'avoine, 340 gr. de riz, 226 gr. de pain, 678 gr. de lait. S'ils sont obligés à un travail fatigant, ils ont, trois fois par semaine, 266 gr. de farine d'avoine, 900 gr. de pommes de terre, 226 gr. de viande, 450 gr. de lait et 220 cc. de bière. Ces régimes sont assez bien compris.

En Prusse, dans les prisons du ressort du ministère de la Justice, on donne en moyenne par jour : pain 650 gr., viande 43 gr., graisse 25 gr. C'est un régime très insuffisant.

Dans les prisons de Belgique les condamnés disposent par jour en moyenne de 625 gr. de pain, 12 gr. de graisse, et 57 gr. de viande. En outre ils reçoivent le matin du café au lait à la chicorée; à midi et le soir une bouillie de pommes de terre, légumes et viande (4 fois par semaine). Cette dernière a été comptée ci-dessus par jour moyen.

Le plus souvent, ces malheureux dont la nourriture est presque invariable, devenus dyspeptiques, anémiés, finissent par prendre leurs aliments en dégoût et par souffrir de la faim à côté de mets que leur estomac repousse. Il serait nécessaire, humain, d'un intérêt bien entendu, de mettre un peu de variété dans leurs aliments, ne fût-ce que pour que ceux-ci soient mieux utilisés. Les légumes, le fromage, le vin, la bière, les condiments à bon marché (sel, poivre et moutarde) devraient entrer d'office dans leur alimentation. Ce serait autant de frais de moins d'hôpital, et autant de plaintes de moins contre un régime qui semble fait pour venir à bout de la santé même des plus solides.

Le pain bien cuit, et de bonne qualité, les légumes secs relevés de sel, de poivre, de graisses; un peu de viande supplémentaire; les légumes communs mais très nourrissants, tels que les choux; les pommes de terre, carottes, navets; les fromages à pâte cuite; les poissons salés (morues, harengs), le lait, etc., ajoutés à la nourriture des prisonniers et dans les faibles proportions que nous avons dites permettraient de mettre dans leur régime un peu de cette variété qui conserve l'appétit, de donner plus de force à leurs muscles, de résistance à leur santé précaire, tout en diminuant leurs révoltes intérieures, et leur mauvais vouloir, aussi bien que les frais de surveillance et ceux d'hôpital.

Il est triste de constater que ces desideratum ont été déjà bien des fois exprimées par les médecins des prisons, par les personnes honorables qui s'occupent du sort moral et matériel de ces malheureux, par la Presse, par l'Administration elle-même. Au point de vue de ce qui frappe les yeux, de l'hygiène, de la bonne tenue des prisons, on a fait quelques efforts. On reste sourd pour tout ce qui regarde l'alimentation. On ne peut cependant faire mourir ces malheureux condamnés parce qu'ils n'ont pas la possibilité de se plaindre!

XLVII

ALIMENTATION PAR LES VOIES DÉTOURNÉES :
PAR LA SONDE STOMACALE; LES LAVEMENTS NUTRITIFS;
INJECTIONS HYPODERMIQUES ALIMENTAIRES, ETC.

Il est des cas où l'homme ne peut ou ne veut pas s'alimenter par la voie ordinaire, soit qu'il y ait ulcération, rétrécissement de l'œsophage ou des cordes vocales, dans la tuberculose par exemple, soit qu'il y ait menace d'hémorragies ou d'ulcère stomacal, soit que le sujet ait des vomissements incoercibles, soit même qu'il refuse absolument de s'alimenter, comme le font quelques aliénés, soit qu'il ne sache plus manger ou qu'il ne puisse plus déglutir, soit enfin que le malade ait subi l'une des opérations intestinales qui demandent le repos absolu du tube digestif.

Suivant les cas, on peut alors alimenter le patient, ou par la sonde œsophagienne, ou par une fistule stomacale, ou par la voie rectale et les lavements, ou par la méthode des injections hypodermiques ou par injections directes de certaines substances nutritives dans le sang.

Alimentation par la sonde stomacale. — Son emploi est indiqué chez les aliénés qui refusent toute nourriture; chez les malades atteints de paralysie des muscles qui président à la déglutition; dans certaines affections de la langue, du pharynx ou de l'œsophage qui rendent très douloureuse ou impossible la déglutition des aliments.

On se sert d'une sonde molle qu'on introduit soit par la bouche, soit par les fosses nasales quand il y a impossibilité de faire autrement. Les aliments sont, grâce à cet instrument, versés directement dans l'estomac en général préalablement lavé, deux fois par 24 heures. On peut y introduire ainsi des jaunes d'œuf, du lait, des bouillies claires, du bouillon, du jus de viande, des solutions de peptones, des laits de poule, des sirops sucrés, du vin, de la bière en petite quantité.

L'estomac supporte facilement 500 à 600 cc. d'abord, puis un litre de ces liquides nutritifs.

Lorsqu'il y a ulcération du pharynx ou de la gorge, spasme ou rétrécissement très marqué de l'œsophage, il faut n'introduire la sonde qu'avec grande précaution, et au besoin cocaïniser légèrement d'avance les parties douloureuses. En général, chez ces malades, le repos au lit est nécessaire.

L'insalivation des matières ainsi introduites, même lorsqu'elles sont riches en amidon, semble superflue.

Alimentation par fistule stomacale. — Elle a sa raison d'être chez les individus qui, à la suite de plaies avec cicatrisation de l'œsophage, sont dans l'impossibilité absolue de recevoir les aliments par la bouche même avec la sonde œsophagienne.

L'indication de la fistule stomacale est plus délicate s'il s'agit d'un cancer de l'œsophage ou du cardia.

L'alimentation se fait avec les mêmes substances que dans le cas précédent.

Alimentation par lavements. — On a recours à la voie rectale dans les cas où il faut ménager l'estomac, soit que cet organe repousse absolument toute sorte de nourriture, soit qu'il y ait impossibilité de l'y faire pénétrer, soit qu'il y ait hémorragie stomacale, ulcère rond, etc., et qu'il faille absolument laisser l'organe au repos. Mais ce mode d'alimentation ne saurait se prolonger indéfiniment. J'ai pu cependant, dans un cas d'ulcération de l'estomac chez un goutteux, le nourrir 22 jours par le rectum. Le patient garda ses forces et son embonpoint. On a parlé de malades entretenus ainsi en bon état durant deux mois. J'ai déjà cité ces faits en détail.

L'observation clinique montre donc qu'on peut nourrir les patients par la voie rectale.

A leur tour les analyses d'Ewald faites sur des sujets en équilibre azoté ont démontré qu'on peut, grâce aux lavements nutritifs bien composés, conserver cet équilibre pendant des semaines et qu'il est possible de les nourrir ainsi très suffisamment tout en laissant l'estomac au repos complet[1]. Avant lui,

1. Ewald, *Zeitsch. f. klin. Med.*, Bd. XII.

Voit et Bauer [1] avaient établi que les peptones, les jus de viande, les albuminates alcalins sont absorbés par les parois du rectum et que la fécule cuite elle-même s'y transforme en sucre qui est ensuite résorbé. Les propeptones, la caséine du lait, les globulines, l'albumine même de l'œuf à la condition qu'elle soit légèrement salée, disparaissent assez vite [2]. Mais les matières albumineuses peptonisées par de la pancréatine, surtout quand elles sont bien préparées et sans amertume, sont préférables.

. L'absorption des émulsions graisseuses a été établie à son tour chez l'homme et les animaux par Czerny et Latschenberger et aussi par Eichhorst. J'ai remarqué que le vin (bordeaux, porto, madère) est très rapidement résorbé par les parois rectales.

On doit, une heure avant l'injection alimentaire, donner un lavement ordinaire avec 7 gr. de sel marin par litre pour vider le rectum.

Pour faire pénétrer la solution nutritive, on devra se servir d'une longue canule molle qui monte très haut dans le gros intestin. On peut donner 4 à 5 lavements nutritifs dans la journée de quatorze à seize heures, c'est-à-dire chaque trois heures. Leur volume peut être de 200 à 300 cc. suivant la tolérance du rectum qui finit par les bien supporter, surtout grâce à l'addition de quelques gouttes de laudanum au début. Avec les lavements de propreté qui concourent eux-mêmes à faire absorber l'eau par les parois intestinales, on voit que le malade peut absorber ainsi jusqu'à 2 litres de liquide par jour.

On se servira comme liqueur nutritive fondamentale d'une solution au 10e ou au 15e de peptones pancréatiques ou pepsiques ; on peut aussi faire une émulsion avec 2 jaunes d'œufs [3] auxquels on ajoute peu à peu, en battant, une solution de glycose ou de sucre de canne dans 8 fois leur poids d'eau [4], une cuillerée de farine, une cuillerée de vin et une pincée de sel (2 gr.), le tout à 36°. Au besoin un peu de lait tiède peut remplacer la glycose et la farine. Je pense que les émulsions huileuses (facilitées par addition de jaune d'œuf) sont moins bien

1. *Zeitsch. f. Biolog.*, Bd. V.
2. Arnim Huber, *Deutsch. Arch. f. klin. Med.*, Bd. LXVII.
3. Les œufs battus et peptonisés (en présence de 1,5 milligr. de HCl), ou mieux *pancréatisés*, sont absorbés plus facilement que les œufs simplement émulsionnés (Hüber).
4. La glycose trop concentrée irrite le rectum et rend ensuite l'alimentation plus difficile. Il vaut mieux remplacer un peu de sucre par de la farine de blé ou d'avoine ou par un peu de dextrine.

absorbées que l'amidon de la farine qui joue le même rôle.

Maragliano a donné la formule suivante pour lavements nutritifs :

    Muscles de bœuf pulpés par raclage au couteau .... 300^{gr}
    Pancréas *bien frais*, haché............................ 150
    Après avoir mêlé, on ajoute : fiel de bœuf.............. 25
    Et un litre d'eau contenant 5^{gr} de bicarbonate sodique.

On abandonne 2 heures à la température de la chambre. On injecte en 4 à 5 fois.

Le lait mélangé de 1 gr. 50 de bicarbonate de soude par litre est très bien supporté par l'intestin, mais dans ce cas surtout, il faut que le lavement de propreté soit très minutieusement administré et même qu'il soit antiseptique (0 gr. 3 de benzonaphtol), sinon le colibacille coagulerait la caséine qui ne s'absorbe plus alors que très difficilement.

Le malade qu'on nourrit par la voie rectale doit rester au repos, couché et bien couvert pour éviter le plus possible l'intolérance rectale et les besoins alimentaires qu'augmentent les pertes de chaleur. Les lavements doivent avoir une température de 37 à 38°.

Chez les femmes grosses atteintes d'intolérance stomacale, deux lavements par jour chacun de 600 gr. d'eau et 4 gr. de sel marin, ou bien 400 gr. d'eau et 200 gr. de bouillon, donnés à 38°, après un lavement de propreté, permettent de conserver longtemps les forces et souvent de laisser calmer l'estomac qui peut arriver alors à supporter des mets secs et de facile digestion, tels que la viande crue ou le jambon râpés et déglutis sans mâcher.

Les lavements nutritifs bien composés et bien administrés permettent d'alimenter assez longtemps les malades par la voie rectale ; mais il ne faut pas trop compter sur eux s'il s'agit des enfants, des nerveux, ou de ceux chez qui une tumeur ou une cicatrice de l'œsophage empêche toute alimentation naturelle.

Alimentation par injections sous-cutanées. — Il semblait naturel d'essayer d'alimenter les malades par injections hypodermiques ; mais cette méthode est loin d'avoir tenu ce qu'elle semblait promettre. Il a été reconnu impossible de faire absorber utilement les matières albuminoïdes par cette voie. Ou bien elles provoquent des troubles locaux, des indurations, des abcès ; ou bien elles ne sont qu'en très faible partie résorbées ; ou bien, après avoir pénétré dans le sang, elles passent telles quelles dans les urines. L'albumine, les diverses peptones, les albuminates alcalins, les propeptones, etc., rien n'a réussi. On n'arrive ainsi qu'à irriter les reins et à provoquer de l'albuminurie.

Nous avons dit (p. 43) qu'avant de nourrir nos tissus les albuminoïdes doivent passer, en traversant le tube digestif et les ganglions lymphatiques de l'intestin, par une série de transformations et de dédoublements qui permet leur assimilation définitive. Ce sont ces dédoublements qui manquent, dans les cas des injections hypodermiques, à la matière albumineuse injectée sous la peau, et cette condition empêche toute utilisation.

La glycose en solution à 80 ou 90 gr. par litre, avec addition de 5 à 6 gr. de sel marin, est bien résorbée par la voie sous-cutanée. Mais on ne saurait en injecter ainsi des quantités suffisantes.

Les injections sous-cutanées de graisses ou d'huile d'olive répétées deux ou trois fois par jour, à raison de 20 à 30 gr. chaque fois, sont bien résorbées (*Leube*). L'injection doit être faite lentement. On peut recourir à ces corps gras comme véhicule de produits médicamenteux, de la créosote par exemple (*Burlureaux*), mais on ne saurait ainsi nourrir bien efficacement. Les corps gras doivent avoir été stérilisés au préalable.

Alimentation par injections intraveineuses. — Dans les cas très graves, on a quelquefois tenté de soutenir le malade par injections intraveineuses soit de sang défibriné, soit de sérum naturel, soit de sérum artificiel. Le sang peut être injecté de veine à veine, mais il doit être pris sur un animal de même espèce, ce qui rend chez l'homme cette méthode à peu près inapplicable. Le sérum naturel doit être stérilisé; il n'est pas sans inconvénients et même sans danger. Le sérum artificiel se prépare en dissolvant 7 gr. de sel marin, 1 gr. de phosphate de soude et 0 gr. 5 de phosphate de potasse par litre d'eau et portant à l'ébullition. On peut aussi se contenter de dissoudre 8 gr. de sel marin dans un litre d'eau bouillie stérilisée.

L'injection, par la voie sous-cutanée, de ce sérum artificiel à la dose de 500 à 1 000 cc. et plus, dans les 24 heures, constitue un des moyens les plus puissants dont dispose le médecin pour réparer rapidement les forces des malades et ramener le fonctionnement normal.

XLVIII

Bien portant ou malade l'individu soumis à tel ou tel régime en est influencé, soit en bien, soit en mal, et il importe beaucoup de pouvoir suivre, pour ainsi dire jour par jour et pas à pas, les effets du régime ou de la médication qu'on a institués.

Dans ce but le médecin peut recourir à l'examen purement clinique consistant à se rendre compte de l'état des diverses fonctions : l'appétit, la digestion, les excrétions, la tension vasculaire, le pouls, le rythme du cœur, la température, le mode respiratoire, les variations de la sensibilité, la puissance musculaire, le sommeil, l'aspect du malade, etc.

Quoique pleine d'intérêt et fournissant les plus précieuses indications, cette méthode d'observation, la vieille méthode médicale classique, donne surtout des impressions générales, quelquefois des mesures précises, mais qui ne permettent pas toujours une appréciation exacte, détaillée et journalière des progrès ou de l'état des fonctions du malade, encore moins des pertes ou gains faits par chacun des principaux organes ou tissus. La méthode clinique ne peut donc indiquer que d'une façon générale le sens dans lequel on doit modifier telle ou telle partie du régime. Toutefois tout ce qui peut se mesurer est on ne peut plus important en médecine. C'est ainsi que l'état des forces pris au dynamomètre, le nombre et la courbe des battements du cœur et du pouls ou des mouvements respiratoires, la mesure de la tension des artères et des capillaires, celle de la température, la numération des globules rouges ou blancs du sang, etc., toutes ces données seront fort précieuses pour apprécier l'effet d'un régime ou d'un remède parce qu'ensemble, quelquefois même séparément, elles apportent des indications nettes et définies. L'abaissement continu de la température chez un fiévreux, un typhique, un tuberculeux, etc., en dehors de toute autre intervention que le changement du régime, en démontre les bons effets; l'élévation ou l'arrêt dans l'accroissement du nombre de globules rouges du sang chez un anémié ou un convalescent, suivant qu'il recourt à tel ou tel remède ou alimentation, peut suffire à guider le médecin dans le choix de ses agents médicamenteux ou nutritifs.

Il est un autre signe qui donne aussi des indications précises sur la valeur du régime alimentaire adopté, c'est la variation de poids du sujet. La pesée des malades se pratique beaucoup trop rarement. On y recourt surtout pour les tuberculeux et dans les maladies chroniques. Il serait facile de peser les malades ordinaires : placés dans un fauteuil taré sur la bascule Roberval, qui peut donner le poids d'un sujet à 30 à 50 grammes près, ce poids pris chaque jour, ou de deux en deux jours, permettrait un contrôle sérieux du régime et de l'état général du patient. Toutefois la pesée elle-même, comme les autres signes généraux, ne nous donne qu'une indication globale : elle n'indique ni quel organe peut avoir gagné ou perdu en substance, ni quel tissu, ou quelle nature de principes azotés, gras, etc., se sont accumulés ou ont disparu de l'économie. D'ailleurs des modifications assez importantes peuvent se produire sans que la pesée les accuse : par exemple une perte de tissu musculaire compensée par un gain à peu près égal de graisses ou d'eau.

Autrefois le médecin s'inquiétait de l'aspect des urines et des matières excrémentitielles; il savait en tirer des conclusions plus ou moins précises sur le régime et sur le traitement. Cet examen peut, en effet, donner quelques renseignements sommaires sur la digestibilité ou l'indigestibilité de telle ou telle matière alimentaire; son influence sur la sécrétion urinaire, etc., mais aujourd'hui, ce n'est plus en tenant compte simplement de l'aspect général des excrétions, mais bien de leur composition totale et de leur poids et en les comparant à la composition et au poids de l'ensemble des aliments que le chimiste et le physiologiste arrivent à suivre jour par jour l'effet d'un traitement ou d'un régime. A cette heure nous pouvons, non seulement déterminer exactement l'influence que possède sur la santé générale le régime adopté, mais en connaître les effets en détail, et, suivant l'alimentation, préciser le bénéfice ou la perte journalière de l'économie en matières albuminoïdes ou musculaires, en graisses, en eau, en sels, etc.

La méthode qui permet d'établir ainsi à chaque instant le bilan nutritif complet correspondant à un régime déterminé est fondée sur les considérations suivantes :

Il a été établi d'abord par les expériences de J.-B. Boussingault, puis V. Regnault et Reiset, plus tard de Bidder et Schmidt et de Voit, que la totalité de l'azote alimentaire se retrouve dans les urines, les matières fécales et les produits de desquamation. Encore la perte par l'épiderme et les poils ne représente-t-elle journellement chez l'homme que 0 gr. 3 à 0 gr. 4 d'azote, sur 20 à 22 gr. Quant à l'exhalation d'azote en nature ou à l'état de produits azotés par la peau et le poumon, elle est presque nulle, comme Regnault et Reiset, Ranke, enfin Pettenkoffer et Voit l'ont établi[1]. Si donc on détermine la quantité totale d'azote qui existe dans la totalité des aliments d'un sujet en expérience, et si, d'autre part, recueillant l'ensemble de ses excrétions, on y dose l'azote total, la différence en plus ou en moins donnera l'azote retenu ou rejeté par ses tissus. Or comme la très grande partie de cet azote existe dans l'économie à l'état de principes albuminoïdes et que ces substances contiennent en moyenne 16 p. 100 de cet élément, il s'ensuit que pour 1 gr. d'azote disparu de la totalité des excrétions par rapport à celui qu'ont introduit les aliments dans le même temps, l'économie a bénéficié de 6 gr. 25 d'albumine ; et au contraire, elle aura perdu cette quantité par chaque gramme d'azote apparu dans les excrétions en plus de celui que les aliments ont introduit dans la même période de temps.

Tenant compte de ce que les muscles forment chez l'animal le tissu albuminoïde de beaucoup le plus important de l'économie, on peut, comme Voit, calculer l'azote gagné ou perdu non plus en albumine sèche, mais en chair musculaire fraîche. Or, celle-ci renfermant pour cent parties 3,35 d'azote, en moyenne, il suffira

---

1. Un homme élimine par jour 4,5 à 5 litres d'azote par la peau et le poumon, mais cet azote est en partie d'origine aérienne et non alimentaire.

de multiplier le chiffre de perte ou de gain d'azote observé sur un animal ou un malade en expérience, en un temps donné, par le coefficient 29,9 (ou 30 en chiffre rond) pour obtenir, correspondant à la période de temps que l'on considère, le gain ou la perte en chair musculaire du sujet en observation.

Quant à la quantité d'albumine absorbée, elle est égale au poids de l'azote total des aliments diminué de celui qui se retrouve dans les excréments intestinaux, multiplié par le coefficient 6,25 ci-dessus. En général pour 20 gr. d'azote alimentaire, les excréments retiennent par jour 1 gr. 6 d'azote. Mais on comprend que ce rapport soit très variable suivant le mode d'alimentation et l'état de santé des individus.

Le carbone de l'organisme étant éliminé à l'état d'acide carbonique par le poumon et par la peau, et sous forme de matières organiques très variées par les urines et les matières fécales, si grâce aux méthodes de Reiset, de Pettenkoffer et Voit, de Richet et Hanriot, de A. Robin et Binet, on détermine la quantité d'acide carbonique CO^2 expiré ou perspiré, et si l'on multiplie cette quantité par 0,273, on aura le carbone perdu par le poumon et la peau dans l'intervalle de temps considéré. A ce carbone si l'on ajoute celui qui se trouve dans les urines et les fèces (on le connaît soit par une analyse élémentaire du résidu urinaire, soit par la composition des ces excrétions en urée, acide urique, acide lactique, graisses, etc.), on obtiendra la totalité du carbone perdu au cours du temps considéré. En déduisant ce poids total de celui du carbone fourni par les aliments on aura, par différence, le poids du carbone fixé ou perdu par le sujet durant ce temps. D'autre part, si l'on a dosé, comme on le disait plus haut, l'azote perdu ou gagné par lui au cours de cette même période, il est facile d'en déduire le carbone assimilé à l'état de substances protéiques, car la presque totalité de l'azote fixé l'est sous cette dernière forme, et ces substances contiennent pour 16 gr. d'azote 54 gr. de carbone. Ainsi, en multipliant le gain ou la perte d'azote par $\frac{54}{16}$ c'est-à-dire, par le coefficient 3,4, on aura le carbone qui a été fixé sous forme d'albuminoïdes. Ce carbone ainsi calculé, distrait de la perte ou du gain de carbone total, donnera par différence celui qui a été perdu ou gagné sous une autre forme que celle de substances albuminoïdes. Représentons pour un instant ce poids de carbone non albuminoïde par p.

Pour aller plus loin, remarquons que l'animal n'assimile sensiblement que du muscle ou de la graisse (le glycogène et les autres substances ternaires n'existant qu'en très minime proportion dans ses tissus). On peut donc dire que l'excès de carbone p assimilé, ou désassimilé, c'est-à-dire tout celui qui ne répond pas aux matières albuminoïdes gagnées ou perdues dans le même temps, est le carbone qui correspond aux graisses qui se sont formées si ce poids p est positif, ou détruites, s'il est négatif; et comme ces graisses contiennent en moyenne 76,5 p. 100 de carbone il s'ensuit que l'on aura le poids P des graisses assimilées ou désassimilées en multipliant p par $\dfrac{100}{76,5}$ ou par le coefficient 1,310.

Afin de rendre plus clair encore ce raisonnement, prenons des exemples : soit d'abord un cas où l'azote des aliments des 24 heures dépasse l'azote excrété de 3 gr. et où le carbone expiré ou rejeté par les excrétions de toute sorte est inférieur de 22 gr. au carbone alimentaire. L'économie a donc emmagasiné dans ce temps 3 gr. $\times$ 6,25 $=$ 18 gr. 75 de matières albuminoïdes. Elles correspondent à $3 \times 3,4 = 10$ gr. 2 de carbone. Il y a donc eu 22 gr. — 10 gr. 2 $=$ 11 gr. 8 de carbone fixé sous forme de graisses, ce qui correspond à 11 gr. 8 $\times$ 1,31 $=$ 15 gr. 45 de corps gras.

Soit au contraire le cas, très différent, où un excès de 3 gr. d'azote se trouve dans les excrétions du sujet en observation par rapport à l'azote de la totalité des aliments de la journée et supposons aussi qu'il y ait eu 22 gr. de carbone de moins dans les excrétions que dans l'ensemble des aliments consommés. Dans ce second cas, il a été perdu 3 gr. $\times$ 6,25 $=$ 18 gr. 75 de matières albuminoïdes qui contenaient 10 gr. 2 de carbone. Ces 10 gr. 2 ont disparu de l'économie avec les albuminoïdes; pour que celle-ci ait bénéficié cependant de 22 gr. de carbone il faut qu'elle ait comblé le déficit de carbone perdu sous forme d'albuminoïdes, soit 10 gr. 2, et encore gagné 22 gr. ; en un mot, il faut qu'elle ait fixé à l'état de graisses le carbone correspondant à 22 gr. $+$ 10 gr. 2 $=$ 30 gr. 2. Ce nombre multiplié par 1,31 donne 39 gr. 56 qui correspond par conséquent au poids de graisse gagné par l'économie durant cette période où le sujet perdait néanmoins 18,75 d'albuminoïdes.

C'est ainsi que l'on peut calculer, comme on le voit, la quantité d'albuminoïdes (ou, en multipliant cette quantité par 5 environ, le poids de chair musculaire) et aussi la quantité de graisse gagnées ou perdues en un temps donné par le sujet en observation.

Quant à l'eau gagnée ou perdue par les tissus, elle se déduit de la différence entre l'eau introduite par les boissons et les aliments et l'eau contenue dans la totalité des excrétions, y compris les perspiration et expiration cutanées et pulmonaires.

Le bilan des matières minérales se calcule de façon tout à fait semblable par la différence entre la quantité qui est introduite par l'ensemble des aliments et celle qui est excrétée par les diverses voies.

Supposons maintenant que l'on veuille expérimenter l'influence d'une matière alimentaire ou médicamenteuse sur les échanges azotés et carbonés, par exemple sur l'assimilation des albuminoïdes, on commencera par mettre l'organisme en équilibre azoté, c'est-à-dire qu'on arrivera par tâtonnements à donner au sujet en observation une quantité d'aliments azotés et ternaires de composition et de poids connus et tels que par 24 heures, les pertes et les gains de l'économie en azote se compensent exactement. A ce moment, on substituera à une certaine proportion des aliments azotés précédents une quantité de la matière azotée à étudier contenant le même poids d'azote que celle qu'elle supplée, et on déterminera la perte ou le gain d'azote correspondant. Il permettra de comparer l'assimilabilité de la matière nouvelle à celle de la matière substituée. D'autre part, si l'on veut, par exemple, savoir quelle est l'influence d'une matière ternaire, d'un sucre, d'une graisse, par exemple, sur l'assimilation azotée comparativement à l'action d'une autre substance ternaire, on ajoutera ce sucre ou cette graisse à la ration, ou bien on le substituera à un poids équivalent de sucre ou de graisse à comparer, et l'on déterminera les nouveaux échanges d'azote qui s'effectueront sous l'influence de la nouvelle alimentation en ayant soin toutefois de ne déterminer le taux des échanges qu'après qu'une période de trois jours du nouveau régime se sera écoulée, l'état de la nutrition antérieure influençant le mode de désassimilation durant à peu près cette période de temps (*Morcigne*). Du taux des échanges azotés nouveaux on conclura l'influence relative des graisses ou sucres, ainsi introduits, sur l'assimilation ou la désassimilation des corps protéiques de la ration étudiée.

Si l'on veut étudier, non plus l'influence comparée de deux substances, mais l'action d'une même substance suivant son poids, chez un sujet en équilibre azoté, on ajoutera à une ration constante d'aliments un poids croissant ou décroissant de la substance à l'étude, et l'on établira, par le bilan de pertes et des gains d'azote, l'influence sur l'assimilation des principes azotés, de ces quantités successives de matière ternaire surajoutées.

On fera de même l'étude de l'engraissement ou des pertes de graisse du sujet, suivant qu'interviennent tels ou tels aliments dans son régime, les substances ou agents dont on veut apprécier l'influence pouvant être d'ailleurs azotés ou non, alimentaires ou médicamenteux, ou même de simples agents physiques tels que le repos, l'exercice, le froid, l'hydrothérapie, etc.

Coefficient respiratoire. — Un appareil à soupapes[1] et compteur, servant à mesurer les quantités d'air inspiré et expiré, et à faire autant de fois qu'on le veut, au cours de l'expérience, des prises successives de l'air qui sort du poumon et qu'on soumet ensuite à l'analyse, permet de se rendre compte de la quantité d'air inspirée, de la composition de l'air expiré, de l'acide carbonique (CO_2) produit, et de l'oxygène (O) disparu dans le même temps. Le coefficient $\dfrac{CO_2}{O_2}$ (exprimé en volumes) est ce qu'on nomme le *coefficient respiratoire*. Il varie à l'état normal de $\dfrac{86}{100}$ à $\dfrac{90}{100}$; en moyenne, il est de 0,88. Un adulte bien portant de poids moyen et au repos, en respirant librement, enlève à l'air ambiant de 520 à 530 litres d'oxygène par 24 heures, et exhale 460 à 480 litres d'acide carbonique.

Le cœfficient respiratoire $\dfrac{CO_2}{O_2}$ augmente durant le travail, ainsi que les quantités absolues de CO_2 et de O_2 produites et consommées.

Après avoir établi quel est, pour un malade ou un valide au repos, la valeur de son quotient respiratoire et les quantités absolues de CO_2 et de O_2 expirées et consommées par lui, on

---

1. On peut faire des soupapes à eau, ou en mica qui font disparaître à peu près tout frottement et toute pression.

peut, en introduisant dans son régime tels ou tels aliments, déterminer leur influence sur la valeur de ce coefficient respiratoire et sur les quantités d'acide carbonique produit et d'oxygène disparu dans les 24 heures.

Semblable étude se ferait par la même méthode s'il s'agissait de déterminer l'influence de tel ou tel médicament sur les échanges pulmonaires.

Coefficients urinaires. — Il est enfin une dernière méthode pour étudier les effets des régimes, comme aussi des divers traitements médicamenteux; elle est fondée sur la détermination des coefficients urinaires. Cette méthode consiste à doser les principaux éléments des urines et à tirer de leurs valeurs et de leurs rapports pondéraux l'indication du mode de fonctionnement de l'économie. On ne mesure pas ainsi, comme on le faisait dans la méthode précédente, surtout la grandeur absolue des phénomènes nutritifs, mais bien la qualité, pour ainsi dire, du fonctionnement organique.

L'examen des coefficients urinaires peut aussi permettre de déterminer quelquefois la nature des échanges, et même les organes qui en sont le siège.

Nous allons exposer cette méthode; mais auparavant nous rappellerons de nouveau que s'il s'agit de passer d'un régime (dont on a déterminé les constantes) à un régime nouveau, ce n'est que trois jours au moins après la substitution de celui-ci à l'ancien qu'on peut considérer le nouvel état équilibre de l'économie comme atteint. Alors seulement il est permis de comparer les données ainsi obtenues avec les données anciennes.

Les rapports le plus utiles à connaître entre les poids des principes journellement excrétés par les reins sont les suivants :

Le rapport entre l'azote excrété sous forme d'urée et l'azote total des urines ou Coefficient azoturique;

Le rapport du carbone urinaire total à l'azote total;

Le rapport de l'acide phosphorique à l'azote total;

Le rapport du poids de l'urée à celui des matières fixes totales;

Le rapport de l'acide urique à l'urée;

Le rapport des matières minérales des urines aux matières fixes totales.

a. Le coefficient azoturique $= \frac{\text{azote de l'urée}}{\text{azote total}}$ ou *coefficient d'utilisation azotée*, mesure *l'utilisation des produits azotés assimila-*

bles. On admet qu'il atteint son maximum quand tout l'azote qui peut se transformer en urée dans l'économie est passé sous cette dernière forme. Ce rapport, à l'état normal est égal à 0,88; il ne monte jamais à plus de 0,92 à 0,93 chez l'homme sain, c'est-à-dire que pour 100 parties d'azote provenant de la désassimilation des tissus, ou reçu par les aliments et éliminé par les reins, 88 ou 93, au plus, se retrouvent dans les urines sous forme d'urée. Ce rapport peut varier d'un jour à l'autre, mais la nature de l'alimentation l'influence assez peu.

Toutefois si les aliments dépassent les limites normales, l'économie n'a pas le temps de les utiliser, et l'urée produite diminuant relativement à l'azote alimentaire total, ce rapport tombe au-dessous de 0,80 et même de 0,79. Il s'abaisse aussi dans toutes les maladies qui affaiblissent les oxydations intraorganiques : anémie, rhumatisme, neurasthénie, hystérie, leucémie, pneumonie, tabès, etc. Les boissons aqueuses relèvent le rapport azoturique, surtout les boissons alcalines. Il s'élève un peu avec le régime carné.

b. Le rapport $\frac{urée}{mat.\ organiques\ totales}$ constitue le vrai coefficient d'*utilisation organique*. Il mesure la richesse relative des déchets organiques urinaires en urée. Il est à l'état normal de 89 à 90 p. 100. Les 10 p. 100 de matières organiques qui ne se changent pas en urée sont :

L'acide urique	pour 1,60 p. 100	
L'acide hippurique	— 1,80	—
Les matières urinaires colorantes et extractives	— 6,60	—

Ce rapport varie à peu près comme le précédent.

c. Le rapport $\frac{carbone\ total}{azote\ total}$ ou *rapport de Ch. Bouchard* a été surtout étudié par ce savant qui a fait remarquer, qu'à l'état normal, le foie est l'organe qui agit avec le plus d'efficacité pour oxyder le carbone en relation avec l'azote circulant et le détourner, soit en l'hydradant, vers la voie intestinale, soit en l'oxydant, vers la voie pulmonaire. Ce rapport paraît donc varier en contresens de l'activité hépatique et en donner par conséquent la mesure inverse. Il change avec l'âge : entre quinze et quarante ans il est de 0,76; plus tard il croît, et dans la vieillesse, il monte à 0,91. Il est en moyenne entre quarante et soixante ans égal à 0,87. Il baisse naturellement si le carbone enlevé par le foie venant à augmenter le carbone urinaire diminue. L'insuffisance hépatique fait croître ce rapport aussi bien que l'alimentation exagérée.

d. Le rapport urinaire $\frac{acide\ phosphorique\ (^1)}{azote\ total}$ ou *rapport de Zuelzer*, traduit le régime de déphosphoration de l'économie, c'est-à-dire les pertes de phosphore répondant à un certain état ou à un poids déterminé d'aliments assimilables et phosphorés. Chaque fois que le phosphore se fixe dans les tissus ce rapport diminue; il augmente dans le cas contraire. Il est d'environ 0,18 à l'état normal et reste assez peu variable chez une même personne en santé. Il augmente avec le régime lacté, ainsi que par l'ingestion des aliments riches en phosphore tels que le pain, les œufs, etc. Il permet donc de suivre la fixation ou la désassimilation du phosphore chez les malades et, en général, chez les sujets soumis à un régime déterminé.

e. Le rapport $\frac{acide\ urique}{urée}$ mesure la proportion des matières nucléiniques désassimilées par rapport à l'urée formée en même temps. Il s'élève si l'alimentation s'enrichit en composés albuminoïdes azotés et phosphorés et il est proportionnel à ceux-ci. Il est, à l'état de santé et pour une nourriture moyenne, au moins égal à $\frac{1}{40}$ ou 0,025, c'est-à-dire que pour chaque gramme d'urée éliminée les urines normales contiennent 0 gr. 025 d'acide urique. Ce rapport baisse par l'usage des eaux alcalines chlorurées, des boissons aqueuses et généralement de toute alimentation qui augmente l'excrétion de l'urée. Ce rapport s'élève si l'on use du café, du thé, du chocolat, de l'alcool, si l'on fait abus du pain, des aliments gélatineux ou oxaliques et des autres substances qui accroissent l'excrétion de l'acide urique. Il s'élève chaque fois qu'il y a chez le patient des troubles digestifs, cutanés ou pulmonaires.

f. Le rapport $\frac{soufre\ des\ sulfates}{soufre\ total}$ ou *rapport de Baumann* varie à l'état normal de 0,80 à 0,90; le soufre étant, dans ce rapport, compté en acide sulfurique SO^3. Il représente le coefficient d'oxydation du soufre ou celui des albuminoïdes qui l'apportent, car on sait que la majeure partie du soufre alimentaire provient des principes albuminoïdes qui en contiennent 1 p. 100 en

____

1. Exprimé en P^2O^5.

moyenne et en introduisant par jour, près de 1 gr. 20 correspondant à 3 gr. de SO^3. Le coefficient de Baumann mesure donc indirectement l'oxydation plus ou moins complète des substances albuminoïdes, et doit suivre et suit à peu près, en effet, les oscillations du coefficient azoturique.

g. Enfin le rapport $\frac{matières\ minérales}{matières\ fixes\ totales}$ est le *coefficient de déminéralisation*. Il a été particulièrement signalé par A. Robin. Il oscille à l'état de santé entre 0,30 et 0,32; c'est-à-dire que, normalement, les matériaux salins des urines représentent en poids 30 à 32 p. 100 de la totalité des matériaux fixes de cette excrétion. L'augmentation de ce coefficient indique une perte exagérée de substances minérales, qu'elle ait sa cause dans l'alimentation qui peut les introduire surabondamment ou qu'elle soit provoquée par un état de déchéance de l'économie tel que la tuberculose, la phosphaturie, le diabète, le phosphorisme, etc. On a vu (p. 484) ce coefficient urinaire s'élever à 48,5 p. 100 dans certains cas d'anémie avec déminéralisation rapide du sang et des tissus, et de nouveau redescendre à 35,6, c'est-à-dire presque à sa valeur normale, après quelques semaines d'un régime de reminéralisation.

On voit combien sont nombreuses et précises les indications qu'on peut tirer de l'examen des coefficients urinaires relativement au mode de fonctionnement des divers organes et à l'influence qu'exercent sur ce fonctionnement les médications ou les régimes alimentaires divers qu'on peut mettre en œuvre.

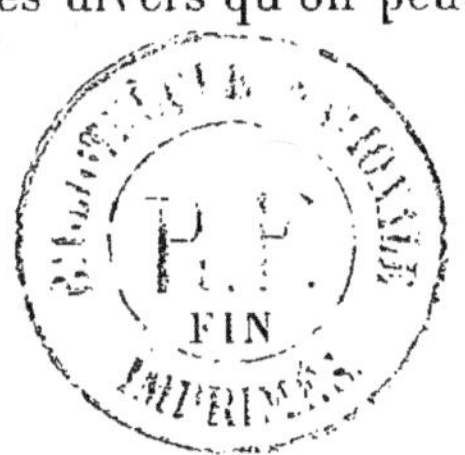

TABLE ANALYTIQUE

965-03. — Coulommiers. Imp. Paul BRODARD. — 1-04.